主 编
Brian P. Jacob
Bruce Ramshaw

主 译·唐健雄
副主译·黄 磊

SAGES
疝外科手册

The SAGES
Manual of Hernia Repair

 Springer　　 上海科学技术出版社

Translation from English language edition:
The SAGES Manual of Hernia Repair
by Brian P. Jacob and Bruce Ramshaw
Copyright © 2013 Springer New York
Springer New York is a part of Springer Science+Business Media
All Rights Reserved

图书在版编目(CIP)数据

SAGES疝外科手册 /(美)雅各布(Jacob, B. P.),
(美)拉姆消(Ramshaw, B.)著;唐健雄主译.—上海:
上海科学技术出版社,2016.7
ISBN 978-7-5478-3045-1

Ⅰ.①S… Ⅱ.①雅… ②拉… ③唐… Ⅲ.①疝-腹
腔疾病-外科手术-手册 Ⅳ.①R656.2-62

中国版本图书馆CIP数据核字(2016)第082549号

SAGES 疝外科手册

主编　Brian P. Jacob　Bruce Ramshaw

主译　唐健雄

上海世纪出版股份有限公司
上 海 科 学 技 术 出 版 社　出版
(上海钦州南路71号　邮政编码200235)
上海世纪出版股份有限公司发行中心发行
200001　上海福建中路193号　www.ewen.co
上海中华商务联合印刷有限公司印刷
开本 889×1194　1/32　印张 16
字数 420千字
2016年7月第1版　2016年7月第1次印刷
ISBN 978-7-5478-3045-1/R·1118
定价:138.00元

本书如有缺页、错装或坏损等严重质量问题,请向工厂联系调换

内容提要

    本书是疝外科一本实用性较强的临床应用手册，由美国胃肠内镜外科医师学会（SAGES）全球的几十位外科医生根据大量的临床实践经验，并查询了众多研究资料编写而成。全书分为9篇，共51章，着重就疝外科领域的治疗原则、手术技术、材料的选择、疗效与并发症，以及疝外科领域的争论问题、儿童疝和一些特殊疝，进行了全面细致、深入浅出的描述。

    本书作为一本非常有益的教科书，可以对从事临床工作的疝和腹壁外科医生的手术实践提供指导与帮助。

译者名单

主　译　唐健雄

副主译　黄　磊

参译人员　（按姓氏笔画为序）

于　愿　复旦大学附属上海市第五人民医院

王　坚　上海交通大学医学院附属仁济医院

冯寿全　上海中医药大学附属岳阳中西医结合医院

司仙科　上海中医药大学附属普陀医院

朱松明　上海交通大学医学院附属新华医院崇明分院

伍　波　上海交通大学医学院附属第六人民医院

华　蕾　上海中医药大学附属普陀医院

刘文方　同济大学附属同济医院

江道振　第二军医大学附属长征医院

孙荣勋　复旦大学附属金山医院

李　玥　复旦大学附属华山医院宝山分院

李　炜　上海中医药大学附属普陀医院

李　健　同济大学附属杨浦医院

李绍杰　复旦大学附属华东医院

李健文　上海交通大学医学院附属瑞金医院

李新平　同济大学附属同济医院

杨子昂　复旦大学附属中山医院

杨林华　上海交通大学医学院附属仁济医院

吴卫东　上海交通大学医学院附属第一人民医院

何　凯　复旦大学附属华山医院

沈剑峰　同济大学附属东方医院

宋致成　上海交通大学医学院附属第九人民医院

张　波　上海建工医院

张吉发　上海交通大学附属第六人民医院南院

张威浩　上海交通大学医学院附属第一人民医院

陈　炜　上海交通大学医学院附属仁济医院

陈　革　复旦大学附属华东医院

陈　浩　复旦大学附属华山医院

林谋斌　同济大学附属杨浦医院

胡星辰　复旦大学附属华东医院

钟明安　同济大学附属东方医院

俞建平　复旦大学附属金山医院

译者名单

施小宇　浙江大学医学院附属第二医院

姜治国　第二军医大学附属长征医院

姚琪远　复旦大学附属华山医院

顾　岩　上海交通大学医学院附属第九人民医院

高钢龙　上海交通大学附属第六人民医院南院

唐健雄　复旦大学附属华东医院

姬舒荣　同济大学附属同济医院

黄　磊　复旦大学附属华东医院

龚航军　上海中医药大学附属曙光医院

龚漪云　上海中医药大学附属曙光医院

崔军军　上海中医药大学附属曙光医院

董　建　复旦大学附属华山医院宝山分院

董　谦　上海交通大学医学院附属新华医院

程志俭　复旦大学附属上海市第五人民医院

蔡　昭　复旦大学附属华东医院

蔡祖金　上海市杨浦区市东医院

廖芝伟　复旦大学附属华山医院宝山分院

樊友本　上海交通大学医学院附属第六人民医院

戴华佳　上海市杨浦区市东医院

魏　国　第二军医大学附属长海医院

编者名单

主编

Brian P. Jacob, MD, FACS
Mount Sinai School of Medicine
Mount Sinai Medical Center
New York, NY, USA

Bruce Ramshaw, MD, FACS
Transformative Care Institute
Advanced Hernia Solutions
Department of General Surgery
Daytona Beach, FL, USA

参编人员

Gina L. Adrales, MD, MPH
Department of Surgery
Dartmouth-Hitchcock Medical Center
Lebanon, NH, USA

Emily L. Albright, MD
Division of General Surgery
Department of Surgery
University of Kentucky College of Medicine
Lexington, KY, USA

A. Mariah Alexander, MD
Department of Surgery
University of Tennessee Graduate
School of Medicine
Knoxville, TN, USA

Richard Alexander, MD
Department of Minimally Invasive Surgery
Texas Endosurgery Institute
San Antonia, TX, USA

Parviz K. Amid, MD
Department of General Surgery
Lichtenstein Hernia Institute
David Geffen School of Medicine at UCLA
Santa Monica, CA, USA

Maurice E. Arregui, MD, FACS
Department of General Surgery
St. Vincent Hospital
Indianapolis, IN, USA

Charles Ascher-Walsh, MD
Department of Obstetrics
Gynecology and Reproductive Science
The Mount Sinai Hospital
New York, NY, USA

Gerardo Lozano Balderas, MD
Department of General Surgery
Hospital San José-Tec de Monterrey
Monterrey, Nuevo Leon, Mexico

Igor Belyansky, MD
Department of General Surgery
General Surgery Faculty
Anne Arundel Medical Center
Annapolis, MD, USA

Steven P. Bowers, MD
Department of General Surgery
Mayo Clinic Florida
Jacksonville, FL, USA

L. Michael Brunt, MD
Department of Surgery
Barnes-Jewish Hospital
St. Louis, MO, USA

Alfredo M. Carbonell II, DO
Division of Minimal Access and Bariatric
Surgery
Department of Surgery
Greenville Hospital System University
Medical Center
University of South Carolina School of
Medicine-Greenville
Greenville, SC, USA

Jaime A. Cavallo, MD, MPHS
Section of Minimally Invasive Surgery
Department of Surgery
Washington University School of Medicine
St. Louis, MO, USA

David C. Chen, MD
Department of General Surgery
Lichtenstein Hernia Institute
David Geffen School of Medicine at UCLA
Santa Monica, CA, USA

Jenny J. Choi, MD
Department of Surgery
Montefiore Medical Center
Bronx, NY, USA

Andrei Churyla, MD
Department of Surgery
Berkshire Medical Center
Pittsfield, MA, USA

William S. Cobb IV, MD
Department of Surgery
Greenville Hospital System University
Medical Center
Greenville, SC, USA

Gregory F. Dakin, MD
Department of Surgery
Weill Cornell Medical College
New York Presbyterian Hospital
New York, NY, USA

Corey R. Deeken, PhD
Department of Surgery
Washington University School of Medicine
St. Louis, MO, USA

Jose J. Diaz Jr., MD, FACS, FCCM
Department of Surgery
University of Maryland Medical Center
Baltimore, MD, USA

Juan J. Diaz-Hernandez, MD
Department of General Surgery
Florida Hospital Celebration Health
Celebration, FL, USA

Carl Doerhoff, MD, FACS
Department of Surgery
Capital Region Medical Center
Jefferson City, MO, USA

David Earle, MD, FACS
Minimally Invasive Surgery and Esophageal
Physiology Laboratory
Baystate Medical Center, Tufts University
School of Medicine
Spring field, MA, USA

Chris Edwards, MD
Mission Bariatrics
Mission Hospitals
Asheville, NC, USA

Kevin El-Hayek, MD
Bariatric and Metabolic Institute
Cleveland Clinic
Cleveland, OH, USA

Jose E. Espinel, MD, FACS
Department of Surgery
Baystate Medical Center
Springfield, MA, USA

Nicole Fearing, MD
Malley Surgical
Mission, KS, USA

Edward L. Felix, MD, FACS
Department of Surgery
Central California Institute of Minimally
Invasive Surgery
Fresno, CA, USA

Abe Fingerhut, MD, FACS, FRCPS, FRCS Ed
European Association for Endoscopic Surgery
Eindhoven, The Netherlands
Department of Surgery
Hippokration Hospital, University of Athens
Athens, Greece

Robert J. Fitzgibbons Jr., MD, FACS
Department of General Surgery
Creighton University Medical Center
Omaha, NE, USA

Dennis L. Fowler, MD, MPH
Department of Surgery
Reemtsma Center for Innovation and Outcomes
Research
College of Physicians and Surgeons

Columbia University
New York, NY, USA

Morris Franklin Jr., MD, FACS
Department of Minimally Invasive Surgery
Texas Endosurgery Institute
San Antonio, TX, USA

Matthew Goede, MD
Department of Surgery
University of Nebraska Medical Center
Omaha, NE, USA

Rajat Goel, MBBS, MS, DNB
Mimimal Access and Bariatric Surgery
Columbia Asia Hospital
Palam Vihar, Gurgaon, India

Ross F. Goldberg, MD
Department of Surgery
Mayo Clinic Florida
Jacksonville, FL, USA

Dinakar Golla, MD
Department of Plastic Surgery
University of Pittsburgh Medical Center
Pittsburgh, PA, USA

Sheila A. Grant, PhD
Department of Biological Engineering
University of Missouri
Columbia, MO, USA

Kristi L. Harold, MD
Division of General Surgery
Mayo Clinic Arizona
Phoenix, AZ, USA

B. Todd Heniford, MD, FACS
Department of Surgery
University of North Carolina at Chapel Hill
Charlotte, NC, USA

Elizabeth Honigsberg, MD
Department of Surgery
Dartmouth-Hitchcock Medical Center
Lebanon, NH, USA

Brian P. Jacob, MD, FACS
Department of Surgery
Mount Sinai Medical Center
Mount Sinai School of Medicine
New York, NY, USA

L. Brian Katz, MD
Department of Surgery
The Mount Sinai Hospital
New York, NY, USA

Stephen M. Kavic, MD, FACS
Department of Surgery
University of Maryland School of Medicine
Baltimore, MD, USA

Michael L. Kendrick, MD
Department of Surgery
Mayo Clinic
Rochester, MN, USA

Kent W. Kercher, MD, FACS
Division of GI and Minimally Invasive Surgery
Carolinas Medical Center
Charlotte, NC, USA

Mousa Khoursheed, MD, FRCPS
Department of Surgery

Mubarak Al-Kabeer Hospital
University of Kuwait
Safat, Kuwait

David A. Klima, BS, MD
Department of General Surgery
Carolinas Medical Center
Charlotte, NC, USA

Matthew Kroh, MD
Department of General Surgery
Digestive Disease Institute
Cleveland Clinic Lerner College of Medicine
Cleveland, OH, USA

David M. Krpata, MD
Division of Pediatric Surgery
Rainbow Babies and Children's Hospital
Cleveland, OH, USA

Andrew B. Lederman, MD, FACS
Department of Surgery
Berkshire Medical Center
Pittsfield, MA, USA

John G. Linn, MD
Department of Surgery
Ohio State University Medical Center
Columbus, OH, USA

Aaron M. Lipskar, MD
Department of General Surgery
The Mount Sinai School of Medicine
New York, NY, USA

Davide Lomanto, MD, PhD
Minimally Invasive Surgical Centre
National University Health System

Singapore, Singapore

Gregory J. Mancini, MD
Department of Surgery
University of Tennessee Graduate
School of Medicine
Knoxville, TN, USA

Daniel Marcus, MD
Department of Surgery
Marina del Rey Hospital
Marina del Rey, CA, USA
St. Johns Health Center
Santa Monica, CA, USA
Roxbury Hernia Center
Beverly Hills, CA, USA

Viney K. Mathavan, MD
Department of General Surgery
St Vincent Hospital
Indianapolis, IN, USA

Brent D. Matthews, MD, FACS
Section of Minimally Invasive Surgery
Department of Surgery
Washington University School of Medicine
St. Louis, MO, USA

David A. McClusky III, MD
Department of Surgery
Atlanta VAMC and Emory University
School of Medicine
Decatur, GA, USA

Dean J. Mikami, MD
Department of Gastrointestinal Surgery
The Ohio State University Medical Center
Columbus, OH, USA

Marc Miserez, MD, PhD
Department of Abdominal Surgery
University Hospital Gasthuisberg
Leuven, Belgium

Yuri W. Novitsky, MD
Department of Surgery
Case Comprehensive Hernia Center
University Hospitals Case Medical Center
Cleveland, OH, USA

Dmitry Oleynikov, MD, FACS
Department of Surgery
University of Nebraska Medical Center
Omaha, NE, USA

Carlos M. Ortiz-Ortiz, MD
Department of General Surgery
Florida Hospital Celebration Health
Celebration, FL, USA

Mickey M. Ott, MD
Division of Trauma and Surgical Critical
Care
Department of Surgery
Vanderbilt University Medical Center
Nashville, TN, USA

Pradeep Pallati, MD
Department of General Surgery
Creighton University Medical Center
Omaha, NE, USA

**Adrian Park, MD, FRCSC, FACS, FCS
(ECSA)**
Department of Surgery, Anne Arundel
Health System
Annapolis, MD, USA

Eduardo Parra-Davila, MD, FACS, FASCRS
Department of General Surgery
Florida Hospital Celebration Health
Celebration, FL, USA

Jonathan P. Pearl, MD
Norman M. Rich Department of Surgery
Uniformed Services University/
Walter Reed National Military Medical
Center
Bethesda, MD, USA

Scott Philipp, MD, FACS
Department of Surgery
The Permanente Medical Group, Inc
Vallejo, CA, USA

Lisa C. Pickett, MD
Departments of Surgery/Critical Care and
Medicine
Duke University Hospital
Durham, NC, USA

Alfons Pomp, MD, FACS, FRCSC
Department of Surgery
New York Presbyterian Hospital/Weill
Medical
College of Cornell University
New York, NY, USA

Kimberly Ponnuru, MD, FACS
Department of General Surgery
Providence Medical Center
General Surgery Associates
Kansas City, KS, USA

Todd A. Ponsky, MD
Division of Pediatric Surgery

编者名单

Akron Childrens Hospital, One Perkins
Square Akron, OH, USA

Benjamin S. Powell, MD
Department of Surgery
University of Tennessee Health Science Center
Memphis, TN, USA

Archana Ramaswamy, MD
Department of General Surgery
University of Missouri Healthcare
Columbia, MO, USA

Bruce Ramshaw, MD, FACS
Department of General Surgery
Transformative Care Institute
Advanced Hernia Solutions
Daytona Beach, FL, USA

Lauren Rascoff, MD
Department of Obstetrics, Gynecology and
Reproductive Science
Mount Sinai Hospital
New York, NY, USA

Mark A. Reiner, MD
Department of Surgery
The Mount Sinai Hospital
New York, NY, USA

E. Matthew Ritter, MD
Division of Academic Surgery
Norman M. Rich Department of Surgery
Uniformed Services University/Walter Reed
National
Military Medical Center
Bethesda, MD, USA

John R. Romanelli, MD
Department of Surgery
Baystate Medical Cente
Tufts University School of Medicine
Springfield, MA, USA

Michael J. Rosen, MD
Division of GI and General Surgery
Department of Surgery
Case Comprehensive Hernia Center
Case Medical Center
Case Western Reserve University
Cleveland, OH, USA

J. Scott Roth, MD
Department of Surgery
University of Kentucky College of Medicine
Lexington, KY, USA

Karla Russek, MD
Department of Minimally Invasive Surgery
Texas Endosurgery Institute
San Antonio, TX, USA

Marc H.F. Schreinemacher, MD
Department of General Surgery
Maastricht University Medical Center
Maastricht, The Netherlands

C. Daniel Smith, MD, FACS
Department of Surgery
Mayo Clinic Florida
Jacksonville, FL, USA

Nathaniel Stoikes, MD
Department of Surgery
University of Tennessee Health Sciences Center
Memphis, TN, USA

编者名单

Chee-Chee H. Stucky, MD
Department of General Surgery
Mayo Clinic Arizona
Phoenix, AZ, USA

Malini D. Sur, MD
Department of Surgery
Mount Sinai Medical Center
New York, NY, USA

Daniel E. Swartz, MD, FACS, FRCSC
Department of Surgery
Central California Institute of Minimally
Invasive Surgery
Fresno, CA, USA

Victor B. Tsirline, MD, MS
Department of Surgery
Northwestern Lake Forest Hospital
Lake Forest, IL, USA

Jignesh V. Unadkat, MD, MRCS
Department of Plastic Surgery
University of Pittsburgh Medical Center,
Pittsburgh, PA, USA

Guy Voeller, MD
Department of General Surgery
University of Tennessee Health Science
Center
Memphis, TN, USA

中文版序言

  疝和腹壁外科领域的发展非常迅速，自19世纪80年代Bassini手术的诞生开创了现代疝外科的第一个里程碑后，随着基础医学、解剖学、外科手术技术以及材料科学的发展，20世纪80年代Lichtenstein的疝修补手术开创了疝和腹壁外科的又一个里程碑，即无张力修补时代。此后又经过了30多年的发展，疝外科领域已经将Lichtenstein技术扩展到除腹股沟疝、股疝以外的更广泛的领域。当今，在腹壁切口疝、造口疝、脐疝、膈疝、食管裂孔疝、盆底疝以及腹壁肿瘤和创伤等的治疗方面已取得长足的进步。另外，在治疗手段上，更多的先进技术被应用，如腹壁加强手术、组织结构分离技术，又如腹腔镜技术、3D技术、达芬奇机器人手术技术等。材料科学的发展也为疝外科的发展提供了巨大的机会，从目前认为最佳的合成聚丙烯材料，到如雨后春笋般出现的各种合成材料，以及被认为更具美好前景的生物材料。相信以后疝和腹壁外科的发展将更加迅速。

  除了疝和腹壁外科的整体良好发展以外，对于进一步规范疝和腹壁外科的各个方面，专业教育、手术技能的推广是该领域可持续发展的一个重要环节。教科书和参考资料就是最基本的要素。我国已经出版了数部原创疝外科的专业著作，一些著名的外科专著如《黄家驷外科学》《黄志强外科手术学》等，都已将腹壁疝一节进行了更新，大学的教材也以最新的观念描述了疝外科。同时数部国外的权威著作也被引进出版，如 *Nyhus & Condon's Hernia*，*Management of Abdominal Hernias*，给临床疝外科医生和学生提供了前沿知识。

此次翻译出版的 *The SAGES Manual of Hernia Repair*，将是继2014年翻译出版的 *Management of Abdominal Hernias* 之后的又一本实用性更强的临床手册。它是由美国胃肠内镜外科医师学会 (SAGES) 全球的几十位外科医生根据大量的临床实践经验，并查询了众多研究资料编写而成的。作为一本非常有益的教科书，本手册特别适用于从事临床工作的疝和腹壁外科医生。上海市医学会普外科专业委员会疝和腹壁外科学组的全体委员，在主译唐健雄教授、副主译黄磊主任医师的带领下，经过一年的辛勤工作，出色地完成了此书的翻译工作，使得我国外科领域又增添了一部更具实用性的参考书。这不但会对我国疝和腹壁外科领域的可持续发展起到积极的推动作用，也会对我国从事疝外科领域的专业医生和广大年轻医生，以及在校的各级医学生的专业教育带来重要的指导意义。在此，我非常高兴地将 *The SAGES Manual of Hernia Repair* 的中译本《SAGES疝外科手册》推荐给我国各级外科医生，希望他们从中受益。

中华医学会外科学分会　副主任委员
上海市医学会外科专业委员会　名誉主任委员
上海市医师协会外科医师分会　会长
复旦大学附属中山医院外科　教授
2016年5月

中文版前言

The SAGES Manual of Hernia Repair 是一本实用性很强的临床手册，它由美国疝和腹壁外科领域具有丰富经验的外科医师 Brian P. Jacob 和 Bruce Ramshaw 于 2013 年共同编著，并在美国胃肠内镜外科医师学会（SAGES）的组织下，由全球几十位临床经验丰富的外科医生联手打造。本书着重就疝外科领域的治疗原则、手术技术、材料的选择、疗效与并发症，以及疝外科领域的争论问题、儿童疝和一些特殊疝，进行了系统、详实、深入浅出的描述。

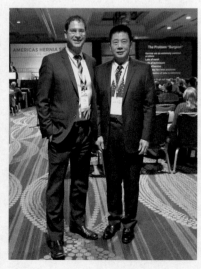 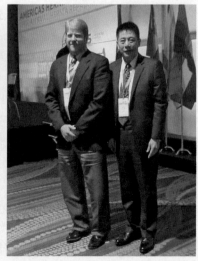

我国疝外科领域的快速发展已近20年,并取得了可喜的成绩。应该怎样不断推进、发展我国的疝外科呢? 认清当前疝和腹壁外科领域存在的问题,做好规范化和创新工作,充分做好专科教育,显得尤为重要。因此,借鉴国际上的先进经验就显得非常必要,学习先进、取长补短是我们在发展中要做的重要事项。翻译并出版本书的目的就是要让更多的外科医生了解疝外科的规范技术和存在的问题,也希望给广大的青年医生提供一本易学能懂的专业教材,让他们从疝外科的进步中学到更多有益的知识,更好地为我国疝和腹壁外科的发展作出积极的贡献。

2015年2月开始,上海市医学会普外科专业委员会疝和腹壁外科学组的全体委员及其同事,经过辛勤和卓有成效的工作,认真细致地完成了 *The SAGES Manual of Hernia Repair* 的翻译工作,中文书名为《SAGES疝外科手册》。在此,对他们的优异工作表示由衷的敬佩和衷心的感谢。

同时,也要感谢上海科学技术出版社的编辑在购买版权、指导翻译和与德国 Springer 公司合作方面所做的完美工作。2014年正是由于他们的鼎力支持和努力工作,使得全球疝和腹壁外科领域最具权威性的著作 *The Management of Abdominal Hernias*(《腹壁疝外科治疗学》)第四版中文版得以顺利出版,在我国该领域产生了巨大的影响。

本书的两位主编 Brian P. Jacob 医生和 Bruce Ramshaw 医生在得知该书将被翻译成中文时,对该项工作给予了高度评价。同时他们也在该书的翻译过程中给予了大力的帮助和指导。他们认为该中译本的出版有助于中国外科同道能更多地了解欧美的经验，与他们共同进步。他们也表示希望有更多的机会和渠道与中国外科医生相互交流，共同切磋。

我在此代表所有参加翻译和出版的同事们，希望本书能给我国广大的外科医生提供通俗易懂的专业知识和手术技术，通过学习使其在各自的专业岗位上为众多的患者提供优质的治疗。这不但为患者解除了病痛，同时也为我国的医学发展事业付出了自己的最大努力。

再次向全体译者、编者和工作人员表达我对你们的敬意和衷心的感谢！

中华医学会外科学分会疝和腹壁外科学组　组长
上海市医学会普外科专业委员会疝和腹壁外科学组　组长
复旦大学附属华东医院普外科　教授
2016年5月

英文版前言

当我们开始迈入21世纪第二个10年之际，腹壁疝修补仍在一如既往地向前发展着，新技术、新假体、新设备和新的疝诊治方案不断涌现，每一项都旨在使患者的治疗效果达到最佳。明天的技术和工作流程肯定与今天的不同，为了优化患者的治疗方案，将当今疝领域的发展趋势和争论焦点做一总结，为疝外科医生编撰一本便于携带的手册显得尤为重要。这本新的 *The SAGES Manual of Hernia Repair* 能使广大外科执业医师快速地获得关于疝修补的最新理念和策略。

当我们每次修补一个疝时，我们所选的技术和植入的网片都可能不一样，这不但基于每位外科医师的不同经验，而且也要基于我们所帮助的每位不同患者的需求。现今外科医生正试图运用循证医学来确定患者的治疗方案，提高治疗效果，所以当他们在为疝病患者的治疗策略深思熟虑时，这本手册正好可做参考。同时，我们增加了一个独特的章节内容，称为"当今争论"。在本章中读者可读到现阶段许多争论的最新点评。

我们真诚地感谢所有为本书付出艰辛努力的撰稿者，同时也感谢所有无条件支持我们的家庭成员和同事们。

New York, NY, USA　　Brian P. Jacob

Daytona Beach, FL, USA　　Bruce Ramshaw

目 录

第1篇
腹股沟疝修补术要点

第2篇
腹股沟疝修补术手术技巧

第3篇
腹股沟疝修补术后效果和并发症

第4篇
腹股沟疝修补术的当今争论

第5篇
腹壁切口疝修补术要点

第6篇
腹壁切口疝修补术手术技巧

第7篇
腹壁切口疝修补术后效果和并发症

第8篇
腹壁切口疝修补术的当今争论

第9篇
其他疝

第 **1** 篇

腹股沟疝
修补术要点

ESSENTIALS OF
INGUINAL HERNIA REPAIR

第1章
建立疝处理方案和随访体系：
治疗和提高的综合系统设计

Establishing a Hernia Program and Follow-up Regimen:
A Complex Systems Design for Care and Improvement

Bruce Ramshaw

在传统"绩优中心"模式下写一个章节来描述疝处理方案的发展是非常吸引人的。在这种模式下，一个国家的政策调整团队会公布认证、文本协议、标准化程序相关的标准和疗效评估措施。这种方式是过去20年以来减重手术所采取的模式。然而，现在越来越清楚地知道，正是这种"绩优中心"模式，在防止极端拙劣治疗的同时，也正孕育着平庸，并抑制了积极的创新。这种模式下，大家遵循着章程和一成不变的标准，并且花费大量的资源在报道上，精力往往集中在维持现状上，而不是在持续的学习和提高上。要想向可持续发展的卫生保健系统转变就要求我们围绕患者的问题采取某种特定的方式设计方案。在这种方式下，可以通过各种群体，包括患者及患者家庭的力量来促使我们不断地学习和提高。

传统"绩优中心"模式不是围绕患者治疗周期中有限的一部分来设计，就是根据某个医师的专长来设计，或者两者兼有，而不是围绕患者的整个治疗周期进行前瞻性的设计。为了更好地了解为什么我们要发展超越"绩优中心"的模式，需要了解在当前形式下，全球医疗保健系统是如何变得不可持续发展的。一系列的历史变迁，包括医院、医师、护士和其他专业机构的变迁，加上医疗保险政策和卫生保健法规的变迁，扮演着试图让人人都享有卫生保健的角色，才使我们的医疗保健系统变成了今天的模样。随着时间的推移，美国卫生保健系统的投入不断增加，已经达到了美国国民生产总值的18%。纵观各个发达国家在卫生保健领域的投入，虽然总体没有达到我们目前的水平，但逐年增长的趋势是一致的(图1-1)。这表明全球卫生保健系统是为某个成员

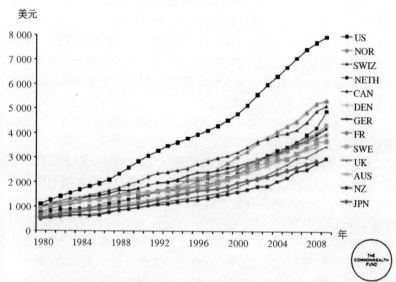

图1-1　过去近30年内发达国家的人均卫生保健支出。尽管国家和国家之间的人均总支出不同，但是随着时间的推移，支出的总体变化趋势是相似的。这一结果反映了全球综合卫生保健系统产出的可预测性，而且在该系统内部的各个组成部分注重于财政的增长和利润百分比。该系统是为了预计的产出而运作

收入总额的增长而设计的，而不是为了某个总体，包括患者治疗的整个周期和卫生保健系统本身的价值达到最大化而设计的。除了卫生保健提供者和医院，在医药工艺的引领下，卫生保健系统框架内的各种产业通过提供诊断和干预治疗服务患者的同时，也成功地为相对少数的股东和公司高层创造了巨大的财富。就在这种支离破碎的形势下，各个成员都只关注自身利益的最大化，导致了卫生保健系统无法可持续发展的局面[1,2]。

　　在传统的卫生保健系统中，还存在许多其他组成部分在获取系统利润和资源，如医疗出版商、一般的购买机构等，在此不再赘述。但是，就算只有这些提到的少数组成部分，整个保健系统在根深蒂固地为它们的利益达到最大化而服务的情形是十分明显的。医院为了绩效、维

持利润百分比和增长目标而运转；医师除了根据自己的专长为患者提供治疗外，还要致力于满足个人和医疗集体的金融需求。除了以上提到的医疗保健提供者之外，制药公司和其他卫生保健公司在提供卫生保健产品的同时，也存在着为股东利益获取最大化的信托责任。了解了复合系统科学，就能很清楚地看到：当一个系统中的每个个体都在为自己的利益争取最大化时，那么整个系统的进程（在本文中就是疝患者的整个治疗环节）就不会得到最优化[3]。

复合系统科学同时也能帮助解释为何某种治疗方法或装置（比如疝补片）能给一类患者带来好处，但对另一类患者却是有害的。在过去的20多年中，在专业疝治疗团队的帮助下，联合世界上很多疝修补专家，我们发现了补片用于疝修补的复杂性。这种现象只是我们所处世界的复杂性，特别是卫生保健系统复杂性的冰山一角。当我还是住院医师（1989年）的时候，只有最基本的几种补片可用，如今却有几百种。更重要的是，同样的补片以同样的技术方法应用于两个不同患者会出现两种截然不同的结果。这种差异性是因为我们（治疗提供者、患者及我们服务于其中的卫生保健系统）都是复杂的自适应系统。复合系统的概念意味着结果会根据许多不同的变量，以及这些变量之间的相互作用而发生变化。一个复合系统的价值最优化和单个系统的价值最优化的机构设计是不同的，因为单个系统中原因和结果之间的联系是直接的，是可预测的，如大量生产某一种补片所产生的效果。对于一个单个系统来说，它的组成部分的最优化可以直接加快整个进程，从而产生可预测、可重复的结果。而对于一个综合系统而言，它的很多组成部分需要进行次优化，而且所有这些成分之间的相互作用需要进行管理、测评和不断地改进，这样才可能使整个进程和产出达到最优化（如为某一类疝患者提供治疗）[4]。

发展学术性疝解决方案

运用复合系统开展疝解决方案背后的核心概念是用一种全新的组织架构设计方案。这就要求该方案能在完成持续的临床质量改进（continuous clinical quality improvement, CCQI）的基础上，提供一种以人为中心的医疗保健协调。如果将这一点发展成提供医疗保健的根本，对患者和医疗保健系统本身都是非常有价值的。

医疗保健协作的核心部分是发展以人为中心的患者医疗保健管理者。通过为患者及患者家属的参与和响应提供方便，医疗保健管理者能在患者、患者家属和医疗保健团队之间建立确保治疗效果的联系。由于患者及患者家属的参与，更好的决定、更好的治疗效果和更低的费用就成为可能[5]。这种同患者及家属的联系能持续贯穿于整个治疗周期，当然，责任和义务也就建立起来了。疝的医疗保健协作和持续临床质量改进执行的原则包括以下几点。

(1) 明确不同类别的疝及疝相关问题患者的需求，据此可成立疝核心团队。图1-2表示围绕某一类已明确疝及疝相关合并症患者周围建立的各种相应的团队。

(2) 患者及其家属在整个处理过程中的参与是疝团队不可或缺的一部分。

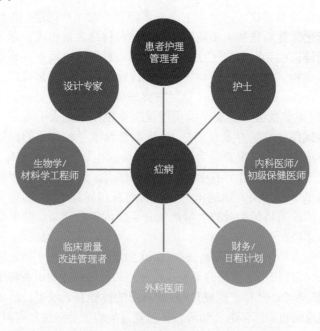

图1-2　建立在疝和疝相关问题患者周围的各种团队

（3）持续为患者及其家属提供所有信息（患者的资料记录、动态的治疗过程、治疗结果等）。

（4）医疗保健协作由团队成员之一的患者医疗保健管理者主导运行。需要一定的时间来建立核心团队成员之间的联系和信任。

（5）基于已获得的证据建立透明、动态的疝处理方案，并根据情况的不断变化进行改进。

（6）建立效果评估措施，对治疗质量、满意度、安全性、财政等方面进行评估，从而对患者的治疗价值进行评估，同时对复合系统本身的价值也进行评估。

（7）疝处理过程及结果评估的建立要适用于当地局部环境，并根据持续临床质量改进程序不断对局部进行改进。

（8）疝处理团队在该复合系统框架内有权利调配资源进行运作，并且有责任将结果的评估公开于由领导和社区共同组成的医疗委员会。

这项计划解决了一个卫生保健系统存在的结构问题：为什么我们的卫生保健系统从来不能演变成一种可持续发展模式？因为这是卫生保健机构和医师的医疗实践组成的一种部门之间垂直叠加和阶梯式的结构。这些系统结构导致了医疗保健行为的支离破碎。随着系统综合性、复杂性的增加，这种支离破碎行为会导致更差的医疗保健效果、更低的效率及整个卫生保健工业范围内更大的浪费。最近的一些试图提高医疗质量的努力，比如急诊室手术部位的标记和可疑肺炎患者抗生素剂量的调整，并没有得到明显的改观；相反，在一些情况下，反而引起了不可预期的损害[6-12]。因为这些努力和尝试只是将单一的解决方法运用于复杂的问题和复合系统，因此无法实现明显的或可持续的改进。解决复合系统内部的复杂问题需要一条不同的途径。

在以人为中心的保健系统中，关注焦点的确定是基于特定的患者群体和问题，而不是医师的专长。该系统的保健服务是由各种团队成员（包括患者自己和家庭成员）根据自己的技能有效地提供给各个有不同需求的患者团体的。如果一个患者当前的主要问题和疝相关，那么疝团队会提供满足患者所有需求的整体解决方案，这就切断了传统的部门垂直叠加的模式。已经有迹象表明，这种针对多种合并症的整合式的解决方案已经有了改进的效果[13、14]。在持续临床质量改进中，针对患者群体的卫生保健过程的所有步骤的成本都记录在案并进行分析，其价值是明确的。这样，在提高卫生保健效果的同时，也能降低成本和减少浪费。

为了有效地完成持续临床质量改进程序，必须先对患者就诊的整个过程有充分的了解。这些工作流程记录着患者接受治疗的步骤、资源、数据，以及整个周期中和患者治疗相关的人员。治疗的过程开始于和患者的初次接触，贯穿于患者恢复到最高生活质量的整个周期，在某些情况下，甚至可能贯穿于患者生命的全过程。图 1-3 举例描绘了患者接受动态治疗的整个过程。

明确这些程序价值所在的一个挑战在于明确治疗过程中每一个步骤的真实成本，积极进行定期结算。在"如何解决卫生保健系统的财务危机"(Harvard Business Review, 2011 年 9 月) 一文中，Robert Kaplan 和 Michael Porter 大致制订了一套证明卫生保健系统价值所在的方案[15]，包括通过 7 个步骤明确卫生保健的真实成本：① 明确需要检查的患者；② 确定保健服务供应链；③ 制定保健服务供应的进程图；④ 预估每个步骤需要的时间；⑤ 预估提供给每个患者保健服务的资源成本；⑥ 评估每个资源提供者的能力；⑦ 计算每个患者整个保健服务过程的总成本[15]。为患者提供的保健服务周期中每个步骤的成本是确定的，作为分析的一部分，其价值也是确定的。在通过效果、满意度和成本分析系统真实价值的过程中，这些数据是很关键的。

所有保健服务中关键的一点就是提供保健服务时涉及的技术，其中包括医疗记录软件 (电子医疗记录或称为 EMR)。医院采用的大部分电子医疗记录软件都是产权化的并且很昂贵。这就造成很多不同系统软件的存在，并且不同保健区域采用的这些不同软件之间很难整合。软件使用者受困于软件的固定界面和功能，而不能根据特定的需求将软件用户化。在以人为中心的模式中对患者的追踪变得困难，同时也会导致出现医疗错误和成本的增加[16]。作为医疗转换学院 (我们根据复合系统模式设计的学院医学中心) 的组成部分，高级疝解决团队将与更大的疝保健服务团体合作，围绕保健程序和效

a 不同类型的疝动态治疗过程

可选择的动态疝治疗过程

| 亚临床 | 临床 | 术前 | 手术 | 术后 | 出院/随访 |

- 腹股沟疝（有和并并发症）
- 腹壁疝（有和无并发症）
- 综合的腹壁重建
- 运动痛（无疝的慢性腹股沟区疼痛）
- 前次疝修补术后的慢性疼痛
- 女性患者的骨盆疼痛

b

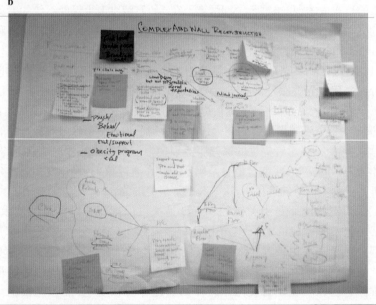

图1-3　(a) 动态疝治疗流程设计的草图，表示如何用我们的疝解决方案处理各种患者，以及如何设计治疗进程以明确患者的整个治疗周期。(b) 针对复杂的腹壁疝患者的早期动态治疗进程的建立

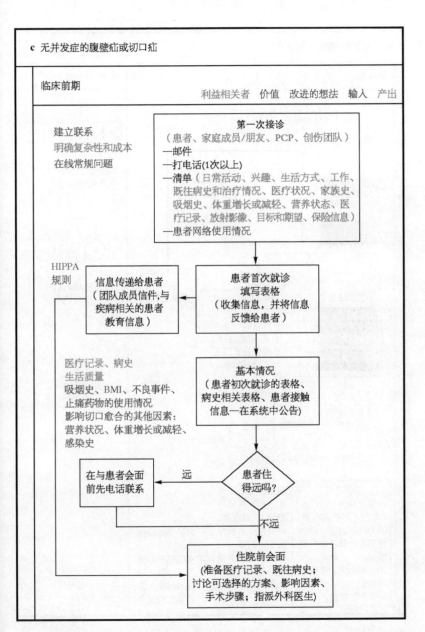

图1-3 (续图)

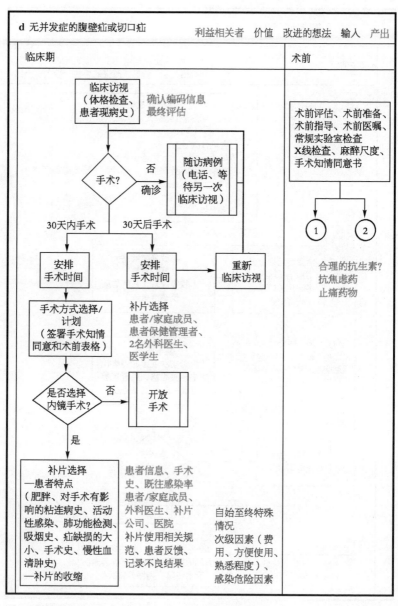

图1-3 (续图)

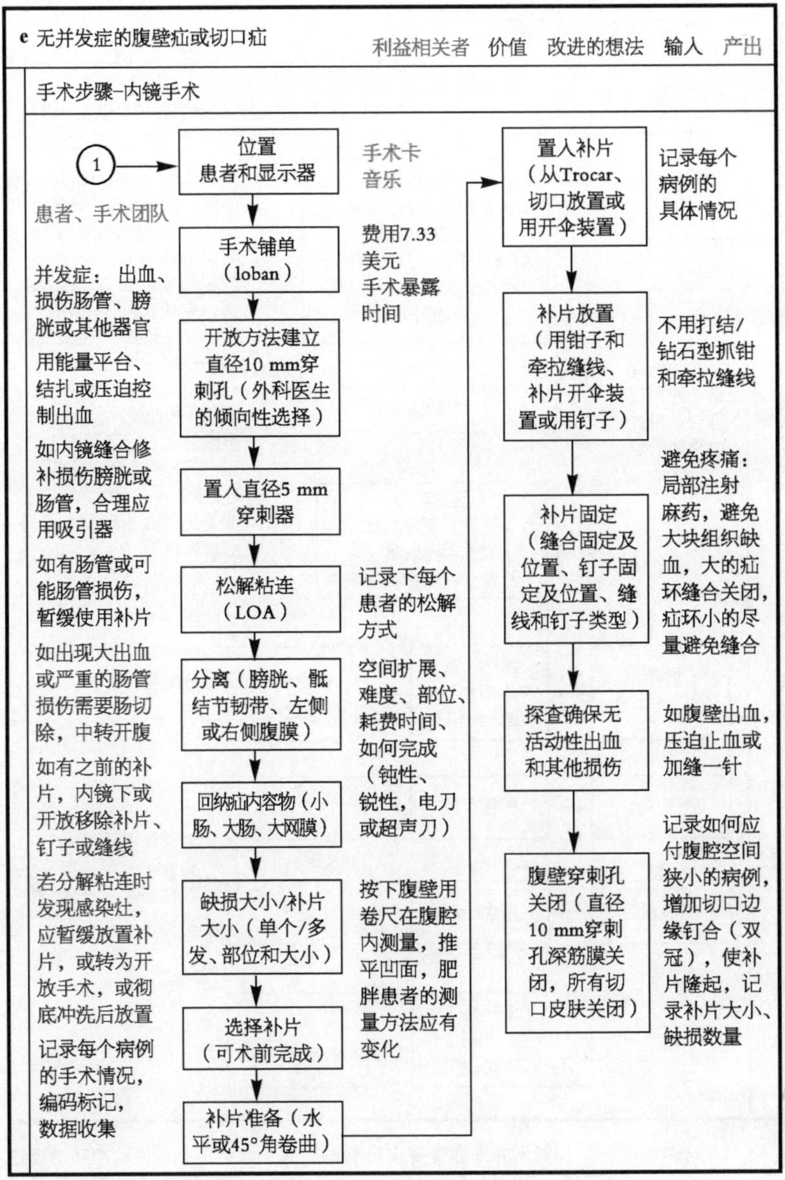

e 无并发症的腹壁疝或切口疝　　　　利益相关者　价值　改进的想法　输入　产出

手术步骤-内镜手术

① → 位置 患者和显示器

患者、手术团队

并发症：出血、损伤肠管、膀胱或其他器官

用能量平台、结扎或压迫控制出血

如内镜缝合修补损伤膀胱或肠管，合理应用吸引器

如有肠管或可能肠管损伤，暂缓使用补片

如出现大出血或严重的肠管损伤需要肠切除，中转开腹

如有之前的补片，内镜下或开放移除补片、钉子或缝线

若分解粘连时发现感染灶，应暂缓放置补片，或转为开放手术，或彻底冲洗后放置

记录每个病例的手术情况，编码标记，数据收集

手术铺单（loban）

开放方法建立直径10 mm穿刺孔（外科医生的倾向性选择）

置入直径5 mm穿刺器

松解粘连（LOA）

分离（膀胱、骶结节韧带、左侧或右侧腹膜）

回纳疝内容物（小肠、大肠、大网膜）

缺损大小/补片大小（单个/多发、部位和大小）

选择补片（可术前完成）

补片准备（水平或45°角卷曲）

手术卡音乐

费用7.33美元 手术暴露时间

记录下每个患者的松解方式

空间扩展、难度、部位、耗费时间、如何完成（钝性、锐性，电刀或超声刀）

按下腹壁用卷尺在腹腔内测量，推平凹面，肥胖患者的测量方法应有变化

置入补片（从Trocar、切口放置或用开伞装置）

补片放置（用钳子和牵拉缝线、补片开伞装置或用钉子）

补片固定（缝合固定及位置、钉子固定及位置、缝线和钉子类型）

探查确保无活动性出血和其他损伤

腹壁穿刺孔关闭（直径10 mm穿刺孔深筋膜关闭，所有切口皮肤关闭）

记录每个病例的具体情况

不用打结/钻石型抓钳和牵拉缝线

避免疼痛：局部注射麻药，避免大块组织缺血，大的疝环缝合关闭，疝环小的尽量避免缝合

如腹壁出血，压迫止血或加缝一针

记录如何应付腹腔空间狭小的病例，增加切口边缘钉合（双冠），使补片隆起，记录补片大小、缺损数量

图1-3（续图）

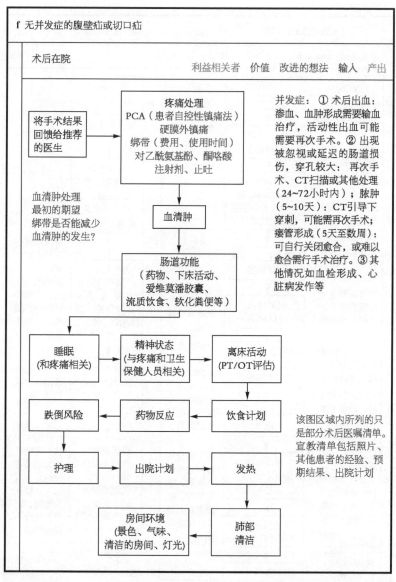

图1-3 (续图) (c～f) 针对无并发症腹壁疝患者设计的一套更加完善的动态疝治疗进程。在治疗过程中，不断收集团队成员操作和患者反应的各项数据，并制成表格。通过对治疗效果的评估来明确价值，并且随着时间的推移，可以对整个进程进行改进

果测评方法自行设计软件。该软件将会是开放的，能免费获得，它的开发融入了卫生知识，将有能力直接面对当前医院和卫生保健系统中使用的软件。

　　总之，在本章所描述的学术性疝解决方案中的疝治疗团队会在整个疝治疗周期中对患者进行跟踪随访。该团队将对疝治疗过程进行局部管理，对其成本、质量、满意度及其他结果进行评估并对此负责。收集到的数据将被用于整个疝治疗环节的不断改进。持续临床质量改进的一个重要内容就是选择用于疝修补的相应补片。目前，对于补片的选择还没有明确的文件指南。纵观各种不同患者的疝治疗环节，可以对疝补片的选择做出更好的决定，据此将可能减少复发、慢性疼痛和补片感染等并发症的出现，而如果出现这些并发症可能需要再次手术取出补片。通过对持续质量控制模式的深入学习和提高，疝治疗的质量和满意度会同时得以提高，疝治疗过程中的总体成本也会降低。由于卫生保健不断增加的复杂性和不断加快的变化步伐，以及我们所处世界的快速变化，持续质量改进程序将是一个永无止境的过程。

将腹壁疝处理的理念应用于社区环境

　　显而易见，在小规模私人的或医院的疝治疗实践中，普通外科医师没有运用学术性疝解决方案完成疝治疗。然而，随着时间的推移，疝的协作治疗和持续临床质量改进的很多原则将会得以完善。我们制订疝解决方案的目的之一是开发相应的软件用于疝治疗过程，并对外科医师和医院免费提供。在此之前，希望成为疝团体领导者的外科医师可以发展潜在的团队成员。这些成员可以是当前的办公室医务人员、医院员工、以前的患者、患者的家庭成员或社区内其他人员（我们团队中的几个成员是以前的患者志愿者）。一旦团队确定以后，一个动态的疝处理程序就确定了。注重事实和依据的疝处理程序，及其用于明确价值（质量、满意度、财政等）的效果评估是运用该模式对疝患者提供治疗的开始。在这些程序的指引下对疝患者进行治疗的过程中产生的数据可用于学习并改善这些程序。

在实践疝处理方案的过程中有很多原则。其中最关键的原则是培养一种真实的团队协作环境。作为一个疝团队的外科医师及领导者，为团队培养一种安全的环境，在这种环境下团队成员可以自由发言，不会因此而被不平等对待是非常必要的。显然，团队中的每个成员都有不同水平的医学知识，但是每个成员的想法和观点都应该被认为有同样的价值。团队中所有成员大声发表建议的能力对患者治疗过程的安全和治疗方法的创新有很重要的意义。患者及其家庭成员的观点尤其重要，因为他们有着贯穿整个疝处理周期的独特经验。有开放的思维，由效果驱动而不是预先的信念驱动非常重要，这个过程毫无疑问是困难的，而且是耗费时间的。

另一个重要原则是不要做过于保守的决定。如果最初选择了一种新的补片，然后患者出现了复发，不能说明该补片是一种不好的补片。患者的疝复发可能存在技术因素（比如对一种新产品的学习曲线）、患者选择的因素，或者引起疝复发的其他因素。纵观一个团队协作的效果可以避免作出保守的决定。最重要的是，无论作出什么样的决定来改变方案，必须用方案改变后产生的效果来评估该决定是否正确。以下几点可应用于疝解决方案的执行。

(1) 确定一个核心团队。

(2) 明确动态疝治疗方案和效果评估体系：疝处理方案针对何种疝患者；提供疝治疗的程序；疝处理方案涉及的患者种类（当你的疝团队不适合处理一类患者时，为这类患者提供适合的外科医师和其他疝解决方案是非常有帮助的）和并发症（如疝修补术后的慢性疼痛）。

(3) 在疝解决方案中要有患者的身影：允许患者纵观治疗的全过程和产生的效果，这样可以帮助他们参与到治疗过程的决策中来（分享的决策过程）。

(4) 生成效果数据，明确错误、并发症和患者治疗环节中出现的异常（好的或不好的）。

(5) 定期召开团队会议回顾治疗效果，寻找可能的机会改善疝治疗方案。这种CQI会议已经替代了我们新学院医疗中心的传统M&M会议。

(6) 发展和支持扩展的团队成员和疝治疗群体（以前的疝患者及

其他对你的疝解决方案感兴趣的人)，这样可以促进疝治疗的团体协作和持续地学习和提高，后两者是该解决方案的基石。

(7) 要从中发现乐趣！建立一个团队和一个群体，大家彼此照顾，这是一种无法想象的回馈体验。当一种模式得以完成的时候，可能不仅能提高对患者治疗本身的价值，而且能改善整个治疗团队的行为和工作环境。

小　结

一个疝解决方案决定的作出是对疝患者的一种治疗承诺。没有一种疝解决方案，包括我们的疝解决方案，可以服务于所有的疝患者，为疝患者提供各种治疗选择。确定一个核心疝团队，并且明确要为患者提供哪种疝治疗程序是非常重要的。疝治疗程序应该是以事实和依据为基础的。收集和明确治疗效果评估数据，可对该疝治疗提供价值认证。对效果的评估不仅要针对治疗方案的各个组织部分，而且要针对整个治疗周期。运用持续学习和持续临床质量改进原则，确保随着时间的推移，依据疝解决方案对患者提供的治疗会产生更好的效果和更高的价值。

(姜治国　江道振　译)

·参·考·文·献·

[1] Elhauge E. The fragmentation of the US health care system: causes and solutions. New York: Oxford University Press, Inc.; 2010.

[2] Stange K. The problem of fragmentation and the need for integrative solutions. Ann Fam Med. 2009; 7(2): 100–103.

[3] Breen AM, Burton-Houle T, Aron DC. Applying the theory of constraints in health care: Part 1 — The philosophy. Qual Manag Health Care. 2002; 10(3): 40–46.

[4] Plsek P, Greenhalgh T. The challenge of complexity in health care. BMJ. 2001; 323: 625–628.

[5] Weinberg DB. Beyond our walls: impact of patient and provider coordination across the continuum on outcomes for surgical patients. Health Serv Res. 2007; 42(1): 7–24.

[6] Welker J, Huston M, McCue J. Antibiotic timing and errors in diagnosing pneumonia. Arch Intern Med. 2008; 168(4): 351–356.

[7] Hawk MT. Surgical site infection prevention time to move beyond the surgical care improvement

program. Ann Surg. 2011; 254: 494-501.

[8] Stahel PF. Wrong-site and wrong-patient procedures in the universal protocol era. Arch Surg. 2010; 145(10): 978-984.

[9] The NICE-SUGAR Study Investigators. Intensive versus conventional glucose control in critically ill patients. N Engl J Med. 2009; 360: 1283-1297.

[10] Pines J, Isserman J, Hinfey P. The measurement of time to first antibiotic dose for pneumonia in the emergency department: a white paper and position statement prepared for the American Academy of Emergency Medicine. J Emerg Med. 2009; 37(3): 335-340.

[11] Nicholas L. Hospital process compliance and surgical outcomes in medicare beneficiaries. Arch Surg. 2010; 145(10): 999-1004.

[12] Drake D, Cohen A, Cohn J. National hospital antibiotic timing measures for pneumonia and antibiotic overuse. Qual Manag Health Care. 2007; 18(2): 113-122.

[13] Bogner H. Integrated management of type 2 diabetes mellitus and depression treatment to improve medication adherence: a randomized controlled trial. Ann Fam Med. 2012; 10(1): 15-22.

[14] Edgren L. The meaning of integrated care: a systems approach. Int J Integr Care. 2008; 8: e68.

[15] Kaplan RS, Porter ME. How to solve the cost crisis in healthcare. Harv Bus Rev. 2011; 89(9): 46-52.

[16] Black AD. The impact of eHealth on the quality and safety of health care: a systematic overview. PLoS Med. 2011; 8(1): e100387. doi: 10.1371/journal pmed.100387.

第2章
开放式腹股沟疝术中的
修补材料选择
Prosthetic Choice in Open Inguinal Hernia Repair

Lisa C. Pickett

　　尽管采用了标准化技术，经验丰富的医师可安全地进行无网片的组织缝合修补术，如Shouldice术[1]，但放置网片的无张力修补术现已成为开放式腹股沟疝修补术的金标准[2]。通常，在急性/嵌顿性疝中，对放置网片存在担忧，但目前似乎被认为是安全的[3]，甚至在肠坏死的情况下也是安全的[4]。关于疝网片的互联网搜索结果显示，有数量众多的品牌和网片类型可用于腹股沟疝修补。网片材料根据来源的不同有：可吸收和永久性合成网片、同种异体材料及异体材料。此外，网片以平片、预成型及三维立体形式出售。一些网片产品含有防粘连、允许固定或抗感染的成分。

　　在Webster词典中，网片的定义为"使我们无法脱身的东西"[5]，这对于腹股沟疝修补术中应用网片的解释是再确切不过了。每年，全世界会进行成千上万的腹股沟疝修补手术，主要是开放式腹股沟疝修补术，该手术采用各种假体网片——从全世界范围内应用的聚酯和聚丙烯材料到部分地区应用的蚊帐等[6]。事实上，最近的一项研究显示，采用无菌蚊帐和标准商业网片所产生的结果无显著差异，但采用标准商业网片的费用会多1 000倍[7]！

历　史

　　早期对腹股沟疝的治疗是用绷带、疝气带进行包扎压迫，最初是由法国外科医师 Guy de Chauliac 发明的，之后 Ambroise Pare 对其进行了改进，随后又产生了各种对腹股沟内环部位压迫的疝塞[8]。1884

年在未采用任何假体的情况下，Bassini 最先进行了外科缝合手术。在接下来的4年半时间里，随访了接受"Bassini 修补术"的患者[9]，在对227名中的98%患者进行随访后发现：死亡率为6%，复发率为3.1%。随着手术经验的积累和改进，采用不同类型的缝线进行组织缝合以加强腹壁[10]。随后，便产生了植入假体的雏形，这些假体网片由不锈钢制成，质地过于坚硬；尼龙材料，分解太快；然后是聚丙烯材料[11-13]。那时，网片单纯起到支撑作用或被视为一种加强缝合修补。

● **用于无张力修补术的网片**

Usher 首先在疝修补术中提出了一个革命性的概念，即应用网片连接疝的缺损，而不是在有张力的情况下以腹壁组织的缝合作为支撑进行修补。因此，对无张力疝修补术的最初描述为："如果采用网片连接缺损，而不是在有压力的状态下进行组织的加强缝合，在消除了张力因素后，可降低复发的可能性。"[14] 此后的一个阶段，就是寻找放置网片的理想位置。1980年，Irving Lichtenstein 实施将网片放置在腹横筋膜前方的疝修补手术，演示了一次"里程碑式"的无张力疝修补术。因此"Lichtenstein 修补术"已被认可为标准的疝修补术。该手术操作简单，可在局部麻醉条件下安全进行，且将并发症发生的风险和恢复时间维持在一个令人满意比率之内[15-17]。

● **腹膜前网片**

对一些将补片放置在腹横筋膜前的手术的担忧是这个位置的腹部压力。有人担心如果将网片放置在腹横筋膜前而不是腹膜前的位置，当腹腔压力增大时可能增加复发的风险。因此，建议采用一系列修补术将网片放置在腹膜前位置，采用腹腔镜疝修补术放置补片或开放式修补手术[18-20]。

这些修补手术包括单纯将假体插入腹股沟环，或者在将假体置入内环后再使用一张平片预防复发[21,22]（图2-1）。网塞可在腹腔镜下或CT扫描时被看见。在X线检查方面，可以确认放射科医师对以往该疝修补手术历史评估结论的重要性[23]。影像显示网塞似乎是一个平滑

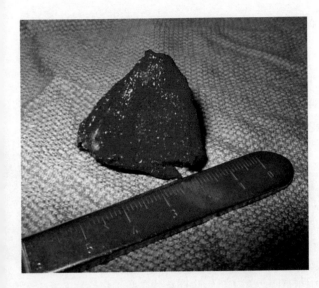

图2-1 填充式网片,消除慢性疼痛

的圆球状物,或为靠近腹壁下动脉的椭圆形的低密度影像。有许多关于网塞从原修补位置迁移的报道,其中包括一例网塞穿入小肠进入腹腔内的迁移案例[24]。

为了避免这个风险,1998年,Gilbert和Graham发明了一种双层装置,将其放置在腹股沟区的缺陷处,将一个小柱状网塞与腹膜前的下层补片和腹外斜肌腱膜下的上层补片结合为一体,全部由聚丙烯材料构成,此网片被称为Prolene疝修补装置(Prolene hernia system, PHS)。PHS的设计理念是将这个一体化的装置放置于腹膜前的两个间隙内,减少了缝合。这个聚丙烯修补装置通过开放式技术放置[25],评估结果显示,在平均49个月的随访中,复发率为1%,慢性疼痛的发生率为2%[26]。一个5年半的长期随访结果显示,复发率为2.3%,慢性疼痛发生率为1.8%[27]。一项1年的对照聚丙烯平片和PHS的研究显示,PHS的手术时间平均为15分钟,且在疼痛感、恢复活动、并发症或复发率等方面没有区别[28]。

另外一个可用于疝修补的不可吸收合成平片是膨化聚四氟乙烯(ePTFE, Gortex®),与其他一些非编织和致密编织的聚丙烯、聚酯和Ultrapro等材料一样,它是一种带有微孔的片状材料,很少用于腹股沟疝的修补。根据网片纤维的密度,进一步将网片分为轻量、中量及重量型网片。

将轻量型网片与重量型网片进行比较,最近的数据显示出轻量型网片的一些优势。尽管一项研究显示患者手术后的生活质量并无明显提高,但轻量型网片的应用减少了手术后腹股沟部位的慢性疼痛[29]。在一项单独的研究中发现,短期内的术后疼痛率和复发率是降低的,但长期随访的结果显示它们的复发率无统计学差异[30]。也可以用不可吸收材料与可吸收材料混合制造出超轻量型网片,如Ultrapro®。使用美国医学检索、荷兰医学文摘及科克拉数据库执行文献检索,确定相关随机对照试验和着眼于假体网片长期并发症的比较研究,特别是将部分或完全可吸收网片与传统不可吸收网片进行比较。评估的主要结果包括住院天数、重返工作岗位所需的时间、血清肿、血肿、伤口感染、腹股沟区疼痛、慢性疼痛、异物感、复发及睾丸萎缩等。总结发现应用可吸收和不可吸收网片的腹股沟疝修补术并无显著差别,但采用轻量型网片显著缩短了疼痛时间,并减少了异物感[31]。一份附加的荟萃分析评估了Vypro Ⅱ(大网孔补片)与用于腹股沟疝修补术的标准聚丙烯网片,主要评估项目为复发、疼痛、尿路感染、血肿、异物感及睾丸萎缩。该分析发现只在异物感上存在差异,大孔网片降低了这种异物感[32]。

● 自固定网片

一项最新的研究试图发现,采用自固定机制来避免缝合固定是否会增加疼痛感(图2-2)。对自固定网片的随机研究显示,手术时间缩短;通过可视模拟疼痛评分,术后疼痛天数减少一天;相比采用缝合固定的标准网片修补,其止痛药物的累积剂量是减少的[33]。另一项评估疼痛的相似研究显示,使用自固定网片和减少缝合固定的轻量型网片后,与常规假体相比,减轻了术后的早期疼痛[34]。采用相似网片的大鼠动物模型显示,其输精管未受到有害影响[35]。

● 可吸收网片

完全可吸收的合成网片可用于高度污染的情况。Vicryl®与聚乙

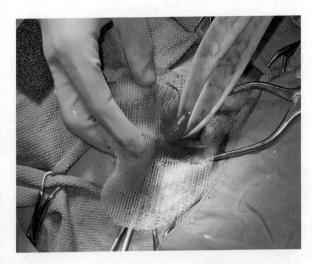

图2-2 自固定网片

交酯 (Dexon) 是此种网片的典型例子。这些产品只能在几周内保持完好无损的状态，会造成高复发率，因此通常将其仅用于高度污染的情况。

● 生物性网片

生物性补片可用于高危感染患者。同种异体移植物补片 (包括Alloderm®) 在腹股沟疝手术中的应用经验非常有限。异种移植物补片通常是来源于非人类真皮的生物材料，一般为牛科动物或猪科动物。所收获的细胞本质上是一种脱细胞的胶原组织，需通过化学过程稳定其生物学特性。Permacol 补片与 Surgisis 补片是异体移植物补片的典型。进一步的研究仅仅发现了很少的人体应用后资料[36]，更没有长期应用人体后的结果。因此，在所有修复手术中，生物产品在外科领域的应用需要考虑过敏和宗教与文化信仰等诸多因素。

在易用性、持久性/复发及长期慢性疼痛等方面，表 2-1 列举了与补片类型相关的疝修补术的结果资料。概述了每种补片类型的优缺点。

最终总结中包含数量众多类型的补片、补片的形状及补片的成分。每种补片都具有独特的益处与面临的风险。短期数据显示，同时采用轻量型与自固定网片，能使外科医师的手术更轻松，并能减轻患者的术后疼痛。尚未有理想的长期研究结果，而且仍然没有生物移植假体相关的研究结果。针对以上情况，外科医师应该选择一种他们觉得最有心得的补片，由于外科医师应用某一种补片施行手术更有经验，可使患者在接受这种补片装置后感觉更加舒适。手术后应对这些患者的治疗结果进行前瞻性随访。在疝外科这个复杂的领域，似乎还没有一种理想的补片适用于所有的患者。

表2-1　补片类型相关的疝修补术的结果资料

网　　片		优　　点	缺　　点
Lichtenstein型	重量型多孔	安全，充分研究	急性疼痛增加
			慢性疼痛可能增加
	轻量型多孔	急性疼痛减少	无
		慢性疼痛可能减少	
	多孔＋可吸收成分	添加可吸收材料后无区别	成本增加
	多孔＋自固定成分	急性疼痛减少	成本增加
		慢性疼痛可能减少	长期数据减少
	填充式网片和补片	帮助克服腹部压力的力量	学习曲线，慢性疼痛潜在增加
	胶原支架	能够植入具有高交叉感染风险的患者中	成本增加
		具有更好的持久性	长期数据极少
腹膜前	带记忆环的网片	易于植入位置	可能迁移
		帮助克服腹部压力的力量	成本增加
		急性疼痛减少	
	填充式网片	易于富有经验地放置	学习曲线
		一些数据显示复发率降低	填充式网片迁移，慢性疼痛潜在增加
	缝线疝系统	低复发率	学习曲线
		充分研究	成本增加

（唐健雄　译）

·参·考·文·献·

[1] Shouldice EE. The treatment of hernia. Ontario Med Rev. 1953; 20: 670.

[2] Scott NW, McCormack K, Graham P, et al. Open mesh versus non-mesh for repair of femoral and inguinal hernia. Cochrane Database Syst Rev. 2002; CD002197.

[3] Nieuwenhuizen J, van Ramshort GH, Ten Brinke JG, et al. The use of mesh in acute hernia: frequency and outcome in 99 cases. Hernia. 2011; 15(3): 297–300.

[4] Atila K, Guler S, Inal A, et al. Prosthetic repair of acutely incarcerated groin hernias: a prospective clinical observational cohort study. Langenbecks Arch Surg. 2010; 395: 563–568.

[5] Webster M. Webster's Dictionary. Spring field, MA; 2000.

[6] Shillcutt SD, Clarke MG, Kingsnorth AN. Cost-effectiveness of groin hernia surgery in the Western Region of Ghana. Arch Surg. 2010; 145: 954–961.

[7] Yang J, Papandria D, Rhee D, et al. Low-cost mesh for inguinal hernia repair in resource-limited settings. Hernia. 2011; 15(5): 485–489.

[8] Stoppa R, Wantz GE, Munegato G, et al. Hernia Healers in illustrated history. Villacoublay: Arnette; 1998.

[9] Bassini E. Ueber de behandlung des listenbrunches. Arch F Klin Chir. 1890; 40: 429–476.

[10] Halstead WS. Reporting of twelve cases of complete radical cure of hernia by Halstead's method of over two years standing. Silver wire sutures. Johns Hopkins Hosp Bull V: 98–99.

[11] Babcock WW. The range of usefulness of commercial stainless steel cloths in general and special forms of surgical practice. Ann West Med Surg. 1952; 6: 15–23.

[12] Moloney GE, Grill WG, Barclay RC. Operations for hernia: technique of nylon darn. Lancet. 1948; 2: 45–48.

[13] Handley WS. A method for the radical cure of inguinal hernia (darn and stay-lace method). Practitioner. 1918; 100: 466–471.

[14] Read RC. Francis C. Usher, herniologist of the twentieth century. Hernia. 1999; 3: 167–171.

[15] Lichtenstein IL, Shulman AG. Ambulatory outpatient hernia surgery. Including a new concept, introducing tension-free repair. Int Surg. 1986; 71: 1–4.

[16] Muldoon RL, Marchant K, Johnson DD, et al. Lichtenstein vs anterior preperitoneal prosthetic mesh placement in open inguinal hernia repair: a prospective randomized trial. Hernia. 2004; 8(2): 98–103.

[17] Kurzer M, Belsham PA, Kark AE. The Lichtenstein repair. Surg Clin North Am. 1998; 78: 1025–1046.

[18] Estrin J, Lipton S, Block IR. The posterior approach to inguinal and femoral hernias. Surg Gynecol Obstet. 1963; 116: 547–550.

[19] Tinkler LF. Preperitoneal prosthetic herniorrhaphy. Postgrad Med J. 1969; 45: 665–667.

[20] Yoder G, Read RC, Barone GW, et al. Preperitoneal prosthetic placement through the groin. Surg Clin North Am. 1993; 73: 545–555.

[21] Shore IL, Lichtenstein JM. Simplified repair of femoral and recurrent inguinal hernias by "plug" technique. Am J Surg. 1974; 28: 439–444.

[22] Rutkow AW, Robbins IM. The mesh plug hernioplasty. Surg Clin North Am. 1993; 75: 501–512.

[23] Aganovic L, Ishioka KM, Hughes CF, et al. Plugoma: CT findings after prosthetic plug inguinal hernia repairs. J Am Coll Surg. 2010; 211(4): 481–484.

[24] Tian MJ, Chen YF. Intraperitoneal migration of a mesh plug with a small intestinal perforation:

report of a case. Surg Today. 2010; 40(6): 566-568.

[25] Gilbert A. Combined anterior and posterior inguinal hernia repair: intermediate recurrence rates with three groups of surgeons. Hernia. 2004; 8: 203-207.

[26] Mottin CC, Ramos RJ, Ramos MJ. Using the Prolene hernia system (PHS) for inguinal hernia repair. Rev Col Bras Cir. 2011; 38(1): 24-27.

[27] Faraj D, Ruurda JP, Olsman JG, et al. Five-year results of inguinal hernia treatment with the Prolene hernia system in a regional training hospital. Hernia. 2010; 14(2): 155-158.

[28] Sutalo N, Maricic A, Kozomara D, et al. Comparison of results of surgical treatments of primary inguinal hernia with flat polypropylene mesh and three-dimensional prolene (PHS) mesh-one year follow up. Coll Antropol. 2010; 34 Suppl 1: 29-33.

[29] Nikkolo C, Lepner U, Murrus M, et al. Randomised clinical trial comparing lightweight mesh with heavyweight mesh for inguinal hernioplasty. Hernia. 2010; 14(3): 253-258.

[30] Smietanski M, Bury K, Smietanska IA, et al. Five year results of a randomized controlled multi-centre study comparing heavy-weight knitted versus low-weight, non-woven polypropylene implants in Lichtenstein hernioplasty. Hernia. 2011; 15(5): 495-501.

[31] Markar SR, Karthikesalingam A, Alam F, et al. Partially or completely absorbable versus nonabsorbable mesh repair for inguinal hernia: a systematic review and meta-analysis. Surg Laparosc Endosc Percutan Tech. 2010; 20(4): 213-219.

[32] Gao M, Han J, Tian J, et al. Vypro II mesh for inguinal hernia repair: a meta-analysis of randomized controlled trials. Ann Surg. 2010; 251(5): 838-842.

[33] Kapische M, Schultze H, Caliebe A. Self-fixating mesh for the Lichtenstein procedure—a prestudy. Arch Surg. 2010; 395(4): 317-322.

[34] Torcivia A, Vons C, Barrat C, et al. Influence of mesh type on the quality of early outcomes after inguinal hernia repair in ambulatory setting controlled study: Glucamesh vs Polypropylene. Langenbecks Arch Surg. 2011; 396(2): 173-178.

[35] Kilbe T, Hollinsky C, Walter I, et al. Influence of a new self-gripping hernia mesh on male fertility in a rat model. Surg Endosc. 2010; 24(2): 455-461.

[36] Arslani N, Patrlj L, Kopljar M, et al. Advantages of new materials in fascia transversalis reinforcement for inguinal hernia repair. Hernia. 2010; 14(6): 617-621.

第3章
腹腔镜腹股沟疝修补术中
补片的选择

Prosthetic Choice in Laparoscopic
Inguinal Hernia Repair

Emily L. Albright and J. Scott Roth

腹股沟疝修补术是普外科医师最常用的手术之一。在过去的50年间,腹股沟疝的处理发生了很多变化。相比较传统的修补[1],补片材料的应用降低了复发率。内镜时代带来的新技术有着明显的优势,包括减少疼痛、降低伤口感染率,以及缩短康复时间[2-4]。由于合成补片存在重量、张力强度、材质成分和炎症反应的不同,如今的医师有了更多的选择。这一章主要阐述在腹腔镜腹股沟疝修补中不同补片的适用性和优缺点。

合成材料的回顾

补片材料是为了使疝修补更加坚固并且预防复发而发展的。迄今为止,最常用的3种合成补片是聚丙烯、聚酯和聚四氟乙烯,它们几乎是同时发展起来的。1946年,聚酯聚合物在美国首先被介绍。1956年,Wolstenholme描述了用聚酯来修补腹股沟疝[5]。1958年之后,由于Usher的介绍,聚丙烯成为美国最常用的补片[6],它们较当时应用的金属补片有更多的优点。聚丙烯有很强的张力,较少引起感染,在植入动物模型中能被结缔组织浸润。仅仅在其应用4年之后,聚丙烯就被20%的外科医师用于复杂的疝修补手术[6]。在1938年,DuPont初步研发出聚四氟乙烯(polytetrafluoroethylene,PTFE),并且在1950年代开始应用于疝修补术。在1960年代,又生产出了结构一致、机械张力更强的膨化PTFE(ePTFE)[6]。这种ePTFE不仅可用于腹壁重建,而且也可用于血管移植。随着腹腔镜疝修补技术的发展,这3种基本的多聚物——聚丙烯、聚酯和PTFE,在技术上已经做了多方面的更新,它们都有各自的化学结构和使用特性。正是由于不同的结构和孔隙的大小导致了组织反应的不同。

聚 丙 烯

聚丙烯是一种热塑性的多聚体,由乙烯和附着的一个甲基基团组成(图3-1)。它是疏水的,无静电,并且有显著的抗生物降解能力。而对聚丙烯的生物反应依赖于轻重、纤维的粗细、孔径的大小和结构的不同,再加上宿主个体的反应。并不是所有的聚丙烯补片都是一样的,因为结构的不同可以使机体反应的结果不同。在不同的聚丙烯对比研究中,人们发现一些患者用单纤维的聚丙烯比用多纤维的聚丙烯,康复时间明显延长,疼痛度增加,以及在日常活动中更为受限[7]。对编织的材料进行密织可以改变弹性[8]。孔径因生产商不同而各异,但至少需要 $75 \sim 100~\mu m$ 以预防感染[9]。

关于聚丙烯的最佳密度目前存在争议,正常的腹内压介于站立时的1.8 mmHg到跳跃时的171 mmHg之间[10]。实验室数据指出,在正常生理压力下,一张补片必须承受至少16 N/cm的拉力来防止撕裂[11]。最初的大多数聚丙烯补片能提供的强度比上述所介绍的更强。通过应用较厚纤维、小孔和高拉伸强度的重量型补片来提供最大的强度。人们发现与腹壁的正常弹性相比较,合成补片显得顺应性较差[11]。鉴于此,人们趋向于降低植入的聚丙烯的密度,以减少异物的总量来保证提供恰当的强度。

一项结果表明,轻量型补片的应用在减轻术后疼痛方面的作用被特别关注。轻量型补片的拥趸者例证了这些补片会有减轻术后疼痛和减少敏感性的优点。但这些并不是所有研究中普遍存在的。在经腹腹腔镜双侧腹股沟疝修补术中,对轻量型聚丙烯补片和重量型聚丙烯补片做了特别的比较[12],将轻量型聚丙烯补片放置在一

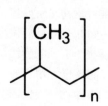

图3-1 聚丙烯

侧腹股沟,而对侧放置重量型聚丙烯补片。他们发现患者可以觉察到区别,并且报道,在应用轻量型聚丙烯补片的那一侧疼痛较轻。与此相反,一年后,有对照性研究报道,腹腔镜腹股沟疝修补术中均放置轻量型补片或重量型补片,在此后的4~15个月的随访过程中,发现放置轻量型和重量型补片的患者之间没有疼痛和不适的区别,患者也没有表现出对补片存在感和对腹股沟顺应性的感觉差异[13]。还有许多对轻量型补片和重量型补片的对照性研究,有些研究显示会有术后疼痛的加剧[14-17],但并不是所有的研究都显示出这种差别[18]。

尽管长期的疼痛和术后早期的疼痛是要考虑的,但是补片的长期持久性和疝复发率也同样重要,需要被考虑。许多轻量型补片的反对者阐述了他们对于复发率增加的担心。在一项研究中,对开放腹股沟疝修补术后患者随访12个月,发现轻量型聚丙烯补片较传统的聚丙烯补片患者的复发率显著增加[16]。而许多其他的研究并不能显示其增加了复发率[14, 15, 17]。当轻量型补片特别应用于腹腔镜疝修补术时,并没有在疝复发率方面有不同的报道[12, 13, 18]。无论如何,对复发率增加的担心有待长期持续的随访来评价。

聚 酯

聚酯属于多聚体类,在主链上包括一个酯基 (图3-2),在日常生活中应用得非常广泛,从衣服到飞机引擎。当聚丙烯被广泛应用于疝修补的时候,聚酯也被广泛应用。许多研究用来比较这两种材料。一项研究用来比较在腹腔镜疝修补术中曾经使用聚丙烯或聚酯补片的患者[19]。对这些术后患者进行至少1年的电话随访调查,问题聚焦于术后疼痛、补片的察觉度及回归工作的满意舒适度。在此项研究中,相比较聚酯组而言,聚丙烯组患者有更多的慢性腹股沟疼痛、异物感及对补片的察觉

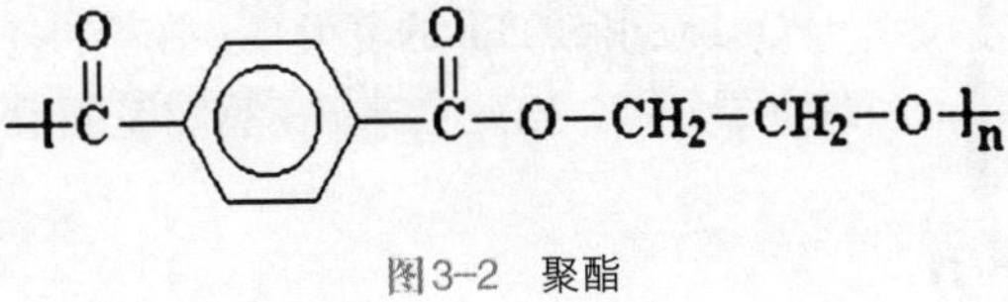

图3-2 聚酯

度更高。而两者之间在复发率方面并没有什么不同。另一项研究显示了聚酯补片的好处，对337名腹腔镜疝修补术中应用聚酯补片的患者，平均随访11个月以后，发现患者没有复发，没有补片感染，其中3名患者有慢性疼痛[20]。尽管在聚丙烯和聚酯之间有那么多的研究，但是没有发现聚丙烯较聚酯有明显的优势，补片的选择有赖于外科医师的喜好。

一种对聚酯补片应用的担心是随着时间而发生的降解现象。在一项研究中，取出聚酯血管植入物做检查，发现随着时间的增加，会发生水解[21]。更进一步的分析显示，聚酯移植10年张力的损失是31.4%，在25～39年中张力损失100%。最早的一例移植失败是在19年以后。如果这种情况属实，那么聚酯补片运用于腹股沟疝修补，对于一位90岁的患者来说也许不是问题，但对于一个18岁的患者会产生影响。

聚四氟乙烯

聚四氟乙烯(PTFE)是一种由四氟乙烯合成的多聚体，由碳和氟组成(图3-3)，有许多种用途。最知名的是Teflon商标的名字，可用于不粘锅的表层、离合器的润滑油和屋顶的防水材料。在医疗行业，PTFE不仅可用于疝修补也可用于血管移植。

相比于聚丙烯和聚酯补片应用的不断增加，PTFE并不常常用于腹股沟疝修补。无论如何，当腹腔镜技术被首次应用于腹股沟疝修补时，PTFE补片在腹腔腹膜内补片植入术(intraperitoneal onlay mesh, IPOM)中充当了关键的角色。1996年，一项对ePTFE腹膜内补片应用于腹腔镜腹股沟疝修补术的前瞻性研究发表了[22]。在2.8年这个时间阶段内接受修补的351例患者中，他们发现，平均每个患者仅需24小时的止痛剂，单侧修复7.7天可以回归工作，双侧修补10.1天可以回归工作。有13例患者有持续的神经疼痛，有17例患者有复发(3.8%)。另一项前瞻性研究比较了开放性手术和IPOM应用ePTFE的复发率，前者的复发率甚至高达43%[23]。由此看来，在腹腔镜腹股沟疝修补中

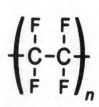

图3-3 聚四氟乙烯

应用PTFE时复发率趋于下降。

另外，对于疝复发的担心，是应用PTFE有关的感染风险。当补片的孔径＜10 μm，巨噬细胞和中性粒细胞太大以至于不能透过补片，也就不能消除细菌[24]。当PTFE确实成为菌落培养基的时候，为了控制感染，必须移除补片。小孔径的PTFE也会造成术后血清肿的形成。由于补片对分子的通透性不足，使得纤维样物质和蛋白质样物质无法通过吸收而被清除。

屏障性补片和复合型补片

另外，除了纯合成补片或纯生物材料补片外，有一系列补片结合了不同的材料，一个例子就是β葡聚糖-涂层聚丙烯补片。β葡聚糖是一种植物产物，用来促进愈合，并且有免疫调节的作用。据报道，运用β葡聚糖-涂层聚丙烯补片较单独应用的聚丙烯补片可以减轻慢性疼痛，并且降低2年之内的复发率 (1.9%) [25,26]。

还有一些补片结合不可吸收材料形成屏障层来防止一侧的粘连。在以下这种情况下，这种补片尤其有用，即腹膜被累及，并且补片放置的地方无法与腹内容物分开。屏障层可以存在于补片的一侧或双侧。典型的例子是屏障层被设计成在自行降解之前，有适当的时间来形成新的腹膜。前面所提及的补片，包括聚丙烯、聚酯、轻量型和重量型的补片，都可以有屏障层的变化。大多数有屏障层的补片，主要应用于前入路疝修补术，在腹膜内侧，补片可以更好地与腹腔内容物贴合。

为了努力减少不可吸收异物材料的总量，结合了聚丙烯和可吸收材料的复合型补片发展了。其中一个例子就是聚丙烯和多聚管 (polyglactine) 结合的合成补片，聚丙烯是不可吸收的，而多聚管纤维大约在60天内被吸收。在开放式腹股沟疝修补术中，应用多聚管聚丙烯补片和单独聚丙烯补片，两者在围手术期的并发症、术后疼痛或复发率方面没有差异[27-29]。在腹腔镜腹股沟疝修补术中这两种补片的应用是相似的，在疼痛、恢复日常活动和复发率问题上没有差异[7,30-32]。多聚管聚丙烯补片比单纯聚丙烯补片更光滑，有不同的使用特性。无论如何，这并不会影响手术时间，也不影响对补片放置难易程度的主观评价[31]。

除了多聚管,还有一些其他可替代的可吸收物质与聚丙烯相结合。一个例子就是乙交酯和己内酯合成的共聚物 (polyglecaprone 25)。在动物模型中应用时,当聚丙烯和乙交酯和己内酯合成的共聚物相比较,后者可以降低炎性反应和纤维化反应。但是没有统计学上的显著差异[33]。因为我们在寻找最佳的补片,所以还要在这里介绍更多的新研发的合成补片。

补片也在不断更新,使其更容易固定。例如,具有镍钛诺框架的聚丙烯补片[34],还有钛涂层的单纤维聚丙烯补片,在7周的随访中,复发率仅为0.4%,持续性腹股沟疼痛占3.8%,以及腹股沟僵硬感占1.7%[35]。

由于人体是三维结构,因此需要致力于让制造的补片可以符合人体的轮廓,并使其容易固定。一项研究显示,补片容易固定的程度与住院时间长短及麻醉镇痛使用多少有关[36]。一项212例的回顾性研究,在经腹腹膜前疝成形术中用三维的补片,发现94%的患者,在3周内就回归正常活动,在这些病例中有19%做了补片固定。只有4名患者有轻度疼痛和麻木。在平均23个月的随访中,仅一例复发。由此得出结论,符合解剖构造的补片有最少的神经病变,有最低的复发率,并且容易固定[37]。另一项对390例患者应用具备解剖构造的补片的观察后发现的结果相似[38]。在2年中,仅有3例复发及43例患者有轻微的腹壁疼痛。

生物性补片

生物性补片要么是同种移植 (从人体组织而来),要么是异种移植 (来源于动物组织),可提供的动物种类是猪和牛。除了要区分材料是来源于哪一种源,也要区分是来源于哪一部分,包括真皮、小肠黏膜下层和心包。生物材料运用于疝修补术,主要受限于被感染的外科手术野。而对于腹腔镜疝修补术而言,生物性补片的应用数据有限,此项研究正在进行中。最近,有项设计用于对照研究轻量型聚酯补片和杂交猪真皮的文章发表[39]。目前有172例男性患者纳入此项研究中,数据正在采集中,其他的研究则聚焦于在腹股沟疝修补术中运用生物性补片的可行性[40-42]。

对生物性补片在腹腔镜疝修补术中的应用,关注点在于复发的风险。在腹腔镜腹股沟疝修补术中,所有的补片是通过桥接方式放置的。在切口疝修补中,当生物性材料被用桥接方式放置时,就有80%的复发率[43]。在这项研究中,没有对疝缺损的大小做评估,但是通常切口疝的缺损要大于腹股沟疝。在腹腔镜疝修补术中通过桥接方式放置生物性补片复发的风险,并没有比预期的高,但还是高于应用合成材料者。在11例病例的前瞻性研究中,在腹腔镜疝修补术中应用生物性补片,平均随访时间14.5个月,复发率是9%[40]。

腹股沟疝修补术中应用生物性补片的主要优势在于减轻术后疼痛。在随机比较聚丙烯和来源于小肠黏膜下层的生物性补片的试验中,两者在术后疼痛发生率方面没有差别,但后者在疼痛程度和术后需要止痛药物的比例方面有显著下降[44]。

总　结

对今日的外科医师来说,有多种补片可供选择。在许多补片多年被应用的同时,每年也有许多新的补片进入临床。腹腔镜疝修补术中对补片的选择必须量体裁衣。很明显,一种补片是无法解决所有问题的。

(冯寿全 译)

·参·考·文·献·

[1] Vrijland WW, van den Tol MP, Luijendijk RW, et al. Randomized clinical trial of non-mesh versus mesh repair of primary inguinal hernia. Br J Surg. 2002; 89: 293–297.

[2] Johansson B, Hallerback B, Glise H, et al. Laparoscopic mesh versus open preperitoneal mesh versus conventional technique for inguinal hernia repair: a randomized multicenter trial (SCUR hernia repair study). Ann Surg. 1999; 230: 225–231.

[3] Karthikesalingam A, Markar SR, Holt PJE, et al. Meta-analysis of randomized controlled trials comparing laparoscopic with open mesh repair of recurrent inguinal hernia. Br J Surg. 2010; 97: 4–11.

[4] Langeveld HR, van't Reit M, Weidema WF, et al. Total extraperitoneal inguinal hernia repair compared with Lichtenstein (the LEVEL-Trial). Ann Surg. 2010; 251: 819–824.

[5] Wolstenholme JT. Use of commercial Dacron fabric in the repair of inguinal hernias and

abdominal wall defects. Arch Surg. 1956; 73: 1004–1008.

[6]　DeBord JR. The historical development of prosthetics in hernia surgery. Surg Clin North Am. 1998; 78: 973–1006.

[7]　Langenbach MR, Schmidt J, Zirngibl H. Comparison of biomaterials: three meshes and TAPP for inguinal hernia. Surg Endosc. 2006; 20: 1511–1517.

[8]　Cobb WS, Peindl RM, Zerey M, et al. Mesh terminology 101. Hernia. 2009; 13: 1–6.

[9]　Weyhe D, Belyaev O, Muller C, et al. Improving outcomes in hernia repair by the use of light meshes — a comparison of different implant constructions based on a critical appraisal of the literature. World J Surg. 2007; 31: 234–244.

[10]　Cobb WS, Burns JM, Kercher KW, et al. Normal intraabdominal pressure in healthy adults. J Surg Res. 2005; 129: 231–235.

[11]　Junge K, Klinge U, Prescher A, et al. Elasticity of the anterior abdominal wall and impact for reparation of incisional hernias using mesh implants. Hernia. 2001; 5: 113–118.

[12]　Agarwal BB, Agarwal KA, Mahajan KC. Prospective double-blind randomized controlled study comparing heavy- and lightweight polypropylene mesh in totally extraperitoneal repair of inguinal hernia: early results. Surg Endosc. 2009; 23: 242–247.

[13]　Khan LR, Liong S, de Beaux AC, et al. Lightweight mesh improves functional outcome in laparoscopic totally extra-peritoneal inguinal hernia repair. Hernia. 2010; 14: 39–45.

[14]　Bringman S, Wollert S, Osterberg J, et al. Three-year results of a randomized clinical trial of lightweight or standard polypropylene mesh in Lichtenstein repair of primary inguinal hernia. Br J Surg. 2006; 93: 1056–1059.

[15]　Nikkolo C, Lepner U, Murruste M, et al. Randomized clinical trial comparing lightweight mesh with heavyweight mesh for inguinal hernioplasty. Hernia. 2010; 14: 253–258.

[16]　O'Dwyer PJ, Kingsnorth AN, Molloy RG, et al. Randomized clinical trial assessing impact of a lightweight or heavyweight mesh on chronic pain after inguinal hernia repair. Br J Surg. 2005; 92: 166–170.

[17]　Post S, Weiss B, Willer M, et al. Randomized clinical trial of lightweight composite mesh for Lichtenstein inguinal hernia repair. Br J Surg. 2004; 91: 44–48.

[18]　Khan LR, Kumar S, Nixon SJ. Early results for new lightweight mesh in laparoscopic totally extra-peritoneal inguinal hernia repair. Hernia. 2006; 10: 303–308.

[19]　Shah BC, Goede MR, Bayer R, et al. Does type of mesh used have an impact on outcomes in laparoscopic inguinal hernia? Am J Surg. 2009; 198: 759–764.

[20]　Ramshaw B, Abiad F, Voeller G, et al. Polyester (Parietex) mesh for total extraperitoneal laparoscopic inguinal hernia repair. Surg Endosc. 2003; 17: 498–501.

[21]　Riepe G, Loos J, Imig H, et al. Long-term in vivo alterations of polyester vascular grafts in humans. Eur J Vasc Endovasc Surg. 1997; 13: 540–548.

[22]　Toy FK, Moskowitz M, Smott RT, et al. Results of a prospective multicenter trial evaluating the ePTFE peritoneal onlay laparoscopic inguinal hernioplasty. J Laparoendosc Surg. 1996; 6: 375–386.

[23]　Kingsley D, Vogt DM, Nelson T, et al. Laparoscopic intraperitoneal onlay inguinal herniorrhaphy. Am J Surg. 1998; 176: 548–553.

[24]　Amid PK. Classi fication of biomaterials and their related complications in abdominal wall hernia surgery. Hernia. 1997; 1: 15–21.

[25]　Champault G, Barrat C. Inguinal hernia repair with beta glucan coated mesh: results at two-year follow up. Hernia. 2005; 9: 125–130.

[26] Champault G, Bernard C, Rizk N, et al. Inguinal hernia repair: the choice of prosthesis outweighs that of technique. Hernia. 2007; 11: 125–128.

[27] Bringman S, Heikkinen TJ, Wollert S, et al. Early results of a single-blinded, randomized, controlled Internet-based multicenter trial comparing Prolene and Vypro II mesh in Lichtenstein hernioplasty. Hernia. 2004; 8: 127–134.

[28] Bringman S, Wollert S, Osterberg J, et al. One year results of randomized controlled multi-centre study comparing Prolene and Vypro II-mesh in Lichtenstein hernioplasty. Hernia. 2005; 9: 223–227.

[29] Khan N, Bangash A, Sadiq M, et al. Polyglactine/polypropylene mesh vs. propylene mesh: Is there a need fo newer prosthesis in inguinal hernia? Saudi J. Gastroenterology. 2010; 16: 8–13.

[30] Bringman S, Wollert S, Osterberg J, et al. Early results of a randomized multicenter trial comparing Prolene and Vypro II mesh in bilateral endoscopic extraperitoneal hernioplasty (TEP). Surg Endosc. 2005; 19: 536–540.

[31] Heikkinen T, Wollert S, Osterberg J, et al. Early results of a randomized trial comparing Prolene and Vypro II mesh in endoscopic extraperitoneal inguinal hernia repair (TEP) of recurrent unilateral hernias. Hernia. 2006; 10: 34–40.

[32] Junge K, Rosch R, Krones CJ, et al. Influence of polyglecaprone 25 (Monocryl) supplementation on the biocompatibility of a polypropylene mesh for hernia repair. Hernia. 2005; 9: 212–217.

[33] Torres-Villalobos G, Sorcic L, Ruth GR, et al. Evaluation of the rebound hernia repair device for laparoscopic hernia repair. JSLS. 2010; 14: 95–102.

[34] Tamme C, Garde N, Klingler A, et al. Totally extraperitoneal inguinal hernioplasty with titanium-coated lightweight polypropylene mesh. Surg Endosc. 2005; 19: 1125–1129.

[35] Koch CA, Greenlee SM, Larsan DR, et al. Randomized prospective study of totally extraperitoneal inguinal hernia repair: Fixation versus no fixation of mesh. JSLS. 2006; 10: 457–460.

[36] Bell RCW, Price JG. Laparoscopic inguinal hernia repair using an anatomically contoured three-dimensional mesh. Surg Endosc. 2003; 17: 1784–1788.

[37] Pajotin P. Laparoscopic groin hernia repair using a curved prosthesis without fixation. Le Journal de Celio-Chirurgie. 1998; 28: 64–68.

[38] Bellows CF, Shadduck PP, Helton WS, et al. The design of an Industry-sponsored randomized controlled trial to compare synthetic mesh versus biologic mesh for inguinal hernia repair. Hernia. 2011; 15: 325–332.

[39] Agresta F, Bedin N. Transabdominal laparoscopic inguinal hernia repair: is there a place for biologic mesh? Hernia. 2008; 12: 609–612.

[40] Ansaloni L, Catena F, Gagliardi S, et al. Hernia repair with porcine small-intestinal submucosa. Hernia. 2007; 11: 321–326.

[41] Fine A. Laparoscopic repair of inguinal hernia using Surgisis mesh and fibrin sealant. JSLS. 2006; 10: 461–465.

[42] Jin J, Rosen MJ, Blatnik J, et al. Use of acellular dermal matrix for complicated ventral hernia repair: does technique affect outcome. J Am Coll Surg. 2007; 205: 654–660.

[43] Ansaloni L, Catena F, Coccolini F, et al. Inguinal hernia repair with porcine small intestine submucosa: 3-year follow-up results of a randomized controlled trial of Lichtenstein's repair with polypropylene mesh versus surgisis inguinal hernia matrix. Am J Surg. 2009; 198: 303–312.

第 2 篇

腹股沟疝修补术
手术技巧

TECHNIQUES FOR
INGUINAL HERNIA REPAIR

第4章
Lichtenstein 修补术

Technique: Lichtenstein

David C. Chen and Parviz K. Amid

单侧和双侧腹股沟疝
Lichtenstein 无张力修补术

Lichtenstein "无张力" 疝修补术,这一术语是由我们团队创造的,在1985年,它一开始只是作为一个实验项目,而从20世纪80年代末起逐步演变到现今的标准程序[1,2]。1887年 Bassini 介绍了现代疝修补术,一百年来,以关闭腹壁缺损为目的的标准组织修补术并无太大变化。Shouldice、McVay 及其他人对组织修补所做的一些改良虽然进一步改进了这一方法,但总体复发率仍保持在10%～15%。然而在 "无张力" 修补术中,合成网片被放置在腹外斜肌层与腹内斜肌层之间,从而不必在有张力的情况下拉合组织。这种方法的优势被广泛阐述,导致疝修补领域发生了很大的变化,因此 "无张力" 修补术被认为是标准的治疗方法。

20世纪90年代,由于对 "无张力" 修补这一概念的不同认识,以至于出现了许多开放和腹腔镜下的不同的腹膜前修补方法,这些方法大体都差不多,没有一种被证明是更好的。虽然运用网片的 "无张力" 修补能显著降低复发率,但各种开放和腹腔镜下疝修补术后的慢性疼痛仍被持续关注。本章主要描述 Lichtenstein "无张力" 修补术治疗单侧和双侧腹股沟疝的每一步骤[3],特别阐述了腹股沟区神经学以及正确的神经处理方法,从而降低术后慢性疼痛的风险。

疝修补术后腹股沟痛

虽然规范操作"无张力"腹股沟疝修补术能显著降低复发率,但术后腹股沟痛的发生率仍然是一个需要关注的问题。根据一项丹麦全国范围内的研究表明,疝修补术后慢性疼痛的发生率与疝修补方法并不相关(组织修补,开放网片修补,腹腔镜下网片修补)[4]。根据国际疼痛研究协会(IASP)的分类,疝修补术后腹股沟痛可大致分成伤害性和神经性疼痛两类。

伤害性疼痛是由于组织损伤或炎症反应所释放的疼痛因子激活机体伤害感受器而引起的,这些信号通过A-delta和C神经纤维传到大脑。伤害性疼痛可以通过轻抚组织得到减轻,运用局部麻醉可以减少疼痛因子的产生。

神经性疼痛是由于神经的直接损伤引起的,这些损伤如网片与神经的直接接触和(或)术中被缝住、钉住、折叠的网片压住、网片瘤包裹住神经导致神经纤维髓鞘波动、髓鞘分离、轴突结晶及其他一些结构改变[5]。神经性疼痛可以通过一些措施将其发生率从所报道的6%~8%下降到不足1%。这些措施为:开放修补术中细致的神经处理来避免神经保护层的破坏[6,7];避免在腹膜前间隙的腔顶放置网片;恰当的网片固定;在腹腔镜和开放的腹膜前腹股沟疝修补术中预防网片皱缩和网片瘤的形成[8,9]。

腹股沟神经解剖学

腹股沟管内有3根神经(图4-1)。髂腹股沟神经位于精索上,被腹内斜肌筋膜覆盖以免直接接触网片(图4-2),从自然位置移开这根神经时,这一保护性筋膜层不应受损。将髂腹股沟神经从其在精索上的自然位置移开并放置到腹股沟韧带下方,这是上一年代所教授的方法。这种方法既破坏了神经上的保护性筋膜层,又增加了神经周围瘢痕化和网片与神经直接接触的风险。

生殖股神经生殖支位于精索下方(图4-1),被提睾肌筋膜深层覆

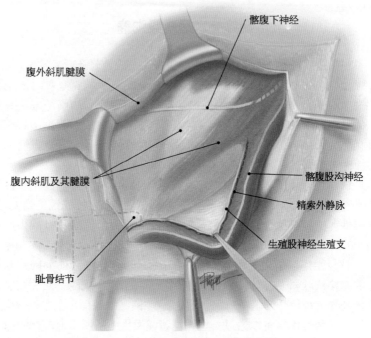

图4-1　左腹股沟管神经解剖，耻骨结节位于左侧

盖，以免直接接触到网片。虽然这根神经很细小，不易被看见，但可以通过一条非常容易被看见的"蓝线"来判定它的位置，而这条所谓的"蓝线"实际就是毗邻神经的精索外静脉（图4-3）。为了确保神经的安全，在将精索从腹股沟管底部分离时，必须在直视下使用钝性解剖器械，如"花生米"。应避免用拇指和示指抓住精索进行手指钝性分离，这是一种过度的损伤。这有可能损伤提睾肌筋膜深层，从而导致神经周围的瘢痕化，以及神经与植入网片的直接接触。此外，还会引起网片在血管鞘（血管的黏膜固有层）内与睾丸的血管和感觉神经纤维（血管旁神经纤维）直接接触，导致睾丸痛[10]、无精症[11]和射精障碍。

　　髂腹下神经位于腹外斜肌层和腹内斜肌层之间，被腹内斜肌筋膜覆盖，以免直接接触网片（图4-1）。显露髂腹下神经的关键一步是

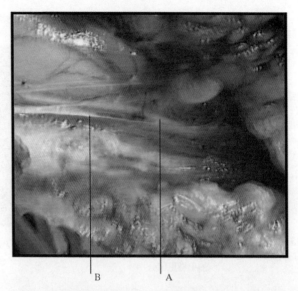

图4-2 左髂腹股沟神经 (A)。耻骨结节位于左侧。覆盖保护神经的腹内斜肌筋膜 (B)

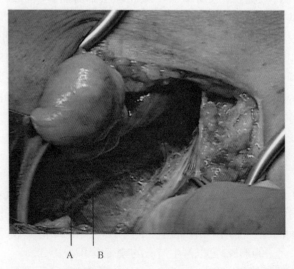

图4-3 左生殖股神经 (A)。耻骨结节位于左侧。似"蓝"线的精索外静脉 (B)

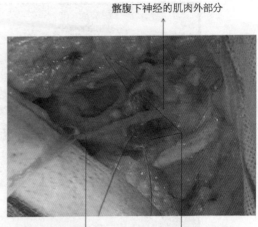

髂腹下神经的肌肉外部分

图4-4　左髂腹下神经。左
侧下部为耻骨结节

位于腹内斜肌腱膜上和
血管环内的髂腹下神经
的可看见部分

腹内斜肌内的分支

内侧尽可能向上分开腹外斜肌层和腹内斜肌层间的解剖裂隙，以便显露腹内斜肌腱膜，这简单一步就能轻松暴露髂腹下神经。在腹内斜肌及其腱膜上可以很容易地看到髂腹下神经，但在腹内斜肌里隐藏着一段髂腹下神经向侧方走行（图4-4和图4-1虚线所示），因为这段髂腹下神经在手术野中不易被看见，所以它是腹股沟区最易受损的一段神经[10]。任何通过腹内斜肌或所谓的联合肌腱，将其与腹股沟韧带、平片或网塞缝合固定，都存在缝针损伤或缝扎到肌肉内此段神经的潜在风险。

手 术 技 巧

对于成人单侧或双侧可复性[2]腹股沟疝的麻醉，我们首选局部麻醉[12]。局部麻醉既安全经济、简单有效，又没有诸如恶心、呕吐、尿潴留等全身麻醉的正常副作用。此外，行于切口之前的局部麻醉，通过抑制局部疼痛因子的形成，可以产生持久的镇痛作用[12]。

自耻骨结节起，做一长5～6 cm的皮肤切口，向外延至Langer线，以充分暴露耻骨结节和内环。进一步经Scarpa筋膜向下切开切口直至腹外斜肌腱膜。经外环沿纤维方向打开腹外斜肌腱膜,将腹外斜肌腱膜下叶(腹股沟韧带侧)从精索上分离出来,一提起腱膜就能看见沿着精索走行的髂腹股沟神经,在暴露时要小心保护好这根神经;将上叶从下方的腹内斜肌上分离出来,直至显露腹内斜肌腱膜(图4-1)。这两层间是无血管的,可以快速无损伤地进行分离。尽可能向上分离这两层是为了能清晰地看见髂腹下神经和腹内斜肌腱膜,这一分离也为插入一定宽度的网片提供足够的空间,从而能覆盖住腹股沟管底部上方的薄弱区域。

将覆有提睾肌的精索从腹股沟管底部游离出来,并且在耻骨处的游离应超越耻骨结节大约2 cm(图4-1)。提睾肌和腹直肌鞘耻骨附着处之间的解剖平面是无血管区,仔细地解剖这一平面,可以避免睾丸血管损伤的风险。当提起精索时,要认真保护和精索在一起的髂腹股沟神经、很易见的蓝色精索外静脉及生殖神经,这样才能确信毗邻精索外静脉的生殖神经被安全地保护了下来。

通常要探查内环,看看是否有斜疝疝囊存在。在内环水平先纵向切开提睾肌3～4 cm,进入提睾肌下间隙,没有必要完全剥离、切除提睾肌,这会使生殖神经、输精管、血管旁神经直接暴露于网片上,导致慢性腹股沟痛和睾丸痛。

辨认出斜疝疝囊后,轻柔牵拉,用通电或不通电的电刀作为解剖器械,将疝囊从精索上游离出来,且略超越疝囊颈一些,无需结扎,直接将疝囊倒置回纳入腹膜前间隙。结扎神经丰富的腹膜囊会引起机械压迫和缺血性改变,是引起急性术后疼痛的主要原因。现已证实,不结扎斜疝疝囊并不会增加复发的机会。为了减少术后缺血性睾丸炎的风险,对于完全非滑动性阴囊疝,应在腹股沟管中部横断疝囊,将远端疝囊旷置,但要切开远端疝囊的前壁,防止术后阴囊积液。如果内环很大,可以运用一到二针Marcy缝合,在内环处覆盖上腹横筋膜,缩紧内环。

探查腹壁下血管下方的腹股沟管底部是否有直疝存在。如果直疝颈部较狭窄,行荷包缝合,倒置回纳直疝疝囊;如果直疝基底部宽大,倒置回纳疝囊后,用可吸收线缝合腹横筋膜。这样做的目的在于,不像经典Bassini手术那样,有张力地缝到腹内斜肌下缘,而是保持了修补的

"无张力"原则。非常有必要进行彻底的腹股沟区探查，排除并存的腹壁间裂隙疝、低位半月线疝或股疝的可能性。可以在腹股沟管底部开一个小口，通过Bogros间隙来常规探查股环。

　　用一张7 cm×15 cm的网片来修补腹股沟管后壁。我们倾向于使用单股、大网孔聚丙烯网片，这是因为单股结构不易藏匿使感染经久不愈的细菌。网片的下端要裁剪成类似于脚印样的标准形状（图4-5），其下侧裁剪角度较小以适合腹股沟韧带和腹直肌鞘间所成的角；而上侧裁剪角度较大以使网片能覆盖到腹直肌鞘。向上牵拉精索，将网片插

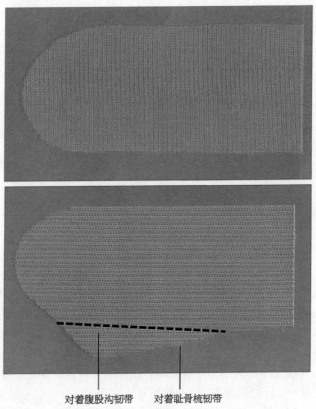

对着腹股沟韧带　　对着耻骨梳韧带

图4-5　标准网片：7 cm×15 cm（上）。一种三角形延伸段的改良网片，用来修补并存的股疝（下）

入到耻骨上方且超越，覆盖住耻骨结节 1 ～ 2 cm，在插入处上方将网片尖角用单股不可吸收缝线缝合或钉合固定于腹直肌鞘 (图 4-6)，这是修补中的重要一步。因为一旦网片没有完全覆盖耻骨，就会导致疝的复发，但不要缝到骨膜上引起术后疼痛。接着继续用连续缝合或间断钉合的方式，将网片下缘与腹股沟韧带固定，直至内环外侧水平 (图 4-6)。没必要继续向上固定网片，这会伤到股神经。如果同时存在股疝，网片固定可改良，即将网片与原腹股沟韧带缝合处下方 1 ～ 2 cm 的耻骨疏韧带缝合来关闭股环。或者，网片的下缘向外裁剪出一个三角形延伸区，三角形延伸区的一侧与耻骨梳韧带缝合固定，通过网片主体部分沿虚线与腹股沟韧带缝合固定 (图 4-5) 来消除股管内缺损。

　　剪开网片的另一端，制成两个尾端，上方较宽 (2/3)，下方较窄

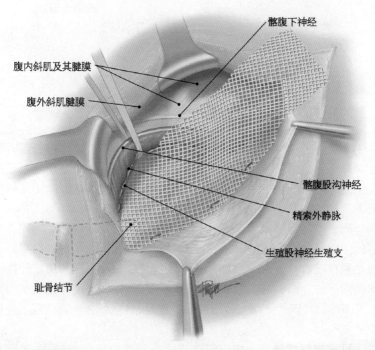

图 4-6　向上牵拉精索，网片下方超越覆盖耻骨结节 2 cm，下缘与腹股沟韧带固定，将网片下方内侧固定在耻骨上腹直肌鞘附着处，而不是耻骨结节上

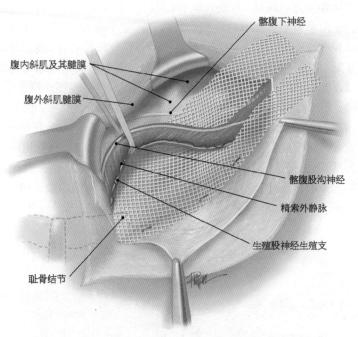

图4-7 网片外侧端剪一裂口,形成两个尾端,精索置于两尾之间

(1/3)。用血管钳夹住上方较宽的尾端,从精索下方拉向患者头侧,这样精索就位于网片两尾端之间了(图4-7),上尾端重叠在下尾端之上,并用血管钳夹住(图4-8)。向下牵拉精索的同时,向上牵拉腹外斜肌腱膜上叶,用可吸收线间断缝合固定或钉合固定网片的上缘,一处固定在腹直肌鞘,另一处固定在内环内侧的腹内斜肌腱膜上(图4-8)。有时候,髂腹下神经恰好经过网片上缘,遇此情况可在网片上剪一裂口以容神经通过。若有疑问,也可以切除神经,为防止外伤性神经瘤形成,将神经近端结扎后埋藏在腹内斜肌内,使神经残端远离术野瘢痕。将网片上缘与腹内斜肌固定时,注意勿损伤到髂腹下神经的肌肉段。

　　可吸收缝线缝合固定或钉合固定在腹股沟韧带上,并注意留充足空间容精索通过(图4-9)。上端网片平铺在腹外斜肌腱膜下方,至

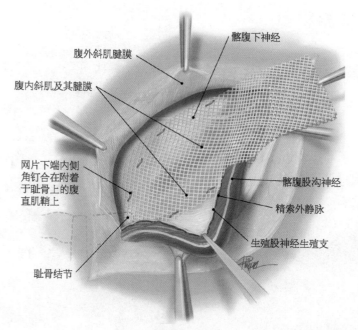

图4-8 向下牵拉精索，将网片两尾交叉重叠，并用血管钳夹住，将网片上缘与腹内斜肌缝合或钉合固定

少超越内环5 cm，多余部分可裁剪掉（图4-9）。没有必要将网片尾端缝合固定在腹内斜肌上，因为这样做可能会缝住髂腹股沟神经。用可吸收线缝合腹外斜肌腱膜，然后用可吸收线皮内缝合或钉合皮肤，完成修补。

循证医学：Lichtenstein "无张力" 疝修补术的地位

　　自从1984年Lichtenstein"无张力"疝修补术开展以来，在关于术后疼痛、术后休息时间、并发症、费用及最重要的复发率方面，已进行了大量研究，并与其他疝修补术进行了比较。根据欧洲14位著名疝外科专家回顾324篇已发表的临床试验报告后所编制的《2009欧洲疝指南》

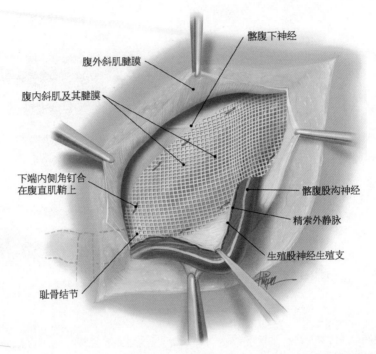

图4-9 网片两尾的下缘缝到腹股沟韧带上,留足够空间容精索通过,网片末端在腹外斜肌腱膜下展平

所言,在众多开放的网片修补技术中,始于1984年的Lichtenstein技术是现今评价最好、最受欢迎的术式。它创伤小又易学,可以在局部麻醉下门诊手术,且长期随访发现复发率低[13]。非专业外科医师和受训住院医师运用Lichtenstein修补术治疗原发性腹股沟疝的结果显示,手术效果相对优异,它既安全又简便易学[14]。

回顾Cochrane数据库中20项随机对照试验显示,与组织修补术相比,Lichtenstein修补术的住院时间更短、回归日常生活更快、慢性疼痛更少,尤其是复发更少。运用Lichtenstein"无张力"修补术和降低50%～70%的复发风险联系在了一起[15]。Lichtenstein术和腹腔镜全腹膜外修补术 (total extraperitoneal, TEP)比较显示,在一定条件下,这两种术式同样受到推荐。

随机分层对照试验得出结论，与 Lichtenstein 修补术相比，TEP 的术后急性疼痛主诉更少，日常活动恢复得更快，大约半天后即可回归工作。两者均不影响生活质量指标，术后一周的疼痛程度都很轻，而且复发率和慢性疼痛也相差无几[16]。值得注意的是，TEP 的这些优势应需与额外增加的手术费用、术中增加的不良事件、需要全身麻醉、较长的学习曲线以及很难处理的腹膜前间隙植入网片后的腹股沟区疼痛等因素进行全面权衡。欧洲疝指南 A 级推荐："对于成人单侧和双侧原发性腹股沟疝，Lichtenstein 和腹腔镜修补术都值得推荐，但后者需在具备专业技能的情况下进行。"[13]

（黄　磊　译）

·参·考·文·献·

[1] Amid PK, Shulman AG, Lichtenstein IL. Critical scrutiny of the open tension-free hernioplasty. Am J Surg. 1993; 165: 369–371.

[2] Amid PK. Lichtenstein tension-free hernioplasty: Its inception, evolution, and principles. Hernia. 2004; 8: 1–7.

[3] Amid PK, Shulman AG, Lichtenstein IL. Simultaneous repair of bilateral inguinal hernias under local anesthesia. Ann Surg. 1996; 223(3): 249–252.

[4] Bay-nielsen M, Perkins FM. Pain and functional impairment 1 year after inguinal herniorrhaphy: a nationwide questionnaire study. Ann Surg. 2001; 233(1): 1–7.

[5] Amid PK. Radiological images of meshoma: a new phenomenon after prosthetic repair of abdominal wall hernia. Arch Surg. 2004; 139: 1297–1298.

[6] Wijsmuller AR, Lang JFM. Surgical technique preventing chronic pain after Lichtenstein hernia repair; state of the art vs. daily practice in the Netherlands. Hernia. 2007; 11: 147–151.

[7] Alfieri S, Rotandi F. Influence of preservation versus division of ilioinguinal, iliohypogastric, and genital nerves during open mesh herniorrhaphy. Prospective multicenter study of chronic pain. Ann Surg. 2006; 243(4): 553–558.

[8] Mirilas P, Anastasia M, Skandalakis JE. Secondary internal inguinal ring and associated surgical planes: surgical anatomy, embryology, application. J Am Coll Surg. 2008; 206(3): 561–570.

[9] Amid PK, Hiatt JR. Surgical anatomy of the preperitoneal space. J Am Coll Surg. 2008; 707(2): 295.

[10] Amid PK. New understanding of the causes and surgical treatment of postherniorrhaphy inguinodynia and orchialgia. J Am Coll Surg. 2007; 205: 381–385.

[11] Peiper C, Junge K, Klinge U, et al. Is there a risk of infertility after inguinal mesh repair? Experimental studies in pig and rabbit. Hernia. 2006; 10(1): 7–12.

[12] Amid PK, Shulman AG, Lichtenstein IL. Local anesthesia for inguinal hernia repair step-by-step procedure. Ann Surg. 1994; 220(6): 735–737.

[13] Simons MP, Aufenacker T, Bay Nielsoen M, et al. European Hernia Society guidelines on the treatment of inguinal hernia in adult patients. Hernia. 2009; 13: 343–403.

[14] Shulman AG, Amid PK, Lichtenstein IL. A survey of non-expert surgeons using the open tension-free mesh patch repair for primary inguinal hernias. Int Surg. 1995; 80(1): 35–36.

[15] Scott NW, McCormack K, Graham P, et al. Open mesh versus non-mesh for repair of femoral and inguinal hernia. Cochrane Database Syst Rev. 2002; 4: CD002197.

[16] Langeveld HR, van't Riet M, Weidema WF, et al. Total extraperitoneal inguinal hernia repair compared with Lichtenstein (the LEVEL-Trial): a randomized controlled trial. Ann Surg. 2010; 251(5): 819–824.

第5章
网塞和补片
Technique: Plug and Patch

Carl Doerhoff

儿童天生喜欢将钉子塞进洞内。最著名的例子或许就是那名荷兰小顽童用手指堵住坝堤上小孔的故事。不知当时他是否意识到他的一个小技巧可以使大家避免一场大灾难，还是他仅仅是喜欢塞住洞口？有文献记载的疝网塞技术可以追溯到1836年，巴黎外科医师Pierre Nicolas Gerdy认为将阴囊皮肤折叠翻转后堵住腹股沟管[1]，利用炎症反应可使腹股沟管闭合。至1841年，文献记录了首例网塞装置的使用[2]。波恩一位名为C.W. Wutzer的外科教授使用了一个外部的木质网塞，将睾丸和阴囊的皮肤顶入疝缺损处，再利用炎症反应和瘢痕形成来修复疝缺损。

1886年，英国格拉斯哥的William Macewen医师首次应用自体组织作为内部网塞。他报道了33例患者，将患者的疝囊折叠后作为网塞塞入内环口[3]。从疝囊远端开始折叠，将缝线穿过疝囊底部直至内环口处，使疝囊看上去就像鱼钩上穿着的蠕虫。当他收紧缝线时，疝囊就会像窗帘一样褶皱起来。他将这个"网塞"塞入内环口，然后立即缝紧内环口。至1956年，Francis Usher使用人造聚丙烯平片（Marlex）来桥接疝缺损。他的这一创举将疝修补术推动至一个全新的领域，为人们锻造人工装置创造了机遇。

Lichtenstein圆柱状网塞

1968年，Lichtenstein开始使用卷起的Marlex补片作为网塞填塞修补股疝和复发疝。他剪一条2 cm×5 cm的Marlex补片，将其卷成圆柱状[4]（图5-1）。

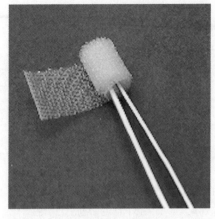

图5-1　Lichtenstein使用卷起的Marlex补片作为网塞填塞股疝和复发疝

　　将"烟卷样"的网塞填塞入股疝缺损处，用不可吸收线缝合固定两针。至1974年，Lichtenstein报道了他使用网塞修补股疝和复发疝的经验。他指出缝合修补的复发疝通常发生在耻骨结节内侧或内环口外侧，这两处是缝合修补最薄弱的地方，这是因为无法将此两处缝合到其他地方，既满足减少张力又起到加强支撑的作用。因为缝合修补的其他地方依旧牢固且完整，故Lichtenstein仅使用圆柱状的网塞来填塞修补缺损处。

　　1990年Lichtenstein报道了其使用"烟卷样"网塞修补20年的经验。先裁剪一张2 cm×20 cm的圆柱状补片[5]，他补充道："如果遇到较大的缺损，可依需要再使用第二张或第三张补片缠绕在第一张补片外，增加网塞的体积。"将紧紧卷起的柱状网塞塞至平齐于或略低于缺损处。然后用不可吸收缝线间断缝合来固定网塞。他报道了1 402例采用此技术修补的患者，复发率仅1.6%。

Gilbert网塞和补片

　　1989年，Gilbert研究了腹股沟疝缺损在解剖上的差异，发表了关于腹股沟疝的5种分型。Ⅰ型、Ⅱ型和Ⅲ型为斜疝，Ⅳ型和Ⅴ型为直疝。Ⅰ型斜疝的内环口较紧，腹股沟管后壁完整。Ⅱ型斜疝的内环口呈1～2指中度扩大，但腹股沟管后壁依然完整。Ⅲ型斜疝的内环口大于等于2指宽，且随着内环口的扩大，腹股沟管后壁也出现缺损，修补时需要同时重建内环口及后壁。Ⅳ型直疝是腹股沟管后壁有较大的缺损改变[6]，内环口完整。Ⅴ型直疝为腹股沟管后壁有一憩室样缺损，通常小于1指，内环口完整。Gilbert在一丝不苟地创建这些分型的同时，也在针对每种分型创建复杂的修补体系。1984～1987年，他使用Marlex补片修补这五种类型的疝。对于 I 型腹股沟疝，斜疝的疝囊凹陷在内环口内，可使用一张 Marlex 平片覆盖在腹股沟管后壁前方加强后壁，预防将来疝的形成。覆盖在后壁前方的补片无需缝合固定，而通过使用 3-0 Prolene 线将补片上方的腹横肌腱膜双层连续缝向 Poupart 韧带，以此固定补片。对于 II 型腹股沟疝，Gilbert 借鉴了 Lichtenstein 柱状 Marlex 网塞的方法[7]。先将疝囊回纳，然后将网塞塞入内环口，再缝合固定两针。随后同 I 型一样在腹股沟管后壁前方覆盖补片，预防性地加强腹股沟管后壁。对于 III 型腹股沟疝 (阴囊疝或滑疝)，内环口和腹股沟管后壁均需重建。先将一个柱状网塞塞入内环口，然后打开腹股沟管后壁，在腹膜前间隙置入补片，在补片上方缝合组织。对于IV型腹股沟疝，打开并重建整个腹股沟管后壁——方法同III型腹股沟疝。后来，Gilbert 也在后壁前方再加了一层补片加固。对于 V 型憩室样直疝，可使用一个 Marlex 网塞附加一张 Marlex 上层补片。对于小的复发疝，仅使用一个卷起的 Marlex 网塞修补。

　　网塞的外形结构随着时间的推移也在不断地改变。有些患者抱怨："碰到网塞很烦人。"[8] 于是，术者便将柱状网塞放置在更深的部位，完全通过内环口至腹膜前间隙，并且贴着腹壁将网塞展开；然而，网塞并没有完全展开，仍有一些患者抱怨可以感觉到填塞的网塞。Gilbert 同样对柱状网塞无法保证完全展开，并引起瘢痕和不适而感到不满意。为了解决这一困扰，他使用2.5英寸 ×2.5英寸 (1英寸=2.539 cm) 的正方形平片，剪开半径，然后将其折叠成闭合的伞的形状 (图5-2)。他将这闭合伞状外形的网塞尖端朝前，完全塞入内环口。然后展开折叠的网塞，期望它能平整地铺展在腹膜前间隙。

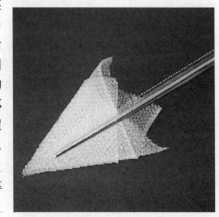

图5-2 Gilbert使用Marlex补片修补这5种类型的腹股沟疝

展平的伞状网塞不需要缝合固定。这一非常错综复杂的装置成功地降低了复发率,并被誉为"Gilbert免缝合伞状网塞修补术"。

Rutkow-Robbins 手卷伞状/锥形网塞

Rutkow和Robbins改进了Gilbert分型[9,10],扩大了Ⅲ型疝缺损的大小,增加了裤型疝(Ⅵ型)和股疝(Ⅶ型)。Ⅰ型斜疝的内环口较紧,Ⅱ型斜疝的内环口中度扩大,Ⅲ型斜疝的内环口扩张大于4 cm,占据了腹股沟管后壁大部分。Ⅳ型直疝的整个腹股沟管后壁呈梭形缺损,除了自内侧至腹壁下血管的缺损部位外,Ⅳ型疝本质上与Ⅲ型疝的缺损相同。Ⅴ型疝是一个小于腹股沟管后壁的憩室样缺损,Ⅵ型为兼有斜疝和直疝的裤型疝,Ⅶ型为股疝。

1989年,Rutkow和Robbins使用一个手工塑成的伞状网塞完成了他们首例Ⅰ型斜疝的无缝合修补。术后1周,Rutkow和Robbins发现这位患者的术后不适感明显轻于他们先前行的3 000例缝合疝修补术。随后他们开始使用网塞来修补小的斜疝(Ⅰ型和Ⅱ型)。由于Ⅲ型斜疝失去了百叶窗机制的保护,他们制作了更大的伞状网塞,同时部分打开伞状网塞。网塞尖端向前塞入内环口直至椎体最宽处达缺损水平。在缺损处使用可吸收缝线间断缝合固定网塞。缝线不必缝至组织深部,仅仅维持网塞在原位即可。对于Ⅳ型疝缺损,使用更大的网塞,有时甚至需要第二个网塞。裤型疝缺损通常需要2个甚至3个锥形网塞肩并肩地缝合在一起。Rutkow和Robbins认为网塞才是修补的关键,而上层平片可依据需要选择。后来,他们常规加用上层平片来预防新的疝形成。平片放置在腹内斜肌前方至耻骨结节,不与组织缝合。在补片的外侧剪一开口让精索通过,环绕精索将剪开的补片自身缝合。对于Ⅲ型斜疝和Ⅳ型直疝,必需缝合数次来固定网塞。

至1991年底,Rutkow和Robbins使用伞状网塞修补所有的腹股沟疝类型。1993年,他们报道了自1989年1月至1992年12月期间1 563例网塞–平片腹股沟疝修补术的经验。复发率为0.1%。对所有斜疝、直疝和股疝,他们都制定了标准化的网塞–平片技术来修补。

Bard PerFix 网塞

1993 年 Rutkow 和 Robbins 与 C.R. Bard 公司合作, 以 Marlex 网塞为原型研发一种预成型的网塞 (PerFix) [11-14] (图 5-3)。相较于锥形网塞, PerFix 网塞的顶端更圆。网塞的外部为羽毛球状, 为防止网塞挛缩及提供更大的体积, 在网塞内部放置了 8 片花瓣样补片。最终 PerFix 网塞有 4 种尺寸, 同时提供一张 3 cm×6 cm 的上层补片。任何外科医师均可使用这一标准化的网塞-补片装置。

Rutkow 和 Robbins 声称: "解剖越少, 结果越好。" 他们使用手术刀做一个 4~6 cm 的斜切口, 其余所有的解剖, 包括游离疝囊, 均使用电刀。如果术中发现髂腹股沟神经或生殖股神经则需保留, 但不必刻意寻找神经。游离精索, "高位" 解剖疝囊至内环口内。疝囊无需打开或结扎。选择合适大小的网塞塞入内环口。小的斜疝只需使用 3-0 可吸收缝线 (Vicryl) 间断缝合一针或两针。对于较大的斜疝或直疝, 间断缝合 8~10 针固定网塞。如果必要, 尤其遇到较瘦的或体格健壮但脂肪较少的患者时, 可剪去几个花瓣以缩小网塞体积。大的直疝或裤型疝, 可将 2 个甚至更多的网塞缝合后塞入。使用一张 3 cm×6 cm 预裁剪的 Marlex 补片置于腹股沟管后壁前方加固。使用可吸收缝线将补片尾部围绕精索缝合固定一针。补片放置在腹内斜肌前方, 精索在补片前方通过。补片自身没有与下层组织缝合。对于股疝, 采用腹股沟下方路径, 使用一个小的网塞, 将花瓣剪去。如果疝囊无法回纳, 则横断疝囊并结扎。将小网塞塞入后缝于周围组织固定。

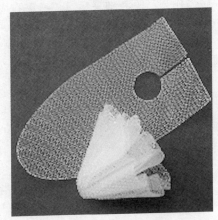

图 5-3 Rutkow 和 Robbins 与 C.R. Bard 公司合作, 以 Marlex 网塞为原型研发的一种预成型网塞

　　对于复发疝，原则上尽量减少解剖分离。首先，显露缺损，不要试图去解剖分离已经融合的补片组织。除非显露缺损时需要，否则不要游离精索。将大小合适的网塞塞入缺损处，间断缝合固定。仅在有足够空间时放置上层补片。

　　1989～1997年，Rutkow和Robbins完成了3 268例网塞-平片疝修补术。88%为原发疝，12%为复发疝。其中1 708例使用了手工卷制的Marlex伞状/锥形网塞，1 560例使用了预成型PerFix网塞。使用PerFix网塞可以进一步缩短手术时间约4 min。从划皮到皮肤缝合的手术时间，原发疝为17 min，复发疝为20 min。95%的患者术后3天内即可恢复日常活动。2 861例初发的斜疝或直疝，术后复发率小于1%。32例原发性股疝术后无一例复发。对于首次复发疝，术后复发率为3%。多次复发的复发疝，术后复发率为9%，且推荐使用替代的修补方式（腹膜前修补、Stoppa修补或腹腔镜下修补）。

　　前瞻性的随机对照研究证明Rutkow和Robbins的PerFix网塞/补片技术简便、高效、经济，且在统计学中无复发率或远期疼痛发生率的增高。

网塞-平片疝修补术的并发症

　　任何手术都有并发症，网塞-平片修补术也不例外。这些并发症应当作为经验教训来学习。不幸的是，Rutkow和Robbins的标准化手术已被外科医师随意地改变。显然，部分并发症与一些错误的手术技术相关，如放置位置不对、固定错误或患者选择欠妥。有许多网塞侵蚀和移位的案例[21-27]，由于网塞的尖端在腹膜前伸展，所以在放置网塞时可能捅破腹膜，或因为术后长期摩擦使腹膜变薄致网塞进入腹腔。网塞可引起深静脉栓塞，移位到阴囊内，侵蚀膀胱、髂血管和小肠。

　　有些并发症与补片挛缩有关。Amid[28]报道补片挛缩比为原尺寸的20%，仅次于瘢痕挛缩。LeBlanc[29]报道："如果一个锥形表面积缩小20%，其体积将缩小70%，所以不利于其对缺损的填充。"不论使用可吸收或不可吸收缝线，补片均会挛缩。当网塞从缺损处分离后，增加了复发及潜在移位的概率。

如果对补片材料过敏，那么网塞可能导致长期的神经性疼痛，且难以证实两者直接相关。伤口可能会有麻木感，神经损伤或结扎可能导致疝修补术后疼痛。尽管 Rutkow 和 Robbins 报道了较低的慢性疼痛发生率，但其他外科医师很难复制他们的结果 [30]。LeBlanc 调查了 26 个美国疝协会成员，他们报道其患者术后生活受到慢性疼痛影响的发生率在 9%。Palot 等 [31] 发现网塞-补片疝修补术后腹股沟疼痛的发生率为 6.3%。

由于外科医师认为腹股沟疼痛与重型补片相关，Bard 公司在 2010 年推出了 PerFix 轻型网塞（图 5-4）。Bard 公司设计了大网孔的 PerFix 轻型聚丙烯网塞，重 59 g/m^2，网孔大小为 0.48 mm^2。上层补片为 5.8 cm × 14 cm。而最初的 PerFix 聚丙烯网塞重 115 g/m^2，网孔大小为 0.4 mm^2。上层补片为 4.6 cm × 8.9 cm。

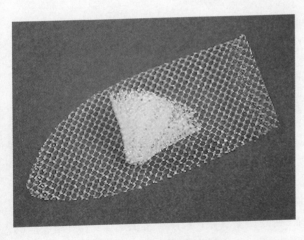

图 5-4 由于外科医师认为腹股沟疼痛与重型补片相关，Bard 公司在 2010 年推出了 PerFix 轻型网塞

Millikan 改良网塞-平片疝修补术

1997 年，Keith Millikan 医师改良了 PerFix 网塞疝修补术 [32]。Millikan 注意到 Rutkow 和 Robbins 将有褶皱的网塞部分放置在缺损的边缘，致使网塞不必要地凸向腹腔。他将整个网塞塞入缺损后，并没有将网塞褶皱部分的边缘与缺损边缘缝合，取而代之的是，将网塞外部的褶皱部分

在腹膜前间隙展平,将内侧的花瓣部分与缺损处缝合固定。这种展平网塞的方法显然有诸多好处:缺损处覆盖范围更广,网塞顶部凸向腹腔更少。

2003年,Millikan报道了对1 056例单侧初发疝行疝修补术的结果。对Ⅰ型和Ⅱ型斜疝,将大网塞的内部花瓣缝合在内环口的腹内斜肌上。对Ⅲ型斜疝和Ⅳ型、Ⅴ型直疝使用一个超大的网塞,使用单股不可吸收缝线将花瓣缝合在联合肌腱、Cooper韧带和腹股沟韧带斜边上来固定网塞。将上层补片包绕精索,在尾部固定一针。补片自身不需缝合固定。随访1年,复发率为0.1%。95.9%的患者术后第三天恢复正常活动。术后腹股沟疼痛的发生率只有0.5%。没有侵蚀或移位的报道。

Atrium公司的ProLite补片和ProLoop网塞

1997年,Atrium公司给进行网塞-平片疝修补术的外科医师提供了另一种选择。ProLite自成形网塞,由3层圆形ProLite平片组成,每层平片的聚丙烯含量为85 g/m^2(图5-5)。3层平片在3点、6点、9点和12点处结合。网塞中心有凸起,便于钳夹及填塞。圆形的平片塞入疝缺损处后即可形成锥形网塞。Goldstein医师推荐使用单股缝线间断缝合固定网塞[33,34]。

2001年,Atrium公司推出了ProLoop网塞(图5-6)。ProLoop网塞是一种预成形聚丙烯网塞,所含的聚丙烯较PerFix网塞减少30%。其含有较多突出的单股纤维环,据报道这些环可以使网塞塞入缺损后依然保持外形。同时这些环可以减少网塞与周围组织的接触,以此期望减少补片/网塞挛缩、变硬。上层补片有两种可供选择:一种是长椭圆形平片,4.6 cm×8.9 cm大小,开口在侧面;另一种是宽椭圆形平片,5.0 cm×8.9 cm大小,开口在尾部。

Sanders[35]做了一项研究,他对239例原发性腹股沟疝患者随机行Lichtenstein术、PerFix网塞-平片疝修补术和ProLoop网塞-平片疝修补术。发现这3种术式在复发率、并发症和腹股沟区疼痛发生率上没有统计学差异。ProLoop网塞-平片疝修补术的复发率为2.1%,PerFix网塞-平片疝修补术为1%,Lichtenstein修补术为2%。所有患者均使

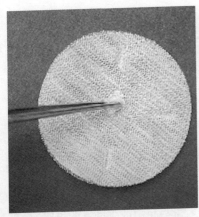

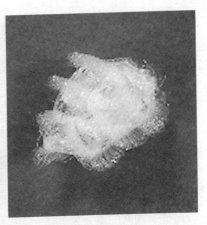

图5-5 Atrium公司的ProLite自成形网塞,由三层圆形ProLite平片组成,每层平片的聚丙烯含量为85 g/m²

图5-6 2001年Atrium公司推出了ProLoop网塞

用局部麻醉,术前1小时给予100 mg双氯芬酸栓剂。手术时间相似:ProLoop网塞–平片疝修补术为32.9 min,PerFix网塞–平片疝修补术为31.1 min,Lichtenstein无张力疝修补术为32.8 min。而Rutkow在6年中行2 060例腹股沟疝修补术,其原发疝的复发率为1%,复发疝的复发率为2%。通过与Rutkow的研究结果比较,Sanders得出在专业性较强的腹股沟疝治疗中心,由有经验的外科医师进行手术的复发率更低。

Ethicon公司的超普网塞和平片

2007年,Ethicon公司推出了一种适用于缺损小于3 cm疝的扁平状双层结构装置。它看上去像是一个圆形的碟子(锚)连接在一个浅浅的碗(碗边)上(图5-7)。大号网塞,其腹膜前部分或称"锚"直径为5 cm。一旦塞入,这部分可在腹膜前间隙展平。"锚"平坦柔顺,不会侵蚀腹膜进入腹腔。腹股沟后壁前方部分或称"碗边"部分的直径同样为5 cm。平铺在腹股沟管后壁前方。对于斜疝,如果楔形剪去部分"碗边",就可以避免"碗边"在精索根部翘着。

网塞由25% PROLENE*(聚丙烯)和75% MONOCRYL*(聚卡普

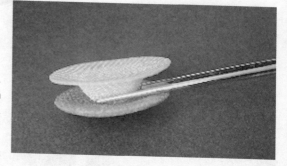

图5-7　2007年，Ethicon
公司推出了一种扁平状双
层结构的超普网塞，其适
用于缺损小于3 cm的疝

隆）构成。其Prolene部分是轻型补片，聚丙烯含量为28 g/m²。在被吸
收前整个网塞的重量为2.82 g。可吸收部分可以改善网塞的手感，且在
120天内被吸收。吸收后网塞的重量仅0.26 g。

　　上层补片由25% ULTRAPRO* (31 g/m²，并和MONOCRYL*缠
绕)，大小为7.5 cm×12 cm。通常上层网片不需要修剪。在补片的侧边
或尾端剪开，允许精索通过。

　　用可吸收缝线缝合3针或4针固定上层补片。第一针将补片缝合
到腹直肌筋膜上，确保向内侧覆盖1.5～2 cm。在外侧，用2针缝线将上
层补片和网塞边缘结合，同时固定在髂耻束上 (图5-8)。

　　Holzheimer RG报道了德国16个专业疝中心门诊疝修补术的早期
结果。2009年10月1日推出了一项包含网上疝数据库的注册 (www.
qs-leistenhernie.de) [36]。在国际门诊外科研讨会的海报上，Koch报道了
1 322例疝修补术的早期结果。其中57%使用UHS (超普疝装置)，43%
使用UPP (轻型网片)。术后12周，复发率0.7%，腹股沟区疼痛发生率
2.3%，睾丸疼痛发生率0.7%。他们认为早期疼痛的发生率同等或优于
其他术式。不断增加的疝数据将为疝外科提供持续的证据和质量控制。
自从推出UPP以来，全世界已经有超过200 000例疝手术使用了UPP。

Gore公司的生物可吸收疝网塞

　　2004年Gore公司推出一款可被完全吸收的人工合成疝网塞 (图
5-9)。由67%的聚乙醇酸 (PGA) 和33%的三亚甲基碳酸酯 (TMC)

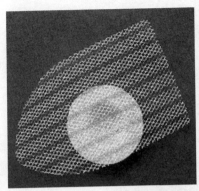 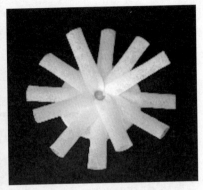

图5-8 3针或4针可吸收缝线缝合固定上层补片。第一针将补片缝合到腹直肌筋膜上,确保向内侧覆盖1.5～2 cm。在外侧,用2针缝线将上层补片和网塞边缘结合,同时固定在髂耻束上

图5-9 2004年Gore公司推出一款生物可吸收疝网塞

合成——与Maxon缝线相同成分。网塞在植入后3周维持原拉力强度的70%,6周后为0,并在6个月后被完全吸收。随着Gore网塞和上层补片的应用,有4项研究显示了令人难忘的腹股沟区长期疼痛的低发生率[37-40]。在植入时,将整个网塞完全置入腹膜前间隙,并将网塞尽可能地展开。其多孔通透的表面能"粘贴"在周围组织上。网塞不需要固定。由于网塞能被完全吸收,所以完全没有移位或侵蚀的风险。网塞结合上层补片使疝保持回纳。如此做法使上层补片固定更少。对于上层补片,大网孔聚丙烯、亲水性聚酯或自黏性聚酯是更好的选择。

经验和意见

3D网塞和补片允许医师修剪,使其最贴合初发疝患者的修补需要。缺损≤3 cm的疝最适合用网塞-平片修补。巨大的腹股沟疝、大的复发疝、多次复发疝及皮下脂肪大于5～6 cm的肥胖患者不适合网塞-平片修补。

LeBlanc指出:"不能因手术简易而自满。"一些医师将网塞与疼痛

相联系。一个外科医师应完全理解网塞-平片疝修补术。手术是一个将补片与技术结合的过程。腹股沟区疼痛可能与以下4点相关：解剖分离、网塞、上层补片或固定。适当的确认并保护神经是每一个外科医师的职责。然而，如果神经影响上层补片的放置，那么应当切断神经并结扎。无论使用什么材质的网塞，其腹膜前间隙的部分应当大于缺损处。锥状网塞因为必须考虑到移位，所以需要缝合固定。使用不可吸收缝线在上层补片和网塞间松松地缝合一针能有效避免网塞移位的风险。当覆盖肌耻骨孔时，补片越大越好。上层补片向内侧应盖过耻骨结节1.5～2 cm，向外侧应超过内环口3～4 cm。当网塞植入时疝立即被回纳了，所以上层补片只需正确放置即可，不需固定。外科医师可选择松弛的缝合固定、蛋白胶粘合固定或根本不固定。

网塞-平片技术的学习曲线短，复发率低。由于对网塞-平片材料和技术的改进，术后并发症越来越少，腹股沟疼痛发生率明显降低。网塞-平片技术在将来的腹股沟疝修补术中仍受到欢迎。

（王　坚　杨林华 译）

·参·考·文·献·

[1] Gerdy PN. Nouvelles operations pour guerir radicalement les hernies due ventre. Gaz Hop. 1836; 1: 10.

[2] Wutzer CW. Ueber radicale Heilung beweglicher Leisten-Bruche. In: Naumann MEA, Wutzer CW, Kilian HF, editors. Organ fur die gasmmte Heilkunde. Henry and Cohen: Bonn. 1841: 1.

[3] Macewen W. On the radical cure of oblique inguinal hernia by internal abdominal peritoneal pad, and the restoration of the valved form of the inguinal canal. Ann Surg. 1886; 4: 89.

[4] Lichntenstein IL, Shore JM. Simplified repair of femoral and recurrent inguinal hernias by a "Plug" technique. Am J Surg. 1974; 128: 439–444.

[5] Shulman AG, Amid PK, Lichtenstein IL. The plug repair of 1402 recurrent inguinal hernias. Arch Surg. 1990; 125: 265–267.

[6] Gilbert AI. An anatomic and functional classification for the diagnosis and treatment of inguinal hernia. Am J Surg. 1989; 157: 331–333.

[7] Gilbert AI. Overnight hernia repair: updated considerations. South Med J. 1987; 80(2): 191–195.

[8] Gilbert AI. Generations of the plug and patch repair: its development and lessons from history, mastery of surgery. 5th ed. Philadelphia, PA: Lippincott Williams & Wilkins; 2007: 1940–1943.

[9] Rutkow IM, Robbins AW. "Tension-free" inguinal herniorrhaphy: a preliminary report on the "mesh plug" technique. Surgery. 1993; 114(3): 3–8.

[10] Robbins AW, Rutkow IM. The mesh-plug hernioplasty. Surg Clin North Am. 1993; 73(3): 501–511.

[11] Rutkow IM, Robbins AW. The marlex mesh perfix plug groin hernioplasty. Eur J Surg. 1998; 164: 549.

[12] Robbins AW, Rutkow IM. Mesh plug repair and groin hernia surgery. Surg Clin North Am. 1998; 78(6): 1007–1023.

[13] Robbins AW, Rutkow IM. Open mesh plug hernioplasty: the less invasive procedure. In: Szabi Z, Lewis JE, Fantini GA, et al., editors. Surgical technology international. 5th ed. San Francisco: Universal Medical Press; 1996: 87–90.

[14] Rutkow IM, Robbins AW. The mesh plug technique for recurrent groin herniorrhaphy: a nine year experience of 407 repairs. Surgery. 1998; 124(5): 844–847.

[15] Goyal S, Abbasakoor F, Stephenson BM. Experience with the preperitoneal "plug and patch" inguinal hernia repair. Br J Surg. 1999; 86: 1284–1285.

[16] Bringman S, Ramel S, Nyberg B, et al. Introduction of herniorrhaphy with mesh plug and patch. Eur J Surg. 2000; 166: 310–312.

[17] Isemer FE, Dathe V, Peschka B, et al. Rutkow perfix-plug repair for primary and recurrent inguinal hernias-a prospective study. Surg Technol Int. 2004; 12: 129–136.

[18] Huang CS, Huang CC, Lien HH. Prolene hernia system compared with mesh plug technique: a prospective study of short- to mid-term outcomes in primary groin hernia repair. Hernia. 2005; 9: 167–171.

[19] van Nienhuijis SW, Oort I, Keemers-Gels ME, et al. Randomized clinical trial comparing the prolene hernia system, mesh plug repair and Lichtenstein method for open inguinal hernia repair. Br J Surg. 2005; 92: 33–38.

[20] Dalenback J, Anderson C, Anesten B, et al. Prolene hernia system, Lichtenstein mesh and plug-and-patch for primary inguinal hernia repair: 3 year outcome of a prospective randomized controlled trial. Hernia. 2009; 13: 121–129.

[21] Cristaldi M, Pisacreta M, Elli M, et al. Femoro-popliteal by-pass occlusion following mesh-plug for prevascular femoral hernia repair. Hernia. 1997; 1: 197–199.

[22] Dieter RA. Mesh plug migration into scrotum: a new complication of hernia repair. Int Surg. 1999; 84: 57–59.

[23] Chuback JA, Singh RS, Sills C, et al. Small bowel obstruction resulting from mesh plug migration after open inguinal hernia repair. Surgery. 2000; 127: 475–476.

[24] Tokunaga Y, Tokuka A, Ohsumi K. Sigmoid colon diverticulosis adherent to mesh plug migration after open inguinal hernia repair. Curr Surg. 2001; 58(5): 493–494.

[25] Moorman ML, Price PD. Migrating mesh plug: complication of a well established hernia repair technique. Am J Surg. 2004; 70: 298–299.

[26] Jeans S, Williams G, Stephenson B. Migration after open mesh plug inguinal hernioplasty: a review of the literature. Am Surg. 2007; 73: 207–209.

[27] Murphy JW, Misra DC, Silverglide B. Sigmoid colonic fistula secondary to Perfix-plug, left inguinal hernia repair. Hernia. 2006; 10: 436–438.

[28] Amid PK, Lichtenstein IL. Long-term result and current status of the Lichtenstein open tension-free hernioplasty. Hernia. 1998; 2: 89–94.

[29] LeBlanc KA. Complications associated with the plug and patch method of inguinal herniorrhaphy. Hernia. 2001; 5: 135–138.

[30] Kingsnorth AN, Hyland ME, Porter CA, et al. Prospective double-blind randomized study comparing Perfix plug-and-patch with Lichtenstein patch in inguinal hernia repair: one year quality of life results. Hernia. 2000; 4: 255–258.

[31] Palot JP, Avisse C, Cailliez-Tomasi JP, et al. The mesh plug repair of groin hernias: a three-year

experience. Hernia. 1998; 2: 31–34.

[32] Millikan K, Cummings B, Doolas A. The millikan modified mesh-plug hernioplasty. Arch Surg. 2003; 138: 525–530.

[33] Goldstein HS. A university experience using mesh in inguinal hernia repair. Hernia. 2002; 5: 182–185.

[34] Goldstein HS, Rabaza JR, Gonzalez AM, et al. Evaluation of pain and disability in plug repair with the aid of a personal digital assistant. Hernia. 2003; 7: 25–28.

[35] Sanders DL, Samarakoon DH, Ganshirt SW, et al. A two-centre blinded randomized control study comparing the Lichtenstein patch. Perfix plug and ProLoop plug in the repair of primary inguinal hernia. Hernia. 2009; 13: 499–503.

[36] Holzheimer RG. First results of Lichtenstein hernia repair with Ultrapro-mesh as cost saving procedure-quality control combined with a modified quality of life questionnaire (SF-36) in a series of ambulatory operated patients. Eur J Med Res. 2004; 9(6): 323–327.

[37] DeBord JR. Two year results: reducing chronic pain utilizing GORE Bioabsorbable Hernia Plug in inguinal herniorrhaphy. Poster presented at the 94th annual clinical congress of the American College of Surgeons; 2008 Oct; San Francisco, CA.

[38] Arnaud JP. 1-year preliminary results: RESOLUT study. Poster presented at the 4th join society congress of the European Hernia Society/American Hernia Society; 2009 Sept; Berlin, Germany.

[39] Manno AM. Prospective randomized trial comparing polypropylene and new biomaterials in plug and patch surgery for inguinal hernia. Hernia. 2011; 15: S6. Abstract retrieved from http://www.springer.com/medicine/surgery/journal/10029.

[40] Misra DC. Open pre-peritoneal prosthetic mesh repair for inguinal hernia repair: preliminary experience at 1 year. Poster presented at the 14th annual hernia repair meeting; 2011 Mar; San Francisco, CA.

第6章
腹腔镜全腹膜外腹股沟疝修补术
Technique: Laparoscopic TEP

Guy Voeller and Benjamin S. Powell

适 应 证

开放腹股沟疝修补术是最常见的外科手术之一。腹腔镜腹股沟疝修补术在美国占15%～30%，经验丰富的外科医师进行这种手术可取得好的效果。但是，我们认为一个优秀的疝外科专家应能够为患者提供多种治疗方法。文献支持无论是开放还是内镜手术，在应用补片修补后的复发率都非常低。大部分数据显示腹腔镜手术具有术后急性疼痛轻、恢复快的特点，最重要的是，如果操作正确，腹腔镜手术还可降低术后慢性疼痛的风险。大部分患者因症状而来，只要能耐受手术，建议对所有有症状的患者进行手术。如果患者无症状，可观察等待，但需注意许多患者最终都会表现出症状。每年我们开放和内镜手术大约为250例。对于内镜手术而言，外科医师需要积累大量的病例数，掌握熟练的技能，才能得心应手，确保极低的并发症发生率和远期复发率。腹腔镜全腹膜外(total extraperitoneal，TEP) 腹股沟疝修补术适用于以下情况：

1. *单侧疝*　一些观点认为TEP的手术指征仅限于复发疝或单侧疝，我们并不赞同。要熟练地掌握这项技术，唯一的方法就是从单侧疝、初发疝入手。复发疝因瘢痕粘连、解剖结构变形而操作困难。双侧疝修补的手术时间很长，除非很熟练，初学者可能会感到棘手。因此，正确地进行单侧疝修补可达到令人满意的效果。

2. *复发疝*　如果前次修补是开放手术，那么TEP是合适的选择，可以避开所有的瘢痕组织。

3. 双侧疝　双侧疝可能是所有适应证中最能受益的一种类型。

禁　忌　证

不能耐受全麻是TEP唯一的绝对禁忌证,此类患者建议在局麻下接受开放补片修补术。具有诸如前列腺手术等腹膜外手术史的患者,TEP的手术难度明显增加,即使有可行性的文献报道,其风险也高于开放手术。此外,对于难复性疝如巨大阴囊疝等,建议选择较简单的开放手术。对于年龄偏大的青少年,如果疝巨大需要补片修补,我们会选择TEP。

最后,对于担心前列腺特异性抗原 (PSA) 升高和前列腺癌的男性患者,应告知由于使用补片及泌尿科医师的经验不同,TEP有时会增加腹膜外前列腺手术的难度。即使研究显示TEP术后由经验丰富的专家来进行前列腺手术是安全的,也应就此问题与该群体进行深入的沟通。

患者体位和手术室布局

腹腔镜腹股沟疝修补术中经腹腔腹膜前 (TAPP) 和TEP的患者体位相同。

(1) 患者在手术台上取仰卧位,双臂置于身体两侧,可以使主刀医师和助手有足够的站立空间。

(2) 视频显示器置于手术台脚侧。

(3) 留置导尿管可以降低膀胱压力。我们仅在导尿管气囊中注入5 ml液体。曾有膀胱损伤的报道,原因之一可能是注入10 ml液体的导尿管气囊和腹膜前膨胀的球囊分离器之间存在剪切力而造成的。膀胱必须完全排空才能将补片置于耻骨疏韧带下方,直疝更需如此。术前排空是不够的,因为麻醉后补液会使膀胱迅速充盈,影响补片正确地插入耻骨膀胱间隙。

(4) 助手位于患者疝的同侧扶镜,主刀医师位于患者疝的对侧。

相关解剖学

TEP手术需要对腹膜前解剖有一个全面的了解。通过腹腔镜可以

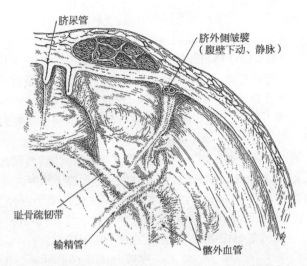

脐尿管

脐外侧皱襞
（腹壁下动、静脉）

耻骨疏韧带

输精管

髂外血管

图6-1 男性腹股沟区解剖。女性，子宫圆韧带从内环中穿出 (经Springer Science+Business Media允许引自Scott-Conner CE, ed. The SAGES Manual: Fundamentals of Laparoscopy, Thoracoscopy, and GI Endoscopy, 2nd Ed., New York, Springer, 2006.)

看到完整的肌耻骨孔和所有类型的腹股沟疝 (图6-1)。TEP的分离从腹直肌后方间隙开始，此间隙在弓状线下方移行为腹膜前间隙，继续往下进入耻骨膀胱间隙。"疼痛三角"和"危险三角"的说法过于绝对，因为该区域内的髂动脉和神经有很大的变异，全面了解解剖和变异以避免并发症至关重要。在约3 000例TEP中，本组没有膀胱、结肠或髂动静脉损伤的情况，表明如果解剖熟悉的话，手术是安全的。掌握图6-1中所示的解剖结构是TEP手术成功的关键。外科医师需要在狭小的空间中认清关键标记，保持方向，如耻骨结节、耻骨疏韧带、腹壁下血管及精索结构等，才能安全地完成TEP手术。

手术方法

(1) 体位安置后，在中线行脐下小切口，用"S"形小拉钩分离至筋膜层。建议在疝的同侧切开腹直肌前鞘。

(2) 在中线略偏疝的一侧纵形切开腹直肌前鞘，用血管钳撑开，使

"S"形小拉钩插入腹直肌鞘后方,将两侧腹直肌牵开。

(3) 球囊分离器有助于腹膜前间隙的分离。建议使用传统的圆形单侧球囊,因为双侧球囊可能撕裂腹壁下血管或损伤组织。不使用球囊分离器也能进行分离,但用球囊分离器更快、更稳定、出血更少。

(4) 将球囊分离器沿腹直肌后鞘向耻骨方向深入,接触到耻骨后在腹腔镜直视下充气。轻柔地推进球囊分离器是避免腹膜撕裂或耻骨支出血的关键。

(5) 退出球囊分离器,将套管置入腹直肌后方间隙,腹膜前间隙充入CO_2气体。12 mmHg的较低压力可以预防术后皮下气肿。

(6) 使用直径10 mm的45°腹腔镜头。再放置两个直径5 mm套管,第一个置于耻骨上,第二个置于另两个套管中间 (图6-2)。45°腹腔镜头可以使医师能够像做Rives所描述的开放腹膜前修补手术那样将腹膜分离至脐孔水平。而后将患者置于头低脚高卧位。

(7) 首先沿着耻骨分离组织,直至清晰地显露耻骨疏韧带。如果是直疝,相当于从缺损中回纳腹膜前脂肪,并将假性疝囊即腹横筋膜退回原处。患者的弓状线较低时,此时可予以切开,牵回至脐孔水平。

(8) 其次分离外侧间隙,以放置合适的补片。腹膜必须从精索、前腹壁及腹膜后组织上分离下来。覆盖在腰大肌上的腹膜应向头侧分离,使补片能够平铺在腰大肌上。

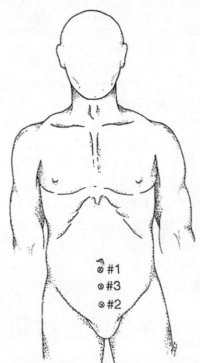

#1
#3
#2

图6-2　TEP的套管安置(经Springer Science+Business Media允许引自Scott-Conner CE, ed. The SAGES Manual: Fundamentals of Laparoscopy, Thoracoscopy, and GI Endoscopy, 2nd Ed., New York, Springer, 2006.)

(9) 在分离过程中往往可以看到神经。注意在腹壁组织上应保留一层脂肪层，尽可能减少出血和神经损伤的概率。外侧间隙分离后，应进行精索结构的分离。通常将腹膜向中间牵拉，而精索结构向侧面牵拉，这样可以看到腹膜和输精管血管之间的正确平面。

(10) 一旦腹膜有任何破口，可以将充气压力降至10 mmHg，必要时可在脐上穿刺入气腹针减压。只要将CO_2气体从腹腔中完全排出，则不需要关闭腹膜破口。破损处的腹膜可以很快地愈合在一起。

(11) 我们使用聚酯补片 (Parietex™) 进行修补。Rives和Stoppa认为聚酯材料柔软，更适应腹膜前间隙的弧度和轮廓 (聚丙烯则不然)。我们的解剖成形补片 (分右侧和左侧) 是专门为腹腔镜下置于腹膜前间隙而设计的。关键是要有足够大的分离空间，使补片能够轻易地平铺在肌耻骨孔上，并覆盖住所有潜在的缺损。

(12) 补片应覆盖直疝和斜疝区域。对于直疝，补片必须在各个方向都超过缺损至少2 cm，更重要的是，补片的内侧应对齐，甚至超过中线。如果是双侧疝，两张补片应在中线处重叠交叉。对于较大的直疝，补片内侧需超过中线2 cm，这一点非常重要。我们采用的是类似Rives最初的开放修补术，即将补片平铺在精索结构上，而非钥匙孔方法 (图6-3)。

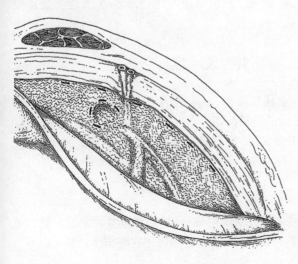

图6-3 TEP腹股沟疝修补术的补片放置

　　(13) 有人认为补片不需要固定。但我们认为在大部分情况下，进行一定程度的固定至少是保证长期疗效的关键。Rives 和 Stoppa 在报道开放腹膜前修补术时都对补片进行了缝合固定，我们也尝试应用这种方法。Kes、Schwab 和 Katkhouda 都报道补片会移动和移位，如果不固定可导致错位。Tisseel™ 系列的纤维蛋白胶作为一种真正的黏合剂效果最佳，是我们做 TEP 时的选择。本章节后面部分将集中讨论使用医用胶的技术。尽管如此，本手册的编者还提出除医用胶之外的其他固定方法 (永久性疝钉、可吸收疝钉、自黏型补片、不固定)，所有方法由具有丰富经验的医师来实施，均能达到良好的效果。

　　纤维蛋白胶与补片的网孔柔软性配合良好。尽管纤维蛋白胶的使用超出了产品说明规定，但欧洲在疝修补领域已使用多年，我们也从 2003 年起在 TEP 中使用。并非所有的纤维蛋白胶都相同，也并非所有补片都适合纤维蛋白胶。纤维蛋白胶黏合迅速，术后几周内吸收。使用纤维蛋白胶的优势是可以像 Rives 开放修补术一样将补片固定在腰大肌、精索及其他机械性固定不安全的区域。我们不使用喷雾剂，而偏爱 Baxter 的白色涂抹剂产品。

　　(14) 纤维蛋白胶干燥后，释放气体，观察腹膜和腹腔内容物贴合于补片上。用 0 号薇乔线缝合关闭腹直肌前鞘。缝合皮肤，敷上无菌敷贴。早期自由活动比较重要。采用该技术，绝大部分患者较快康复和恢复正常活动。

并　发　症

　　TEP 手术的并发症应该很少，本手册的另一章节会对此进行详细介绍。在具有丰富经验的外科医师手术中，严重并发症如大血管、内脏或精索损伤等几乎不会发生，我们尚未经历过这种并发症。TEP 中补片感染也极少发生。本文将讨论一些常见并发症及其处理方法。

● 血管损伤

　　髂外血管损伤是血管并发症中最可怕的，需要立即修补。更常见的血管损伤包括腹壁下血管或精索血管损伤。这些损伤通常可以通过钛夹或电凝来止血。沿耻骨支走行构成"死亡冠"的血管出血，会引起术后腹膜前间隙巨大血肿，在沿耻骨分离时必须小心，以防止此类并发症发生。还应避免闭孔血管的损伤。

● 神经损伤

要做好TEP并最大限度地避免腹股沟区神经痛，需要对腹股沟区的神经有全面的了解。生殖股神经的股支和股神经分支，以及股外侧皮神经都有被损伤的风险。我们不再使用疝钉，此类并发症并不常见。如果使用疝钉，必须谨慎以避免损伤神经。

● 其他

尿潴留或血尿似乎是TEP术后的常见并发症之一。通常可自愈，有时需留置导尿。膀胱损伤罕见，一旦发现即刻修补。

TEP术后复发很少见，有多种原因，分离范围过小、疝遗漏、补片覆盖不全、补片移位等都可引起复发。

据我们的经验，与补片相关的并发症非常罕见。TEP不需要预防性应用抗生素，本组也没有补片感染的病例。TEP中补片不与腹腔内脏器接触，因此在TAPP中可能发生的补片侵蚀和粘连形成在TEP中应非常少见。

结　论

TEP对于所有类型的腹股沟疝都可以达到良好的效果。熟悉解剖、细致分离、经验积累，可以将并发症和复发率降至最低。

（李健文　译）

·推·荐·阅·读·

［1］ Ceccarelli G, Casciola L, Pisanelli MC, et al. Comparing fibrin sealant with staples for mesh fixation in laparoscopic transabdominal hernia repair: a case control-study. Surg Endosc. 2008; 22(3): 668-673.

［2］ Clarke T, Katkhouda N, Mason RJ, et al. Fibrin glue for intraperitoneal laparoscopic mesh fixation: a comparative study in a swine model. Surg Endosc. 2011; 25(3): 737–748.

[3] Descottes B, Bagot d'Arc M. Fibrin sealant in inguinal hernioplasty: an observational multicentre study in 1,201 patients. Hernia. 2009; 13(5): 505–510.

[4] Katkhouda N, Mavor E, Friedlander MH, et al. Use of fibrin sealant for prosthetic mesh fixation in laparoscopic extraperitoneal inguinal hernia repair. Ann Surg. 2001; 233(1): 18–25.

[5] Novik B. Randomized trial of fixation vs nonfixation of mesh in total extraperitoneal inguinal hernioplasty. Arch Surg. 2005; 140(8): 811–812.

[6] Novik B, Hagedorn S, Mörk UB, et al. Fibrin glue for securing the mesh in laparoscopic totally extraperitoneal inguinal hernia repair: a study with a 40-month prospective follow-up period. Surg Endosc. 2006; 20(3): 462–467.

[7] Olmi S, Scaini A, Erba L, et al. Laparoscopic repair of inguinal hernias using an intraperitoneal onlay mesh technique and a Parietex composite mesh fixed with fibrin glue (Tissucol). Personal technique and preliminary results. Surg Endosc. 2007; 21(11): 1961–1964.

[8] Ramshaw BJ, Tucker JG, Mason EM, et al. A comparison of transabdominal preperitoneal (TAPP) and total extraperitoneal approach (TEP) laparoscopic herniorrhaphies. Am Surg. 1995; 61: 279–283.

[9] Ramshaw BJ, Tucker JG, Conner T, et al. A comparison of the approaches to laparoscopic herniorrhaphy. Surg Endosc. 1996; 10: 29–32.

[10] Ramshaw B, Abiad F, Voeller G, et al. Polyester (Parietex) mesh for total extraperitoneal laparoscopic inguinal hernia repair: initial experience in the United States. Surg Endosc. 2003; 17(3): 498–501.

[11] Taylor C, Layani L, Liew V, et al. Laparoscopic inguinal hernia repair without mesh fixation, early results of a large randomised clinical trial. Surg Endosc. 2008; 22(3): 757–762.

[12] Topart P, Vandenbroucke F, Lozac'h P. Tisseel versus tack staples as mesh fixation in totally extraperitoneal laparoscopic repair of groin hernias: a retrospective analysis. Surg Endosc. 2005; 19(5): 724–727.

[13] Voeller GR. Management of peritoneal tear during endoscopic extraperitoneal inguinal hernioplasty. Surg Endosc. 2003; 17(8): 1335.

[14] Voeller GR, Mangiante EC, Britt LG. Preliminary evaluation of laparoscopic herniorrhaphy. Surg Laparosc Endosc. 1993; 3(2): 100–105.

第7章
腹腔镜TAPP和IPOM
Technique: Laparoscopic TAPP and IPOM

William S. Cobb IV

理想的腹股沟疝修补术，应针对Fruchaud提出的肌耻骨孔给予足够的覆盖并取得持久的疗效，且能在教授其他外科医师后，重复获得类似的结果。尽管低复发率是可以接受的，但也不能忽视长期腹股沟区慢性疼痛的发生率。将补片放置于缺损处利用腹内压来加强修补，另外，经腹腹膜前的腹腔镜修补术提供了最佳的腹股沟区解剖视野，便于外科医师轻松地操作。

解　剖

一个成功的腹腔镜腹股沟疝修补术依赖于外科医师对腹股沟区解剖结构的掌握，尤其是后入路的优势位置。腹股沟疝的腹腔镜下修补虽然提供了最简捷的入路，但它不是微创。所以了解髂血管、生殖股神经和股外侧皮神经及膀胱的解剖位置很重要，这样才能避免灾难性并发症的发生。后腹壁和腹股沟区的其他标志能够辅助我们进行正确的疝修补(图7-1)。

脐韧带是经腹腔腹膜前 (transabdominal preperitoneal, TAPP)腹股沟疝修补术的重要解剖结构。脐正中韧带是由腹膜在正中线上膀胱底部与脐之间形成的皱襞，是脐尿管闭锁后的残留痕迹。配对的内侧和外侧脐韧带是包含闭塞的脐动脉和腹壁下血管的腹膜皱襞，左右各一。

一旦腹膜被切开，腹壁下血管就会暴露。这些血管是重要的标志，可以引导我们辨识其下缘的髂血管。中线侧Retzius耻骨间隙深

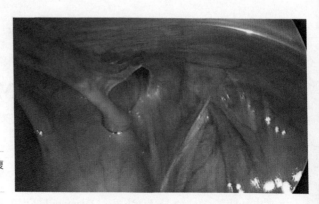

图7-1 前腹壁和腹股沟区域的腹内观

入至膀胱前缘,近内侧可以辨认耻骨梳韧带 (Cooper's ligament);恰位于耻骨梳韧带行径上缘的死亡冠是髂血管的一个直接分支;闭孔血管的属支往往横跨于耻骨梳韧带上。必须鉴别这些血管,以避免潜在的并发症。

髂耻束是腹横筋膜下缘的一个增厚部分。髂耻束全程伴行于腹股沟韧带的深面,两者紧贴在一起,走向完全一致,起于髂嵴内侧和髂前上棘,止于耻骨上支。固定装置不应钉合于髂耻束下方,以避免损伤神经和大血管。

术 前 评 估

对所有腹股沟疝患者均可考虑进行腹腔镜下修补。腹腔镜修补术适用于双侧腹股沟疝、前入路修补术后复发疝及腹股沟疝伴随需要腹腔镜探查的病理学异常。巨大腹股沟阴囊疝的腹腔镜修补术当然更富有挑战性,但应避免个人早期尝试此类修补术。

所有选择行腹腔镜腹股沟疝修补术的患者都应该能够耐受全身麻醉。绝对禁忌证包括活动性腹腔内感染或腹膜炎。相对禁忌证包括凝血功能障碍、腹腔积液及曾有耻骨后手术史。

手术前会诊应包括潜在并发症的讨论。应为患者提供腹腔镜下修补和开放性修补的风险和获益的比较说明,然后进行选择。腹腔镜修补术的预期优势包括患者能够尽早恢复活动、可诊断出隐匿性疝,并能减少潜在的腹股沟区域慢性疼痛。

手术中使用的设备

用于腹腔镜腹股沟疝修补术的设备包括标准的腹腔镜检查全套器械。Maryland 解剖器和钝头细齿的抓钳都是解剖所需的主要器械,另外还需要与电烙器设备连接的内镜剪。

要求患者在被推入手术室前应排空膀胱中尿液。导尿管通常是不必要的。为避免发生尿潴留,术中补液量应尽可能控制在 1 L 以下。

使用连续压缩装置和皮下注射肝素来预防患者深静脉血栓形成。手术前给予第一代头孢菌素。

患者要有中转开放手术的心理准备;患者的手臂需要被妥善地垫好并向身体两侧收拢;外科医师站在患者腹股沟疝的对侧,手术解剖设备安放在疝侧(即右侧疝缺损用右手修补,反之亦然)。视频监视器置于患者的脚端(图7-2)。

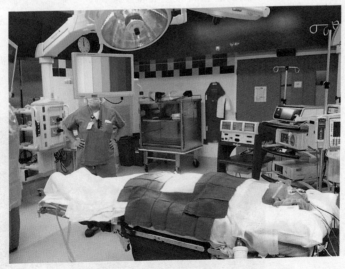

图 7-2 腹腔镜 TAPP 腹股沟疝修补术的手术室设置

手术技巧：TAPP

外科医师以最舒适的状态切开第一切口。将套管针安置在脐内褶皱处(12 mm)，脐水平腹直肌两侧外缘分别置入两个 (5 mm) 套管。进行切口前在套管针位置注射长效局部麻醉剂。在脐部，我们更倾向于使用一个缩小的、接近断脐的技术来做第一切口。将直径5 mm 30°腹腔镜置于疝的一边并由助手扶持。探查双侧腹股沟区域，评估是否存在隐匿性疝。患者应采用Trendelenburg卧位 (头低足高仰卧位)，可使腹腔内容物自然移开。

腹膜的切开首先应从脐内侧韧带的水平位置开始。为了更容易地放置补片，需建立一个相当大的腹膜前间隙，开始解剖分离主要位于脐下区域。Maryland解剖器常用于往后牵拉暴露，使用剪刀切开腹膜。理论上，壁层腹膜和腹横筋膜之间的平面本身就已展开。随着轻柔地向后持续牵拉，内镜剪就可以通过对抗，钝性打开腹膜前间隙。一般来讲，此时Retzius间隙就可暴露，并且膀胱肌瓣得以下移。然后，小心地将脂肪从腹膜上剥离下来。

接着就是针对疝囊的处理。疝囊的回纳取决于疝的类型。对于直疝，将疝囊从薄弱的腹横筋膜或假性疝囊上剥离。一般来说，耻骨梳韧带只有在暴露股管后才能显露。在Cooper韧带上钉合前，应该先显露死亡冠和其他耻骨分支血管。

而对于斜疝，疝囊的剥离就更加复杂，因此必须辨认并且保护输精管和性腺血管 (图7–3)。

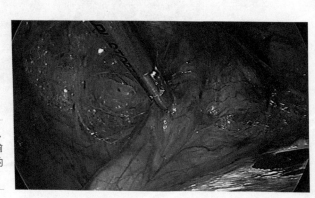

图7–3 直疝患者，疝囊能够在保护输精管和性腺血管的同时被回纳

对于女性患者，剥离简化为分离子宫圆韧带。较小的疝囊能够完全从精索结构中分离并且被完全回纳。大的疝囊，尤其是腹股沟阴囊疝，可以将疝囊与输精管和性腺血管分离后横断，这种操作方法可能会产生术后血清肿，但确实能够降低缺血性睾丸炎的风险。

一旦疝囊被回纳，要在腰大肌平面进行精索"腹壁化"。如此解剖分离为补片的放置提供了足够大的腹膜前间隙，更重要的是降低了复发风险。借助抓持腹膜向内脏侧牵拉，同时剔除腹膜后的附着，才能最好地建立腹膜前间隙。

当腹膜前间隙展开以后，通过放置补片来加强肌耻骨孔。由于腹膜可以提供保护，所以并不需要使用组织分离型或防粘连补片。在腹股沟区，不加涂层的聚酯或聚丙烯材料的补片都能起到很好的作用。以大网孔、轻质材料为首选，由于其可以加速组织的长入和减少潜在的疼痛。通常我们会使用12 cm×15 cm的补片，并且没有必要裁剪补片。钝头抓持器更适合调整和铺放补片，不会像一些头更锋利的抓持器如Maryland钳，会在大网孔补片的缝隙中被卡住。补片应该能够充分地覆盖斜疝、直疝及股疝的缺损区域。补片的下缘放置时必须和腹膜后腔齐平，并且当腹膜鼓起时不会卷曲（图7-4）。

补片的固定可采用机械装置（缝合器或疝固定器）或纤维蛋白胶。缝合器可以在Cooper韧带上固定2～3个点，然后在前腹壁触摸疝固定器的尖端，确定钉合其他2～3个点。使用上述方法，可以避免于髂耻束下方击发疝固定装置，导致神经或血管损伤（图7-5）。

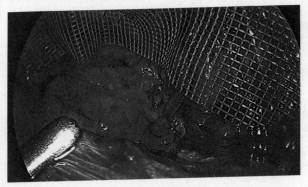

图7-4　补片下缘必须在腹膜鼓起时不能移动

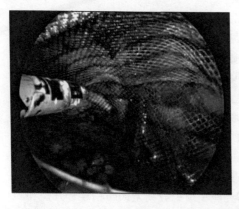

图7-5 补片覆盖肌耻骨孔并被缝合钉稳妥地固定于髂耻束上

通过重新闭合腹膜瓣来完成修补,可以应用手工缝合、缝合器及疝固定器关闭腹膜。一般首选缝合器,首先它不会钉入腹壁,损伤最小;其次和手工缝合相比,更节省时间。彻底止血和检查腹膜关闭的完整性。任何一些在手术过程中额外造成的腹膜裂口,可通过缝合器或手工缝合修补。在腹腔镜直视下,确定腹壁下血管无损伤和出血后,拔除套管。脐部筋膜缺损可借助缝线钩针用可吸收缝线关闭。

手术技巧:IPOM

针对腹股沟疝的腹腔内补片植入术(intraperitoneal onlay mesh, IPOM)也是经腹腔手术。其术式与腹壁疝的腹腔镜修补术相似,并包括在完整腹膜上放置组织隔离型补片。腹股沟疝修补术的IPOM技术避免了TAPP修补术要求的腹膜前解剖,并且简化了经腹腔的腹股沟区补片放置技术。关于腹股沟疝的IPOM修补术最早的报道是使用未经涂层的聚丙烯补片。但是,随着补片技术的发展,更倾向于使用涂层的、具有防粘连隔膜的补片。关于患者准备、手术室设置和套管针定位均与TAPP修补术相似。常规应放置导尿管用于膀胱解压。

探查双侧肌耻骨孔区域,了解是否存在腹股沟疝和股疝。直疝和斜疝的疝囊都会受外部轻微的压力而向内反转。将距离缺损1～2 cm的腹膜切除。环形切除腹膜来缩小疝囊。在进行这部分切除的过程中,务必仔细辨认性腺血管和输精管的解剖位置,以避免损伤。剥离疝囊的过程中还需注意移除精索脂肪瘤。就如同TAPP操作一样,从缺损基底部剥离腹膜后(如疝囊的疝环部位),巨大的腹股沟阴囊疝的疝囊会被完整地保留下来。

选择12 cm×15 cm带涂层的、防粘连隔膜的补片。经脐部直径12 mm套管放入补片。在腹股沟区放置补片，须同时覆盖斜疝和股疝缺损范围，且补片边缘至少超过疝缺损边缘3 cm以上。接着，使用缝线钩针，分别将经腹的缝线穿过补片一边的中心及其他两个角，并引出腹壁。这三处缝合已确保了补片的固定，然后用缝合钉来固定补片的侧面和下方区域。一般情况下，补片应被均匀地固定在Cooper韧带上，而补片侧面可使用疝固定器的顶端抵着补片进行钉合固定，固定间隔距离1 cm左右；补片的下缘使用缝合器固定时，应动作轻柔并距离血管神经约2 cm以上，使潜在的损伤最小化。值得注意的是，缝合器应以垂直的方向击发，以避免神经卡压；紧靠内环正下方处不应进行任何固定，防止损伤精索结构。

并　发　症

与开放腹股沟疝修补术相似，经腹腹腔镜腹股沟疝修补术的并发症是很少见的。然而，经腹腔的手术确实会增加发生更严重并发症的可能性，而这些在前入路腹股沟疝手术中通常不会发生。

任何腹股沟修补术都会发生尿潴留。有良性前列腺肥大和进行双侧修补术的患者发生尿潴留的概率较高。这些情况通常需要使用导尿管进行膀胱减压。

当疝缺损很大或当疝囊没有被完全剥离时，可能会出现血清肿。这几乎没有疼痛且能自愈的，很少需要通过穿刺来引流积液。

在腹腔镜腹股沟疝修补术后几乎不会出现伤口和补片感染的情况，否则就意味着手术技术的失败。修补术后腹股沟区和睾丸部位会发生瘀斑；但是，如果发生红疹则考虑与潜在的葡萄球菌感染有关。如果出现补片感染，则需要进行骨盆CT检查来明确。

如果腹膜关闭后裂开或肠疝发生，可能会出现术后早期的小肠梗阻。应关注患者，如果术后出现持续的恶心和呕吐，就必须进行适宜的影像学检查。

在腹腔镜腹股沟疝修补术中或术后都可能出现严重的并发症。在套管的放置过程中或在解剖分离过程中都可能会出现主要血管和内脏的损伤。处理此类损伤取决于外科医师的经验水平。为了防止此类并发症出现，应将患者的下腹部和大腿放置了准备手术的体位和消毒铺巾，以便进行开放腹股沟疝修补手术时能够迅速转换为腹股沟切口或下腹正中切口。对于小肠或膀胱损伤，可在腹腔镜下或开放下进行修补。膀胱损伤可使用可吸收缝线两层缝合修补，并留置尿管达7天。拔除尿管前进行膀胱对照试验。是否要在小肠或膀胱的伤口表面放置合成补片取决于伤口的感染程度。当有尿液或肠内容物轻度污染时，文献资料支持使用轻置型的、大网孔合成补片。如果合成补片不理想的话，亦可使用生物补片和生物可吸收材料。

　　腹腔镜腹股沟疝修补术后的长期并发症包括复发和戳孔疝。腹腔镜下修补术和开放手术的复发率比较已在文献中进行了长期的争论，并且很难做出解释。可以明确的是，相比于开放性基于补片修补的手术，腹腔镜TAPP修补术的复发率掌握在专家手中。此外，腹腔镜腹股沟疝修补术的学习曲线远高于开放手术。一些学者提出学习例数可能高达250例。越来越多的高级腹腔镜培训课程及合适的技术指导可能会使这个数字降低，但是相比开放手术，腹腔镜腹股沟疝手术仍然是难以掌握的技术。

（龚航军　龚漪云　崔军军　译）

·推·荐·阅·读·

[1] Colburn GL, Brick WG, Gadacz TR, et al. Inguinal anatomy for laparoscopic herniorrhaphy, part I: the normal anatomy. Surg Rounds. 1995; 18: 189–198.

[2] Franklin ME, Diaz-Elizondo JA. The intraperitoneal onlay mesh procedure for groin hernias. In: Fitzgibbon's Jr RJ, Greenburg AG, editors. Nyhus & condon's hernia. 5th ed. Philadelphia, PA: Lippincott Williams & Wilkins; 2002: 269–276.

[3] Neumeyer LA, Gawande AA, Wang J, et al. Proficiency of surgeons in inguinal hernia repair: effect of experience and age. Ann Surg. 2005; 242: 344–352.

[4] Wauschkuhn CA, Schwarz J, Boekeler U, et al. Laparoscopic inguinal hernia repair: gold standard in bilateral hernia repair? Results of more than 2800 patients in comparison to literature. Surg Endosc. 2010; 24: 3026–3030.

第8章
绞窄性腹股沟疝
Strangulated Inguinal Hernia

Jonathan P.Pearl and E.Matthew Ritter

绞窄性腹股沟疝就是疝内容物失去了血供，这可以发生于急性和慢性嵌顿性疝。绞窄虽然十分少见，但一旦发生就是疝的急症状态，必须立刻手术。因为绞窄性腹股沟疝的死亡率可能高达30%。

病理生理学

绞窄是由于疝内容物持续嵌顿，如果不治疗，会影响血供而导致组织坏死。由于组织水肿，疝内容物在疝环处会引起嵌顿。持续不断增加的水肿和间质的压力引起静脉扩张并伴随毛细血管灌注障碍，可以导致组织坏死和最终的穿孔。一项研究表明，如果嵌顿症状持续存在超过6小时而不治疗的话，绞窄的风险显著增加。

所有的腹股沟疝都可能发生绞窄，据报道大多数发生于右侧腹股沟斜疝。由于股管缺乏弹性，股疝发生绞窄的比例可能更高。同样，闭孔疝也会有较高的嵌顿和绞窄风险，有证据表明，由于嵌顿，有高达90%的闭孔疝患者伴随小肠梗阻。小肠和大网膜是最常见的绞窄器官，但据报道也有绞窄的蚓突状阑尾（Amyand疝）、结肠、膀胱、卵巢和子宫（图8-1）。

临床表现和诊断

男性发生绞窄性疝的比例远远大于女性，可能是因为男性的疝发病率更高。绞窄性股疝在女性中更常见。据报道，尽管绞窄性疝可以

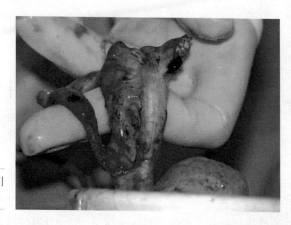

图8-1　绞窄性闭孔疝引起的继发性阑尾坏死

发生在任何年龄，从幼年到中年，但中位年龄大约为60岁。

最常见的临床表现是伴随肿胀的急性腹股沟疼痛。肠绞窄的患者可能表现为恶心或呕吐、发烧、寒战或全身不适。被忽略的绞窄性疝或许会导致肠穿孔，并伴有血流动力学变化。在很少的病例中，肠穿孔可引起阴囊粪瘘。

体检时，腹股沟肿胀通常很明显。表面皮肤可能有红斑，根据疝的类型不同，在腹股沟韧带的上面或下面均可扪及痛性包块。

完整的病史和体格检查通常足以诊断嵌顿性腹股沟疝，依据疼痛、皮肤红斑、发热或白细胞计数增多，要考虑绞窄。从临床资料看，如同判断绞窄性肠梗阻一样，单凭临床表现可能很难区分嵌顿还是绞窄。

如果从病史和体格检查来看诊断不太确定，放射学影像检查也许有帮助。腹部平片是显示肠梗阻的证据，CT检查可以清晰地扫描出嵌顿器官，并明确诊断（图8-2），而疝内容物的血供不足可以表现为小肠积气、脂肪分离，或者疝囊内有游离的气体。

回纳有触痛的腹股沟疝应该谨慎尝试，尤其是在嵌顿发生的数小时内，无论如何，即使疝内容物全部回纳，依旧存在绞窄的风险。回纳绞窄的疝内容物是危险的，因为被回纳的松弛的器官可能产生炎症介质，甚至由于穿孔而发生肠液外漏。因此应该避免强行回纳有绞窄风险的疝内容物。无论是急性嵌顿性疝还是绞窄性疝，都应该急诊手术。

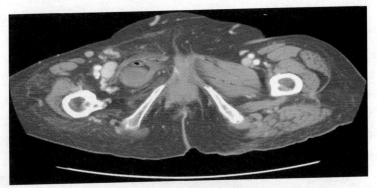

图8-2 CT检查显示闭孔疝周围液体、脂肪分离和组织水肿

手 术 方 法

　　不管何种手术方法,处理绞窄性腹股沟疝的原则是一样的:回纳疝内容物,观察内容物并评估其活力,切除坏死的器官,并且修复缺损。手术可以通过前入路,即开放式腹膜前进入的方法,也可以在腹腔镜下经腹或完全腹膜外的方法。

　　绞窄性腹腔沟疝可以用标准的腹腔沟前壁切口手术并且修补。分离腹外斜肌腱膜后可以看见疝囊。必须小心打开疝囊,并且观察疝囊内容物的活力。如果有肠坏死,在原切口可做切除术,而不需要再另行剖腹切口。无张力修补的复发率最低,但应该注意的是,在污染区补片感染的问题。无论如何,有一些研究表明,在Lichtenstein修复绞窄性疝的术式中聚丙烯补片能安全地被使用,而选择生物性补片也能把补片感染的概率降到最低。

　　有时,疝内容物也许通过前入路难以回纳,在这种情况下,打开疝囊并且观察疝内容物后,可能必须扩大缺损,以利嵌顿的内容物回纳。对于斜疝,要居中切开腹股沟内环,以避免损伤外侧的精索动脉和输精管。必须小心保证血管结扎牢固,以避免出血的并发症。对于直疝,腹横筋膜的分离既可以居中也可以选择两侧分离。延伸两侧的分离也需要认清腹壁下动脉。对于股疝,居中分离或髂耻束上方分离陷窝韧带,这样可以避免损伤外侧的髂血管。

全身麻醉可能导致嵌顿或绞窄的疝内容物自行回纳。大块回纳或受损肠段的回纳都存在风险，因此，必须探查被回纳进腹腔的疝内容物。可以通过下腹正中切口剖腹探查，或为了减少创伤，使用腹腔镜探查。穿刺充气套管可以通过疝囊插入腹腔。在穿刺充气套管周围牢固地收紧疝囊，建立气腹。腹腔镜进腹通道应远离腹股沟以便能在发现问题的时候有利于下一步切口的选择。腹腔镜能够看到腹腔内回纳的疝内容物。如果发现肠梗阻，既可以通过剖腹手术也可以通过腹腔镜行切除术。

Malangoni和Condon在1986年首次描述了绞窄性腹股沟疝的腹膜前修补术。在腹股沟外环的预期位置上方2 cm处皮肤做横行切口，切开腹外斜肌、腹内斜肌和腹横肌，进入腹膜前间隙。通过这个方法，疝内容物易被观察，若必要也可以切除，而且也可以修补疝缺损。早先既可以用Cooper韧带，也可以用髂耻束来修补，但如今会选择补片。

Henry术式通过脐下正中切口进入腹膜前间隙。在脐孔下分离腹白线，并进入腹直肌后间隙。在半月线下，腹直肌后间隙和腹膜前间隙是互通汇合的，打开腹膜后处理坏死肠段，必须切除绞窄的疝内容物。缺损的修复最初是用自身的组织，但现在选择补片更佳。

腹腔镜经腹腹膜前间隙修补术（TAPP）和腹腔镜完全腹膜外修补术（TEP），两者已经被用于治疗嵌顿和绞窄性疝。嵌顿性腹股沟疝、股疝和闭孔内疝都能用腹腔镜治疗。对于TAPP而言，通过脐孔进入腹腔，常需要切开疝环，回纳疝内容物。对于斜疝，疝环需沿外侧切开以避开输精管和睾丸血管。对于直疝和股疝，疝环需扩大上中切口，以避开股血管。

经腹腹腔镜修补术可提供最佳的视野，观察腹腔内的疝内容物，评估嵌顿器官的活力。如果有缺血的肠段，不应立即切除。评估肠道活力通常基于对肠道表面的主观判断（图8-3和图8-4）。在疝回纳后，应观察肠段几分钟以便评估缺血有无改善。缺血改善的表现包括：颜色变红，恢复正常肠腔内径，并且恢复可见的肠蠕动。如果在观察一段时间后，肠道的活力还存在疑问的话，肠段应该原位保留，并且在接下来的24～72小时安排腹腔镜再次探查。在绞窄性小肠梗阻的病例中，腹腔镜的再次探查是安全的，并且对一些患者来说可避免肠道的切除。

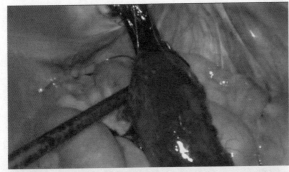

图8-3 绞窄性疝有缺血表现但最后恢复活力的肠段。呈现均匀分布的红斑及可见肠蠕动

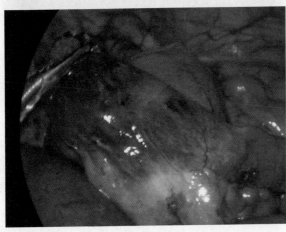

图8-4 绞窄性腹股沟疝中坏死小肠的样本。显示多处深紫色斑和发白的浆膜。图中左侧的抓钳正在钳闭穿孔部位,控制泄漏

腹腔镜再次探查可用于绞窄性腹股沟疝。如果回纳的疝内容物是有活力的或明显恢复活力的,那么修补的方法可以采用TAPP或TEP。如果回纳或疝修补后,肠道仍旧缺血,则应该切除。这些完全可以在腹腔镜下完成。小切口的剖腹术也可以施行(图8-5)。

许多外科医师喜欢选择TEP方法修补腹股沟疝。TEP修补术可以到达疝孔,但无法像TAPP一样观察疝内容物。TEP较TAPP的优势在于保持腹膜的完整性,以保护补片不受潜在的污染。TAP和TEPP在治疗嵌顿和绞窄性疝方面的数据分析显示,补片感染率和污染率无差异。

经腹和腹膜外腹腔镜技术的联合应用也许是理想的。腹膜间隙既

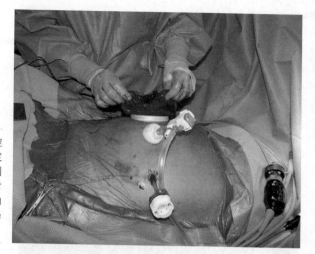

图8-5 经腹腹腔镜探查可以使原定的远离腹股沟的剖腹切口最小化,同时可以把补片修补的局部区域的感染降到最低

可以在脐孔处也可以在肋下区域进入。在回纳疝内容物和观察其活力时,可以考虑增加一个或两个穿刺器的穿刺孔。除非组织全层坏死和存在穿孔,否则不建议立即切除。气腹撤除、TEP标准术式修补完成后,穿刺器仍可原位留置。尽管经脐原先是用来进入腹腔间隙的,但也可以通向腹膜前间隙。通过相同的脐下皮肤切口向两侧分离,将暴露腹直肌前鞘。切开腹直肌前鞘,向两侧分离腹直肌,可以很好地到达腹膜前间隙,而这个平面是在最初进腹的穿刺器平面之下。要非常小心,以避免在分离腹股沟时腹膜破损,否则由完整的腹膜提供的对补片潜在的保护将丧失。在TEP手术完成后,气腹可以再建立,腹腔内疝内容物可以再观察。

最初腹膜外疝修补术并非首选。一个标准的TEP术式应该包含嵌顿疝内容物的回纳。在TEP手术完成后,为了充分观察肠道,可通过脐下切口进入腹腔。为了更方便腹腔内操作,增加经腹穿刺孔也许是必要的,尤其在当疑似有少量坏死内容物的情况下,这种方式更好。

补片的选择

围绕着绞窄性疝修补是否应用补片的讨论,最初是有争议的。另外,如果选择补片修补,那么哪一种补片是首选呢? 患者和补片的多种因素都可以帮助指导这个决定过程。首先,也是最重要的因素是手术区域的污染程度。有大量的调查表明不可吸收的补片材料不应该被放置在重度污染区域。这种情况最常见于:绞窄性小肠已经发展为穿孔,或者在试图回纳绞窄性疝内容物时穿孔已经发生(图8-6)。其次,比较少见的是对无活性肠道在切除和吻合时,在手术区域可能发生明显渗漏。在这两种情况下,一旦区域被分级认定是污染的,不能应用不可吸收补片。另一种遇到此类状况的看法是,疝本身不再是患者的首要问题,焦点应该放在治疗肠梗阻和败血症上。疝本身可以在以后的阶段修补治疗。处理这种情况的方法包括基础的修补技术。在上述所有情况中,污染源既应该被控制,也需要彻底引流,以便达到良好的结果。和应用可吸收补片本质上保证了疝修复一样,基础的修补和在控制感染区域应用生物性补片也能得到耐用持久的修复。确切的修复比例依患者情况的不同而有很大的变化,但是再也没有比合成补片感染这种情况更糟糕了,所有的措施都应该避免这种情况的发生。

在清洁-污染或继发于无活力或低活力组织潜在污染的情况下,也不太赞成应用不可吸收补片来修补疝。许多外科医师害怕在这种情况下存在潜在的补片感染。获取的多数证据表明,合成补片的应用

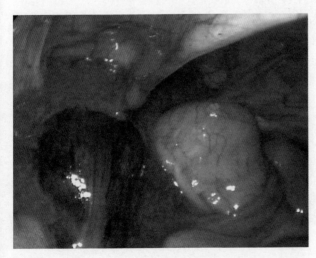

图8-6 大片污染区域,继发于绞窄性闭孔疝的小肠穿孔。避免补片放置该区域

还是安全的，并不增加伤口和补片的感染率。几乎所有不可吸收类型的补片都被成功应用于这种情况，包括聚丙烯、涤纶和膨化聚四氟乙烯（ePTFE）。有报道称降低补片潜在风险的策略包括：在远离潜在污染区（即腹膜前）的组织平面放置补片，以及在补片放置前用聚烯吡酮碘和洗必泰等抗感染液清除污染。这些方法的益处目前还不十分明确。对于合成补片的无张力疝修补的长期益处，尤其在涉及复发率和安全应用的证据上，大多数外科医师，在手术区域没有大片污染的情况下，应会选择补片修补绞窄性疝。

最后，与补片相关的问题是补片放置的时机。如同上面讨论过的，当对回纳的疝内容物的活力存在疑问时，在切除术既不十分必要又难以操作时，或者当生理状况显示需要采取姑息性手术时，腹腔镜二次探查应该被考虑。如果预先安排腹腔镜二次探查，也许推迟补片的放置直到下次手术再放置可能是最好的。在开放手术或腹腔镜二次探查的时候，疝内容物的活力状况和污染区域是否存在，将决定用不用补片和如何使用补片。另外，在最初和以后的手术期间，应用全身抗生素治疗感染，可以降低手术区域的细菌负荷和降低潜在补片感染的并发症。

特殊形成的疝：闭孔疝

虽然腹腔内脏器通过闭孔疝出并不常见，但是和绞窄性腹股沟疝一样会有潜在生命危险。这些疝常见于老年妇女，多发生于右侧，90%的患者最初常伴有部分或完全性小肠梗阻的体征和症状。有一些患者症状轻微，体格检查时缺乏明显可扪及的腹股沟包块，常合并老年性疾病，因此嵌顿性闭孔疝的诊断常被延误或直到绞窄发生才会被意识到。与绞窄性闭孔疝相关的死亡率，据报道同样高达30%。

基于病史、体格检查和（或）影像学检查，疑似为嵌顿或绞窄性闭孔疝的时候，要立即经腹手术。手术可以通过下腹正中剖腹或Pfannenstiel切口进腹，对于血流动力学稳定的患者，也可经腹腔镜手术。无论哪种方法，为更方便地观察闭孔，手术台上的患者应取头低位。一旦明确诊断，一定要轻柔地回纳疝内容物，尽可能小心，避免肠穿孔。如果回纳困难，通过切开闭孔中下位置的筋膜扩大闭孔，可以避免损伤闭孔神经血管束。

　　对于所有潜在的绞窄性疝，一旦回纳，接着可以按照前述步骤处理。如果应用不可吸收补片进行修补的条件存在，在腹膜前间隙内用合成补片完全覆盖闭孔缺损。当手术野污染时，生物性补片可能是最好的选择，而这个区域自体组织修补往往是不理想的。如前所述，一旦从闭孔缺损处分离出腹腔内脂肪团块、膀胱和小肠，就应该考虑用补片修补，否则达不到效果。任何可能的修补都可以经剖腹术或腹腔镜手术实施。所有对潜在绞窄性疝处理路径的总结详见图 8-7。

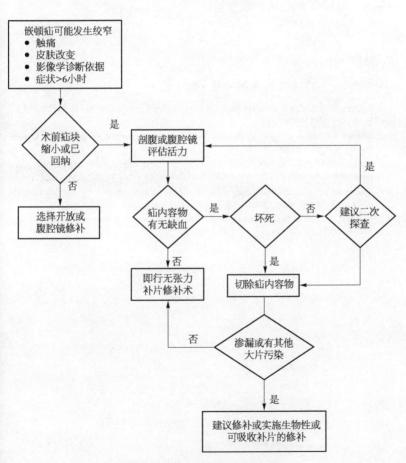

图 8-7　潜在绞窄性腹股沟疝的处理路径

总　结

　　绞窄性腹股沟疝发生是有一定比例的，并且会造成严重的并发症和死亡率。及时的诊断和治疗是很有必要的。绞窄性腹股沟疝手术的目的是回纳和观察疝内容物，切除坏死组织，并且修补疝缺损。手术方式既可以用传统经典的前入路方式或腹膜前方式，也可以在腹腔镜下经腹或经腹膜前方式，或者联合运用。

(冯寿全　译)

·推·荐·阅·读·

[1] Bachman S, Ramshaw B. Prosthetic material in ventral hernia repair: how do I choose? Surg Clin North Am. 2008; 88: 101-112.

[2] Berliner SD, Burson LC, Wise L. The Henry operation for incarcerated and strangulated femoral hernias. Arch Surg. 1992; 127: 314-316.

[3] Campanelli G, Nicolosi FM, Pettinari D, et al. Prosthetic repair, intestinal resection, and potentially contaminated fields: safe and feasible? Hernia. 2004; 8: 190-192.

[4] Malangoni MA, Condon RE. Preperitoneal repair of acute incarcerated and strangulated hernias of the groin. Surg Gynecol Obstet. 1986; 162: 65-67.

[5] Rebuffat C, Galli A, Scalambra MS, et al. Laparoscopic repair of strangulated hernias. Surg Endosc. 2006; 20: 131-134.

第9章
股 疝
Femoral Hernia

Daniel E. Swartz and Edward L. Felix

引 言

股疝尽管占成人腹股沟区疝的比率不到10%，但比腹股沟疝更易发生嵌顿、绞窄等并发症，需急诊手术甚至肠切除，死亡率更高。由于解剖位置与常见的腹股沟疝非常接近，常常需在术中才能确诊。

流 行 病 学

股疝占成人腹股沟疝的2%～8%，但自从腹腔镜技术引进以后，股疝报道的发生率甚至升高达11%[1]。

女性股疝的发病率是男性的2～5倍（女性在股疝患者中占62.5%，女性腹股沟区疝中25%为股疝）[2]。另外，股疝常常发生于老年人，发病高峰在50～59岁，伴发腹股沟疝的高达51%[3,4]。美国每年大约有27 000例股疝修补术，其中36%是急诊手术，而腹股沟疝占5%[5]。股疝急诊修补的并发症的发生率高达30%，死亡率达10%[6,7]，23%患者需行肠切除[5]。一旦确诊，股疝嵌顿的发生率3个月内高达22%，21个月高达45%[8]。

解 剖 概 要

股管是股静脉内侧的椭圆锥形结构，自内上方的股环延伸到外下方的股孔，其内容物为淋巴脂肪组织，通常是Cloquet淋巴结。股环（股管入口) 的前上界是髂耻束, 后下界是Cooper韧带, 外侧是股鞘。发生股疝时, 会出现我们称之为股孔的一个开口。股孔的边界后方是耻骨筋膜, 外侧是股鞘, 前方是阔筋膜的上角, 内侧是髂耻束的扇形纤维。股疝是腹膜前脂肪、膀胱或腹膜囊通过股环凸出形成的。一旦股管的出口或股孔被破坏, 股疝在临床上就变得明显。所以这被认为是获得性而不是先天性的缺损。

诊 断

股疝典型的临床表现是以疼痛和 (或) 腹股沟肿块 (可以是无症状的) 为主诉, 体格检查提示大腿前内侧, 腹股沟韧带下方可触及肿块, 伴或不伴有触痛。鉴别诊断包括腹股沟疝、闭孔疝、淋巴结肿大、脂肪瘤和假疝 (定义为极瘦患者的非致病性淋巴结, 即Cloquet淋巴结)。医师碰到嵌顿的腹股沟区疝时需随时提醒自己这可能是股疝, 因为相对于腹股沟疝和其他腹壁疝, 股疝具有更高的嵌顿发生率[9]。其他如CT、彩色多普勒超声、增强疝造影等影像学方法也有应用, 但是因为这些检查的准确性无法确定, 临床医师一般还是依靠体格检查, 将它作为首要的诊断方法。腹股沟疝和股疝的区别见表9-1。

表9-1 腹股沟疝和股疝的区分

	腹 股 沟 疝	股 疝
与耻骨结节的关系	外下方	内上方 (Nyhus)
检查腹股沟韧带内侧时让患者咳嗽	疝出现在腹股沟韧带上方	疝出现在腹股沟韧带下方 (Nyhus)
按住内收肌长肌腱的外侧, 即股动脉内侧约1指宽处, 让患者咳嗽	疝出现	疝保持回纳状态 (Hair)

治疗股疝的三个经典解剖路径

● 经股部手术路径

1879年, Socin第一次描述经股部手术路径行疝囊高位结扎术, 但复发率很高[10]。1885年，Bassini在疝囊高位结扎后加做股环的缝合关闭。1974年，Lichtenstein和Shore建议"无张力修补"：使用聚丙烯网塞填入，并缝合至股环，外加平片修补腹股沟管壁[11]。

因为股疝疝囊通常位于腹外斜肌腱膜的下方，且嵌顿病例的陷窝韧带可能需要切开，经股部手术路径的切口选择在腹股沟或腹股沟下(图9-1a)(但是为显露腹股沟管壁可能需做对口切口)。在疝囊结扎前，需游离疝囊，打开探查，并将疝内容物回纳入腹腔(图9-1b)。可以直接缝合股管关闭，也可以用网塞填充或将网塞缝合于腹股沟韧带、阔筋膜、耻骨筋膜(图9-1c)。尽管经股部手术路径的解剖分离最少，但一般不适合用于绞窄性股疝。该路径的一大优点是可以在局麻下完成，从而使其成为高风险手术患者首选的方法。

● 经腹股沟手术路径

1876年，Annandale第一次描述经腹股沟手术路径，同样行疝囊高位结扎术[12]。1892年，Ruggi描述疝囊结扎后将Cooper韧带缝合至腹股沟韧带。Moschowicz增加了包括腹横腱膜弓的腹股沟管壁修补[13]。1942年，McVay和Anson提出的"Cooper韧带修补法"(将Cooper韧带缝合至腹横腱膜弓)成为股疝和直疝修补的标准术式[12]。1974年，Lichtenstein和Shore建议"无张力修补"：使用聚丙烯网塞填入并缝合至股环，外加平片修补腹股沟管壁[11]。经腹股沟路径能够充分显露股环，必要时可行肠管切除术。

经腹股沟路径修补股疝的切口是传统的腹股沟切口，可以经腹外斜肌腱膜常规打开腹股沟管，游离精索，探查排除或修补合并的腹股沟斜疝。然后可以通过横断腹横筋膜来切开腹股沟管壁。如果有嵌顿，可以切开股环内侧的陷窝韧带和髂耻束。若嵌顿必须切开疝囊，检查其内容物，以明确有无缺血甚至坏死。然后行疝囊高位结扎，再行疝修补，修补优先选择补片。但在严重污染、绞窄等使用补片禁忌的情况下，可以选择缝合修补。主要的原则是使用不可吸收缝线将髂耻束和陷窝韧带缝合至Cooper韧带。腹股沟管壁在条件许可的情况下需使用补片重建，少数情况下选择缝合修补(图9-2)。

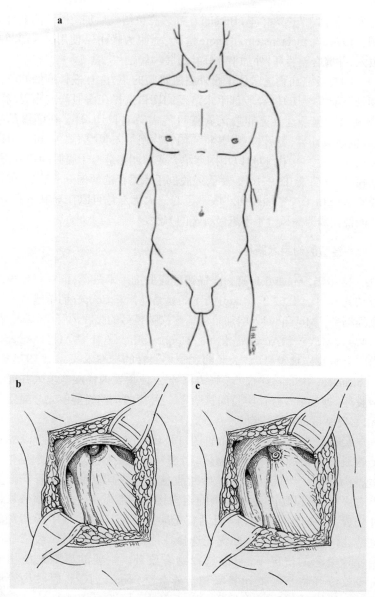

图9-1 (a) 右侧股疝经股部手术路径的切口。(b) 右侧股疝经股部手术路径的显露。注意疝位于股静脉内侧。(c) 经股部手术路径使用圆柱形网片卷填充股管修补右侧股疝

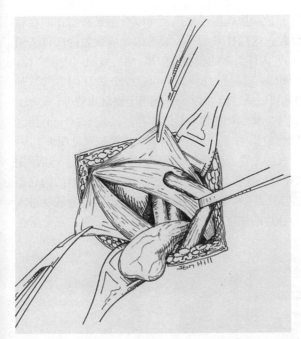

图9-2 经腹股沟手术路径修补右侧股疝。显露腹股沟管后,打开腹股沟管壁修补股疝

● 经腹膜前手术路径

经腹膜前手术路径于1876年也由Annandale首次描述,通过低位正中切口,切开腹白线,从骨盆钝性分离腹膜,行疝囊高位结扎。1950年McEvedy报道了通过腹直肌鞘外侧的斜切口,将Cooper韧带缝合至联合腱的修补方法。同年,Nyhus做了进一步的改良,使用横切口将Cooper韧带和髂耻束缝合,然后使用聚丙烯补片加强修补[14]。1973年Stoppa应用大张的涤纶补片覆盖双侧腹股沟区[15]。2003年Kugel通过小切口置入环形支撑的补片[16]。

经腹膜前手术路径也可以用腹腔镜完成,Schultz(1990)报道了第一例腹腔镜经腹腹膜前修补术(transabdominal preperitoneal,TAPP)[17],之后不久即出现第一例腹腔镜完全腹膜外修补术(totally extraperitoneal,TEP)的报道[18]。怀疑肠绞窄时,由于需要在修补时对肠管进行全面评估,所以应该避免使用腹腔镜TEP修补。

相对于腹腔镜，开放经腹膜前手术路径可以全面显露潜在的腹股沟区疝，易于探查腹腔。这项技术需在下腹部做常规腹股沟切口头侧的3 cm横切口。需切开内环头侧的腹直肌前鞘，将腹直肌向内侧牵拉，股疝疝囊就会还纳（如果有嵌顿，外科医师可以切开股环内侧的髂耻束）。小的原发性股疝可以通过缝合Cooper韧带至髂耻束修补，或者使用补片修补。原发或复发疝修补使用补片时要超过缺损2～3 cm，使之能覆盖斜疝和直疝的腹股沟区域。腹膜前结构和疝的位置见图9-3。

腹腔镜TAPP要求首先置入套管（图9-4a），并建立气腹。然后，先在内环头侧2 cm切开壁层腹膜，再进行腹膜内解剖。腹膜后结构必须彻底解剖分离，包括髂耻束和耻骨联合，有时还需要游离部分膀胱进入Retzius间隙，以便为补片的下缘创建足够大的空间。所有的三个潜在

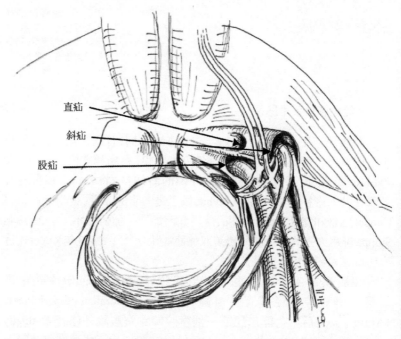

直疝

斜疝

股疝

图9-3 右侧腹股沟区的腹膜前解剖结构。股疝位于髂耻束的后方，股静脉的内侧。腹股沟斜疝位于内环，腹股沟直疝位于Hesselbach三角，即腹壁下血管内侧和髂耻束前方

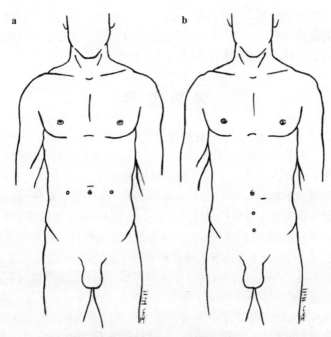

图9-4 (a) 显示腹腔镜经腹腹膜前修补术 (TAPP) 腹股沟区疝时的套管位置。(b) 显示腹腔镜完全腹膜外修补术 (TEP) 腹股沟区疝时的套管位置

的腹股沟区疝的区域都要暴露(图9-3)。还要检查有无腹股沟管脂肪瘤。TAPP时,嵌顿的疝囊常常能自行还纳,但也可以将疝囊切开并行近端结扎。如果致密的股环中有嵌顿甚至绞窄的内容物,也许有必要首先沿着腹横筋膜向内上方切开1～2 cm的陷窝韧带以扩大缺损,使疝内容物可以安全地还纳。这个操作可以使用电凝钩或超声刀。必须格外小心地辨认疝外侧的髂静脉,并避免损伤。如果腹横筋膜表面没有静脉,可以使用电凝钩完成操作。但如果有静脉,也可使用超声刀,以便同时止血。我们推荐首先使用双极电凝操作钳处理该区域的所有小静脉,然后切开筋膜还纳内容物。内镜手术结束时没有必要关闭切开的筋膜。疝内容物一旦回纳,精索结构需要从腹膜上尽可能高位地游离。所有三个潜在的腹股沟区疝部位需使用补片覆盖,补片可以固定到Cooper韧带。必须关闭腹膜。

腹腔镜TEP技术（图9-4b）也是先置入套管，然后使用气囊行腹直肌后的腹膜前间隙分离。和TAPP修补的区别在于不需要关闭腹膜，不常规固定补片。技术细节在本书的其他章节已有描述。

外 科 警 示

对于没有嵌顿、绞窄的股疝可以使用之前描述的任何一种手术路径修补。但是，嵌顿甚至绞窄的股疝是腹腔镜TEP手术的相对禁忌证，除非外科手术医师具有丰富的腹腔镜技术经验，在术中能充分探查和评估腹腔内的肠管。对于绞窄的股疝或腹股沟疝需要做肠切除，这是同期放置永久性合成补片的禁忌。尽管如此，Franklin等报道了对58例绞窄性股疝患者，在严重污染的条件下使用生物性补片修补的研究，观察19个月余，没有复发或发生补片相关的并发症[19]。

我们认为尽管存在疝，但在手术野可疑污染或污染的情况下，就像股疝合并肠绞窄坏死的时候，处理的首要问题就变成了感染。更永久地解决疝缺损可以在晚些时候分期手术完成。合成补片具有潜在的感染风险，这类尝试一般应该避免。在这种情况下，使用目前供应充足的可吸收补片产品更为理想。患者需被告知，在这种补片被吸收后，预计疝将复发，到时再择期修补。

大多数外科医师使用聚丙烯补片修补股疝，可以固定或不固定补片。因为综合了腹腔镜的优势（疼痛少，早期恢复活动，补片感染率不存在）和腹膜前手术路径的优势（良好的暴露，更接近内脏，可以评估所有的腹股沟区疝），腹腔镜疝修补术的应用越来越普遍。腹腔镜TEP手术路径避免了潜在的腹腔内并发症（这些并发症都可被接受）。对于嵌顿疝或之前曾有腹膜外盆腔手术或放疗史的患者，由于行球囊分离时可能撕裂腹膜或嵌顿的脏器，所以选择TAPP术式更为合适。

结　果

已发表的文献提示股疝修补后的复发率可达到10%。经股部手术路径使用网塞补片相对于缝合修补，有更高的血清肿和异物感发生率。

经股部手术路径可能会漏诊同时存在的腹股沟疝[20]。腹腔镜疝修补的总体复发率＜1%。

<h1 style="text-align:center">评　　论</h1>

　　股疝与腹股沟疝相比较发生率很低（占腹股沟区疝的比率约小于8%），因此经常被误诊为腹股沟疝。这导致几个后果。第一，腹股沟区疝的前入路手术可能导致股疝"漏诊"，除非术中通过腹股沟管后壁非常仔细地触诊。有一项使用国家数据库的研究，统计了三年内连续的约35 000例施行腹股沟区疝修补术的病例，发现腹股沟疝修补术后继发股疝的病例是原发股疝的15倍[21]。不管是内镜还是开放的经腹膜前手术路径，都具备直视下辨认股疝的优势，而且不管是股疝还是腹股沟疝，都可以使用补片同时覆盖修补。

　　股疝漏诊的第二个后果是基于其容易嵌顿甚至绞窄的特点。股疝一旦确诊，就应该修补。这是因为三分之一的股疝需要急诊修补（腹股沟疝是5%）。股疝确诊后的嵌顿风险，3个月是22%，21个月是45%[8]。对小的无症状的腹股沟疝治疗的最新趋势是"观察等待"，但必须确认该疝是腹股沟疝而不是股疝，因为股疝的嵌顿发生率很高[22,23]。

　　三种股疝修补手术路径的选择更多依赖于外科医师的喜好和经验。但是正如前文所列举的，这些手术方法都有相对显著的禁忌证。不管使用哪种路径，几乎所有外科医师都选择使用补片行无张力疝修补术。使用补片的唯一禁忌是重度污染或肠切除，虽然在这些情况下生物性补片已经得到应用，但是目前为止还没有充分的资料支持推荐其代替原先的组织缝合修补。事实上，非肥胖患者的小的原发性股疝（没有合并腹股沟疝）可以使用缝合修补。聚丙烯圆柱形网塞使用后可表现出异物不适感、更高的复发率和血清肿比率[20]。嵌顿和绞窄的股疝，若行开放手术可以选择经腹股沟路径或经腹膜前路径切口，如果是腹腔镜手术则选择TAPP。经股部手术路径可能会使疝回纳困难，不能充分评估肠管活力，一旦需要行肠切除时操作困难。对嵌顿疝患者行TEP修补时很可能撕裂腹膜，一旦需要行肠切除时，则需转为TAPP。

腹腔镜手术时可能出现一个常见的难题：无法找到疝（即无腹膜凹陷）。这时应该打开腹膜并按原计划行疝修补术，因为无法辨认腹膜后疝导致的复发是很常见的。我们建议仔细寻找腹股沟或股部的脂肪瘤，也要仔细排查其他易被临床诊断为腹股沟区疝的病因[24]。

在我们中心已经使用腹腔镜手术修补了超过 2 000 例的腹股沟区疝。除非存在禁忌证（如手术或放疗引起的腹膜前间隙闭合或存在全麻风险），我们常规选用腹腔镜手术，因为该手术易于评估和治疗包括股疝在内的所有潜在的腹股沟区疝。

（施小宇 译）

·参·考·文·献·

[1] Babar M, Myers E, Matingal J, et al. The modified Nyhus-Condon femoral hernia repair. Hernia 2010; 14: 271–285.

[2] Crawford DL, Hiatt JR, Phillips EH. Laparoscopy identifies unexpected groin hernias. Am Surg. 1998; 64(10): 976–978.

[3] Griffin KJ, Harris S, Tang TY, et al. Incidence of contralateral occult inguinal hernia found at the time of laparosocpi trans-abdominal pre-peritoneal (TAPP) repair. Hernia. 2010; 14: 345–349.

[4] Chan G, Chan CK. Longterm results of a prospective study of 225 femoral hernia repairs: Indications for tissue and mesh repair. J Am Coll Surg. 2008; 207(3): 360–367.

[5] Dahlstrand U, Wollert S, Nordin P, et al. Emergency femoral hernia repair. A study based on a national register. Ann Surg. 2009; 249(4): 672–676.

[6] Garg P, Ismail M. Laparoscopic total extraperitoneal repair in femoral hernia without fixation of the mesh. JSLS. 2009; 13: 597–600.

[7] Suppiah A, Gatt M, Barandarian J, et al. Outcomes of emergency and elective femoral hernia surgery in four district general hospitals: a 4-year study. Hernia. 2007; 11(6): 509–512.

[8] Van den Hueval B, Dwars BJ, Klassen DR, et al. Is surgical repair of an asymptomatic groin hernia appropriate? A review. Hernia. 2011 Epub ahead of print.

[9] Bendavid R. Femoral hernia (Part III): An "umbrella" for femoral hernia repair. In: Bendavid, R., ed. Prostheses and Abdominal Wall Hernias. Boca Raton, CRC Press, 1994: 413.

[10] Lau WY. History of treatment of groin hernia. World J Surg. 2002; 26(6): 748–759.

[11] Lichtenstein IL, Shore JM. Simplified repair of femoral and recurrent inguinal hernias by a "plug" technique. Am J Surg. 1974; 128(3): 439–444.

[12] Read RC. British contributions to modern herniology of the groin. Hernia. 2005; 9(1): 6–11.

[13] Moschowitz AV. Femoral hernia; a new operation for radical cure. New York J Med. 1907; 21: 1087.

[14] Nyhus LM, Condon RE, Harkins HN. Clinial experiences with preperitoneal hernia repair for all types of hernia of the groin. Am J Surg. 1960; 100: 233–244.

[15] Stoppa R, Petit J, Abourachid H, et al. Procede original de plastie des hernia de l'aine:

L'Interposition sous fixation d'une prothese en tulle de Dacron par voie mediane sous-peritoneale. Chirurgie. 1973; 99(2): 119–123.

[16] Kugel, RD. The Kugel repair for groin hernias. Surg Clin N Am. 2003; 83(5): 1119–1139.

[17] Schultz LS, Graber JN, Peritrafitta J, et al. Early results with laparoscopic inguinal herniorrhaphy are promising. Clin Laser Mon. 1990; 8(7): 103–105.

[18] McKernan, JB, Laws, HL. Laparoscopic repair of inguinal hernias using a totally extraperitoneal prosthetic approach. Surg Endosc. 1993; 7(1): 26–28.

[19] Franklin ME Jr, Gonzalez JJ, Glass JL. Use of porcine small intestinal submucosa as a prosthetic device for laparoscopic repair of hernias in contaminated fields: 2-year follow-up. Hernia. 2004; 8(3): 186–189.

[20] Chen J, Lv Y, Shen Y, et al. A prospective comparison of preperitoneal tension-free open herniorrhaphy with mesh plug herniorrhaphy for the treatment of femoral hernias. Surgery. 2010; 148: 976–981.

[21] Mikkelsen T, Bay-Nielsen M, Kehlet H. Risk of femoral hernia after inguinal herniorrhaphy. Brit. J. Surg. 2002; 89(4): 486–488.

[22] Fitzgibbons RJ Jr, Giobbie-Hurder A, Gibbs JO, et al. Watchful waiting vs repair of inguinal hernia in minimally symptomatic men: a randomized clinical trial. JAMA. 2006; 295(3): 285–292.

[23] O'Dwyer PJ, Norrie J, Alani A, et al. Observation or operation for patients with an asymptomatic inguinal hernia: a randomized clinical trial. Ann Surg. 2006; 244(2): 167–173.

[24] Hollinsky C, Sandberg S. Clinically diagnosed groin hernias without a peritoneal sac at laparoscopy — what to do? Am J Surg. 2010; 199(6): 730–735.

第 3 篇

腹股沟疝修补术后
效果和并发症

OUTCOMES AND COMPLICATIONS
FOLLOWING INGUINAL HERNIA REPAIR

第10章
腹腔镜腹股沟疝修补术的效果评估

Results of Laparoscopic Repair of Inguinal Hernia

Daniel Marcus

　　传统应用于腹股沟疝修补的Bassini术式存在诸多不足,对引起这些不足的原因进行探索一直是外科医师进行的工作,并促使大家去重新思考与研究前腹壁的解剖,尤其是腹股沟区的解剖。这种对于腹壁解剖(包括形态学及功能学)的重新认识不仅有助于加强外科医师对疝发生发展的了解,更重要的是可为外科医师设计与实施手术提供指导与建议,特别是对某些存在变异的疝的治疗帮助更大。

腹腔镜技术的历史演变

　　疝修补的历史最早可以追溯到古埃及时期。Bassini医师开创了现代疝手术的新世纪。目前,外科疝修补技术包括开放或内镜技术,并且以合成补片应用为主流。当然,疝修补的演进与解剖学、外科手术技术的进展密不可分。20世纪90年代初,腹腔镜技术出现,并应用于微创疝修补术。最初,腹腔镜用于胆囊切除术,随后其他内镜技术也陆续开展起来。最早的腹腔镜疝手术是腹腔内网片植入(intraperitoneal placement of mesh, IPOM)技术。该技术最初很吸引人,并被研究者广泛推荐。外科医师发现,手术过程简单易学。但是随访结果并不乐观:该项手术存在较多并发症和复发率。初步随访41个月后,内镜IPOM技术组的复发率为41%,而采用传统前入路对照组的复发率仅为15%[1]。

　　随后出现的内镜手术方法是经腹腹膜前修补术(transabdominal preperitoneal approach, TAPP),这项技术模仿了在外科其他领域开展的腹腔镜操作步骤和方法。完全腹膜外修补术 (the totally extraperitoneal technique, TEP) 是继 TAPP 技术后发展的新技术，该手术并未进入腹腔内操作和分离，因此短期内避免了意外腹腔脏器损伤的风险，长远的优点是降低补片和肠管粘连的机会。

统计表明，腹股沟疝约占腹壁疝的 75%。流行病学发现，男性一生罹患腹股沟疝的风险为 27%，女性为 3%，由此可见，腹股沟疝手术是全世界范围内最常开展的手术之一[2]。美国每年约有 80 万患者接受疝手术治疗。

根据绝大多数开放手术和内镜手术随机的对照研究结果，归纳了内镜疝技术的优缺点，并罗列如下[3,4]：

优点：

- 减少术后疼痛。
- 更早恢复工作。

缺点：

- 手术费用增加。
- 手术时间延长。
- 学习曲线更长。
- 医师在开展内镜技术的早期复发率和并发症较高。

虽然开放式无张力手术仍是腹股沟疝修补的标准方法，但只要外科医师接受充分训练后，腹腔镜疝手术也能取得和开放疝修补手术同样的良好效果[4]。通过开放手术和腹腔镜疝修补（如 TEP）手术为期 5 年随访的比较，Eklund 等发现慢性疼痛的发生率在腹腔镜手术患者中为 1.9%，而开放手术患者为 3.5%[5]。

定　义

腹腔镜修补术指下述的 3 种技术之一：

- 完全腹膜外修补术 (TEP)：本章节将详述此项手术技术。
- 经腹腹膜前修补术 (TAPP)：该技术采用标准的腹腔镜技术获得气腹，从而利用腹腔空间操作。先锐性切开腹股沟区的腹膜，然后钝性剥离，从而暴露腹膜前空间。补片的放置与固定技术和 TEP 技术相同。最后的步骤是将剥离的腹膜缝合,并恢复到正常的解剖位置。

 ● 腹腔内网片植入术(IPOM):采用腹腔镜技术,将双层防粘连补片覆盖于肌耻骨孔区域并固定。腹膜前的区域无需进行解剖,分离的操作非常少。

TEP和TAPP技术

目前最常采用的腹腔镜疝手术是TEP和TAPP技术[6,7]。1990年Ger等率先报道腹腔镜疝修补方法,当时仅单纯地将网塞放置在腹股沟的缺损处[8]。随后的数年中,这项技术逐步发展演变出两种主要的腹腔镜技术:TEP和TAPP技术。后者在本章节将详细介绍。TEP技术需要借助Veress气腹针或充气气囊,在腹股沟管后方创建腹膜前空间,放置补片的步骤和TAPP技术相同。比较TEP和TAPP技术,TEP的优势是术后疼痛更少,而且降低了腹腔内操作时带来的并发症,但是TEP需要更高的技术要求,学习曲线更长。因为操作简单的缘故,许多外科医师开展腹腔镜疝修补手术时,一般会优先选择TAPP技术。这项技术也是IPOM技术直接演变进化而来的。充气球囊分离等技术的出现,使得TEP技术逐步发展成熟,并且被越来越多的医师所喜欢。TEP技术的设计理念避免了直接进入腹腔,因而极大地减少了补片和肠管粘连的风险。有些医师更喜欢TAPP技术,因为操作方法简单,解剖视野清晰,而且无需借助特别的设备和器械。已经掌握腹腔镜胆囊技术的科室均可开展TAPP手术。相当多研究都证明,比起开放式手术,腹腔镜疝修补手术的优点是术后疼痛轻微、恢复工作和正常活动更早。尽管如此,许多医师没有开展腹腔镜疝修补技术,这主要基于以下诸多因素:首先,相比Lichtenstein技术,掌握腹腔镜疝技术需要复杂培训。大多数没有接受特殊课程培训(包括取得资格和广泛辅导)的医师,在转换到腹腔镜技术操作时存在困难,所以目前只有约30%的腹股沟疝修补手术采用TAPP或TEP技术完成。其次,出于经济因素的考虑,腹腔镜手术的收费比传统的开放手术更贵。当然,两种技术的费用比其他外科腹腔镜手术便宜。这就促使外科医师投入更多的时间和精力,掌握这种技术。现在多数外科医师在腹腔镜胆囊手术方面都积累了相当多的经验，足以开展TAPP技术。开放式疝修补手术和腹腔镜疝修补手术的复发率都非常低，两者随机对照研究的结果并无差异。研究表明，较大补片似乎有助于降低远期的复发率。随着经验的积累和技术进步，腹腔镜疝修补手术的并发症非常少。大量的随访研究发现，开放手术和腹腔镜手术的并发症的发生率几乎相同。开放手术的并发症更多地表现为腹股沟区血肿和外阴部水肿。腹腔镜疝技术开展的初期需要购买设备，从而增加额外费用[1]，但是由于患者能更快恢复工作，从经济学角度衡量，更有利于患者和社会。腹腔镜疝修补手术的优点还表现在能够同期探查和修补对侧腹股沟疝，而且仅增加少量手术时间。

　　和腹腔镜胆囊手术一样，掌握腹腔镜疝修补手术需要一定的学习曲线时间，而且掌握TEP技术比TAPP需要更长学习曲线。已有其他腹腔镜手术经验的医师更易度过学习曲线，且能够降低这一过程中的并发症。

　　部分早期的研究认为腹腔镜疝修补手术的复发率较高，并质疑其增加额外的费用。但是过去数年中，越来越多的证据表明，经验丰富和腹腔镜手术纯熟的外科医师开展腹腔镜疝修补手术，取得的优势显而易见。腹腔镜手术虽然增加一定费用，但是这完全能被两种优势所弥补：更快康复到基本健康状况和同期完成对侧腹股沟疝手术。新技术和方法逐步避免了术中使用昂贵器械（如扩张球囊和分离装置），从而降低了费用。

　　一些新技术使用了单孔技术和机器人技术，并减少操作需要的套管。这些报道认为，新技术和成熟的腹腔镜疝修补技术同样有效。但是这些技术是否已经具备明显优势还需要多个中心的临床实验证实。

（伍　波　樊友本　译）

·参·考·文·献·

［1］ Kingsley D, Vogt DM, Nelson MT, et al. Laparoscopic intraperitoneal onlay inguinal herniorrhaphy. Am J Surg. 1998; 176(6): 548–553.

［2］ Jenkins JT, O'Dwyer PJ. Inguinal hernias. BMJ. 2008; 336(7638): 269–272.

［ 3 ］ McCormack K, Scott NW, Go PM, et al. Laparoscopic techniques versus open techniques for inguinal hernia repair. Cochrane Database Syst Rev. 2003; CD001785.

［ 4 ］ Memon MA, Cooper NJ, Memon B, et al. Meta-analysis of randomized clinical trials comparing open and laparoscopic inguinal hernia repair. Br J Surg. 2003; 90(12): 1479–1492.

［ 5 ］ Rutkow IM. Demographic and socioeconomic aspects of hernia repair in the United States in 2003. Surg Clin North Am. 2003; 83(5): 1045–1051.

［ 6 ］ Eklund A, Montgomery A, Bergkvist L, et al. Chronic pain 5 years after randomized comparison of laparoscopic and Lichtenstein inguinal hernia repair. Br J Surg. 2010; 97(4): 600–608.

［ 7 ］ Castorina S, Luca T, Privitera G, et al. An evidence-based approach for laparoscopic inguinal hernia repair: lessons learned from over 1,000 repairs. Clin Anat. 2012 Jan 24. ［Epub ahead of print］

［ 8 ］ Neumayer L, Giobbie-Harder A, Jonasson O, et al. Open mesh versus laparoscopic mesh repair of inguinal hernia. N Engl J Med. 2004; 350: 1819–1827.

第11章
腹膜前腹股沟疝修补术后并发症

Outcomes After Transabdominal Preperitoneal
Inguinal Hernia Repair

Nicole Fearing and Kimberly Ponnuru

疝修补手术仍然是美国和欧洲最常见的外科手术之一。在美国，每年外科医师进行 600 000～800 000 例次的腹股沟疝修补术[1-3]，大多数修补术使用开放技术，腹腔镜疝手术仅占 10%～15%[2-3]。1992年，几位外科医师报道实施了经腹腹膜前疝修补手术,同年,Arregui 和他的同事首次描述了一例经腹腹膜前修补术 (TAPP)[4]。我们往往将腹腔镜下 TAPP 术与开放式修补术及腹腔镜下全腹膜外修补术 (TEP) 相比较。在讨论疝修补术时,我们的焦点是复发、恢复工作的时间、成本、疼痛、神经痛及其他并发症等。

并　发　症

开放式修补术、TAPP 和 TEP 均可能引起感染、腹股沟血肿、术后疼痛、复发、尿潴留、睾丸不适及其他网片相关并发症。此外,腹腔镜疝修补术还有腹腔镜手术特有的风险,如戳卡或穿刺针引起的损伤、穿刺孔疝、低氧血症和继发于气腹的高碳酸血症或低血压等[5]。

● 肠梗阻

TAPP 术后并发肠梗阻是因为小肠通过切开的腹膜瓣疝入腹膜前间隙造成的。这通常可以通过手术结束时仔细钉合或缝合腹膜瓣来预防。Kapiris 等报道了 3 017 例患者的 3 530 例 TAPP 的结果[6]，发现共有 7 例小肠梗阻是由于肠道疝入腹膜前间隙引起的。他们改进了腹膜关闭技术,由原来的钉合改成连续缝合关闭腹膜,这种改进使肠梗阻的发生率从0.8%降至0.1%。术后早期出现梗阻症状需要彻底排查，以排除这种腹膜疝的可能。可以通过体格检查、超声检查或CT扫描发现。如果漏诊，可导致小肠与网片粘连并被网片腐蚀，或引起小肠嵌顿，最终发生绞窄。如果发现得早，及时在腹腔镜下修补可减少后遗症的发生。

● **泌尿系统并发症**

TAPP术后泌尿系统并发症的确存在，但少见。大多数是未成年人，包括阴囊血清肿或血肿、睾丸疼痛和继发性鞘膜积液[7,8]。膀胱损伤是一种罕见但严重的并发症，可能在术中或术后的几天内发生，据报道，发生率不到1%[9]。手术时，有些外科医师常规放置导尿管，有些则不放置，关于是否常规放置导尿管没有达成共识。在初次手术时，如果怀疑有膀胱损伤，可以放置导尿管，将亚甲基蓝生理盐水注入膀胱，以查明损伤部位。由于担心网片感染，故手术修补膀胱后通常需要移除网片。

有报道称有患者在TAPP术后数年发生网片侵蚀入膀胱，故必须移除网片和手术修补膀胱。可以行开放手术移除网片，也可在腹腔镜下操作[7,10]。

对于有生育要求的患者，必须让他知情，腹腔镜疝修补术后可能发生梗阻性无精症，虽然这很少见，据报道发病率为0.3%～7.2%。病因包括输精管的切断、血供的破坏、网片引起的瘢痕反应，最终导致输精管梗阻[11]。

对前列腺癌根治术后的患者行腹腔镜腹股沟疝修补术一直存在争议。这个区域的瘢痕可能使进入腹膜前间隙和疝分离的技术变得困难。对于这样的患者，并发症的风险可能更高。这种情况下，TAPP术应该由那些具有丰富经验的医师来实施。

另一个问题是，在腹腔镜腹股沟疝修补术后数月或数年内，可能有需要进行根治性前列腺癌手术的患者。对于耻骨后前列腺切除术，腹腔镜或机器人手术系统已成功完成了之前曾有腹腔镜腹股沟疝修补术的病例[12]。然而，以往手术时腹膜前间隙的解剖会引起瘢痕，这使得前列腺切除术中组织暴露困难，尤其是涉及膀胱切除术。术前评估时，应该与男性患者说清楚，告知他们腹腔镜疝修补术会产生对前列腺手术带来的相关风险。

● 术后疼痛

鉴于发生的频率及对患者的影响,在所有的并发症中,亦被称为腹股沟痛的术后疼痛和复发一直为人们所关注。退伍军人事务部 (VA) 的一项开放网片修补术与内镜网片修补术的对照研究结果被广为宣传,该研究显示,术后神经痛及复发对术后患者所报道的结果和满意度有负面影响[13]。2006年,在 Hawn 及其同事所发表的腹股沟疝术后患者预后的报道中,又重现了上述发现[5, 14]。大多数研究表明,与开放式修补术相比,内镜修补术后急性和慢性疼痛较少。许多大型多中心研究和一项 meta 分析证实,与开放式修补术相比,内镜修补术后长期慢性疼痛的发生率较少[13, 15-17]。当我们认识到了治疗慢性术后疼痛的困难性以及对患者满意度的负面影响后,内镜疝修补术后疼痛发生率的下降就显得意义重大了。

Dickenson 等在一项回顾性研究中发现,内镜疝修补术后有14% 的患者会发生慢性 (> 1年) 术后疼痛,这比复发的风险更大,并且问题在于,通常通过外科治疗很难解决。这项研究指出,术前已有疼痛、年龄 < 50岁、复发疝修补是发生术后疼痛的危险因素[18]。

从所应用的网片类型看,并不对慢性疼痛产生影响。2011年,Bittner 等报道了他们运用4种不同类型网片修补一年后的结果,这4类网片分别为:标准重量型网片、单一中量型聚丙烯网片、复合轻量型聚丙烯网片和轻量型钛网片。发现在600例接受 TAPP 术的患者中,植入不同类型的网片,慢性疼痛的发生率并无差异,但运用轻量型网片似乎能改善术后早期的疼痛[19]。

● 复发

据报道,TAPP 的术后复发率为 0% ~ 13%,当与开放疝修补术相比时,许多单中心研究的样本量太小,以至于在复发率上显示不出具有统计学上的意义。在多中心前瞻性调查中,大多显示 TAPP 与开放网片修补具有相近的复发率。美国退伍军人事务部的大量预测性研究显示,一个经验丰富的外科医师完成的 TAPP 术的复发率也与前述相近[13]。为了达到开放网片修补的相近复发率,术者的经验依然被大多数人认为是开展TAPP的所需具备的条件。Johansson等开展了一项研究,有613位患者,随机施行TAPP或开放腹膜前网片修补或传统修补,他们报道,内镜和开放腹股沟疝修补术后的复发率相近[15]。2003年,Douek等发表了一项TAPP和开放网片修补术的前瞻性随机对照试验,共403位患者被随机安排,要么在局麻下施行开放修补术,要么在全麻下施行TAPP。至少5年后,这些患者接受一位没参与先前研究的独立外科医师的检查和评估,有65%的患者接受了随访,为120例开放修补术和122例TAPP患者。两组的随访结果显示,复发率并无差异[20]。2001年,Kapiris等发表了两个中心7年的TAPP施行经验,他们在3 017名患者中施行了3 530例TAPP,共有22例复发,总体复发率为0.62%,22例复发病例中的17例发生在前325例运用小网片修补的病例中,随着改良为大网片,复发率降为0.16%[6]。最终,欧盟疝受试者学会做了一项41个试验组成的荟萃分析,其结果再一次证实,TAPP的复发率与开放网片修补术相似[16]。

总之,保持开放术式和TAPP间复发率相似的最重要因素是网片的大小和手术者的经验。

● 网片感染

腹腔镜腹股沟疝修补术后网片感染在文献中鲜有报道。Kapiris等报道了他们大量的TAPP手术病例术后有4例发生网片感染,总体发生率为0.11%,其中3例明确存在围手术期感染灶。他们报道的4例中有1例最终不得不通过内镜取出网片。另3例存有腹股沟区脓肿给予引流,其中2例痊愈,1例腹股沟区窦道形成,最终通过开放手术取出网片[6]。对于所有拟行疝修补术的患者,术前评估任何感染征象非常重要,术前适宜的处理能有效地降低网片感染率。

TAPP与TEP的对比

长期以来都有关于什么方法是最好的腹股沟疝腹腔镜修补方法的争论。TAPP修补方法的支持者认为TAPP手术可以展示耻骨肌孔的全貌,而TEP手术只能看到狭小的视野。

　　TEP术是TAPP术的替代者，因为它不需要腹腔内操作，从而避免了肠管损伤以及戳卡孔损伤的可能[21]。只有一项关于TAPP与TEP对比的随机对照研究，这是一项只涉及52例病例的小型研究，结论提示这两种手术在恢复工作时间、疝复发率以及并发症方面没有差异[22]。

　　如果外科医师采用TEP手术，有机会可以在术中转为TAPP手术。在Misra中心185例采用TEP手术的病例中，有10.5%的患者中转为TAPP手术。中转的原因包括腹膜破损、难复性疝、空间不够、出血及手术时间延长等[23]。

　　McCormick等对TAPP与TEP比较的文章进行了系统回顾性综述，比较两种术式包括腹腔内损伤在内的主要并发症情况。发现在前瞻对照性研究中，两种术式在腹腔内损伤方面没有差异，但是在回顾性研究中发现腹腔内损伤的发生率在TAPP术中更多。当然，这种损伤很少发生，是否有临床意义还需要通过更有效的随机对照研究来证实[9]。

TAPP手术与开放手术治疗复发疝的对比

　　关于复发性腹股沟疝应该使用内镜还是开放手术治疗更好一直存在争议。一项涉及4个关于内镜对比开放手术治疗复发性腹股沟疝的随机对照研究的荟萃分析指出，两种手术在复发率和慢性疼痛方面没有显著差异。进一步分层研究发现腹腔镜手术无论是TEP还是TAPP在术后都能更早恢复到日常活动，也更少有术后急性疼痛，但腹腔镜手术需要更多的手术时间[24]。有一项Mahon等完成的前瞻性对照研究，比较了TAPP与开放手术在双侧和复发疝中的运用，由于未单独分析复发疝，故不包括在其中。不过，回顾Mahon的研究结果与整篇meta分析的结果后发现类似。TAPP与开放手术在复发率上无显著差异，TAPP术后疼痛及慢性疼痛更少，患者能更快恢复正常活动[25]。

费　　用

　　要分析腹股沟疝采用腹腔镜手术或开放手术的费用是很困难的。费用分析包括患者、外科医师、医院以及雇主的费用，这些都应综合考虑在内。举例来说，腹腔镜修补术比开放手术需要更长的手术时间，也经常需要使用更多的一次性耗材，这将提高住院费用。从医师的角度来说，腹腔镜手术耗费的额外时间会减少其他流程或办公室回访所产生的费用。对承保人来说，在手术时花费的额外时间在经济上不能抵消其他活动所产生费用的损失。当然，从雇主的角度来说，腹腔镜修补术能够比开放手术使患者更快地恢复工作，患者（雇员）能够更快地回到工作对雇主来说减少了开支。另外，如果患者（雇员）是停薪离职，那么对患者来说更长的恢复时间意味着更大的经济损失。

总而言之，决定何种才是最好的修补技术取决于外科医师的经验，同样也取决于患者的预期和需求。TAPP 手术的结果相较于开放手术的结果，两者近似或稍优于后者。关键在于手术者施行 TAPP 手术的经验。因此，外科医师需要对每一位患者量体裁衣，根据其腹腔镜疝修补术的经验来选择个体化治疗方法。

（胡星辰　李绍杰　黄　磊 译）

·参·考·文·献·

[1] SAGES patient information for laparoscopic inguinal hernia repair. http://www.sages. org/publication/id/PI06. Accessed 30 Aug 2011.

[2] Fitzgibbons R, Puri V. Invited Commentary-Laparoscopic inguinal hernia repair. Am Surg. 2006; 72: 197–208.

[3] Rutkow IM. Demographic and socioeconomic aspects of hernia repair in the United States in 2003. Surg Clin North Am. 2003; 83: 1045–1051.

[4] Arregui ME, Davis CJ, Yucel O. Laparoscopic mesh repair of inguinal hernia using a preperitoneal approach: a preliminary report. Surg Laparosc Endosc. 1992; 2: 53–58.

[5] Takata MC, Duh Q. Laparoscopic inguinal hernia repair. Surg Clin North Am. 2008; 88: 157–178.

[6] Kapiris SA, Brough WA, Royston CMS, et al. Laparoscopic transabdominal preperitoneal TAPP hernia repair. A 7-year two-center experience in 3017 patients. Surg Endosc. 2001; 15: 972–975.

[7] Kocot A, Gerharz EW, Riedmiller H. Urological complications of laparoscopic inguinal hernia repair: a case series. Hernia. 2011; 15: 583–586.

[8] Hume RH, Bour J. Mesh migration following laparoscopic inguinal hernia repair. J Laparoendosc Surg. 1996; 6(5): 333–335.

[9] McCormack K, Wake B, Perez J, et al. Laparoscopic surgery for inguinal hernia repair: systematic review of effectiveness and economic evaluation. Health Technol Assess. 2005; 9(14): 1–203.

[10] Agrawal A, Avill R. Mesh migration following repair of inguinal hernia: a case report and review of literature. Hernia. 2006; 10(1): 79–82.

[11] Shin D, Lipshultz LI, Goldstein M, et al. Herniorrhaphy with polypropylene mesh causing

inguinal vasal obstruction. A preventable cause of obstructive azoospermia. Ann Surg. 2005; 241(4): 553–558.

[12] Ming Do H, Turner K, Dietel A, et al. Previous Laparoscopic inguinal hernia repair does not adversely affect the functional of oncological outcome of endoscopic extraperitoneal radical prostatectomy. Urology. 2011; 77: 963–968.

[13] Neumayer L, Giobbie-Hurder A, Jonasson O, et al. Open mesh versus laparoscopic mesh repair of inguinal hernia. New Engl J Med. 2004; 350: 1819–1827.

[14] Hawn MT, Itani KMF, Giobbie-Hurder A, et al. Patient reported outcomes after inguinal herniorrhaphy. Surgery. 2006; 140: 198–205.

[15] Johansson B, Hallerback B, Glise H, et al. Laparoscopic mesh versus open preperitoneal mesh versus conventional technique for inguinal hernia repair: a randomized multicenter trial (SCUR Hernia Repair Study). Ann Surg. 1999; 230(2): 225–231.

[16] Grant AM, EU Hernia Trialists Collaboration. Laparoscopic versus open groin hernia repair: meta-analysis of randomised trials based on individual patient data. Hernia. 2002; 6(1): 2–10.

[17] The MRC Laparoscopic Groin Hernia Trial Group. Laparoscopic versus open repair of groin hernia: a randomized comparison. Lancet. 1999; 354: 185–190.

[18] Dickinson KJ, Thomas M, Fawole AS, et al. Predicting chronic post-operative pain following laparoscopic inguinal hernia repair. Hernia. 2008; 12(6): 597–601.

[19] Bittner R, Leibl BJ, Kraft B, et al. One year results of a prospective, randomized, clinical trial comparing four meshes in laparoscopic inguinal hernia repair (TAPP). Hernia. 2011; 15: 503–510.

[20] Douek M, Smith G, Oshowo D, et al. Prospective randomized controlled trial of laparoscopic versus open inguinal hernia mesh repair: five year follow up. BMJ. 2003; 326: 1012–1013.

[21] Felix EL, Michas CA, Gonzalez MH. Laparoscopic hernioplasty: Tapp vs TEP. Surg Endosc. 1995; 9: 984–989.

[22] Schrenk P, Woisetschlager R, Reiger R, et al. Prospective randomised trial comparing postoperative pain and return to physical activity after transabdominal preperitoneal, total preperitoneal or Shouldice technique for inguinal hernia. Br J Surg. 1996; 83: 1563–1566.

[23] Misra MC, Bansal VK, Kumar S, et al. Total extra-peritoneal repair of groin hernia: prospective evaluation at a tertiary care center. Hernia. 2008; 12: 65–71.

[24] Karthikesalingam A, Markar SR, Holt PJE, et al. Meta-analysis of randomized controlled trials comparing laparoscopic with open mesh repair of recurrent inguinal hernia. BJS. 2010; 97(1): 4–11.

[25] Mahon D, Decadt B, Rhodes M. Prospective randomized trial of laparoscopic (transabdominal preperitoneal) vs open (mesh) repair for bilateral and recurrent inguinal hernia. Surg Endosc. 2003; 17: 1386–1390.

第12章
腹股沟疝手术中的精索并发症
Cord Structure Complications in Inguinal Hernia Surgery

Aaron M. Lipskar and Mark A. Reiner

腹股沟疝手术依然是美国最常见的择期手术。它是一种相对安全的手术，其世界平均发病率为6%，致死率为0.3%，复发率低于1%～10%。腹股沟疝修补术的并发症既可以发生在手术中也可以发生在手术后。此章节重点关注开放性及腹腔镜腹股沟疝修补术中的索状结构并发症。鉴于女性患者不发生相关索状结构损伤的后果，故关注的重点将是男性患者。

为了了解并避免精索损伤，首先需对其胚胎学和解剖学知识有全面的了解。

胚　胎　学

生殖腺起源于中胚层，最早位于双侧第10胸椎水平的浆膜下筋膜内，并通过引带和悬韧带固定，最终将睾丸拖入阴囊内。从胚胎第7周开始，引带随睾丸的下降而变短。在胚胎发育期间，生殖腺从腹膜后或浆膜下开始下降，在男性生殖腺会一直持续下降到阴囊。在胚胎第8周之后，鞘状突由腹膜向外凸出形成，它推动了腹横筋膜、腹内斜肌、腹外斜肌的延伸。这些筋膜和肌肉的延伸形成了腹股沟管。外凸的腹横筋膜构成腹股沟管深环或内口，并且最终形成精索内筋膜。外凸的腹外斜肌构成腹股沟管浅环或外口，最终形成精索外筋膜。腹内斜肌纤维和筋膜构成了提睾肌的纤维和筋膜。在胚胎第12周之前，腹腔内期的生殖腺下降完成，睾丸可以在腹股沟管深环附近被发现。在胚胎7个月之前，睾丸一直在此位置，之后进入腹股沟管-阴囊期。此期的生殖腺因为引带的进一步变短而继续下降并穿过鞘状突,并且随腹部内容物的生长而使腹压增加,大约在足月分娩的时候,睾丸通常才完全进入阴囊,同时残留的睾丸引带变成一段将睾丸固定在阴囊床上的小韧带。在1岁时,近端的鞘状突通常是闭合的,只有剩下远端残余的盲袋,被称为鞘膜。鞘膜缠绕着睾丸而且通常含有一个塌陷的鞘膜腔。

在睾丸开始最后阶段的下降通过腹股沟管深环之前,精索结构已完全形成。随后,在腹股沟-阴囊期,睾丸牵拉一串延伸的血管、神经和输精管穿过腹股沟管。此段胚胎学过程对理解精索的解剖结构和潜在精索相关并发症,探索避免腹股沟疝修补术中此类并发症的方法至关重要。

解　　剖

随着精索通过腹股沟管,它便组成了鞘膜 (鞘状突的残留)、输精管、蔓状静脉丛、与静脉伴行的3支动脉 (睾丸动脉、输精管动脉、提睾肌动脉)、3支神经 (髂腹股沟神经、生殖股神经生殖支、交感睾丸神经丛) 和淋巴管。蔓状静脉丛、输精管、输精管动脉、睾丸动脉、睾丸神经和淋巴管被3层精索筋膜包绕 (精索外筋膜来自腹外斜肌和提睾肌的肌肉和筋膜、精索内筋膜来自腹横筋膜)。其余结构沿精索外筋膜的外表面通过。

● 输精管

输精管起源于胎儿睾丸中的中肾管。在胚胎时期,睾丸在腹股沟管深环附近着床,而精囊由骨盆尿道附近的中肾管发展而来。在睾丸最后下降阶段,输精管在精索中连接睾丸和尿道,它的作用是作为解剖管道将精子从睾丸运输到尿道。在解剖上,输精管头侧起自尿道分支,与腹壁下动脉交叉,最终插入精索的中下部,其尾侧穿过腹股沟管进入阴囊。

● 蔓状静脉丛

蔓状静脉丛能在精索中输精管前被找到,它是由许多小的精索静脉和附睾的输精管分支构成的网状结构。这些静脉丛形成一团精索结构，并且在腹股沟管浅环水平由小的静脉汇合形成3～4倍粗的静脉。当这些静脉横穿腹股沟管通过深环进入腹腔时，合并为两支，最后形成一条睾丸静脉。右侧的睾丸静脉注入腔静脉，左侧的睾丸静脉汇入肾静脉，这些蔓状静脉丛起着回流静脉和温度调节的作用。

● 动脉

与精索相关的动脉有3条。睾丸动脉起源于腹主动脉，斜向下越过输尿管到达腹股沟管深环水平，进入其他索状结构中并横穿腹股沟管。睾丸动脉的分支远侧扭曲，如果它们受损，也许会引起许多严重的后果。输精管动脉(供应输精管血流的动脉)通常起源于膀胱上动脉的前干，然后通过腹股沟管进入输精管，最终与睾丸动脉汇合。提睾肌动脉是腹壁下动脉的分支，在精索筋膜的浅层与精索伴行。它供应索状结构的结缔组织，并且最终与睾丸动脉吻合。

● 神经

有两条神经穿过腹股沟管，在精索筋膜浅层穿行。此外，交感睾丸神经丛与精索伴行。在腹股沟疝修补术中，这些结构很容易受损。髂腹股沟神经起源于第1腰神经，进入腹内斜肌和腹外斜肌之间的腹股沟管中，从腹股沟浅环中穿出，支配大腿中上部、阴茎和阴囊上部的感觉。生殖股神经的生殖支起源于L1～L2，进入腹股沟管，在腹壁下静脉的一侧，穿过腹横筋膜或穿过腹股沟管深环进入腹股沟管，其后于精索后方下行，支配阴囊和提睾肌。交感睾丸神经丛与精索结构伴行支配睾丸。

● 后方视角看

解剖一般是从前方来描述的，但腹腔镜手术的特有难题之一是从后方观察。无论是腹膜内或腹膜前的手术方式，手术者都需要从这个视角(图12-1)重新了解索状结构。当看着由上界为腹内斜肌和腹横肌，外侧是髂腰肌，内侧是腹直肌边缘和耻骨梳韧带围成的肌耻骨孔

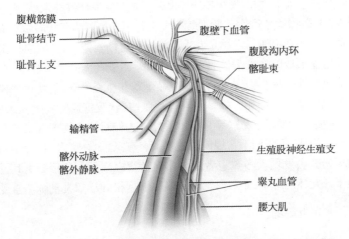

图 12-1 腹腔镜下正常腹股沟区解剖

时,可发现髂耻束上方的精索结构。此外,从后方看,有个被普遍认为是"危险三角"的解剖区域,这个区域主要是为了协助手术者在腹腔镜腹股沟疝修补术中避免精索并发症或大血管出血。危险三角由输精管为内界,精索血管为外界,顶点为上界。这个空间内包括髂外血管、旋髂深静脉、股神经、生殖股神经生殖支。

精索损伤的并发症

通过对精索结构的解剖和生理的完全理解,精索结构受损的机制和临床表现能更易被理解。正如前面提到的,女性患者索状结构的损伤除了神经损伤没有重大的临床影响,因此此处将再次主要关注男性患者。

● 缺血性睾丸炎

缺血性睾丸炎是腹股沟疝修补术后的一种睾丸炎症,这种炎症在开放手术中更多见。在临床,缺血性睾丸炎通常出现在疝修补后的第1~3天,睾丸出现疼痛,有硬结、肿胀,并且患者通常伴有低热。在所有的疝修补手术中，它的发生率小于1%，但是在复发疝修补术中，由于瘢痕形成，其发生率增至5%。缺血性睾丸炎几乎总是因为蔓状静脉丛而非睾丸动脉的自身损伤。它总是发生在将疝囊自精索处剥离切除时，继发于静脉血栓形成的睾丸静脉性充血。此外，完全剥离提睾肌纤维，或许也会造成蔓性静脉丛损伤。超声检查显示睾丸血流下降，能协助判断睾丸是单纯性缺血或坏死。如果是直接缺血，症状改善通常发生在术后6周后，主要给予镇痛、安慰等非手术治疗。人们对缺血性睾丸炎使用抗生素存在分歧，但我们不常规使用抗生素。有意思的是，术后6个月行睾丸超声检查会发现大多数患者的异常血流得以缓解。急诊睾丸切除仅适用于睾丸坏死患者，通常由于他们的静脉丛和（或）睾丸动脉严重受损。

● 睾丸萎缩

睾丸萎缩被定义为睾丸的缩小及功能异常。睾丸萎缩往往是由于睾丸动脉的刺激性损伤而非蔓状静脉丛损伤造成的。它一般发生在术后几个月后，并不总是伴有急性发作性睾丸肿胀。缺血性睾丸炎是否会进展为睾丸萎缩是无法预测的。睾丸萎缩不需要行急诊睾丸切除术，睾丸萎缩的后果是严重而不可逆的，通常要择期行睾丸切除术。Shouldice临床中心报道，睾丸萎缩在无补片的开放性修补术中的发生率是0.036%，在复发疝的发生率是0.46%。腹腔镜手术中尽管有报道，但发生率很小。

避免这些睾丸并发症的最好方法是在分离疝囊时，仔细、精准操作精索结构。无论在开放手术还是在腹腔镜手术中，分离精索似乎没有好处，不处理精索才能使此类并发症的发生率降到最低。

● 输精管损伤

输精管能在腹股沟疝修补术中不经意地被横切或结扎时受损，这些病因能够最终导致不育。

相比于腹腔镜手术，输精管完全横断多见于开放手术，因此精确分离输精管是开放手术中标准的一步。因为存在瘢痕组织，所以这个并发症更多见于复发疝的手术中。输精管完全横断仍然很少见，但是一旦发生，并且如果被发现，需用6-0聚丙烯缝线吻合并放入支架，最好有泌尿外科医师协助。

输精管梗阻不仅能导致不育而且能引起射精障碍。患者会在射精前、射精时、射精后立刻感觉到腹股沟疼痛或烧灼感。射精障碍综合征的发病率曾有人报道约0.4%，症状通常是自限性的。梗阻的病因曾被认为是输精管受压或有瘢痕形成，这发生在开放手术或腹腔镜手术中由于粗糙的操作而导致了输精管肌肉层纤维化。在腹腔镜修补手术中，轻柔、尽可能少的精索操作和在开放修补术中避免使用钳状骨针或其他器械，能使此类并发症的发生率降到最低。

● 睾丸下垂

睾丸下垂是一种相对温和的并发症，它是指腹股沟疝修补术一侧的睾丸下垂。无论在开放手术还是腹腔镜手术中，如果索状结构骨骼化或提睾肌纤维被切断，睾丸下降都会发生。不处理提睾肌或像Shouldine法一样将内侧的残余肌肉固定到耻骨结节处，就可以避免此并发症。

● 阴囊血肿

由于精索有丰富的血液供应，因此对精索结构过多操作致精索结构血管渗血，腹股沟疝修补术后阴囊血肿很常见，其发生率为5%。这个并发症比较轻微，并总能在开放手术和腹腔镜手术中出现。患者表现为阴囊肿胀和瘀斑褪色。这个血肿是自限性的，并且几乎总能被自发地吸收。治疗的首选是密切观察。与其他的精索并发症相似，对精索的轻柔操作能将此并发症的发生率降到最低。

● 阴囊积水

曾报道阴囊积水发生在0.7%的腹股沟疝修补术的患者中，其发生是由于对精索结构过度骨骼化所引起的淋巴引流障碍。另一种推测的解释阴囊积水的原因是开放端疝囊。它们均可用对待原发性阴囊积水的方法处理。

● 神经损伤

尽管不是真正的精索并发症，在开放性和腹腔镜疝修补术中神经损伤仍然有15%～20%的发生率。任何一个横断、破坏或过度收缩，都可以引起神经损伤。通常神经横切会引起麻木，但不能引起神经痛。术后神经痛的症状为麻醉数小时后的唤醒和慢性疼痛。在疝修补术后急性神经疼痛的患者将从及时的再次探查中受益。神经损伤的机制不同的术式是不一样的。生殖股神经的生殖支和髂腹股沟神经的受损可能在开放手术中分离精索的时候发生。虽然这些结构在精索筋膜的表面走行，但是与精索伴行。一些学者因此提倡用最小的残余效应识别和结扎神经，从而使这些并发症的发生最小化。在腹腔镜修补术中，生殖股神经的损伤通常是因为不正确地固定补片。在疝修补术中神经受损的完整讨论不在本章节的范围内。

结 论

　　精索结构的损伤仍然是男性疝修补术患者的常见并发症之一。有时可引起严重的长久性后遗症。无论在开放手术或腹腔镜手术中，所有此类并发症均能发生。在开放性修补术尤其是复发疝修补术中更为常见。避免这些损伤的最好方法是掌握丰富的腹股沟管精索的胚胎学、解剖学知识，在修补手术中轻柔操作及避免精索过度骨骼化。

（董 谦译）

·推·荐·阅·读·

[1] Bendavid R. Complications of groin hernia surgery. Surg Clin North Am. 1998; 78(6): 1089–1103.

[2] Schoenwolf GC, Larsen WJ. Larsen's human embryology. 4th ed. Philadelphia, PA: Elsevier Livingstone; 2009: 525–530.

[3] Sherman V, Macho JR, Brunicardi FC. Inguinal hernias, chapter 37. In: Brunicardi FC, Andersen DK, Billiar TR, Dunn DL, Hunter JG, Matthews JB, Pollock RE, editors. Schwartz's principles of surgery. 9th ed. New York: McGraw-Hill; 2010.

[4] Shouldice EB. The Shouldice repair for groin hernias. Surg Clin North Am. 2003; 83: 1163–1187.

[5] Tetik C, Arregui ME, Dulucq JL, et al. Complications and recurrences associated with laparoscopic repair of groin hernias. Surg Endosc. 1994; 8(11): 1316–1323.

第13章
腹腔镜腹股沟疝修补术中并发症

Intraoperative Complications During
Laparoscopic Hernia Repair

Davide Lomanto and Rajat Goel

在1990年代初由 Ger、Schultz、Corbitt 和 Filipi 首先报道了腹腔镜腹股沟疝修补术[1-4]。目前最常用的两种腹腔镜腹股沟疝修补术是经腹腹膜前修补术 (TAPP) 和完全腹膜外修补术 (TEP)。两者均要求在腹膜前间隙放置合成补片以覆盖肌耻骨孔上潜在的缺损。TAPP需要切开腹膜进入腹膜前间隙,而TEP的所有分离都在腹膜前间隙中。两种腹腔镜疝修补术都要求充分显露肌耻骨孔,去除多余的腹膜外脂肪和精索脂肪瘤,充分观察所有潜在的疝发生部位,完全回纳直疝内容,探查有无股疝,从精索完全剥离斜疝疝囊,最后在腹膜前间隙合理放置补片并恰当地固定。

腹腔镜腹股沟疝修补术 (TAPP 和 TEP) 被认为是具有技术挑战的手术。它们存在"学习曲线",并发症发生率会随着手术经验的增加而逐步下降[5-7]。适当的训练和监督可以缩短学习曲线周期,并减少并发症[8]。大量的临床中心报道了关于复发、慢性疼痛、生活质量的比较数据[8-10],结果显示即使腹腔镜手术没有优于开放手术,但完成学习曲线医师的手术结果也令人印象深刻,尤其在双侧疝和复发疝方面优于开放手术[9-12]。吸取公开发表文献的经验成果及认识到导致并发症、修补失败的因素是获得良好结果的基础,而认真分析各项风险因素、推行规范的基本外科技术尤其重要。

腹腔镜腹股沟疝并发症的发生率为3%～20%[6,13-15]。表13-1总结了TAPP和TEP的并发症。

表13-1　术中并发症总结

与腹腔镜技术相关	与腹腔镜疝修补术相关
穿刺套管损伤肠管和膀胱[a]	血管损伤：股血管、腹壁下血管、生殖血管、髂血管，其他
皮下气肿	神经损伤：股外侧皮神经、生殖股神经、髂腹沟神经、髂腹下神经、股神经
与高碳酸血症相关心肺并发症	内脏损伤：膀胱和肠管
	精索结构损伤：输精管和精索血管

注：[a] 多见于TAPP。

腹腔镜腹股沟疝修补术并发症

此处的术中并发症特指腹腔镜腹股沟疝修补术中的并发症，包括以下几个方面。

● 血管损伤

包含髂血管、股血管、腹壁下血管、精索血管、肌肉分支、耻骨弓上血管（包括"corona mortis"静脉），或其他在该区域的血管。

● 内脏损伤

肠管损伤可发生在置入穿刺套管时，或分离较大的难复性疝、滑疝的过程中，以及使用电刀时。TEP与TAPP相比，肠管损伤明显减少，但依然存在。

尿路损伤在腹腔镜腹股沟疝修补术中也有报道，包括膀胱损伤和非常少见的尿道破裂。

● 神经损伤

肌耻骨孔（Fruchaud孔）内有数根神经经过，包括髂腹股沟神经、髂腹下神经、生殖股神经中央的生殖支（生殖股神经生殖支）和外侧的股支（腰腹股沟神经）、股神经、股外侧皮神经。所有这些神经在外侧分离或补片固定时都易于受损，可导致长期疼痛和不适[16]。

● 精索结构损伤

在分离过程中输精管和精索血管均可受损或横断。

即便某些并发症非常少见，但并发症可发生于手术的每个步骤中。因此按时间顺序分析全部并发症非常关键，可以制订预防措施或发生时的对策。

风险规避策略

采取风险规避策略可以改善腹腔镜疝修补术的临床效果，需在以下手术步骤中采取：

(1) 放置第一个穿刺套管。

(2) 放置工作通道。

(3) 分离腹膜前间隙。

(4) 分离疝囊。

(5) 放置和固定补片。

(6) 关闭通道。

● 放置第一个穿刺套管

在腹腔镜腹股沟疝修补术中，绝大多数的损伤是由放置第一个穿刺套管所致。原因是锐利的 Veress 气腹针或穿刺套管进入腹腔造成潜在的血管或脏器损伤[13,14]。此类损伤在 TEP 中少见，因为 TEP 要求在腹膜前放置穿刺套管，在直视下进入腹膜前间隙，并在术中保持腹膜外空间，所以较 TAPP 出现损伤的机会小。

医师站在患者疝的对侧，显示器放在患者疝的同侧靠近足部（图13-1）。少数学者[17]提倡使用 Veress 气腹针或穿刺套管在耻骨上区域盲穿建立空间，这种方式可能会意外损伤膀胱或肠管，而通过其他技术可以规避。当患者有剖腹手术史（尤其是脐下正中切口），由于之前切口的瘢痕造成组织层次改变，以及脏器与前腹壁的粘连，采用 Veress 气腹针是反指征。明智地远离之前切口采用开放入路可使损伤最小化。直视下开放进入不能确保脏器和血管完好无损，但该方法更合理，

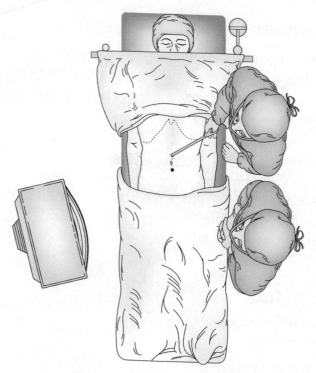

图13-1 右侧疝修补术的手术室布局

并被证明风险降低。

　　强烈推荐在TAPP和TEP中采用开放进入方法。切开皮肤,分离皮下脂肪,显露腹直肌前鞘。切开前鞘,分开腹直肌纤维,暴露腹直肌后鞘。TAPP中切开后鞘,在直视下置入Hasson穿刺套管,并缝合固定于此位置。TEP中维持这个腹膜前层次并使用纱布、手指或特殊设计的气囊向下分离至耻骨联合,创建空间。

　　置入一个Hasson穿刺套管注入二氧化碳气体,维持压力8～10 mmHg,随后置入镜头证实该层次。

　　在这一步骤中,TEP时会意外弄破腹直肌后鞘和腹膜导致气腹。气腹会对前腹壁产生压力效应,可缩小手术空间,并导致进一步的分离困难。早期发现和修补破损有利于手术顺利进行。对有前次手术瘢痕的病例,手术的每一步尤其要小心谨慎[18]。对有下腹手术史的择期手术病例,选择开放修补可能更安全。

● **放置工作穿刺套管**

除了脐下直径10 mm用于观察的穿刺套管外,还需要两个直径5 mm的操作套管,以进行腹腔镜腹股沟疝修补术。TEP中这两个穿刺套管常置于中线位置,脐耻骨联合连线1/3和2/3处(耻骨联合上方3指)(图13-1)。TAPP中这两个穿刺套管常置于双侧腹直肌鞘外侧脐下1指处。TEP中下方穿刺套管置于耻骨联合上3指,不仅可避免损伤膀胱,还有助于确切放置补片。也可要求患者在进入手术室前排尿,对双侧疝或巨大疝患者选择导尿以避免膀胱损伤。所有穿刺套管必须在直视下置入,注意不要将尖端刺入膀胱、腹膜或潜在肠管。如果穿刺套管没有沿中线插入,尤其要注意避开腹壁下血管。如果损伤这一条血管会引起严重出血(图13-2)。出血时直接填塞压迫或电凝通常有效,也可用Hemolock(止血夹)夹闭(图13-3)。有时贯穿筋膜或腹腔内缝合能够成功止血。腹膜破损在下文中讨论。在此阶段任何脏器损伤需要立刻转为剖腹手术。

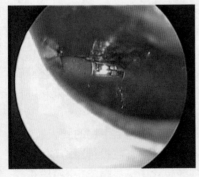 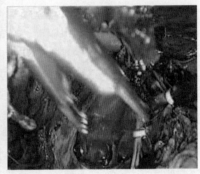

图13-2 腹壁下血管损伤　　　　图13-3 用Hemolock夹闭腹壁下血管

● **分离腹膜前间隙**

TAPP术中在内环上方做一个从脐正中韧带延伸到髂前上棘的横切口,游离腹膜瓣建立空间,类似于TEP中利用气囊分离装置或镜头和两个操作套管钝性分离创建的腹膜前间隙。这一间隙要清晰显露，在中线处始于耻骨弓和耻骨联合。膀胱需要从耻骨和腹直肌上外侧轻柔分离。在将膀胱自腹直肌和耻骨联合分离时，如果患者曾有涉及膀胱前间隙（Retzius间隙）的手术史（TEP手术，前列腺手术）时会遇到困难。当膀胱成为直疝疝囊的一部分或TAPP中超越脐正中韧带分离时非常容易发生膀胱损伤。该层次的粘连会导致膀胱损伤。手术的要点是有经验的医师实施轻柔、仔细的分离，尽可能少用电刀。一旦发生损伤，术中识别损伤很关键。在分离平面出现尿液或充盈的膀胱突然萎陷时需引起警惕。发现膀胱破损要用可吸收线行双层缝合，如果必要应增加穿刺套管。不要期望圈套器套能够套扎破损。膀胱内应留置导尿管，以保持术后膀胱萎陷状态。对实施双侧疝手术的患者和预计手术时间长的患者如巨大疝囊、难复性疝、既往手术瘢痕，以及医师TEP学习曲线早期等，进行术前导尿可避免膀胱损伤。复杂膀胱损伤，包括尿道损伤，常需要剖腹手术和泌尿外科修补。如果出现膀胱损伤，切勿放入补片。待患者修补的膀胱康复后再用其他方法延期修补更明智。

中路分离在两侧腹壁下血管之间区域实施，允许适当地对侧分离。用一个直径5 mm钝性分离器将同侧腹壁下血管顶向上前，同时用另一个分离器打开外侧平面。在前面章节已经讨论过这些血管的出血。这一区域以内侧输精管和外侧精索血管为边界构成所谓的死亡三角，内有髂血管。在这一区域所有的分离必须在直视下进行，并在血管表面实施。该处血管损伤常导致致命结果，通常需要剖腹手术和进行血管修补。

外侧分离（Bogros间隙）要超越髂前上棘，直至下侧的腰大肌，随后在所谓的疼痛三角内显露神经。肌耻骨孔内有数根神经跨过，包括髂腹股沟神经、髂腹下神经、生殖股神经包含中央生殖支（生殖股神经生殖支）和外侧股支（腰腹股沟神经）、股神经、股外侧皮神经。在这一区域损伤神经会导致术后不适和慢性腹股沟疼痛。如果意外造成损伤，可以用局麻药浸润神经，但不能确保没有后遗症。神经损伤唯一有效的处理是预防。腹膜破损也可在此阶段中发生，它的后果和处理在下节中讨论。

● 分离疝囊

这是手术的基本步骤。在肌耻骨孔中识别所有的潜在疝囊很关键。术中未能识别复合疝是约15%修补失败的原因[5, 19]。必须全程显露骼耻束，要完整展现薄弱的腹横筋膜（通常指假疝囊）和腹膜，识别任何斜疝及直疝成分。手术时以钝性分离为主，结合少量锐性分离，少用电刀。斜疝疝囊要仔细地从精索及其内容物上分离，如果发现精索脂肪瘤伴行，必须细致地剥离，以免复发。滑疝、完全或部分性难复性疝的疝囊易导致内脏损伤。大多数病例中肠管损伤后需要进行剖腹手术，根据污染的严重程度，可延期实施疝修补术。当术中发现肠内容物溢出，我们建议行剖腹手术，仅仅在破损区域修补肠管，间隔一段时间待恢复后再延期进行补片修补。

如果斜疝疝囊过长或为完全疝，最好在腹股沟管环形切断和结扎（使用预制不可吸收圈套器）疝囊，远端开放避免阴囊积液。不必要的分离会导致淋巴管阻塞进而形成血清肿，甚至术中出血，并在术后形成继发性血肿。血清肿或血肿可出现在腹股沟区，或深入阴囊。广泛精索分离后应在术后早期阶段给予阴囊加压包裹。血清肿在部分腹腔镜腹股沟疝修补术后常见，不可能完全消除。应当预先告诉患者相关事宜，预先告知可使患者有思想准备。血清肿无需处理，所有血清肿（即使很大）在3～6个月后都会被吸收。

粗暴处理精索结构也会导致睾丸和提睾肌血管出血。这也可导致血肿形成和潜在的睾丸炎或睾丸萎缩。用力压迫通常可控制出血，使用电凝止血要谨慎。分离精索结构的过程中会无意中横断输精管，单侧损伤不会有任何后果。一旦发现输精管损伤，对于生育年龄的男性必须努力实施端端吻合修补输精管，必要时应中转开放手术。对于老年患者可以原位结扎或夹闭。在这一阶段应避免腹膜的任何破损（包括斜疝疝囊或假疝囊），如果腹膜撕裂，会导致气体进入腹腔。这不仅影响呼吸动力学，而且导致操作空间丧失，造成进一步分离困难和潜在的危险。气腹也可引起术后肠梗阻。所有的破损要关闭，通常使用薇乔线或缓吸收线圈套器（Endoloop）（图13-4）。大的撕裂需要使用多个不可吸收圈套器或进行体内缝合。此时为避免气腹干扰，要在左

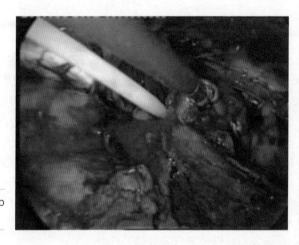

图13-4 使用Endoloop
关闭腹膜破损

肋下 (Palmer点) 放置 Veress 气腹针排气，以重建操作空间。遗漏破损可能会导致大网膜或小肠疝入[20]，形成潜在的肠梗阻、嵌顿、绞窄和迟发性肠瘘。

● 放置和固定补片

腹腔镜腹股沟疝修补术中要充分游离腹膜前间隙，以便放置合适的补片。补片有多种选择，但通常使用聚丙烯平片。这类补片的改良 (聚丙烯含量更少或含有部分可吸收成分) 因其轻质、大网孔 (更少异物反应)、更好的手感、长期应用耐受性更好而被采用。平片长 15 cm、宽 10～12 cm 以覆盖整个肌耻骨孔。尺寸合适的补片可以有效预防因补片皱缩导致的远期复发[21]，这要求充分游离腹膜前间隙以适应补片置入，置入补片没有边缘折叠或卷曲。

无论采用何种补片都要在最严格的无菌条件下打开和应用。使用补片前应更换手套。补片应通过恰当尺寸的穿刺套管 (通常直径 10～12 mm) 送入空间，最好通过次口径套管置入，以避免补片磨损和破坏。不鼓励裁剪补片，因为在早期关于腹腔镜修补的文献中提到有导致复发的可能。

确定补片的类型和尺寸后，定位疝缺损很关键。补片不仅要覆盖明确的疝缺损，也要覆盖其他所有潜在疝位置，包括 Hesselbach 三角的直疝、腹壁下血管外侧进入腹股沟管的斜疝、Cooper韧带下方进入股管的股疝、进入闭孔的闭孔疝。

　　在纤维化和瘢痕增生使腹膜前间隙的平片整合入腹股沟管后壁前，其一直面临腹腔内压力造成移位的风险。这一阶段不恰当的补片固定可以导致疝复发。补片近中线的边缘较外侧边缘更易发生移位。当移位明显足以暴露腹股沟管中部（包括Hesselbach三角）时复发不可避免，所以强调补片必须保持在位。目前建议最常用的固定方法是使用疝固定器。固定时选择良好的定位位置很重要，如Cooper韧带、直疝缺损的上方和内侧，这样补片可以覆盖缺损超过4 cm。绝不可以在髂耻束以下使用疝钉，尤其不能在死亡三角和疼痛三角内使用。建议外侧不固定，以免误损伤神经（图13-5）。如果术中发现神经误损伤，要拆除钉子并在局部用局麻药物浸润。错位的钉子可引起神经激惹和损伤，导致术后疼痛和感觉异常。这会同时影响患者和医师，而且即使用最好的治疗方法也不能确保治愈。

　　一些研究曾建议无需固定补片，但随后进一步发现固定依然需要[22,23]。纤维蛋白胶用来固定补片得到了良好的早期结果[24]。缝合固定也被采用，但需要缝合技术。另外，也有用特殊设计的解剖型补片可省掉额外固定，其优势在于外形顺应腹膜前空间以防止补片移位[25]。自黏合补片也已出现并取得效果。近来Jacob等报道自黏合补片应用于所有的腹股沟疝都安全有效[26]。

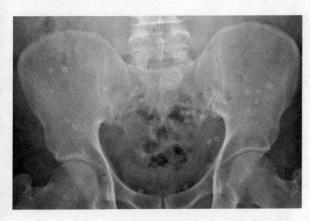

图13-5　双侧TEP术后出现慢性疼痛患者的X线影像

除了产品类型外，合理的解剖分离和随后的补片放置可将复发风险降至最低。补片内侧边缘要超过中线，如果是双侧疝修补术，两片补片要足够大，在中线重叠，这对降低复发很重要，尤其是大的直疝患者。

● 关闭通道

合理放置和固定补片后，要检查手术区域以排除补片的移位和折叠。所有疝囊和腹膜反折都需要确认。补片必须压折在假疝囊和腹膜以下，斜疝疝囊必须放在补片后方。之前曾经提到必须找到腹膜破损并合理处理。排气后务必等几分钟，再注气观察补片放置情况，更重要的是确认止血效果。穿刺套管要在直视下移除，以排除来自腹直肌或腹壁血管的出血。必须确切止血。腹直肌前鞘要在直视下关闭。为预防戳孔疝发生，TAPP修补病例的观察孔要用2-0可吸收线如薇乔线关闭[27,28]。如果必要应当压迫阴囊或腹股沟区。

结　　论

由于解剖不熟，初学者易出现并发症。因此腹腔镜腹股沟疝修补（TAPP和TEP）是有技术挑战的手术，它们有严格的学习曲线。随着时间的推移，手术每个步骤中良好的外科技术可逐步被掌握，当通过学习曲线后会达到类似甚至超过传统修补手术的满意结果。对医师而言，在学习曲线中应保持谨慎，有专家监督更理想，如此可有效规避潜在的致命并发症。

（吴卫东　译）

·参·考·文·献·

［1］　Ger R. The laparoscopic management of groin hernias. Contemp Surg. 1991; 39: 15–19.

［2］　Schultz L, Graber J, Pietrafitta J, et al. Laser laparoscopic herniorrhaphy: a clinical trial, preliminary results. J Laparoedosc Surg. 1990; 1: 41–45.

［3］　Corbitt J. Laparoscopic herniorrhaphy. Surg Laparosc Endosc. 1991; 1: 23–25.

［4］　Filipi C, Fitzgibbons RJ, Salerno GM, et al. Laparoscopic herniorrhaphy. Surg Clin North Am.

1992; 72: 1109-1124.

[5] Felix EL, Michas CA, Gonzalez MH. Laparoscopic hernioplasty: why does it work? Surg Endosc. 1997; 11: 36-41.

[6] Frankum CE, Ramshaw BJ, White J, et al. Laparoscopic repair of bilateral and recurrent hernias. Am Surg. 1999; 65: 839-842.

[7] Wright G, O'Dwyer PJ. The learning curve for laparoscopic hernia repair. Semin Laparosc Surg. 1998; 5: 227-232.

[8] Cheah WK, So JBY, Lomanto D. Endoscopic extraperitoneal inguinal hernia repair: a series of 182 repairs. Singapore Med J. 2004; 45: 267-270.

[9] Johansson B, Hallerback B, Glise H, et al. Laparoscopic mesh versus open preperitoneal mesh versus conventional technique for inguinal hernia repair: a randomized multicenter trial (SCUR Hernia Repair Study). Ann Surg. 1999; 2: 225-231.

[10] Liem MS, van der Graaf Y, van Steensel CJ, et al. Comparison of conventional anterior surgery and laparoscopic surgery for inguinal-hernia repair. N Engl J Med. 1997; 22: 1541-1547.

[11] Memon MA, Cooper NJ, Memon B, et al. Meta-analysis of randomized clinical trials comparing open and laparoscopic inguinal hernia repair. Br J Surg. 2003; 12: 1479-1492.

[12] Macintyre IM. Best practice in groin hernia repair. Br J Surg. 2003; 2: 131-132.

[13] Felix E, Habertson N, Varteian S. Laparoscopic hernioplasty: surgical complications. Surg Endosc. 1999; 13: 328-331.

[14] Tetik C, Arregui M, Dulucq J, et al. Complications and recurrences with laparoscopic repair of groin hernias. A multi-institutional retrospective analysis. Surg Endosc. 1994; 8: 1316-1323.

[15] Davis CJ, Arregui ME. Laparoscopic repair for groin hernias. Surg Clin N Am. 2003; 83: 1141-1161.

[16] Kraus MA. Nerve injury during laparoscopic inguinal hernia repair. Surg Laparosc Endosc. 1993; 4: 342-345.

[17] Dulucq JL. Pre-peritoneal approach in laparoscopic treatment of inguinal hernia. J Chir. 2000; 137: 285-258.

[18] Dulucq JL, Wintringer P, Mahajna A. Totally extraperitoneal (TEP) hernia repair after radical prostatectomy or previous lower abdominal surgery: is it safe? A prospective study. Surg Endosc. 2006; 20: 473-476.

[19] Ryan E. Recurrent hernias: an analysis of 369 consecutive cases of recurrent inguinal and femoral hernias. Surg Gynecol Obstet. 1953; 96: 343-354.

[20] Azurin D, Schuricht A, Stoldt H, Kirkland M, Paskin D, Bar A. Small bowel obstruction following endoscopic extraperitoneal-preperitoneal herniorrhaphy. J Laparoendosc Surg. 1995; 5: 263-266.

[21] Schumpelick V, Klinge U, Welty G, et al. Meshes within the abdominal wall. Chirurg. 1999; 70: 876-887.

[22] Ferzli GS, Frezza EE, Pecoraro Jr AM, et al. Prospective randomized study of stapled versus unstapled mesh in laparoscopic preperitoneal inguinal hernia repair. J Am Coll Surg. 1999; 5: 461-465.

[23] Smith AI, Royston CM, Sedman PC. Stapled and nonstapled laparoscopic transabdominal preperitoneal (TAPP) inguinal hernia repair: a prospective randomized trial. Surg Endosc. 1999; 8: 804-806.

[24] Surendra M, Katara A, Cheah WK, et al. RCT on use of fibrin glue vs stapler fixation in totally endoscopic preperitoneal hernia repair. 93rd congress of the American College of Surgeons, New Orleans 7-11 Oct 2007.

Awarded for "Excellence paper of merit".

[25] Cu WG, Katara AN, Domino JP, et al. Comparison between anatomic polyesther (Parietex) mesh and polypropylene (Prolene) mesh with fixation in totally endoscopic extraperitoneal inguinal hernia repair. Asian J Endosc Surg. 2010; 3: 137–139.

[26] Laxa B, Reiner M, Jacob BP. Self-gripping mesh for laparoscopic TEP inguinal hernia repair. Interim Results of an Ongoing Prospective Study. AHS Poster and Abstract. 2012.

[27] Bunting DM. Port-site hernia following laparoscopic cholecystectomy. JSLS. 2010; 14: 490–497.

[28] Owens M, Barry M, Janjua AZ, et al. A systematic review of laparoscopic port site hernias in gastrointestinal surgery. Surgeon. 2011; 9: 218–224.

第14章
腹腔镜腹股沟疝修补术后尿潴留
Urinary Retention After Laparoscopic Inguinal Hernia Repair

David A. McClusky III

手术后在膀胱充盈的情况下不能排尿被定义为术后尿潴留(postoperative urinary retention, POUR)。延长排尿时间会导致膀胱过度充盈和膀胱逼尿肌损伤,增加膀胱运动功能障碍甚至张力迟缓的风险。插管导尿术治疗尿潴留会出现明显的不适,如尿道损伤和狭窄、导管相关性感染[1]。实施插管导尿术会延长腹股沟疝修补术后住院时间,增加术后护理费用[2]。考虑到这些影响因素,微创外科医师必须了解病因,提前预防和治疗术后尿潴留。

发 生 率

术后尿潴留最常发生在盆腔手术后,如肛肠、脊柱和妇产科手术。据文献报道,开放式和内镜腹股沟疝修补术后尿潴留是常见的术后并发症,发生率为0.2%~30%[3]。统计学结果波动在如此巨大的一个范围内,对于定义腹股沟疝术后尿潴留的发生率是没有什么意义的,尤其是在建立手术基线标准的时候。单中心的研究报道通常只能采用小队列研究方法,该方法可能使小概率事件错误地演变为大概率事件,那么找到各个单中心研究结果迥异的原因,以及破解某些研究中术后尿潴留被错误定义是具有挑战性的工作。前瞻性随机对照研究和大样本回顾性研究很少受到混杂因素的影响,从而很少发生过高评估术后尿潴留发生率的现象,因此以上两种方法对本研究可能是有帮助的(表14-1、表14-2)。

在表14-1中列举了13个包括单中心和多中心的随机对照研究,术后尿潴留的发生率为1%~7.9%。大于300例的腹腔镜手术组的研究显示术后尿潴留的发生率最高，为4.2%[4]。三个中心的研究显示尿潴留的发生率为2%～2.8%[5-7]。一个大于500例的研究显示其术后尿潴留的发生率为0.2%～5.8%（表14-2）。在2000年以后发表的超过1 000例的一系列报道显示尿潴留的发生率始终低于3%[8-11]。结合上述多中心随机对照研究数据，尿潴留的发生率为2%～3%，被认为是可探讨的手术基线标准范围。

表14-1　腹腔镜和开放式腹股沟修补术后尿潴留发生率的随机对照研究

研 究 者	年份	手术方式	患者数	腹腔镜术后尿潴留 (%)	开放手术后尿潴留 (%)
Fitzgibbons [21]	1995	TEP/TAPP	686	5.8	a
Wright [34]	1996	TEP	60	2	2
Liem [35]	1997	TEP	482	1	0.4
Wellwood [36]	1998	TAPP	200	7	3
Johansson [5]	1999	TAPP	200	2	1.5
MRC group [6]	1999	TEP/TAPP	352	2.8	2
Andersson [37]	2003	TEP	81	5.2	2.3
Bringman [38]	2003	TEP	92	2.2	0
Neumeyer [7]	2004	TEP/TAPP	989	2.8	2.2
Winslow [24]	2004	TEP	147	7.9	1.1
Eklund [4]	2006	TEP	665	4.2	7.5
Pokorny [23]	2008	TEP/TAPP	119	5	1.8
Langeveld [39]	2010	TEP	323	1.9	0.3
Gong [22]	2011	TEP/TAPP	102	6.8	3.2

注：a这个实验是比较不同入路的腹腔镜腹股沟疝修补术后发生尿潴留的多中心实验。

表14-2　单中心回顾性研究腹腔镜腹股沟疝修补术后尿潴留发生率

调 查 者	年 份	手术方式	患者数	尿潴留发生率 (%)
Ramshaw [40]	1996	TEP	167	2.5
Ramshaw [40]	1996	TAPP	244	5.7
Aeberhard [8]	1999	TEP	1 605	3.1

(续表)

调 查 者	年 份	手术方式	患者数	尿潴留发生率 (%)
Moreno-Egea[41]	2000	TEP	131	2.3
Kapiris[10]	2000	TAPP	3 530	2
Ramshaw[28]	2001	TEP/TAPP	955	3.4
Lau[18]	2002	TEP	120	3.3
Garg[42]	2009	TEP	929	5.3
Dulucq[9]	2009	TEP/TAPP	2 356	0.2
Swadia[11]	2011	TEP	1 042	0.38

膀胱解剖和生理

膀胱是下尿道的一部分,作为存放尿液的容器,具有存储和排空尿液的功能。它具有较好的柔顺性并能储存适量的尿液(一般在300 ml),在达到这个容量时会释放排空信号。膀胱逼尿肌由一些梭形中央核平滑肌细胞组成。膀胱逼尿肌中的平滑肌细胞不像胃肠道或子宫的平滑肌细胞那样具有强直性收缩功能,这提示膀胱逼尿肌细胞间的电耦合作用较弱,以防止在尿液储存时平滑肌细胞伸展过程中同步被激活而导致强直性收缩。这也是为什么膀胱收缩排尿时需要一个额外复杂的神经网络信号来协调刺激的原因。影响平滑肌收缩的药物,如钙拮抗剂和钾通道激动剂,都对膀胱排空有直接作用。

下尿道的神经控制是由副交感、交感和体神经3个外周神经系统混合完成的。这些神经控制过程由位于膀胱黏膜层的张力感受器及疼痛感受器的应答信号传入逼尿肌间的有髓鞘Aδ神经纤维和无髓鞘C神经纤维,再经过盆神经、腹下神经和会阴部神经传至腰骶部脊神经,再到脑桥的排尿中枢和中枢神经系统。交感和副交感神经通路集中输入这些信号。

交感神经活跃会诱导松弛膀胱和收缩膀胱出口与尿道。副交感神经刺激诱导膀胱收缩和松弛外括约肌。改变膀胱感受器感觉的药物(如麻醉剂)和减弱信号传入的影响因素(包括骨盆、膀胱和直肠疼痛刺激),都能够显著地改变排尿反射。

危　险　因　素

● 患者个体因素

许多研究证实患者术后尿潴留的高风险因素是源于术前的合并症。卒中 (中风)、脊髓灰质炎、脑瘫性麻痹、多发性硬化症、脊神经病理性损害和糖尿病或酒精性神经病变等伴发的神经功能失调状态会减弱膀胱感受器和排尿反射的活动度[12]。

对患者年龄和性别是影响因素是有争议的。少数研究报道在男性[13,14]和年龄大于50岁[15]的患者，在外科手术后，特别是肛肠外科术后尿潴留的发生率较高。与年龄相关的神经退行性病变和与性别特异性有关的病理改变如良性前列腺增生，可以增加术后尿潴留的风险[12,15-17]。然而，这些结果在外科文献中还没有得到广泛重复认证，并且还没文献用多变量回归分析来证实患者年龄和性别是独立的风险因素[18,19]。此外，在评价腹腔镜疝修补术后尿潴留的研究证实没有人口统计学危险因素存在[18,20]。

● 麻醉

Petros报道全麻下行开放式腹股沟疝修补术后尿潴留的发生率为19%[17]。正如上所诉，很多药物尤其是在麻醉期间使用的药物会影响膀胱的收缩和减弱排尿反射活动。全身麻醉影响膀胱的排尿功能可能是通过抑制脊髓内的自主神经系统和脑桥内排尿中枢，直接作用于逼尿肌，也可能是通过减弱中枢神经系统内膀胱容量自主控制功能来实现的。特别是已经证实了地西泮、戊巴比妥和异丙酚可以减弱逼尿肌收缩，而异氟烷、甲氧氟烷和氟烷可抑制逼尿肌收缩[15]。

● 技术因素

为了研究技术因素对术后尿潴留发生率的影响，设计了开放式和腹腔镜腹股沟疝修补术两组的大样本随机对照实验研究，结果显示没

有显著差异 (表 14–1)。此外，考虑到腹腔镜手术入路的不同，Dulucq、Fitzgibbons、Pokorny 和 Gong 都各自独立证实了在 TEP 和 TAPP 术后尿潴留的发生率是没有差异的 [9, 21–23]。这提示了腹腔镜疝修补术中的技术因素很少成为术后尿潴留的促进因素。

唯有 Winslow 和同事们发布的结果提示在开放式和腹腔镜疝修补术两组之间的术后尿潴留发生率是有差异性的。他们指出："因为 TEP 解剖了靠近膀胱的腹膜前间隙，手术操作可能是一个尿潴留的促进因素。" [24] 尽管他们后来注意到腹腔镜手术时全麻更有可能引起术后尿潴留，但腹腔镜手术剥离的解剖结构也是值得考虑的因素。

腹腔镜手术时沿着膀胱在腹膜前 Retzius 间隙，向下进入髂骨下方的耻骨后间隙，解剖时可能损伤位于沿着膀胱前面和侧面间隙分布的盆神经丛的分支。离断这些分支可能会使作用于外括约肌松弛和膀胱收缩的副交感神经信号传递受到影响。因此，在膀胱前间隙，尤其在耻骨下方限制手术解剖操作可能是必要的。

● **静脉输液管理**

Pavlin 和同事在关于评价门诊手术后膀胱功能的研究中指出，术中静脉输液与术后膀胱容量是有相关性的 [25]。这可以解释为何 Petros 和 Toyonaga 分别证实了在肛肠手术 [19, 26] 和开放腹股沟疝修补术 [17] 的术中静脉输液大于 1 000 ml 是术后尿潴留的显著危险因素。Kozol 通过一项随机对照试验来验证了这一结果，限制静脉输液 500 ml 为实验组和不限制输液为对照组。对照组中 15% 的患者需要插管导尿，在实验组有 9% 的患者需进行干预 (P=NS) [27]。然而，Koch 和 Lau 无法在腹腔镜腹股沟疝修补术的研究中获得相同的结果 [18, 20]。

这导致了一些学者去寻找另外的尿潴留预防策略，包括术后静脉输液管理。例如，Koch 指出术后静脉输液量不超过 500 ml 的腹腔镜腹股沟疝修补术后患者发生尿潴留的概率低 [20]。总的来说，尽管术中静脉输液量少于 1 L 并 (或) 术后输液在 500 ml 以下可能减少术后尿潴留的发生风险，但还是需要更多的研究来证实，至少应该对输液较多的患者进行密切监测。

● 术后疼痛及镇痛

与腹股沟疝手术相关的盆腔疼痛增加了交感神经张力，刺激了位于输尿管括约肌内的α受体。这将会增加膀胱颈的压力，增加了尿潴留的风险。就治疗此类疼痛而言，最重要的是平衡减轻交感神经反应与镇痛药物对于疼痛反射的潜在抑制效果，这种疼痛反射与膀胱扩张相关。在这种状况下，非阿片类止痛药已被证明是优先选择。

早在1988年，Stallard和Prescott通过一个有280例普通外科患者的队列研究证实使用阿片类药物治疗术后疼痛，可能导致术后尿潴留发生率增高(8% vs. 3%) [2]。Koch和同事们指出在腹腔镜腹股沟疝修补术后也有类似的结果[20]。

在体外，吗啡是逼尿肌乙酰胆碱的一种有效的突触前抑制剂。这种效应可能会降低副交感神经张力，并导致膀胱被动充盈。在Stallard及其同事们的文章中也指出："无痛性尿潴留最有可能的原因是感觉皮质未察觉到从膀胱张力感受器传出的神经冲动……患者也不可能会因为膀胱膨胀而感到不适。" [2]

诊 断 和 治 疗

尽管预防措施不断改进，腹腔镜腹股沟疝修补术后的尿潴留还是一个长期存在的问题。正如Ramshaw在他的一个单中心大队列研究关于术后尿潴留发生率的评论中所指的一样，"在整个研究过程中一些轻微的尿潴留是不可避免的，持续存在[28]"。为此，外科医师应该在诊断尿潴留时保持警惕，并找到相关密切的证据支持其治疗。

术后尿潴留的诊断有时是不明确的。麻醉催醒剂、止痛药和减弱膀胱感觉意识的术后装置可以掩盖膀胱过度膨胀的传统体征。例如，在门诊手术过程中，60%以上膀胱过度充盈患者是没有不适感觉或有急迫尿感的[2,25]。

当术后尿潴留量大于600 ml时，用超声检查评估膀胱容积是具有敏感性和特异性的[29-31]。尽管专科指南还没有建立，但是在术后1～2小时内行超声检查可以预防发生逼尿肌永久性损伤和避免在导尿后还要额外不必要的治疗[32]。我们发现大部分的门诊手术患者在75分钟内会排空膀胱,建议对术后2小时内仍未排尿的患者行超声检查对于评估尿潴留似乎是一个稳健的措施[25,30]。如果没有超声检查的条件,Pavlin建议对在出院时应该排尿而没有排尿的患者,如果在出院后8～12小时内还没有排尿,应该按照要求来医院进行检查评估[25]。

对一些超声检查发现尿量超过600 ml或离院后8～12小时还没有排尿的尽管有急迫的尿意但是不能自主排尿的患者应该立即进行插管导尿术。只要在患者能够自主排尿前得到监测,进行单次(插拔)导尿是合适。

对初次导尿后8～12小时内仍不能自主排尿的患者,是使用间断性导尿还是留置导尿,这个问题存在争议。Lau和Lam通过60例各类门诊手术患者实施单次(插拔)导尿和留置(整夜)导尿来对照研究这个问题。就再置管率和尿路感染情况而言,两组之间是没有差异的。然而,留置导尿组可有无意义的留院时间延长(2.2天 vs.3.3天,$P = 0.18$)。笔者指出对一些超过12～24小时还需要再插管导尿的少见病例,应该请泌尿外科会诊[33]。

(张吉发　高钢龙　译)

·参·考·文·献·

[1] Hinman F. Postoperative overdistention of the bladder. Editorial. Surg Gynecol Obstet. 1976; 142: 901–902.

[2] Stallard S, Prescott S. Postoperative urinary retention in general surgical patients. Br J Surg. 1988; 75: 1141–1143.

[3] Gönüllü NN, Dülger M, Utkan NZ, et al. Prevention of postherniorrhaphy urinary retention with prazosin. Am Surg. 1999; 65: 55–58.

[4] Eklund A, Rudberg C, Smedberg S, et al. Short-term results of a randomized clinical trial comparing Lichtenstein open repair with totally extraperitoneal laparoscopic inguinal hernia repair. Br J Surg. 2006; 93: 1060–1068.

[5] Johansson B, Hallerbäck B, Glise H, et al. Laparoscopic mesh versus open preperitoneal mesh versus conventional technique for inguinal hernia repair: a randomized multicenter trial (SCUR hernia repair study). Ann Surg. 1999; 230: 225–231.

[6] MRC Laparoscopic Groin Hernia Trial Group. Laparoscopic versus open repair of groin hernia: a randomised comparison. Lancet. 1999; 354: 185–190.

[7] Neumayer L, Giobbie-Hurder A, Jonasson O, et al. Open mesh versus laparoscopic mesh repair of inguinal hernia. N Engl J Med. 2004; 350: 1819–1827.

[8] Aeberhard P, Klaiber C, Meyenberg A, et al. Prospective audit of laparoscopic totally extraperitoneal inguinal hernia repair. Surg Endosc. 1999; 13: 1115–1120.

[9] Dulucq J-L, Wintringer P, Mahajna A. Laparoscopic totally extraperitoneal inguinal hernia repair: lessons learned from 3,100 hernia repairs over 15 years. Surg Endosc. 2009; 23: 482–486.

[10] Kapiris S, Brough W, Royston C, et al. Laparoscopic transabdominal preperitoneal (TAPP) hernia repair. Surg Endosc. 2001; 15: 972–975.

[11] Swadia ND. Laparoscopic totally extra-peritoneal inguinal hernia repair: 9 year's experience. Hernia. 2011; 15: 273–279.

[12] Tammela T, Kontturi M, Lukkarinen O. Postoperative urinary retention. I. Incidence and predisposing factors. Scand J Urol Nephrol. 1986; 20: 197–201.

[13] Prasad M, Abcarian H. Urinary retention following operations for benign anorectal diseases. Dis Colon Rectum. 1978; 21: 490–492.

[14] Zaheer S, Reilly W, Pemberton J, et al. Urinary retention after operations for benign anorectal diseases. Dis Colon Rectum. 1998; 41: 696–704.

[15] Baldini G, Bagry H, Aprikian A, et al. Postoperative urinary retention: anesthetic and perioperative considerations. Anesthesiology. 2009; 110: 1139–1157.

[16] Keita H, Diouf E, Brouwer T, et al. Predictive factors of early postoperative urinary retention in the postanesthesia care unit. Anesth Analg. 2005; 101: 592–596.

[17] Petros J, Rimm E, Robillard R, et al. Factors influencing postoperative urinary retention in patients undergoing elective inguinal herniorrhaphy. Am J Surg. 1991; 161: 431–433.

[18] Lau H, Patil N, Yuen W, et al. Urinary retention following endoscopic totally extraperitoneal inguinal hernioplasty. Surg Endosc. 2002; 16: 1547–1550.

[19] Toyonaga T, Matsushima M, Sogawa N, et al. Postoperative urinary retention after surgery for benign anorectal disease: potential risk factors and strategy for prevention. Int J Colorectal Dis. 2006; 21: 676–682.

[20] Koch CA, Grinberg GG, Farley DR. Incidence and risk factors for urinary retention after endoscopic hernia repair. Am J Surg. 2006; 191: 381–385.

[21] Fitzgibbons RJ, Camps J, Cornet DA, et al. Laparoscopic inguinal herniorrhaphy: results of a multicenter trial. Ann Surg. 1995; 221: 3–13.

[22] Gong K, Zhang N, Lu Y, et al. Comparison of the open tension-free mesh-plug, transabdominal preperitoneal (TAPP), and totally extraperitoneal (TEP) laparoscopic techniques for primary unilateral inguinal hernia repair: a prospective randomized controlled trial. Surg Endosc. 2011; 25: 234–239.

[23] Pokorny H, Klingler A, Schmid T, et al. Recurrence and complications after laparoscopic versus open inguinal hernia repair: results of a prospective randomized multicenter trial. Hernia. 2008; 12: 385–389.

[24] Winslow ER, Quasebarth M, Brunt LM. Perioperative outcomes and complications of open vs laparoscopic extraperitoneal inguinal hernia repair in a mature surgical practice. Surg Endosc. 2004; 18: 221–227.

[25] Pavlin DJ, Pavlin EG, Fitzgibbon DR, et al. Management of bladder function after outpatient surgery. Anesthesiology. 1999; 91: 42–50.

[26] Petros J, Bradley T. Factors influencing postoperative urinary retention in patients undergoing surgery for benign anorectal disease. Am J Surg. 1990; 159: 374–376.

[27] Kozol R, Mason K. Post-herniorrhaphy urinary retention: a randomized prospective study. J Surg Res. 1992; 52: 111–112.

[28] Ramshaw B, Shuler F, Jones H, et al. Laparoscopic inguinal hernia repair: lessons learned after 1224 consecutive cases. Surg Endosc. 2001; 15: 50-54.

[29] Griffiths C, Murray A, Ramsden P. Accuracy and repeatability of bladder volume measurement using ultrasonic imaging. J Urol. 1986; 136: 808-812.

[30] Pavlin D, Pavlin E, Gunn H, et al. Voiding in patients managed with or without ultrasound monitoring of bladder volume after outpatient surgery. Anesth Analg. 1999; 89: 90-97.

[31] Rosseland L, Stubhaug A, Breivik H. Detecting postoperative urinary retention with an ultrasound scanner. Acta Anaesthesiol Scand. 2002; 46: 279-282.

[32] Kitada S, Wein A, Kato K, et al. Effect of acute complete obstruction in the rabbit urinary bladder. J Urol. 1989; 141: 166-169.

[33] Lau H, Lam B. Management of postoperative urinary retention: a randomized trial of in-out versus overnight catheterization. ANZ J Surg. 2004; 74: 658-661.

[34] Wright D, Kennedy A, Baxter J, et al. Early outcome after open versus extraperitoneal endoscopic tension-free hernioplasty: a randomized clinical trial. Surgery. 1996; 119: 552-557.

[35] Liem M, Graaf Y, van Steensel C, et al. Comparison of conventional anterior surgery and laparoscopic surgery for inguinal hernia repair. Surv Anesthesiol. 1997; 41: 369.

[36] Wellwood J, Sculpher M, Stoker D, et al. Randomised controlled trial of laparoscopic versus open mesh repair for inguinal hernia: outcome and cost. BMJ (Clinical research ed). 1998; 317: 103.

[37] Andersson B, Hallén M, Leveau P, et al. Laparoscopic extraperitoneal inguinal hernia repair versus open mesh repair: a prospective randomized controlled trial. Surgery. 2003; 133: 464-472.

[38] Bringman S, Ramel S, Heikkinen T, et al. Tension-free inguinal hernia repair: TEP versus mesh-plug versus Lichtenstein: a prospective randomized controlled trial. Ann Surg. 2003; 237: 142.

[39] Langeveld HR, Van't Riet M, Weidema WF, et al. Total extraperitoneal inguinal hernia repair compared with Lichtenstein (the LEVEL-Trial). Ann Surg. 2010; 251: 819-824.

[40] Ramshaw B, Tucker J, Duncan T, et al. Technical considerations of the different approaches to laparoscopic herniorrhaphy: an analysis of 500 cases. Am Surg. 1996; 62: 69-72.

[41] Moreno-Egea A, Aguayo J, Canteras M. Intraoperative and postoperative complications of totally extraperitoneal laparoscopic inguinal hernioplasty. Surg Laparosc Endosc Percutan Tech. 2000; 10: 30-33.

[42] Garg P, Rajagopal M, Varghese V, et al. Laparoscopic total extraperitoneal inguinal hernia repair with nonfixation of the mesh for 1,692 hernias. Surg Endosc. 2009; 23: 1241-1245.

第15章
复发性腹股沟疝：最佳解决方案

Recurrent Inguinal Hernia: The Best Approach

Abe Fingerhut and Mousa Khoursheed

复发是腹股沟疝修补术后最常见的并发症之一，临床表现为术区慢性疼痛。有关复发率的报道在文献中差异较大。一些大型系列研究表明复发率大约为17% [1,2,3]。然而这个结论并不可靠，真实的复发率可能会更高。原因主要有以下几个方面：① 有关复发的定义在不同的研究报道中差异很大。② 有些病例没有完成随访[4]。③ 还有一些患者并未意识到是复发而及时就诊[4]。④ 并非所有的复发疝都需再次手术。

关于复发疝的治疗方案多年来一直存在争议。无论是传统开放手术还是后来出现的腹腔镜技术，手术路径的选择无非是经前入路还是经后入路的问题。修补的方式可以选择补片修补或传统的缝合修补。如果应用补片修补，补片放置的位置可以选择腹横筋膜前或腹横筋膜后。有关具体的手术技术已经在其他章节中予以详细阐述，本章重点阐述复发疝的手术指征。

与传统的缝合修补技术相比，补片修补已被证明能降低术后复发率[5]。Nyhus在总结Cheatle（1920年）和Henry（1936年）经验的基础上大力推广腹膜前间隙修补术，着重强调的是通过新鲜、无瘢痕组织进行补片修补[6]，特别是在处理复发疝时更具优势[7]。采用内镜技术进行疝修补术的关键是经后入路于腹膜前和腹横筋膜之间的间隙放置补片进行修补。值得注意的是，当时绝大多数的复发都出现于经前入路修补术后。最常见的原因是组织薄弱和缝合技术缺陷，即使采用腹横筋膜前补片修补也经常会复发。如今我们认识到无论是采用经前入路还是经后入路，术后复发率几乎没有差别，而且无论选用何种类型的补片进行修补，术后均可复发。

针对复发疝的手术，首先要考虑既往手术方式（既往手术是利用组织进行修补还是采用补片修补）、手术切口的选择，以及术后病程的复杂程度。其次要考虑复发的特征，包括复发类型、数量、位置和腹壁缺损的大小，既往修补手术的次数及是否存在疝囊。最后，消除疝形成的危险因素也非常重要：不仅包括既往手术前已经存在的危险因素，同时也应包括造成第一次复发的病因。

与既往修补手术的相关因素

● 无论此前修补手术是组织缝合修补还是补片修补

如果首次修补采用腹膜前间隙补片修补法（如放置Kugel补片、Prolene疝装置、网塞，或者采用内镜技术进行修补），术后腹膜前间隙会形成瘢痕和组织粘连，从而使随后的内镜修补变得更加困难。补片修补术后的复发率与手术方式有关，Lichtenstein术术后复发率较低（1.3%），而Kugel修复术术后复发率超过27%。因此，外科医师应该在术前充分了解不同术式的术后复发率，慎重选择合理的手术方式[8]。

● 切口选择

切口选择同样重要，应该尽量避免选择原手术切口。既往手术在术后愈合过程中形成的局部粘连和瘢痕，会给再次手术解剖不同组织层次带来困难。如果既往手术是采用经前入路途径，再次手术可能在解剖显露精索结构时导致意外损伤。

对网塞修补和Kugel技术而言，由于补片或网塞通过经前入路途径放置于腹横肌后方，又会带来特殊问题。如果手术的目的是去除感染的补片或网塞，将对局部腹壁组织造成极大的破坏。开放手术和腹腔镜手术的显著区别在于，大多数开放性修补手术的切口直接或邻近原修补区域，而腹腔镜腹膜前间隙修补术的切口通常与原修补区域或原来的网片有一定距离。因此外科医师在施行复发疝经前入路手术时，必须时刻注意避免条索结构的损伤，从而避免由于精索血管损伤导致的睾丸缺血,以及神经和输精管损伤。

● 既往手术术后病程

众所周知补片修补也有一定的缺陷。如果由于放置补片造成慢性疼痛无法耐受、有异物感或感染,则补片必须移除,通常最容易采用与既往手术相同的路径来完成,去除补片的同时,可选择合理的术式进行修补。

复发相关因素

● 类型

无论复发疝是直疝还是斜疝,不影响修补。

● 缺损的数量

所有潜在的位置 (孔隙) 都有可能疝复发[9,10]。

● 位置

Pelissier等[11]认为所有的复发都是通过肌耻骨孔形成的。对于复发性斜疝可以采取与原发疝一样的修补方法。而通过耻骨结节附近小而僵硬的孔隙形成的复发疝的处理难度较高。大多数组织缝合修补术后的复发疝通常出现在腹股沟管,常见原因是疝囊被覆处的脂肪瘤处理不当,或者因为找不到疝囊而未对疝囊进行处理,有时也恰好出现在耻骨结节的上方。采用经前入路的Lichtenstein术和网塞修补术,术后的复发疝既可以位于耻骨结节的上方[12],也可出现在其周围,或者出现在内环口的侧方,有时也出现在网塞正中或侧方。即使选用大型平片,无论选择何种手术方式,仍然无法避免复发,复发疝可出现在上述提及的任何部位。复发的主要原因由于修补技术缺陷,补片移位、皱缩及折叠等造成的[9]。特别应该提及的是几乎9%的复发疝实际上是股疝,针对此种情况,Itani等[8]反对使用网塞进行修补,建议解剖暴露Cooper韧带,把新网片侧方固定于Cooper韧带上。

● 大小

通过小的腹壁孔隙形成的复发疝，很容易通过网塞(Perfix 或 PHS)技术进行修补，然而，对腹股沟壁遭到完全破坏而形成的巨大复发疝，如腹壁切口疝，则需要某种特殊类型补片覆盖加固，或者采用疝成形术来修补。

● 既往手术和复发次数

如果既往曾接受疝修补术，无论是经前入路还是经后入路途径的手术，也不管是采用组织缝合修补还是补片修补，在腹横筋膜的前后都会形成巨大的瘢痕和粘连。其他情况如曾接受放射治疗、血管手术及膀胱和前列腺手术的患者，要想获得良好的腹膜前间隙也是非常困难的。这给再次手术带来了困难，术式的选择主要取决于外科医师的偏好和临床经验。

● 疝囊的存在

前次手术遗留的疝囊是最主要的复发原因，治疗复发疝时必须予以处理。目前还无法明确复发疝的疝囊是新出现的，还是前次手术遗留或未被发现的，也无法明确前次手术时对疝囊的处理方式，是切除了疝囊还是做了内翻处理。但只要处理了疝囊，接下来的重点在于采取合理的技术进行修补。

复发性腹股沟疝修补技术

Usher 于 1958 年首次报道利用腹膜和腹横筋膜之间的间隙进行疝修补术[13]。此种术式同样适用于对复发疝的处理[5]。Nyhus 首先采用在腹膜前间隙放置补片的方法对复发疝进行修补[7]，随后 Stoppa 等在法国大力推广"巨大补片加强内脏囊技术(giant prosthetic reinforce of the visceral sac, GPRVS)"，并成为解决复发疝这一特定问题的首选技术之一[7,14-16]。

而采用经前入路的腹横筋膜前修补术，如 Lichtenstein[17-19] 和

Gilbert[20]修补术,也有其支持者,同样被证明可适用于腹股沟复发疝的修补。

Lichtenstein等于1993年提出了经前入路复发性腹股沟疝修补五项基本原则[19]:① 修补不能依赖于通过腹横筋膜来关闭或加固腹壁缺损。② 应加强整个腹股沟壁的强度,而无需考虑疝的类型。③ 避免张力缝合。④ 避免采用瘢痕组织或无血供的组织进行修补。⑤ 采用大的合成材料永久性加强整个腹股沟壁。实际上这些原则应当适用于所有类型复发疝的修补,而与修补路径无关。

随着内镜疝修补技术的应用,一些手术者提出通过微创技术于腹膜前间隙放置补片对复发疝进行修补,认为可作为复发疝修补的特定指征。因为此前几乎所有的疝修补,当然也包括复发疝的修补,都是通过开放式经前入路手术来完成的。而采用内镜微创技术的优势之一就是所有潜在的腹股沟壁的缺损均可被发现,并采用补片完全覆盖修补,从而大大降低了术后疝复发的概率[21,22]。

芬兰的一项随机对照试验表明,经前入路手术修补失败后,采用内镜修补技术具有微创、再复发率低及术后疼痛明显减轻的优势[23]。此前一项小规模的临床对照试验表明,尽管总的术后复发率较低,但TAPP与GPRVS手术相比,前者术后复发率明显高于后者[24]。相反,如果考虑内镜手术的复杂性和术后再复发率,选择开放的腹膜前补片修补术应该是最佳方案,这也得到了Itani等的证实[8]。

另外,复发次数和局部解剖结构破坏的严重程度同样需要被考虑,特别是需要了解最初或前次手术修补时肌耻骨孔被覆盖修补的程度[9-11],或者更重要的是,在考虑实施修补术前了解目前肌耻骨孔的覆盖情况[8]。

Dedemadi等[25]对一项基于7个随机试验的结果进行荟萃分析,将1 542例患者纳入5个随机研究和7个比较研究,采用meta分析方法,比较了复发性腹股沟疝的两种不同修补手术的结果。结果发现:内镜手术组与Lichtenstein术组相比,前者术后发生血肿和积液的病例显著减少;TAPP组与TEP组相比总体复发风险相对较高[3,25]。他们认为腹腔镜手术与开放式补片修补术的效果是相当的。但是他们没有针对修补的指标类型或其他类型的疝及复发的特征进行对比分析。

分类和治疗决策

分类的内容应该详细描述解剖位置, 包括解剖功能如内环功能、腹股沟壁的完整性、缺损大小及疝囊下降的程度。这对疝专家和普通外科医师同样适用, 也适用于经前入路和经后入路修补术, 还适用于腹腔镜和开放修补术[26-28]。指导制订整体修补方案, 包括是采用补片修补还是传统的缝合修补, 是采用经前入路还是经后入路方法, 补片是放置于腹横筋膜前还是腹横筋膜后[26], 这样就可比较不同术式的优劣和治疗效果。目前使用的分类方法 (包括 Zollinger 制订的组合分类法) 均存在一些缺陷[27, 28]: ① 根据术前描述进行分类, 并不能准确预测术中真实的解剖情况。研究表明, 根据术前体检结果判断疝的类型, 其误诊率可达 50%[29]。EHS 进一步强调任何试图术前鉴别的努力都是无用的[30]。② 复发疝是临床特例, 通常把所有类型的复发疝都归为一类。有些学者加了一个 "R" 作为解剖学分类, 以区别原发性疝[27, 28], 用于指定疝的复发特征。③ 最后, 如果研究分类太简单, 则无法进行完整的描述, 也就无法针对复发疝的具体类型进行个体化治疗。

目前专门针对复发疝的分类只有一种, 但并不完善[31]。这种分类考虑了复发的次数、位置 (内环附近、耻骨结节上方、整个腹股沟壁)、大小 (大于或小于 2 cm)、患者特征 (如肥胖), 以及所有可能导致复发的高危因素, 而不考虑疝囊是否可回纳。但是在这个分类中, 上述变量的描述很差, 压缩成 3 个等级: R1、R2、R3 (表 15-1)。仅仅在 R2 型中, 根据前次修补是经前入路还是经后入路, 给出了优选建议。但并没有区分既往手术是采用补片修补还是传统缝合修补。

表 15-1 根据 Campanelli 分类复发疝分为 3 种类型

R1 型: 首次复发, "高位", 斜外, 可复性疝, 小于 2 cm 缺损, 非肥胖患者, 单纯组织修补或补片修补术后

R2 型: 首次复发, "低位", 直疝, 可复性疝, 小于 2 cm 缺损, 非肥胖患者, 单纯组织修补或补片修补术后

R3 型: 所有其他复发疝: 包括股疝复发; 较大缺损的腹股沟复发疝 (腹股沟膨出); 多发性复发疝; 难复性疝; 合并对侧原发疝或复发疝; 合并其他加重因素 (如肥胖) 或单纯组织修补或补片修补术后无法归类到 R1 型或 R2 型的复发疝

　　Guarnieri将复发疝分为4类：① 高位复发疝（上1/3，即疝靠近内环，占据不超过1/3的后壁）。② 低位复发疝（下1/3，即靠近耻骨结节，占据不超过1/3的后壁）。③ 整个复发疝（占据全部或几乎全部后壁）。④ 多个复发疝（多个疝口）[32]。

建议和适应证

　　最根本的是仔细核查既往手术记录，详细了解前次手术情况，根据上述变量，正确合理地选择手术方式。

　　在开放性疝修补术中，选择轻量型网片在术后长期不适和异物感方面具有一些优势，但可能由于固定不充分或容易折叠而增加了术后复发的风险。

　　欧洲对复发疝处理的建议如下：如果既往手术是经前入路，优先考虑开放腹膜前补片修补或内镜手术，如果具备专业技能，优先选择TEP而不是TAPP；如果既往手术是经后入路，则考虑经前入路的补片修补如Lichtenstein术[30]。针对传统开放修补术后的复发疝，采用内镜技术比Lichtenstein术具有术后疼痛轻微、恢复快的优点。Itani等认为术式的选择取决于既往手术方式是组织缝合修补还是补片修补。如果最初的手术是经前入路组织缝合修补，那么无论是经前入路还是经后入路都可以用来修补复发疝[8]。如果最初是采用补片修补，那么术式的选择首先要考虑局部组织层次和解剖结果的破坏程度[8]。经后入路手术失败后，无论采用开放手术还是内镜手术，经前入路是最佳选择。

　　国际疝协会不推荐内镜下去除腹膜前补片，而应在第一块补片表面放置另外一块补片。若原来使用的是网塞，其突出的部分应当分离，推荐使用电烙术而不是用剪刀，以便放置平片[10]。

　　对R1型复发疝，根据Campanelli的建议[31]，大多数学者[26,30,31,33-35]采用Gilbert网塞，选择在局麻下经前入路进行修补。

　　对R2型复发疝，Campanelli[31]和Miserez[26]选择在局麻下施行改良的Wantz修补术[15]。如果R2型复发疝是继发于前次的腹膜前补片修补术后，应首选经前入路的Lichtenstein术、Gilbert术或Trabucco修补术。在这两种情况下，只采用局部麻醉，患者术后即可出院。

对 R3 型复发疝，Campanelli[31] 和 Miserez[26] 选择经腹膜前的 Stoppa 术式或 Wantz 技术，对于单侧或双侧复发疝采用内镜技术来修补。

对以下两种类型的病例，应当优先考虑两次腹膜前解剖[36]：

(1) 多发性复发疝，腹横筋膜前后的间隙均已被解剖[37]。

(2) 对那些坚持要求采用内镜技术的患者，最常发生在复发侧接受过内镜手术，而对侧此前接受过开放性修补术[38] 的患者。

对补片修补术后复发的病例，应特别谨慎。补片与周围组织可能紧密粘连，有时精索被周围严重纤维化的组织所包绕，导致精索与周围组织很难区分。因此必须小心谨慎地解剖以确认精索组织，从而避免损伤精索血管、输精管和神经。如果精索血管损伤可能导致睾丸缺血，最终导致睾丸切除的严重后果[21]。当然，对这些患者必须术前告知有睾丸切除的可能。

补片移除目前没有明确的指征，除非有感染。大多数手术者选择在原有补片表面覆盖另一张补片[10]。因为要完全去除原有补片几乎是不可能的，而且非常危险。最重要的是，仔细进行局部解剖，以及详细了解肌耻骨孔的情况，然后在其表面重叠放置另一块补片，从而避免进一步解剖分离及损伤其下方的组织。特别是采用内镜手术时，可有效避免损伤膀胱和髂血管的风险[10]。第二张补片应该重叠覆盖在复发区域的原补片上方，并且紧密固定在周围健康的筋膜组织和腹股沟韧带上，以及包括已经与腹股沟韧带侧方和腹直肌筋膜融为一体的原先的补片。从而得以避免过度解剖和损伤其下方的组织。在诸多造成复发的高危因素中，有些是可以在术前得以纠正的，比如避免应用短期可吸收缝线行疝成形术或补片固定[39]，补片覆盖不充分[9,11]，以及患者相关因素包括吸烟和肥胖等。

Schwab 和 Klinge[40] 提出了补片修补术后复发疝的处理原则，无需考虑既往手术复杂程度以及人工合成材料是否应当被去除。他们建议，如果前次手术术后恢复顺利，且最初采用经前入路手术，推荐采用内镜或开放经后入路修补术。如果最初手术为经后入路修补，建议采用经前入路的 Lichtenstein 术。如果前次手术出现术后并发症，建议行改良的经腹股沟的前入路或后入路手术。如果选择内镜手术，只有TAPP是可行的,对TEP来说确实难度太高[41]。如果前次手术采用Lichtenstein修补术,选择开放的经后入路修补术如Wantz术或Stoppa术是合理的选择。

　　复发疝采用局部麻醉到目前为止还没有得到很好的研究。内镜手术一直采用全身麻醉。从理论上讲,所有的操作都可以在局部麻醉下完成。然而,复发疝本身增加了手术的复杂性,以及需要较长的解剖分离时间,可能导致局部麻醉的使用受到限制。表15-2根据既往手术方式总结了复发疝处理的经验。

表15-2　基于最初手术方法的复发疝处理经验总结

既往修补入路	补片	Itani	EHS	Campanelli	Schwab	
前入路	是	A[a], P, E	A, P, E	R1: G	需要去除补片	A(R)
				R3: St, W, E	不需要	P,E
	不	A,P,E		R2: W		
后入路	是	A	L	R2: L, GT	需要去除补片	P(W, St)
					不需要	A(L)

注:A: 开放前入路补片修补 [Lichtenstein (L), Gilbert (G), Rutkow, Trabucco (T)];P: 开放后入路补片修补[Stoppa (St), Nyhus, Wantz (W), Read, Rives (R), Kugel];E: 内镜后入路腹膜前修补(TEP 或 TAPP)。
[a]第二张补片。

结　论

　　建议如下:针对组织缝合修补术后复发,外科医师既可以选择开放经前入路手术如Lichtenstein术、网塞和补丁修补术,或者选用Prolene疝装置来修补,也可选择开放经后入路手术如Read术、Rives术、Stoppa术、Kugel术、Nyhus术或Wantz术来修补,或者选择内镜手术 (TAPP 或 TEP)来修补。本质上,是基于疝缺损的大小和外科医师的偏好和技术经验[3]。

　　针对补片修补术后的复发疝,修补方法取决于外科医师的经验和既往手术入路。对此前行开放前入路手术补片修补的患者,可选择Read术、Rives术、Stoppa术、Nyhus术、Wantz术、Kugel术或内镜手术(TEP 或 TAPP)。

对于此前经后入路行补片修补术的患者（如内镜手术），建议行内镜TAPP术或开放Lichtenstein术，或者采用Prolene疝装置或网塞和补丁技术。术式的选择最终取决于疝缺损的大小和外科医师的偏好和技术经验[3]。

如果必须去除原先补片，最好通过开放经前入路的方法。一些孤立的网塞可以通过内镜手术被安全地去除。如果在去除网塞的同时考虑行补片修补术，我们的建议如下：如果既往手术是经前入路途径，选择内镜或开放手术经后入路修补；如果既往手术是经后入路途径，选择Lichtenstein术修补。

（姬舒荣 刘文方 译）

·参·考·文·献·

[1] Liem MS, van Vroonhoven TJ. Laparoscopic inguinal hernia repair. Br J Surg. 1996; 83: 1197–1204.

[2] Neumayer L, Giobbie-Hurder A, Jonasson O, et al. Open mesh versus laparoscopic mesh repair of inguinal hernia. N Engl J Med. 2004; 350: 1819–1827.

[3] Bisgaard T, Bay-Nielsen M, Kehlet H. Re-recurrence after operation for recurrent inguinal hernia. A nationwide 8 year follow-up study on the role and type of repair. Ann Surg. 2008; 248: 347–348.

[4] Hay JM, Boudet MJ, Fingerhut A, et al. Shouldice inguinal hernia repair in the male adult. Ann Surg. 1995; 222: 719–727.

[5] Sevonbius D, Gunnarsson U, Nordin R, et al. Repeated groin hernia recurrences. Ann Surg. 2009; 249: 516–518.

[6] Nyhus LM, Stevenson JK, Listerud MB, et al. Preperitoneal herniorrhaphy: a preliminary report in fifty patients. West J Surg Obstet Gynecol. 1959; 67: 48–54.

[7] Nyhus LM, Pollak R, Bombeck T, et al. The preperitoneal approach and prosthetic buttress repair for recurrent hernia. The evolution of a technique. Ann Surg. 1988; 208: 733–737.

[8] Itani KMF, Fitzgibbons R, Awad SS, et al. Management of recurrent inguinal hernias. J Am Coll Surg. 2009; 209: 653–658.

[9] Kukleta JF. Causes of recurrence in laparoscopic inguinal hernia repair. J Minim Access Surg. 2006; 3: 187–191.

[10] Bittner R, Arregui ME, Bisgaard T, et al. Guidelines for laparoscopic (TAPP) and endoscopic (TEP) treatment of inguinal hernia [International Endohernia Society (IEHS)]. Surg Endosc. 2011; 25: 2773–2843.

[11] Pelissier E. Inguinal hernia: the size of the mesh. Hernia. 2002; 5: 169–171.

[12] Bay-Nielsen M, Nordin P, Nilsson E, et al. Operative findings in recurrent hernia after a Lichtenstein procedure. Am J Surg. 2001; 182: 134–136.

[13] Usher FC, Oschsner J, Tuttle Jr LL. Use of Marlex mesh in the repair of incisional hernias. Am Surg. 1958; 24: 969–974.

[14] Stoppa RE, Rives JL, Warlaumont CR, et al. The use of Dacron in the repair of hernias of the groin. Surg Clin North Am. 1984; 64: 269–285.

[15] Wantz GE. Giant prosthetic reinforcement of the visceral sac. Surg Gynecol Obstet. 1989; 169: 408–417.

[16] Stoppa R, Petit J, Henry X. Unsutured Dacron prosthesis in groin hernias. Int Surg. 1975; 60: 411–412.

[17] Gilbert AI. An anatomic and functional classification for the diagnosis and treatment of inguinal hernia. Am J Surg. 1989; 157: 331–333.

[18] Kark AE, Kurzer M, Waters KJ. Tension-free mesh hernia repair: review of 1098 cases using local anaesthesia in a day unit. Ann R Coll Surg Engl. 1995; 77: 299–304.

[19] Lichtenstein IL, Shulman AG, Amid PK. The cause, prevention, and treatment of recurrent groin hernia. Surg Clin North Am. 1993; 73: 529–544.

[20] Wilson MS, Deans GT, Brough WA. Prospective trial comparing Lichtenstein with laparoscopic tension-free mesh repair of inguinal hernia. Br J Surg. 1995; 82: 274–277.

[21] Wantz GE. Testicular atrophy and chronic residual neuralgia as risks of inguinal hernioplasty. Surg Clin North Am. 1993; 73: 571–581.

[22] Kurzer M, Belsham PA, Kark AE. Prospective study of open preperitoneal mesh repair for recurrent inguinal hernia. Br J Surg. 2002; 89: 90–93.

[23] Kouhia ST, Huttunen R, Silvasti SO, et al. Lichtenstein hernioplasty versus totally extraperitoneal laparoscopic hernioplasty in treatment of recurrent inguinal hernia—a prospective randomized trial. Ann Surg. 2009; 249: 384–387.

[24] Beets GL, Dirksen CD, Go PM, et al. Open or laparoscopic preperitoneal mesh surgical repair for recurrent inguinal hernia? A randomized controlled trial. Surg Endosc. 1999; 13: 323–327.

[25] Dedemadi G, Sgourakis G, Radtke A, et al. Laparoscopic versus open mesh repair for recurrent inguinal hernia: a meta-analysis of outcomes. Am J Surg. 2010; 200: 291–297.

[26] Miserez M, Alexandre JH, Campanelli G, et al. The European hernia society hernia classification: simple and easy to remember. Hernia. 2007; 11: 113–116.

[27] Zollinger RM. Classification systems for groin hernias. Surg Clin North Am. 2003; 83: 1053–1063.

[28] Zollinger Jr RM. An updated traditional classification of inguinal hernias. Hernia. 2004; 8: 318–322.

[29] Kraft BM, Kolb H, Kuckuk B, et al. Diagnosis and classification of inguinal hernias. Surg Endosc. 2003; 17: 2021–2024.

[30] Simons MP, Aufenacker T, Bay-Nielsen M, et al. European Hernia Society guidelines on the treatment of inguinal hernia in adult patients. Hernia. 2009; 13: 343–403.

[31] Campanelli G, Pettinari D, Cavalli M, et al. Inguinal hernia recurrence: classification and approach. J Minim Access Surg. 2006; 3: 147–150.

[32] Guarnieri F, Franco M, Nwamba C, et al. http://www.guarnieriherniacenter. com/pages/ Congresses/Orlando_Poster_2.pdf.

[33] Shulman AG, Amid PK, Lichtenstein IL. The "plug" repair of 1402 recurrent inguinal hernias: 20-year experience. Arch Surg. 1990; 125: 265–267.

[34] Stoppa R, Warlaumont C, Marrasse E, et al. Pathogenesis of inguinal hernias. Minerva Chir. 1989; 44: 737–744.

[35] Trabucco EE. The office hernioplasty and the Trabucco repair. Ann Ital Chir. 1993; 64: 127–149.

[36] Pokorny H, Klingler A, Schmid T, et al. Recurrence and complications after laparoscopic versus open inguinal hernia repair: results of a prospective randomized multicenter trial. Hernia. 2008; 12: 385–389.

[37] Rutkow IM, Robbins AW. Demographic, classification, and socioeconomic aspects of hernia repair in the United States. Surg Clin North Am. 1993; 73: 413–426.

[38] Knook MTT, Weidema WF, Stassen LPS, et al. Laparoscopic repair of recurrent inguinal hernias after endoscopic herniorrhaphy. Surg Endosc. 1999; 13: 1145–1147.

[39] Novik B, Nordin P, Skullman S, et al. More recurrences after hernia mesh fixation with short-term absorbable sutures: a registry study of 82 015 Lichtenstein repairs. Arch Surg. 2011; 146: 12–17.

[40] Schwab R, Klinge U. Principle actions for re-recurrences. In: Schumelick V, Fitzgibbons RJ, editors. Recurrent hernia: prevention and treatment. Heidelberg: Springer; 2007: 339–344.

[41] Andersson B, Hallen M, Leveau P, et al. Laparoscopic extraperitoneal inguinal hernia repair versus open mesh repair: a prospective randomized controlled trial. Surgery. 2003; 133: 464–472.

第16章
运动性腹股沟疼痛和运动疝

Athletic Groin Pain and Sports Hernia

Nathaniel Stoikes and L. Michael Brunt

随着对许多知名运动员运动疝的治疗,运动疝已然成为运动界和外科界越来越感兴趣的话题。这种情况不是真正的疝,因此,"运动疝"这一术语,在解剖学上并不确切。根据其临床表现和基础病理生理学变化,称为"腹股沟运动损伤"更恰当。尽管如此,"运动疝"作为医学名词和一般用语均已根深蒂固。在此综述中,它将和"腹股沟运动损伤"互换使用。虽然运动疝已经受到了极大关注,但是大多数腹股沟的伤病都能够得到成功的保守治疗,不会演变成运动疝。从诊断和临床治疗的角度来看,这些损伤富有挑战性,原因很多,包括鉴别诊断宽泛性、腹股沟区解剖复杂性、重返比赛时间的不可预测性、慢性风险、治疗措施的多样性。本章将讨论运动性腹股沟损伤的基础,详细描述运动疝的临床性质,并回顾各种手术治疗方法。

背　景

腹股沟损伤相对常发生于高速切入、旋转、扭曲和踢腿的运动,如英式足球、美式足球和冰球。据报道,在职业运动员中腹股沟运动损伤发生率:英式足球运动员为5%～28%[1],冰球运动员为6%～15%[2,3]。但是腹股沟运动损伤不仅仅发生于上述运动。不同于大多数的运动伤害,这些通常不是由于直接身体接触而造成的软组织损伤(即非骨骼损伤)。发生腹股沟损伤的各种风险因素包括腹股沟的伤病史、运动员年龄增长、缺乏淡季的运动调节活动(如冰球运动员的滑冰运动)[4]。一项对北美冰球联盟(NHL)球员的前瞻性研究显示,内收肌强度降低会增加内收肌拉伤的风险[5]。更重要的是,一项内收肌加强方案的实施减少了近80%的损伤发生率。

临 床 表 现

诊断运动疝具有挑战性,因为临床发现往往是微妙的,并且患者可有不同的表现。某种程度上,它应该是一个排除性诊断,鉴别诊断非常宽泛,因为许多复杂的腹部和骨盆区域的情况必须排除。典型的情况是,运动员的主诉为用力时上耻骨区及下腹部和(或)腹股沟区出现中等强度的疼痛和不适。在某些情况下,疼痛定位可能比较模糊,放射到大腿或整个下腹部。爆发性动作和缺乏休息往往使症状明显。不常见的情况是疼痛沿着上内收肌群,主要是长收肌及其在耻骨下支的附着点。

详细的病史包括疼痛的位置、性质、强度、发作持续时间和诱发因素。其他重要的细节包括运动员受伤后如何处理这些症状,如既往休息和治疗情况。关键要注意,患者真正休息或减少活动有多久,因为多数腹股沟运动损伤最终是采取保守治疗治愈的。

体格检查时,症状可以通过一系列检查手法引发,包括中心腹部诊断手法。彻底的检查应包括评估有无腹股沟疝,触诊腹股沟区、耻骨、腹直肌、内收肌和髋部。进行仰卧起坐、转动躯干、拮抗髋关节屈曲、内收臀部和大腿运动时可引发上述区域疼痛。体检很少发现真正的腹股沟疝,但做Valsalva动作时腹股沟后壁减弱或有轻微的凸出及腹股沟区域有触痛。在我们华盛顿大学的研究中,接受手术治疗的运动疝的表现,90.7%是腹股沟区薄弱,80.2%是腹股沟区中部或腹直肌侧下方压痛,63.85%是仰卧起坐痛,73.3%是躯体旋转痛,56.7%是抗内收肌疼痛[6]。

鉴 别 诊 断

各种运动性腹股沟损伤的鉴别诊断和临床表现(表16–1)已在别处详细综述[7–9]。运动员腹股沟疼痛最常见的原因是下腹壁肌肉、髋屈肌和大腿上部内收肌群的肌肉拉伤。其他还包括以下原因：

 (1) 耻骨骨炎。

 (2) 耻骨应力性骨折。

 (3) 腹股沟疝。

 (4) 运动疝/腹股沟运动损伤。

 (5) 髋关节损伤 (臼唇撕裂，股骨-髋臼撞击伤，其他髋关节疾病)。

表16-1 运动性腹股沟损伤鉴别诊断

- 骨盆
  - 外伤性骨折或挫伤
  - 应力性骨折
  - 耻骨骨炎

- 肌肉紧张
  - 腹部：腹直肌，斜肌
  - 髋屈肌/髂腰肌
  - 内收肌群 (长收肌、短收肌、大收肌、耻骨肌、闭孔外肌)

- 髋关节损伤
  - 臼唇撕裂
  - 股骨-髋臼撞击伤
  - 骨关节炎
  - 应力骨折

- 运动疝/腹股沟运动损伤

- 腹股沟疝

- 非运动病因 (子宫内膜异位症、卵巢病变、炎症性肠病等)

影 像 学

  运动疝诊断复杂，各种影像学检查可提供更客观的诊断依据，并协助排除其他可能的原因。髋关节和骨盆的X线平片对运动疝诊断率低，但对某些运动员应常规进行，以识别任何肉眼可见的结构异常或应力性骨折。骨盆MRI提供骨盆和软组织 (肌肉和肌腱) 更详细的结构信息，是我们中心对慢性运动腹股沟疼痛进行评估的首选的影像学检查方法。盆腔MRI应包括轴位、冠状位、矢状位、斜矢状位序列。常见的MRI表现可分为两个主要亚型：骨和软组织。骨病理学包括耻骨联

图 16-1 冠状位 STIR（短 T1 脉冲）MRI
序列显示腹股沟运动损伤常见的耻骨联
合间隙水肿。箭头指示"裂隙"（白色信
号）位于耻骨和腱膜（黑色结构）之间。
同时可见耻骨骨髓水肿，在右侧（症状）
更明显

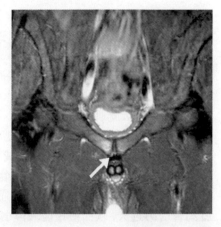

合周围水肿和应激反应及耻骨
的继发性裂隙征。该"裂隙征"
是中央环裂在耻骨前下缘的异
常增宽表现（图 16-1）。软组织
的表现包括内收肌群、腹直肌下
部或腹直肌-内收肌复合体在耻骨的共同附着点处的肌肉撕裂或水肿
（图 16-2）。

超声检查虽然在北美并不常用，但有些小组倾向于应用超声检
查对运动性腹股沟疼痛进行评估 [10]。超声检查的优势是可以结合
患者 Valsalva 动作观察腹股沟区的动态活动。缺点是结果依赖于操
作者。

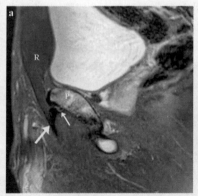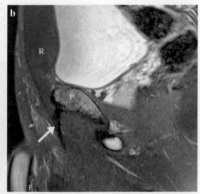

图 16-2 T2 加权 MRI 脂肪抑制影像经中线的矢状序列显示腹直肌-内收肌复合体在耻
骨处撕裂或中断。大箭头指向长收肌肌腱起始部（暗色结构）沿着大腿向下。(a) 异常侧
显示起自耻骨膜的前下方，在腹直肌和内收肌起始处形成的腱膜的部分分离。R，腹直
肌；P，耻骨。(b) 正常侧

病理生理学

影像学和手术探查发现的病理特征表明腹股沟区是一个固定点位于耻骨上的活动区域。源自 Meyers [11, 12] 的"耻骨联接"理论认为耻骨是腹部肌肉和大腿肌肉之间的支点。任何固定点都承载应力负荷，受力不平衡可导致支点 (耻骨) 和对抗肌群 (腹直肌、髋屈肌群或内收肌群) 受力更多，从而进一步削弱该区域。这个过程的最终结果是运动疝型疼痛和附在耻骨的腹直肌–内收肌复合体薄弱或撕裂。

其他机制包括强大的大腿肌群通过耻骨介导引起腹股沟壁和腹股沟管受力过大，从而使该区域薄弱。腹股沟壁凹陷和腹股沟管加宽导致腹直肌收缩使张力增加，从而引起耻骨疼痛 [10]。这些观察结果与我们手术中 (图 16-3 和图 16-4) 的经验一致：腹外斜肌腱膜薄弱 (96.7%)、腹股沟壁薄弱 (100%)、腹内斜肌撕裂 (63.9%) 和腹直肌异常 (80.3%)。无论怎样，共同的机制倾向于认为力对耻骨作用过度或不平衡 [13]。

Muschawek 假设腹股沟后壁膨出压迫生殖神经，可造成做 Valsalva 动作时疼痛 [10]。因此，她对一些患者进行了选择性生殖神经切除术 [14]。最后，有些研究组认为，腹外斜肌薄弱可能与髂腹股沟神经和髂腹下神经的卡压并存，共同构成了损伤和疼痛的机制 [15]。

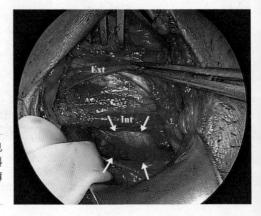

图 16-3　运动疝修补术中可见腹股沟管后壁撕裂。Ext, 腹外斜肌；int, 腹内斜肌。箭头所示薄弱的后壁

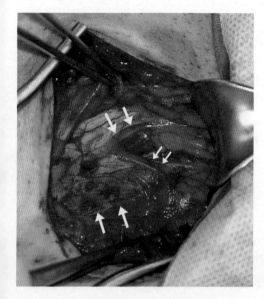

图16-4 运动疝修补术中可见薄弱的腹外斜肌腱膜(大箭头)。髂腹股沟神经呈锐角穿出腹外斜肌腱膜形成一个缝隙(小箭头)

似乎,运动疝并非由单一机制引起。这些机制着眼于腹股沟区生理和解剖的不同方面,但均基于专业运动员的运动幅度达到了最大水平这一基本原则。这样大幅度的运动可造成下腹部剧烈运动,从而给先天薄弱的区域造成压力,如腹股沟区。可引起该情况却尚未被证明的因素可能包括:高强度力量锻炼、整年训练缺乏休息、自幼集中从事某项特定运动、腹部核心肌肉缺乏力量和平衡。

治 疗 选 择

临床表现早期,采用休息和其他下述的标准化保守治疗措施。某些情况下,激素和局部麻醉药注射能缓解症状、促进恢复活动或协助鉴别疼痛的来源。治疗对象很重要,这也可能影响治疗方法的选择。例如,手术治疗对于业余运动员、大学生运动员或专业运动员是不同的。在某种意义上,之后的运动生涯依靠最大限度地快速恢复到最佳状态,风险/效益比让手术治疗更易接受。同时,业余运动员缺乏专业训练和其他资源,从而导致诊断延迟。期间,患者未能休息,也不能完全恢复运动。

　　无论哪种情况，腹股沟运动损伤的一线治疗应该是保守治疗及休息。应避免做引发症状的动作，特别是急速扭转动作。治疗方案应包括非甾体抗炎药物、冰敷和物理治疗。随着症状的改善，可开始进行轻微的身体下部活动，如慢跑或踩固定式自行车，专业体育训练可以渐进添加。剧烈动作和激烈的比赛应推迟到下腹部和下肢锻炼可以开展后。保守治疗8～10周无效，且临床表现提示慢性运动疝可能，则应考虑手术干预。

手 术 技 术

　　运动疝的首选手术方法学者们并未达成共识。已报道的手术方式可大致分为：开放原位疝修补术、开放无张力疝修补术和腹腔镜疝修补术。这些手术中还包括神经切断术和内收肌腱松解术。

● 开放原位疝修补术

　　(1) Meyers手术：这一技术的目的是将下侧腹直肌重新修复固定于耻骨和腹股沟韧带。

　　(2) Muschawek手术：这一手术也称为微修补手术[13,14]。使用两个连续的重叠连续缝合修复腹股沟后壁。特定的情况下切除生殖神经，进行腹内斜肌重建加强内环。

● 开放无张力疝修补术

　　无张力疝修补术符合Lichtenstein原则，也是笔者的首选方法。主要的目标是加强腹股沟后壁而不是像修补斜疝一样重建腹股沟内环。技术要点包括：如果腹外斜肌腱膜或补片卡压于髂腹股沟，则行神经切断术。必要时破坏腹内斜肌或腹横肌纤维。轻量型聚丙烯网片用可吸收缝合线固定于腹股沟韧带外侧和腹横肌/联合肌腱内侧（图16-5）。剪开网片，将尾巴固定于标准术式的核心结构上。重要的是，间断缝合固定网片于腹直肌远端，以进一步稳定腹直肌和耻骨。用可吸收缝线缝合拉近外斜肌腱膜，以消除薄弱区域。Montreal小组[16]也采用无张

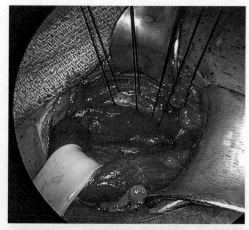

图16-5 缝线固定于右腹股沟内侧壁。缝线褥式通过轻量型无张力聚丙烯网片

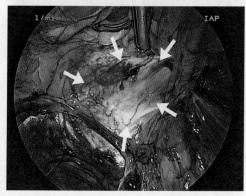

图16-6 腹腔镜下后面观薄弱的腹股沟后壁(箭头)

力疝修补的方法,但将网片放置于外斜肌腱膜的下方而不是后壁,并且多数情况下,加做髂腹股沟神经和(或)髂腹下神经切断术。

● 腹腔镜疝修补术

一些研究小组更青睐腹腔镜疝修补术[17-19]。这种方法也加强了薄弱的腹股沟管后壁(图16-6),但有趣的是,虽然几个案例系列报道效果良好,但与稍高的症状不完全缓解率相关。它的优势是可以使运动员更快地重返比赛。它通常通过完全腹膜外途径手术。

附加手术:Meyers所述的内收肌松解术[20]需要将长收肌纤维从

其耻骨的附着处松解2～3 cm。实际上并不切断肌腱，而是采用放松切口，为内收肌间隔"减压"，缓解压力、张力、水肿。

手术预后

手术治疗结果列于表16-2。能够完全重返比赛的比例为60%～90%，大多数的研究报道有大于90%的患者重返比赛。随访情况各异，有些并未报道。另外，重返比赛的间隔也不尽相同，有些也未报道。重返比赛的间隔受多种因素影响，手术方式和时间压力都会对此产生影响（赛季和非赛季）。根据华盛顿大学医学中心的经验，已经修复超过150名职业和业余运动员[21]。其中，大多数（63%）是职业或大学生运动员。对于相关症状随访13.6个月，91%运动员重返比赛。最初，并不进行内收肌松解术，因此，有5名运动员随后因顽固的内收肌症状而行内收肌松解术。目前，如果在腹股沟壁进行加固手术时发现明显的内收肌病变，就应进行Meyers[20]所述的内收肌松解术。

表16-2 所报告的运动疝修补结果

作 者	修补类型	病 例 数	随访时间	恢复比赛
Polglase[23]	原位	64	8个月	63%
Gilmore[24]	原位	300	—	97%
Steele[25]	原位	47	—	77%
Meyers[20]	原位"盆壁修补术"	5 218	24个月	95.3%
Muschawek[14]	原位"微修补术"	129		
Joesting[26]	开放无张力	45	12个月	90%
Brown[26]	开放无张力	98	—	97%
Brunt[22]	开放无张力	132	13.6个月	91%
Van Veen[18]	腹腔镜下无张力	55	24个月	91%
Ziprin[19]	腹腔镜下无张力	17		94%
Evan[27]	腹腔镜下无张力	287	3个月至4年	90%
Paajanen[28]	腹腔镜下无张力	30	3个月	90%

术后护理与康复

  手术修补只是运动疝治疗过程的一个组成部分。在我们看来，结构化的术后康复计划对运动员全面重返比赛同样重要。我们利用一套程序，重点加强腹部和下半身力量（表16-3）[22]。注意内收肌顺应性和强度是至关重要的，5～8周内应逐渐增加活动量（五个阶段）。

表16-3 运动疝修补术后康复计划

第一阶段　第1周
 步行，从短距离开始，逐步到每天45～60分钟/次
 轻拉伸（可耐受情况下拉伸腘绳肌、股四头肌、小腿和下腰背部肌肉）

第二阶段　第2周
 锻炼髋关节活动范围
 跑步机上斜坡行走，后退训练
 自行车训练，自缓慢持续进行过渡到间歇速度训练
 墙上平衡球

第三阶段　第3周
 继续第二阶段练习
 主动放松技术/臀部和腿肌肉的深部组织按摩
 池中行走
 监控下进行专项运动技术锻炼

第四阶段　第4周
 继续第三阶段练习
 屈髋肌拉伸逐步过渡到抗阻力训练，渐增强抗阻力运动
 下腹部和下肢力量锻炼，包括体重深蹲、高抬腿踏步等
 开始增加专项体育活动（更高强度的滑冰、冲刺跑，限制接触性协同训练）

第五阶段　第5～6周
 继续第四阶段练习
 过渡到健身房进行力量和健身训练
 充分练习，团队协同训练
 最后阶段练习，注重保持适当的肌肉长度并通过稳定性训练程序进行腹部肌肉力量训练

注：更为详细的康复训练说明，见参考文献[22]。

总 结

运动疝是一个复杂的疾病，需要采用系统的方法来诊断和治疗。外科医师对运动员进行治疗时，必须了解有关运动性腹股沟疼痛的广泛的鉴别诊断，且须了解这并不是真正的腹股沟疝。治疗过程有多种选择，需要多学科协作。慎重选择患者进行手术是关键。多种手术方法均可能达到成功的结果。除手术外，术后康复治疗是完全重返比赛所必需的。

(程志俭 于 愿 译)

·参·考·文·献·

［ 1 ］ Ekstrand J, Hilding J. The incidence and differential diagnosis of acute groin injuries in male soccer players. Scand J Med Sci Sports. 1999; 9: 98–103.

［ 2 ］ Pettersson R, Lorenzton R. Ice hockey injuries: a 4 year prospective study of a Swedish elite ice hockey team. Br J Sports Med. 1993; 27: 251–254.

［ 3 ］ Stuart MJ, Smith A. Injuries in Junior A ice hockey: a 3 year prospective study. Am J Sports Med. 1995; 23: 458–461.

［ 4 ］ Emery C, Meeuwisse W. Risk factors for groin injuries in hockey. Med Sci Sports Exerc. 2001; 33: 1423–1433.

［ 5 ］ Tyler T, Nicholas S, Campbell R, et al. The association of hip strength and flexibility with the incidence of adductor muscle strains in professional ice hockey players. Am J Sports Med. 2001; 29: 124–128.

［ 6 ］ Brunt L, Quasebarth M, Bradshaw J, et al. Outcomes of a standardized approach to surgical repair and postoperative rehabilitation of athletic hernia. AOSSM Annual Meeting. 2007: Calgary 2007.

［ 7 ］ Nam A, Brody F. Management and therapy for sports hernia. J Am Coll Surg. 2008; 206: 154–164.

［ 8 ］ Anderson K, Strickland AM, Warren R. Hip and groin injuries in athletes. Am J Sports Med. 2001; 29: 521–533.

［ 9 ］ Caudill P, Nyland J, Smith C, et al. Sports hernias: a systematic literature review. Br J Sports Med. 2008; 42: 954–964.

［10］ Muschawek U, Berger LM. Sportsmen's groin — diagnostic approach and treatment with the minimal repair technique. Sports Health. 2010; 2: 216–221.

［11］ Meyers WC, Yoo E, Devon ON, et al. Understanding "sports hernia" (athletic pubalgia): the anatomic and pathophysiologic basis for abdominal and groin pain in athletes. Oper Tech Sports Med. 2007; 15: 165–177.

［12］ Meyers WC, Greenleaf R, Saad A. Anatomic basis for evaluation of abdominal and groin pain in athletes. Oper Tech Sports Med. 2005; 13: 55–61.

[13] Minnich JM, Hanks JB, Muschawek U, et al. Sports hernia: diagnosis and treatment highlighting a minimal repair technique. Am J Sports Med. 2011; 39: 1341–1349.

[14] Muschawek U, Berger L. Minimal repair technique of sportsmen's groin: an innovative open-suture repair to treat chronic groin pain. Hernia. 2010; 14: 27–33.

[15] Irshad K, Feldman L, Lavoie C, et al. Operative management of "hockey groin syndrome": 12 years experience in national hockey league players. Surgery. 2001; 130: 759–766.

[16] Brown R, Mascia A, Kinnear DG, et al. An 18 year review of sports groin injuries in the elite hockey player: clinical presentation, new diagnostic imaging, treatment, and results. Clin J Sport Med. 2008; 2008: 221–226.

[17] Paajanen H, Syvähuoko I, Airo I. Totally extraperitoneal endoscopic (TEP) treatment of sportsman's hernia. Surg Laparosc Endosc Percutan Tech. 2004; 14: 215–218.

[18] van Veen RN, de Baat P, Heijboer MP, et al. Successful endoscopic treatment of chronic groin pain in athletes. Surg Endosc. 2007; 21: 189–193.

[19] Ziprin P, Prabhudesai DG, Abrahams S, et al. Transabdominal preperitoneal laparoscopic approach for the treatment of sportsman's hernia. J Laparoendosc Adv Surg Tech A. 2008; 18: 669–772.

[20] Meyers WC, McKechnie A, Philippon MJ, et al. Experience with "sports hernia" spanning two decades. Ann Surg. 2008; 248: 656–665.

[21] Brunt LM. Management of sports hernia and athletic pubalgia. In: Kingsnorth A, LeBlanc K, editors. Management of abdominal wall hernias. New York: Springer; 2012 (in press).

[22] Brunt LM, Barile R. My approach to athletic pubalgia. In: Byrd TW, ed. Operative Hip Arthroscopy. 3rd ed: Springer; 2012: 57–67.

[23] Polglase AL, Frydman GM, Farmer KC. Inguinal surgery for debilitating chronic groin pain in athletes. Med J Aust. 1991; 155: 674–677.

[24] Gilmore J. Groin pain in the soccer athlete: fact, fiction, treatment. Clin Sports Med. 1998; 17: 787–792.

[25] Steele P, Annear P, Grove JR. Surgery for posterior inguinal wall deficiency in athletes. J Sci Med Sport. 2004; 7: 415–421.

[26] Joesting DR. Diagnosis and treatment of sportsman's hernia. Curr Sports Med Rep. 2002; 1: 121–124.

[27] Evans DS. Laparoscopic transabdominal pre-peritoneal (TAPP) repair of groin hernia: one surgeons's experience of a developing technique. Ann R Coll Surg Engl. 2002; 84: 393–398.

[28] Paajanen H, Brinck T, Hermunen H, et al. Laparoscopic surgery for chronic groin pain in athletes is more effective than nonoperative treatment: a randomized clinical trial with magnetic resonance imaging of 60 patients with sportsman's hernia (athletic pubalgia). Surgery. 2011; 150: 99–107.

第 **4** 篇

腹股沟疝修补术的
当今争论

CURRENT DEBATES IN
INGUINAL HERNIA REPAIR

第17章
TAPP 和 TEP 的比较

TAPP vs. TEP

Alfredo M. Carbonell II

经腹腹膜前修补 (TAPP) 和完全腹膜外修补 (TEP) 技术是腹腔镜腹股沟疝修补术中最常用的两种术式。虽然两种技术最终都是将补片置于腹膜前间隙并覆盖整个肌耻骨孔，但两者在如何进入该间隙方面仍存在差异。

TAPP 是进入腹腔，横行切开腹膜后进入腹膜前间隙，再进行耻骨膀胱间隙和 Bogros 间隙的分离，然后放置补片覆盖整个肌耻骨孔，最后通过缝合、门字钉或疝钉关闭腹膜。而 TEP 是用球囊分离器从脐孔水平置入腹膜前间隙，通过充气扩大间隙，然后采用类似 TAPP 的方法，在腹膜前间隙操作并放置补片，最后释放气体完成手术。

关于 TAPP 或 TEP 的争论

由于两种技术最终的复发率相同，因此关于哪种方法更好的争论主要都集中在费用、手术时间、术中并发症和术后疼痛方面。只有三项前瞻性随机对照试验对 TAPP 和 TEP 进行比较，而大部分数据都来源于前瞻性非随机对照研究。本章将对某项技术具有优势的论证进行探讨，并评价现有文献所提出的观点。

● 学习曲线

论证：TAPP 的学习曲线短于 TEP。

任何外科手术的学习曲线都因人而异。既往来看，大部分医师是先学习 TAPP，积累经验后再转向 TEP。在一项 TAPP 的研究中，手术

50例后并发症和复发率下降[1]。在另一项TEP的报道中，手术100例后并发症和复发率下降，700例后中转率下降，1 000例后手术时间缩短一倍[2]。如果我们将手术时间作为学习曲线的评价指标，Cochrane数据库显示缺乏经验的医师（20例以下）进行TAPP和TEP的手术时间分别为70分钟和95分钟，经验积累后（30～100例）的手术时间分别缩短为40分钟和55分钟[3]。这些数据提示TAPP的学习曲线更短，这或许与TAPP的操作空间更大有关，外科医师可以清晰地观察腹膜前间隙和腹腔内情况，保持正确的方向，更容易分离疝囊和腹腔内容物。而TEP的操作空间较狭小，套管有时会互相干扰。

● 手术时间

论证：TEP的手术时间更短。原因是使用球囊分离器进行分离，且不需要关闭腹膜。

在早期的一项TEP（24例）和TAPP（28例）的随机对照试验中，TAPP的手术时间具有6分钟的非显著性优势[4]。其他一些非随机研究似乎也显示TAPP在手术时间上有轻微的优势[3]，而最新的两项前瞻性试验报道两者的手术时间并无差异[5,6]。

● 中转手术

论证：TEP的中转率高于TAPP。

由技术本身的性质决定，TEP通常可中转为TAPP或开放手术，TAPP只可中转为开放手术。TEP在腹膜有太大的裂口时会中转，TAPP在不足以分离出足够大的腹膜前间隙以置放补片时会中转。有腹膜前间隙手术史，尤其是腹膜前间隙补片修补史的患者中转率更高，应一开始就选择TAPP。在早期的前瞻性随机对照试验中，TEP的中转率要高一些[7-9]，而最新的一项随机试验显示两者均未中转[5]。中转手术与经验密切相关，当充分掌握其中一种或两种技术后，中转率下降。

● 费用

论证：TEP的额外成本更高，原因是使用球囊分离器创建腹膜前间隙。

在不同的国家和医疗机构中，费用各不相同，因此成本数据的统计并不可靠。TEP不一定要使用球囊分离器，也可用手指进行分离。一项单中心随机试验比较了球囊分离器和经套管CO_2充气的分离效果，尽管球囊分离器具有中转率低、平均可节省8分钟手术时间的优势，但是两者在并发症发生率和复发率方面没有差异[10]。应用非一次性套管和免球囊分离器的手指分离技术，可明显降低TEP的手术成本。其他需要考虑的因素是门字钉、疝钉（金属或可吸收）或纤维蛋白胶等固定材料，在腹腔镜腹股沟疝修补术中往往会使用到其中至少一种材料，无论是TAPP还是TEP，成本都有所增加。两项近期的随机试验并未显示TAPP和TEP的成本存在差异[5,6]。

● 术中并发症

论证：TAPP的血管和内脏损伤及戳孔疝的发生率更高。

到目前为止，有3项研究涉及血管损伤，一项证实TEP的损伤率较高[11]，另两项则没有差异[12,13]。两项对比试验报道TAPP的内脏损伤率高于TEP，虽然两者都低于1%[7,8]。一些研究对戳孔疝进行了报道，似乎TAPP的发生率更高些，为3.7%以上[7]。

在一项腹股沟疝修补术后肠梗阻的大样本研究中，多因素分析显示TAPP和TEP的相对危险因素分别为2.79和0.57[14]。尽管该研究无法确定肠梗阻的病因（疝还是粘连），但数据值得关注。大网膜或肠管与金属疝钉或门字钉或缝线之间会发生粘连，TAPP由于使用了这些固定材料来关闭腹膜，更容易形成潜在的粘连后遗症，如肠梗阻，甚至肠管侵蚀。新型可吸收疝固定器已开始被使用，但要判定是否在防粘连方面具有优势还为时尚早，且高费用也可能限制其常规使用。

TEP手术腹膜破损时腹膜前间隙空间缩小，手术时间延长，操作困难，有可能需要中转。TEP手术中腹膜破损并不少见，复发疝更常见。腹膜破损后如何处理与医师的经验有关，虽然通过结扎破口或在腹腔内置入气腹针释放压力可以较容易地控制漏气，但事实上这种并发症会使手术时间平均延长20分钟，中转为TAPP的可能性提高8倍[15]。因担心肠梗阻或补片粘连，是否需要完全关闭腹膜裂口有待于讨论。关于这个问题，两项研究对未关闭腹膜裂口的患者进行了16个月[16]和4年[15]的随访，没有出现并发症。

● 疼痛

论证：TEP疼痛更轻，即使需要固定，也仅仅针对补片，而不需要关闭腹膜。

固定对术后疼痛症状有无影响，数据是有争议的。在最近的一项前瞻性随机对照试验中，TAPP组采用疝钉固定补片和缝线关闭腹膜，TEP组没有固定补片，结果两组疼痛没有差异[6]。另一项随机试验中，两组均未固定补片，TAPP组缝合关闭腹膜，结果显示TAPP组在术后1小时、24小时和3个月时的疼痛更明显[5]。这种轻微的疼痛差异可能是暂时性的，就像在一项前瞻性研究中报道的那样，TAPP和TEP相比，术后1个月疼痛的发生率较高，但术后6个月和1年时则没有差异。该研究中，18.1%的TAPP和2.3%的TEP所使用的疝钉数超过10枚。此外，一项分组分析显示当TAPP使用的疝钉数在10枚以下时，任何时间点患者感到的疼痛都轻于10枚以上的[17]。

如果疝钉的数量与疼痛程度成正比，那么避免使用疝钉或门字钉可能会消除疼痛。目前的数据提示，无论与降低疼痛有没有关系，不固定TEP是安全的手术方式，其费用更低，复发率不会增高[18]。目前尚缺乏不固定TAPP的研究，但一项随机试验对缝合关闭腹膜的TAPP中使用纤维蛋白胶和疝钉固定补片进行了比较，两种固定方法在复发率或术后疼痛方面没有差异[19]。

总 结

总而言之，TAPP的学习曲线更短，其发生内脏损伤和戳孔疝的总风险较低，但相对高于TEP。术式选择取决于外科医师的经验，两种技术在治疗腹股沟疝时具有相同的疗效。

(李健文 译)

·参·考·文·献·

[1] Voitk AJ. The learning curve in laparoscopic inguinal hernia repair for the community general surgeon. Can J Surg. 1998; 41(6): 446–450.

[2] Feliu-Pala X, Martín-Gómez M, Morales-Conde S, et al. The impact of the surgeon's experience

on the results of laparoscopic hernia repair. Surg Endosc. 2001; 15(12): 1467–1470.

[3]　Wake BL, McCormack K, Fraser C, et al. Transabdominal pre-peritoneal (TAPP) vs totally extraperitoneal (TEP) laparoscopic techniques for inguinal hernia repair. Cochrane Database Syst Rev. 2005; (1): CD004703.

[4]　McCormack K, Wake BL, Fraser C, et al. Transabdominal pre-peritoneal (TAPP) versus totally extraperitoneal (TEP) laparoscopic techniques for inguinal hernia repair: a systematic review. Hernia. 2005; 9(2): 109–114.

[5]　Krishna A, Misra MC, Bansal VK, et al. Laparoscopic inguinal hernia repair: transabdominal preperitoneal (TAPP) versus totally extraperitoneal (TEP) approach: a prospective randomized controlled trial. Surg Endosc. 2012; 26(3): 639–649.

[6]　Gong K, Zhang N, Lu Y, et al. Comparison of the open tension-free mesh-plug, transabdominal preperitoneal (TAPP), and totally extraperitoneal (TEP) laparoscopic techniques for primary unilateral inguinal hernia repair: a prospective randomized controlled trial. Surg Endosc. 2011; 25(1): 234–239.

[7]　Cohen RV, Alvarez G, Roll S, et al. Transabdominal or totally extraperitoneal laparoscopic hernia repair? Surg Laparosc Endosc. 1998; 8(4): 264–268.

[8]　Felix EL, Michas CA, Gonzalez MH. Laparoscopic hernioplasty. TAPP vs TEP. Surg Endosc. 1995; 9(9): 984–989.

[9]　Van Hee R, Goverde P, Hendrickx L, et al. Laparoscopic transperitoneal versus extraperitoneal inguinal hernia repair: a prospective clinical trial. Acta Chir Belg. 1998; 98(3): 132–135.

[10]　Bringman S, Ek A, Haglind E, et al. Is a dissection balloon beneficial in totally extraperitoneal endoscopic hernioplasty (TEP)? A randomized prospective multicenter study. Surg Endosc. 2001; 15(3): 266–270.

[11]　Khoury N. A comparative study of laparoscopic extraperitoneal and transabdominal preperitoneal herniorrhaphy. J Laparoendosc Surg. 1995; 5(6): 349–355.

[12]　Tamme C, Scheidbach H, Hampe C, et al. Totally extraperitoneal endoscopic inguinal hernia repair (TEP). Surg Endosc. 2003; 17(2): 190–195.

[13]　Lepere M, Benchetrit S, Debaert M, et al. A multicentric comparison of transabdominal versus totally extraperitoneal laparoscopic hernia repair using PARIETEX meshes. JSLS. 2000; 4(2): 147–153.

[14]　Bringman S, Blomqvist P. Intestinal obstruction after inguinal and femoral hernia repair: a study of 33,275 operations during 1992–2000 in Sweden. Hernia. 2005; 9(2): 178–183.

[15]　Muzio G, Bernard K, Polliand C, et al. Impact of peritoneal tears on the outcome and late results (4 years) of endoscopic totally extra-peritoneal inguinal hernioplasty. Hernia. 2006; 10(5): 426–429.

[16]　Shpitz B, Lansberg L, Bugayev N, et al. Should peritoneal tears be routinely closed during laparoscopic total extraperitoneal repair of inguinal hernias? A reappraisal. Surg Endosc. 2004; 18(12): 1771–1773.

[17]　Belyansky I, Tsirline VB, Klima DA, et al. Prospective, comparative study of postoperative quality of life in TEP, TAPP, and modified Lichtenstein repairs. Ann Surg. 2011; 254(5): 709–715.

[18]　Tam K-W, Liang H-H, Chai C-Y. Outcomes of staple fixation of mesh versus nonfixation in laparoscopic total extraperitoneal inguinal repair: a meta-analysis of randomized controlled trials. World J Surg. 2010; 34(12): 3065–3074.

[19]　Fortelny RH, Petter-Puchner AH, May C, et al. The impact of atraumatic fibrin sealant vs. staple mesh fixation in TAPP hernia repair on chronic pain and quality of life: results of a randomized controlled study. Surg Endosc. 2012; 26(1): 249–254.

第18章
TEP与TAPP中的补片固定问题

Fixation Versus No Fixation in Laparoscopic
TEP and TAPP

Viney K. Mathavan and Maurice E. Arregui

外科手术开展以来,疝的治疗一直备受关注,其术式历经了数个阶段。Bassini力图还原腹股沟区的正常解剖给腹股沟疝的治疗带来了一次革命;Lichtenstiein开创了无张力疝修补的概念;Nyhus和Stoppa则报道了腹股沟疝修补的"后入路"途径,不同之处在于Nyhus采用的补片较小,需要缝合固定,而Stoppa采用大的人工合成材料,仅需在中线处固定一针;1990年Ger及其同事首次报道了内镜腹股沟疝修补术[1],他们在动物实验中通过关闭犬未闭合的鞘状突的腹腔开口完成了修补;腹腔镜网塞加平片修补和腹腔镜腹腔内补片植入术(IPOM),这两种微创技术亦有报道,但临床未被广泛使用。目前,腹腔镜腹股沟疝修补术大多将补片放置于腹膜前间隙,腹腔镜经腹腹膜前修补术(TAPP)或腹腔镜完全腹膜外修补术(TEP)两种术式均可完成。1992年,Arregui等首次报道了TAPP[2],腹腔镜经腹腔剥离疝囊后将补片置入腹膜前间隙。1993年,McKernan和Laws首次报道了TEP[3],此术式首先进行腹膜前分离,建立腹膜前间隙并将补片放置于此,全程并不进入腹腔。相较于开放式腹股沟疝修补,腹腔镜腹股沟疝修补术越来越成为对众多患者和外科医师极具吸引力的替代术式。大量文献报道表明腹腔镜腹股沟疝修补术具有极佳的临床疗效。开放式无张力疝修补术亦有不错的临床疗效,而腹腔镜疝修补技术需要较长的学习曲线。在美国,有15%~20%的腹股沟疝修补术在腹腔镜下完成。多数腹腔镜腹股沟疝修补术使用螺旋钉枪、固定夹或缝合方式将补片固定于腹壁。然而,腹腔镜腹股沟疝修补术中补片是否需要固定目前仍存在一些争议。部分学者认为固定补片能有效预防疝的复发,但是补片固定可能使术后疼痛和神经损伤的风险加大。本章将介绍TAPP和TEP，并讨论TAPP与TEP术中的补片固定问题。

适应证和禁忌证

对于病情较简单的单侧初发疝患者而言，开放式疝修补术和腹腔镜疝修补术的临床疗效均比较满意，可结合术者经验和患者意愿选择术式。Cochrane系统性meta分析表明两者在术后复发率方面无显著性差异[4]。对于前次采用开放式修补的复发疝患者而言，腹腔镜疝修补术可以避开前次的组织瘢痕从而减少睾丸炎、睾丸萎缩及慢性腹股沟痛的发生。通过腹腔镜进行腹股沟疝修补时观察肌耻骨孔更方便，股疝辨认更容易，补片可于直视下覆盖整个肌耻骨孔。由于腹腔镜腹股沟疝修补时腹股沟区并无手术切口，因而可避免发生切口感染[5-8]。对于双侧腹股沟疝患者而言，腹腔镜腹股沟疝修补术更具优势。研究表明，相较于开放式疝修补术，此类患者术后疼痛明显减轻，恢复工作时间大大缩短，但术后复发率和并发症方面两者无显著性差异[9-11]。对于临床怀疑腹股沟疝但未确诊的患者而言，腹腔镜探查不但可以确诊有无疝的存在，并且可在必要时同时完成腹腔镜疝修补术。由于女性腹股沟疝患者容易合并股疝，且采用开放式时容易遗漏，因此部分学者主张对于女性腹股沟疝患者应首选腹腔镜疝修补术。对于重体力劳动患者，腹腔镜腹股沟疝修补术无需切开腹外斜肌腱膜，肌平面间组织瘢痕少，因此具有一定优势。腹腔镜腹股沟疝修补术的禁忌证包括：不能耐受全身麻醉、有盆腔手术史或放疗史、前次采用腹腔镜修补的复发疝等，此类患者建议接受开放手术。

手 术 技 术

TEP与TAPP两者的手术步骤相似[12-13]，介绍如下。

● TAPP手术步骤

TAPP手术步骤已渐趋标准化。切开腹膜，先充分游离外侧，接着游离内侧直至超过中线，然后腹壁化精索以保证补片放置有足够空间。将15 cm×15 cm或15 cm×12.5 cm不可吸收的补片剪裁以适应腹膜前间隙区域，补片可以更大，但不建议小于这一尺寸，可使用预成型补片。我们并不推荐将补片切开以使其尾部包绕精索，尽管部分外科医师习惯如此。补片必须覆盖整个肌耻骨孔，包括斜疝、直疝及股疝区域。补片需放置平整，避免皱缩或折叠，向下需覆盖并超过耻骨，内侧必须超过中线。近来能为患者自身胶原的生长提供支架并最终被吸收的生物性补片开始被使用，但其长期效果尚不确切。

● TEP手术步骤

　　TEP手术时腹膜前间隙的初步分离可以采用钝性法或球囊分离器法，我们倾向于使用钝性分离[14]。建立足够的腹膜前间隙对TEP至关重要，尤其是外侧方和后方，精索必须充分腹壁化，疝入的腹膜外脂肪(精索脂肪瘤)也必须被移除，这对采用Stoppa法放置足够大的补片十分必要[15]。我们采用15 cm×12.5 cm的聚丙烯轻量型补片或聚酯补片，中间不需剪开。用两把钝性抓钳调整补片使其覆盖直疝、斜疝及股疝区域，内侧超过中线，外侧覆盖腹股沟外侧区域(图18-1)。

● 补片固定

　　大多数外科医师将补片固定于腹股沟后壁。补片固定理论上可

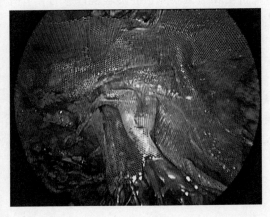

图18-1　补片，未予固定

确保补片在术后较长时间内仍处于原位。在绝大多数患者，这种固定是比较安全的。生殖股神经、股外侧皮神经、股神经位于髂耻束下方，髂耻束或高于髂耻束的固定则可有效防止这些神经损伤。髂腹股沟神经和髂腹下神经位于髂耻束上方，对于体型偏瘦的患者术中固定补片时可能会被伤及，因此必须仔细加以辨认。一些学者建议击发钉枪前用另外一只手将腹壁向钉枪方向推压，感觉到钉枪位置后再予击发，这样不但可以避免神经损伤，也可以保证螺旋钉与腹壁垂直。不过，Fitzgibbons指出由于髂腹股沟神经和髂腹下神经向外向前行走，神经损伤在用此法固定时仍有潜在损伤风险。第一枚螺旋钉通常固定于耻骨梳韧带，既可保持补片稳定，亦方便手术医师向外侧展开补片；其后的螺旋钉固定于腹壁下血管内侧的腹横筋膜内；外侧的螺旋钉采用双手技术以避免损伤髂耻束下方的神经。钉枪固定的目的在于在机体自身炎症反应消退之前保持补片位置不变。许多外科医师，包括我们，并不采用螺旋钉枪固定。有很多文献阐述了钉枪固定的位置和方法以避免神经损伤，部分医师仅在内侧进行固定。

固定与免固定

由于补片固定可能与慢性腹股沟痛相关，因此很多学者对补片固定的必要性提出了质疑。补片固定被认为可以降低疝的复发率，而复发率是疝修补疗效评价中相当重要并且能够客观计算的一个指标。对疝复发机制的大量研究表明复发多数与修补技术有关[16-19]。最常见的复发因素之一是对肌耻骨孔的分离不够充分，原因是：疝囊剥离不够完全、疝遗漏、脂肪瘤或疝入的腹膜外脂肪未被去除、补片放置缺乏足够空间、补片边缘卷曲，等等。由于外侧和下方不适合多做固定，因此较易发生补片卷曲。导致复发疝的另一重要因素是补片过小致对疝环缺损的覆盖不够充分。Fitzgibbons等[17]报道，复发疝患者使用的补片平均大小为6 cm×9.2 cm。目前一般认为至少采用10 cm×15 cm大小的补片才能覆盖整个腹股沟疝发生区域，才能使补片覆盖疝环边缘超过4 cm，才能有效减少因补片移位、皱缩和卷曲带来的相关问题。

Felix等[18]报道，因补片面积过小导致的复发疝占复发病例总数的29%，而其中90%发生于TAPP。36%的TAPP术后复发和22%的TEP修补失败都因外侧方固定不充分引起，这也是导致术后复发疝的主要原因之一。TEP更易发生精索游离不够充分，缺乏补片平铺于腹膜表面所必需的足够空间。而TAPP时腹膜关闭可导致精索结构如帐篷般拱起，从而使补片上抬，导致外侧复发。一些外科医师试图应用keyhole技术来预防外侧复发，但这一技术本身就有导致复发的风险。Phillips等[19]在对腹腔镜腹股沟疝修补术后复发的一项多中心回顾性调查研究中发现，60%术后复发疝与补片过小有关，20%则与补片未固定有关。补片未固定可防止神经损伤。Kraus首次报道[20]大腿股外侧皮神经的损伤和明显的生殖股神经股支的损伤[21]，导致损伤的原因是螺旋钉固定于错误的位置。他指出，提高螺旋钉固定位置的准确性可有效减少神经损伤。大量文献表明很多术后出现的腹股沟疼痛位置局限固定，在发生部位方面与对应位置有螺旋钉固定从而导致神经损伤相吻合，而且去除对应位置的螺旋钉固定后疼痛有明显缓解（图18-2a、图18-2b）。目前已有数个前瞻性随机对照研究比较腹腔镜腹股沟疝修补术补片固定与免固定的优劣。Ferzli等[22]的一项前瞻性随机对照研究对92例患者进行了12个月的术后随访，发现补片固定组与免固定组术后复发率无显著性差异。Taylor

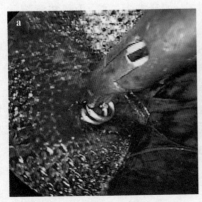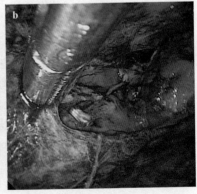

图18-2　（a和b）固定于神经上的螺旋钉

等[23]设计了一项前瞻性多中心随机对照双盲试验,对500例TEP术后患者进行观察,结果表明补片固定组与免固定组的术后复发率同样无统计学差异,补片固定组术后中重度疼痛的发生率为2%,而补片免固定组无术后中重度疼痛发生。还有其他一些随机对照研究的结果也大致相同[24-27, 28]。大多数的研究均针对TEP术式且疝囊较小的病例,免固定TEP修补未必适用于所有病例。对于缺损较大的病例能否采用免固定修补目前还缺乏明确的答案。部分学者建议对缺损较大的腹股沟疝仍需固定补片。Hollinsky等[29]对补片未固定的疝修补患者进行尸体研究后建议,对于疝环较小的患者,补片应至少超过疝环缺损边缘2 cm;对于2 cm或更大的疝环缺损,补片边缘与疝环的距离应至少与疝环的大小相等;对于4 cm以上的缺损,补片必须加以固定。基于上述研究结果,Lau等[30]对4 cm以下疝环缺损有选择地实施补片免固定,而对于4 cm以上疝环缺损则推荐固定补片。巨大补片加强内脏囊(GPRVS)的Stoppa开放术式采用非常大的补片来修补比较复杂的疝或复发疝。理论上讲,即使缺损超过4 cm,若采用更大尺寸的补片,也可以无需固定。一项研究表明[25]补片免固定组术后尿潴留的发生率下降。在补片固定的问题上,价格成本也应列入考虑因素。腔内缝合器或螺旋钉枪的节省可以使手术成本下降150~300美元。笔者医院螺旋钉枪的成本价大概是293美元,卖给患者医院大概会加价3倍甚至更多。持续性腹股沟痛也促使我们在采用螺旋钉枪固定之外寻找其他可以替代的固定方式,如纤维蛋白胶、丙烯酸酯胶黏剂、自固定补片及可吸收缝线等。

纤维蛋白胶具有黏合能力强、促使伤口愈合的特性,被认为是一种可选的无创固定方式。纤维蛋白胶由人血浆制备的纤维蛋白原和凝血酶共同组成,并可经生物降解预处理。Chevrel和Rath[31]首次提出在疝修补中纤维蛋白胶可用于固定补片,以减少术后复发。Katkhouda等[32]采用猪作为动物模型,评估TEP术后12天纤维蛋白胶对补片固定的张力强度,结果表明与钉合相当。Lovisetto等[33]对TAPP术中的补片随机采用纤维蛋白胶固定或钉枪固定,对比观察表明纤维蛋白胶固定组术后神经痛的发生率更低。这些结果提示,相较于传统机械固定,纤维蛋白胶固定不失为一种良好的补片固定可选方式。不过,对于那些认为补片固定与免固定两者临床效果相同的研究结果而言,纤维蛋白胶固定可能就显得多余和浪费了。

自固定补片在TAPP和TEP中的应用

近来,一种能自身固定于肌肉和脂肪组织,无需额外固定的新型补片问世。这种自固定补片由单股编织聚丙烯制成,一面配备聚乳酸单股可吸收钩,在开放式Lichtenstein修补术中初显优势后逐渐被应用于TAPP和TEP。Jacob等在2012年美国疝学会纽约会议上报道了其初期前瞻性研究结果:对64例患者均采用自固定补片行TEP修补,术后应用Carolinas舒适量表 (Carolinas comfort scale) 进行评估。术后2周行第一次随访,7.7%的患者评估结果为"有症状";术后3～6个月进行第二次随访,"有症状"患者数为0。患者平均服用麻醉类药物5片,恢复无限制活动的时间不超过5天。疝环缺损平均为2.5 cm,所有补片均未固定。截止报道当时,无复发和慢性疼痛病例出现。

结　论

腹腔镜腹股沟疝修补术应根据疝环缺损的大小和使用补片的大小决定是否对补片进行固定。对于疝环缺损较小的病例,补片免于固定是比较安全的。对于缺损较大的疝,尽管补片固定可能造成神经损伤和费用增加,但为预防复发,补片固定可能仍有其必要性。

(林谋斌　李　健译)

·参·考·文·献·

[1] Ger R, Monroe K, Duvivier R, et al. Management of indirect inguinal hernias by laparoscopic closure of the neck of the sac. Am J Surg. 1990; 159: 370-373.

[2] Arregui ME, Davis CJ, Yucel O. Laparoscopic mesh repair of inguinal hernia using a preperitoneal approach: a preliminary report. Surg Laparosc Endosc. 1992; 2: 53-58.

[3] McKernan JB, Laws HL. Laparoscopic repair of inguinal hernias using a totally extraperitoneal prosthetic approach. Surg Endosc. 1993; 7: 26-28.

[4] McCormack K, Scott N, Go P, et al. Laparoscopic techniques versus open techniques for inguinal

hernia repair. Cochrane Database Syst Rev. 2003; (1): CD001785.

[5] Eklund A, Rudberg C, Leijonmarck CE, et al. Recurrent inguinal hernia: randomized multicenter trial comparing laparoscopic and Lichtenstein repair. Surg Endosc. 2007; 21: 634–640.

[6] Feliu X, Jaurrieta E, Vinas X, et al. Recurrent inguinal hernia: a ten-year review. J Laparoendosc Adv Surg Tech A. 2004; 14: 362–367.

[7] Kouhia ST, Huttunen R, Silvasti SO, et al. Lichtenstein hernioplasty versus totally extraperitoneal laparoscopic hernioplasty in treatment of recurrent inguinal hernia—a prospective randomized trial. Ann Surg. 2009; 249: 384–387.

[8] Itani KM, Fitzgibbons Jr R, Awad SS, et al. Management of recurrent inguinal hernias. J Am Coll Surg. 2009; 209(5): 653–658.

[9] Mahon D, Decadt M, Rhodes M. Prospective randomized trial of laparoscopic (transabdominal preperitoneal) vs open (mesh) repair for bilateral and recurrent inguinal hernia. Surg Endosc. 2003; 17: 1386–1390.

[10] Wauschkuhn C, Schwarz J, Boekeler U, et al. Laparoscopic inguinal hernia repair: gold standard in bilateral hernia repair? Results of more than 2800 patients in comparison to the literature. Surg Endosc. 2010; 24(12): 3026–3030.

[11] Feliu X, Claveria R, Besora P. Bilateral inguinal hernia repair: laparoscopic or open approach? Hernia. 2011; 15(1): 15–18.

[12] Takata MC, Duh QY. Laparoscopic inguinal hernia repair. Surg Clin North Am. 2008; 88: 157–178.

[13] Felix EL, Swanstrom, L, Eubanks, S. Laparoscopic inguinal hernia repair. In: Soper NJ, editor. Mastery of endoscopic and laparoscopic surgery. 3rd ed. Philadelphia, PA: Lippincott Williams and Wilkins. 2008; 523–537.

[14] Spitz JD, Arregui ME. Sutureless laparoscopic extraperitoneal inguinal herniorrhaphy using reuseable instruments: two hundred three repairs without recurrence. Surg Laparosc Endosc Percutan Tech. 2000; 10: 24–29.

[15] Stoppa RE, Rives JL, Warlaumont CR, et al. The use of Dacron in the repair of hernias of the groin. Surg Clin North Am. 1984; 64: 269–285.

[16] Lowham AS, Filipi CJ, Fitzgibbons RJ, et al. Mechanisms of hernia recurrence after preperitoneal mesh repair. Ann Surg. 1997; 225: 4211–4431.

[17] Fitzgibbons RJ, Camps J, Cornet DA, et al. Laparoscopic inguinal herniorrhaphy: results of a multicenter trial. Ann Surg. 1995; 221: 3–13.

[18] Felix E, Scott S, Crafton B, et al. Causes of recurrence after laparoscopic hernioplasty. Surg Endosc. 1998; 12: 226–231.

[19] Phillips EH, Rosenthal R, Fallas M, et al. Reasons for early recurrence following laparoscopic hernioplasty. Surg Endosc. 1995; 9: 140–145.

[20] Kraus MA. Nerve injury during laparoscopic inguinal hernia repair. Surg Laparosc Endosc. 1993; 3: 342–345.

[21] Kraus MA. Laparoscopic identification of preperitoneal nerve anatomy in the inguinal area. Surg Endosc. 1994; 8: 377–380.

[22] Ferzli GS, Frezza EE, Pecararo Jr AM, et al. Prospective randomized study of stapled versus unstapled mesh in a laparoscopic preperitoneal inguinal hernia repair. J Am Coll Surg. 1999; 188(5): 461–465.

[23] Taylor C, Layani L, Liew V, et al. Laparoscopic inguinal hernia repair without mesh fixation, early results of a large randomized clinical trial. Surg Endosc. 2008; 22: 757–762.

[24] Moreno-Egea A, Torralba Martinez JA, Morales Cuenca G, et al. Randomized clinical trial of fixation vs nonfixation of mesh in total extraperitoneal inguinal hernioplasty. Arch Surg. 2004; 139(12): 1376-1379.

[25] Koch CA, Greenlee SM, Larson DR, et al. Randomized prospective study of totally extraperitoneal inguinal hernia repair: fixation versus no fixation of mesh. JSLS. 2006; 10(4): 457-460.

[26] Messaris E, Nicastri G, Dudrick S. Total extraperitoneal laparoscopic inguinal hernia repair without mesh fixation. Prospective study with 1-year follow-up results. Arch Surg. 2010; 145(4): 334-338.

[27] Khajanchee YS, Urbach DR, Swanstrom LL, et al. Outcomes of laparoscopic herniorrhaphy without fixation of mesh to the abdominal wall. Surg Endosc. 2001; 15: 1102-1107.

[28] Smith AI, Rayston MS, Sedman PC. Stapled and nonstapled laparoscopic transabdominal preperitoneal (TAPP) inguinal hernia repair. A prospective randomized trial. Surg Endosc. 1999; 13: 804-806.

[29] Hollinsky C, Hollinsky KH. Static calculations for mesh fixation by intraabdominal pressure in laparoscopic extraperitoneal herniorrhaphy. Surg Laparosc Endosc Percutan Tech. 1999; 9(2): 106-109.

[30] Lau H, Patil NG. Selective non-stapling of mesh during unilateral endoscopic total extraperitoneal inguinal hernioplasty: a case control study. Arch Surg. 2003; 138(12): 1352-1355.

[31] Chevral JP, Rath AM. The use of fibrin glues in the surgical treatment of incisional hernias. Hernia. 1997; 1: 9-14.

[32] Katkhouda N, Mavor E, Friedlander MH, et al. Use of fibrin sealant for prosthetic mesh fixation in laparoscopic extraperitoneal inguinal hernia repair. Ann Surg. 2001; 233: 18-25.

[33] Lovisetto F, Zonta S, Rota E, et al. Use of human fibrin glue (Tissucol) versus staples for mesh fixation in laparoscopic Transabdominal preperitoneal hernioplasty. Ann Surg. 2007; 245: 222-231.

第19章
单侧单纯腹股沟疝腹腔镜与
开放修补术的对比

Laparoscopic Versus Open Repair for
the Uncomplicated Unilateral Inguinal Hernia

Pradeep Pallati andbert J. Fittzgibbons Jr.

腹股沟疝相当常见,27%的男性和3%的女性在他们的一生中会发生疝。根据美国全国出院情况的调查,2005年施行了大约720 000例腹股沟疝修补术[1]。早在公元前1500年,腹股沟疝修补术的描述便已出现在医学著作上[2]。由于Bassini开拓性的工作,一般认为现代疝修补术起始于19世纪后期,他的标准组织修复术是建立在全面的解剖原理及麻醉学和抗菌技术的发展基础上的。他所建议的将著名的"三层结构"(腹横筋膜、腹横肌和腹内斜肌)与腹股沟韧带缝合以加强腹股沟区的这一步骤,至今几乎仍在所有常规开放修补手术中运用,包括组织修补和无张力修补术。尽管不知Bassini时代这一手术的结果,但是20世纪基于人口的研究一致显示,普遍使用的手术方式有10%~15%的复发率。20世纪80年代末至90年代初,同时出现了两种具有深远影响的腹股沟疝手术方式。首先,在所有成人腹股沟疝中,使用了被广泛认可的复杂或简单的常规修补材料;其次,腹腔镜腹股沟疝修补术的发展,内镜技术除了进行胆囊切除,在腹股沟疝修补术中的应用也正如火如荼。现在,大多数外科医师主张,腹腔镜手术是开放性修补手术失败后复发疝的首选术式,因为这种术式能在无需解剖的空间里进行操作,而且可以通过同一个微创入路进行双侧腹股沟疝修补。

单侧单纯腹股沟疝是否可应用腹腔镜手术仍有争议。目前比较明确的是,对于有经验的医师来说,两种术式中任意一种的复发率都比较低(<2%)。因此,复发率与其他指标相比,可能并不那么重要。本章的主题,是关于腹腔镜腹股沟疝修补术(laparoscopic inguinal herniorrhaphy, LIH)和传统开放无张力修补术(tension-free, TFR)的讨

论,如短期和长期疼痛、相关并发症风险/效益比、费用、恢复正常活动的比较,目的是探究这些其他因素,以使医师为患者做出最优决策。

腹腔镜腹股沟疝修补术

Ger在1982年首次描述了LIH[3]。他使用了夹闭装置关闭患有先天性腹股沟斜疝的比格犬的内环。他的方法不包括重建腹股沟管,所以只适用于Nyhus I 型腹股沟疝。夹闭装置的技术问题无法解决,因此不会在大范围的人群中使用。Schulz和他的同事们尝试按照Ger的想法利用大块网片材料填补疝环缺损,最后,这个方法失败了,因为它没有解决加强整个肌耻骨孔区以减少复发率的问题,但这也促进了腹腔内补片植入术 (IPOM) 的发展。以下做一简单描述。

如今最常用的腹腔镜疝修补术没有办法解决腹腔内问题。相反,他们是在一个类似于开放腹膜前腹股沟疝修补术中的腹膜前间隙内进行操作的。最主要的是将所有重要的解剖结构暴露在腹膜前间隙内,然后用人工材料覆盖整个肌耻骨孔。腹腔镜可以通过以下两种方式进入腹膜前间隙:

(1) 从腹腔内切开腹膜,解剖腹膜前间隙,然后用宽大的网片重叠覆盖整个解剖区域及肌耻骨孔。这就是众所周知的经腹腹膜前修补术 (TAPP)。

(2) 也可以通过解剖腹直肌后鞘和腹直肌之间的层次进入腹膜前间隙,而不用特意进入腹腔。如果从此空间进入操作,被称为完全腹膜外修补术 (TEP)。

因避免了腹膜前间隙的充分分离,所以IPOM是真正唯一的微创腹腔镜疝修补术。其原理是在比TAPP和TEP更深一层次的腹膜上直接放置一张宽大的修补材料,从而避免了解剖腹膜前间隙。因为外科医师不愿将修补材料放置在腹腔内与腹腔脏器接触,所以IPOM未被流行。然而,现在IPOM技术被常规用于腹壁疝中,由于假体材料的进一步发展,当确认假体不太可能覆盖足够腹膜时,人们又重新对手术技巧,特别是TAPP和TEP开始感兴趣。

本书的其他章节提供了这些过程的详细描述,以下简要讨论两种常用的腹腔镜疝修补术，以及传统开放腹股沟疝修补术，以便于更好地比较。

● 经腹腹膜前修补术 (TAPP)

通过脐孔进入腹腔后，先排除不相关疾病及检查肌耻骨孔，另外两个穿刺器放置在脐孔两侧。腹膜被横向切开至髂前上棘内侧，即到疝缺损侧的内环上方约2 cm处。腹膜前间隙内联合使用钝、锐性分离以及适当电灼来暴露关键解剖位置，确认双侧耻骨结节、腹壁下血管、Cooper韧带和髂耻束。牵动精索结构，仔细解剖靠近输精管和精索内血管分叉处所附着的腹膜。在解剖腹膜前间隙时，直疝疝囊容易回纳，小的斜疝疝囊可以从精索结构上剥离并回纳。置入足够大的网片 (至少15 cm×10 cm)，以充分覆盖整个肌耻骨孔，包括形成股疝的潜在薄弱处，横向切开网片重建新的内环是可选的。铺展网片从对侧耻骨结节中间开始，延伸到前腹壁，超过疝缺损处至少4 cm，外侧到髂前上棘，下到Cooper韧带下方。最常用的修补网片由聚丙烯或聚酯纤维构成，这些材料有时会侵蚀腹腔内脏器，因此，必须仔细用腹膜覆盖，目的是将补片与脏器分隔开。

● 完全腹膜外修补术 (TEP)

使用三套管穿刺法做TEP。选用脐下切口，垂直进入同侧或对侧腹直肌前鞘，拉开腹直肌后见腹直肌后鞘，然后在腹直肌和后鞘间钝性分离出一个间隙，置入穿刺套管并充气。在中间或侧面，将另外的穿刺套管置入此间隙。现在流行使用球囊辅助建立腹膜前间隙。腹膜前间隙一旦完全建立，手术过程与TAPP一样，与TAPP不同的是，其不需要关闭腹膜。

开放腹股沟疝修补术

传统开放组织修补术是20世纪大部分时间内修补腹股沟疝的主要手术方式。实际上，从Bassini时代起，文献中描述就有至少70种不同命名的组织修复术[4]。然后，在20世纪90年代后期，Lichtenstein和他的同事[5]改进了腹股沟疝修补术的方法，他们推广常规使用修补材料填补疝环缺损，而不是像组织修补时那样组织对组织缝合的操作。文献中描写了许多修补植入技术，它们被分在无张力修补术或TFR的组名下。大量随机对照临床试验及系统回顾显示，TFR在大部分参数分析上优于组织修补术。Shouldice修补术可能是唯一的例外，但这只有在Shouldice诊所那样的专业中心接受治疗时才存在，因此，就我们的比较而言，只考虑TFR。

　　Lichtenstein描述的操作步骤被认为是无张力修补术的金标准。在此技术中，开始先解剖腹外斜肌腱膜和外环，紧接着将精索自股沟管底部牵移，然后分离斜疝或直疝疝囊及其内容物，并回纳入腹膜前间隙。与组织修补术中尽量解剖组织以便缝合不同，此技术需要在腹外斜肌腱膜下面，从耻骨结节内侧至少2 cm处开始到髂前上棘外侧建立一个巨大间隙，在直疝和斜疝发生的部位放置宽大的修补网片。网片在耻骨结节内侧2 cm处与腹直肌前鞘缝合，然后横向跨至耻骨结节外侧与腹股沟韧带连续缝合至内环处。剪开网片尾部以容纳精索，在腹外斜肌下将形成的两个燕尾的上部交叉重叠到下部并放至髂前上棘处，将重叠的网片上部和下部与腹股沟韧带缝合固定，网片内侧间断缝合固定于腹直肌鞘内侧近中线处和腹内斜肌起始部。在精索前缝合关闭腹外斜肌腱膜，最后缝合皮肤。

　　现今文献中已描述有其他多个运用补片的TFR技术，最值得注意的是网塞和平片修补术[6]，它是一种受欢迎的替代经典Lichtenstein术的术式。腹膜前间隙也可以通过使用由Stoppa最初描述的开放方式进入[7]，但是现在适合更微创的开放技术，如Kugel[8]术。Prolene疝修补装置是通过聚丙烯圆柱将两层扁平补片连接起来，在传统的第一间隙和腹膜前间隙完成双层修补。此章节的目的是为了比较，当有特别手术经验的外科医师操作时，所有这些基于网片的手术均被看作是相同的。

● LIH对比TFR

　　退伍军人事务局研究项目456："腹股沟疝开放性网片修补和腹腔镜下网片修补"[10]

　　2004年在《新英格兰医学杂志》发表了这一里程碑式的研究。这是一个资金充足、有明确方法并精心规划的研究,参与研究的外科医师需要熟练掌握这两种操作技术,但大多数医师对于腹股沟疝修补术没有特别的兴趣。此项研究为了在一般医院而不是在专业疝中心比较LIH和TFR而设计的。主要评判结果是2年复发率,相比其他随机对照试验,特别是那些在优秀腹腔镜中心做的手术,不论在复发率方面,还是在其他许多参数方面,结论对LIH都不利。LIH支持者批评那些外科医师缺乏技术。虽然这项研究不能完全不信,但确实可以更多地反映,在一般手术中这些步骤该如何操作。由于涉及大量患者(2 164例),所以该研究能支持荟萃分析,而这些分析数据在对比TFR和LIH时能为我们指明情况。

修补还是不修补

最先要回答的问题是所有的腹股沟疝是否需要修补?对于有明显症状的患者,答案显然是肯定的。对于有轻微或无症状的患者,答案就不清楚了。2006年在JAMA发表的一项关于比较随访观察和选择修补术的多中心前瞻性随机对照试验显示,"随访观察策略对于男性无症状或轻微症状的腹股沟疝患者是安全和可接受的选择"。此研究中,疝并发症(定义为绞窄或肠梗阻)是罕见的,发生率为每年1.8‰,转化成一个每年2‰的累积风险。在两年中,有23%的观察等待患者需要接受手术修补,剩下的大部分患者可以避免手术。此研究中,进一步的数据分析显示,观察随访方式是经济有效的[12],最终转为手术是因为产生了需立即修补的症状[13],长期的结论待定。O'Dwyer[14]在苏格兰的一个专门机构进行了一个类似的随机对照试验,但报道没有显示有利结论。有一种趋势提示,对无症状的患者在1年中进行手术,可提高生活质量和减少潜在严重并发症的出现。在另一篇发表的文章中,研究者用Kaplan-Meier评估后预测,在7.5年的时间里从观察到手术的转化率为84%。他们的结论是"观察等待几乎没有意义,因为大多数患者在可预见的未来还是需要手术的"。这项研究限于年龄大于55岁的患者,这些患者有明显凸起的肿块,以及有条件进行观察等待。与以前的研究相比,该研究人群年龄更大,疝更为晚期,患者数量较少(160例),经过缓慢增长才能达到80%的统计学效力,因此研究开始后需要对计算进行修正(预期出现疼痛的无症状患者的百分比从15%改为20%)。由于这些试验的结果,许多外科医师和患者对轻微症状的腹股沟疝选择观察等待的方式。由欧洲疝协会发布的最新指南推荐,对于轻微症状或无症状的男性腹股沟疝,观察等待是一个可接受的选择[15]。值得注意的是,这些研究只选择男性腹股沟疝患者,这是因为女性腹股沟疝的自然病史要比男性来得更糟[16],因此,无论任何症状,所有女性患者应该进行修补手术。

选择什么修补术,腹腔镜手术还是开放手术

● 麻醉

腹腔镜腹股沟疝修补术几乎总是需要全身麻醉,而开放修补术可以简单地在局部或区域阻滞麻醉下进行。现已显示使用局部麻醉患者的住院时间缩短,术后疼痛减少,排尿困难亦减少[17],患者的满意率很高。尽管强有力证据支持在腹股沟疝传统修补术中使用局部麻醉,但局部麻醉仍未被广泛采纳,仅有6%～18%的开放修补术应用[18]。因此,对于传统外科手术,这一争论的重要性已大大降低。

● 早期并发症

腹腔镜手术通常有比较罕见但非常严重的术中并发症。有报道称大血管和内脏(特别是膀胱)损伤多见于TAPP(TEP和开放网片修补术为0.65% vs. 0～0.17%)。穿刺孔疝及由于腹膜关闭不全或粘连导致的肠梗阻,理论上更可能出现于TAPP。其他的局部并发症包括血肿和伤口感染,更常见于开放手术,而血清肿的形成,通常与腹腔镜手术有关。

在上述退伍军人事务局(Veterans Affairs,VA)的协作试验中[10],腹腔镜组术中总体并发症率和术后立即出现的并发症包括危及生命事件都比较高。然而,在一份由Schmedt等提供的荟萃分析中发现[19],当VA试验被排除时,Lichtenstein修补术的并发症总体发生率显著高于腹腔镜修补术。

● 晚期并发症

复发

疝的复发仍然是衡量腹股沟疝修补术疗效的最重要指标。自1996年以来，多项随机试验比较了腹股沟疝的腹腔镜修补术和开放网片修补术（表19-1）。在VA试验中，单侧腹股沟疝患者在腹腔镜组中的复发率明显高于开放手术组（10.1% vs. 4.0%；OR 2.9；95% CI, 1.8～4.5）。然而，研究还显示了经验丰富的外科医师（≥250例腹腔镜疝修补术）进行腹腔镜手术与开放修补术后复发率的比较（5.1% vs. 4.1%；OR 1.3；95% CI, 0.6～2.7）。类似地，Langeveld等[20]也发现，有经验的术者可以降低腹腔镜术式的复发率。

表 19-1　腹腔镜和应用补片的开放腹股沟疝修补术的比较试验

作者,年份	疝病例数 (n) LH vs.OH	干　预	复发率 (%)	突出的结果
Horeyseck 等,1996	100 vs. 100	TAPP vs. Lichtenstein	8 vs. 0	高复发率,高费用
Ziere 等,1996	86 vs. 105	TAPP vs. PP	2.3 vs. 0	高复发率,高费用,类似并发症
Sarli 等,1997	64 vs. 66	TAPP vs. Lichtenstein	0 vs. 0	类似并发症,在开放手术组遗漏了对侧疝
Champault 等,1997	50 vs. 50	TAPP vs. Stoppa	6 vs. 2	低发病率,患者更舒适,高复发率
Khoury 等,1998	169 vs. 146	TAPP vs. MP	2.5 vs. 3	相似的复发率,更早恢复正常活动,较少的神经并发症
Paganini 等,1998	52 vs. 56	TAPP vs. Lichtenstein	2 vs. 0	相似的恢复正常活动,高费用
Aitola 等,1998	24 vs. 25	TAPP vs. Lichtenstein	13 vs. 8	相似的恢复工作,高复发率
Picehio 等,1998	53 vs. 52	TAPP vs. Lichtenstein	未提及	高疼痛评分,相似的恢复期
Kumar 等,1999	25 vs. 25	TEP vs. Lichtenstein	4 vs. 8	低疼痛评分,较少的局部并发症

(续表)

作者, 年份	疝病例数 (*n*) LH vs.OH	干　预	复发率 (%)	突出的结果
Johansson 等, 1999	总共 613	TAFP vs. 腹膜 前补片 vs. 传统 方式	2 vs. 5.5 vs. 2	早期恢复正常活动和 恢复工作,高费用
MRC 组, 1994	468 vs. 460	TEP vs. 大部分 无张力	1.9 vs. 0	早期恢复正常活动, 更少的长期疼痛,高 复发率
Beets 等, 1999	56 vs. 52	TAPP vs. Stoppa	12.5 vs. 1.9	更少疼痛,更少早期并 发症
Sarli 等, 2000	40 vs. 46	TAPP vs. Lichtenstein	0 vs. 4.3	更少疼痛,早期恢复 工作
Writiht 等, 2002	145 vs. 151	TEP vs. 基本上 Lichtenstein	2 vs. 2	相似的复发,相似地遗 漏对侧疝
Pikoulis 等, 2002	309 vs. 234	TAPP vs. MP	1.9 vs. 0.4	高费用,高复发率
Mahon 等, 2003	60 vs. 60 (均为 双侧或复发)	TAPP vs. Lichtenstein	6.7 vs. 1.7	手术时间更短,更少疼 痛,早期恢复工作
Andersson 等, 2003	81 vs. 87	TEP vs. Lichtenstein	2.5 vs. 0	相似的并发症,早期恢 复工作,更少痛苦,高 复发率
Douek 等, 2003	122 vs. 120	TAPP vs. Lichtenstein	1.6 vs. 2.5	更少腹股沟疼痛,更少 的感觉异常
Bringman 等, 2003	完全没有 −298	TEP vs. MP vs. Lichtenstein	1.3 vs. 1.3	较短的病假,完全恢复 的时间更短
Lal 等, 2003	25 vs. 25	TEP vs. Lichtenstein	0 vs. 0	早期恢复工作,更美 观,相似的复发率
Colak 等, 2003	67 vs. 67	TEP vs. Lichtenstein	2.9 vs. 5.9	短期随访
Heikkinen 等, 2004	62 vs. 61	TAPP vs. Lichtenstein	8 vs. 3.2	相似的复发率,更少的 长期腹股沟痛
Neumayer 等, 2004	862 vs. 834	TAPP/TEP vs. Lichtenstein	10.1 vs. 4	更多疼痛,原发性疝复 发率高

（续表）

作者,年份 LH vs.OH	疝病例数 (n)	干 预	复发率 (%)	突出的结果
Lau 等,2006	100 vs. 100	TEP vs. Lichtenstein	0 vs. 0	只有一年数据,慢性疼痛增加
Eklund,2007	73 vs. 74	TAPP vs. Lichtenstein	19 vs. 18	复发疝,更少术后疼痛和更短的病假
Butters 等,2007	81 vs. 76 vs. 74	TAPP vs. Lichtenstein vs. Shouldice	1.2 vs. 1.3 vs. 8.1	开放修补术与神经损伤有关
Hallen,2008	73 vs. 81	TEP vs. Lichtenstein	4.3 vs. 5.1	TEP组睾丸疼痛增加,旧数据的长期随访
Pokorny 等, 2008	完全没有 –365	TEP vs. TAPP vs. Bassini vs. Shouldice vs. Lichtenstein	5.9 vs. 4.7 vs. 3.4 vs. 4.7 vs. 0.0	少数患者
Eklund 等,2009	665 vs. 705	TEP vs. Lichtenstein	3.5 vs. 1.2	TEP组的3个外科医师承担所有复发患者的57% (12/21),更少的慢性疼痛
Langeveld 等, 2010	336 vs. 324	TEP vs. Lichtenstein	3.8 vs. 3.0	更高的术中并发症,相似的疼痛

注：LH：腹腔镜修补术；OH：开放式修补术；TAPP：经腹腹膜前修补术；PP：补片网塞修补术；MP：网片网塞修补术；TEP：完全腹膜外修补术。

由欧洲疝协会组根据至少4年的随访数据,做进一步的meta分析后得出,Lichtenstein技术操作简单,就复发率而言没有显著增加,OR 为1.16 (95% CI, 0.63～2.16)。

比较TAPP与TEP术后复发率的文献不够详尽。在2005年发表的一个meta分析,只有一个包括少数患者的随机对照研究[21]。meta分析[22]显示两组之间无显著差异,但是可信区间非常宽,因此也不排除存有临床差异。

慢性疼痛

在早期文献中讨论慢性疼痛的发生率,如VA试验[10]或由欧洲疝试验者组[23]发表的一个荟萃分析,显示腹腔镜和开放修补术之间差别不大。然而，表19-2收集了最近具有代表性的相关文献，一致表明LIH在这方面优于TFR。Aasvang和同事们[24]研究了464位从丹麦和德国来的患者，并且为评估术后疼痛危险因素设计了一个较为巧妙的方法。他们确定在6个月内，TFR是慢性疼痛的一个危险因素。根据此文献，欧洲疝协会指南[15]声明，"仅从慢性疼痛方面考虑，内镜手术优于开放网片手术"。

大多数文献阐述慢性腹股沟区疼痛是比较短期的。然而，Eklund等[25]发表了一个比较TEP LIH和Lichtenstein法TFR的随机对照试验结果，显示术后长达5年内，Lichtenstein组任何程度慢性疼痛的频率是TEP组的两倍。在5年中TEP组出现中到重度疼痛的患者为1.9%，而Lichtenstein组为3.5%。他们总结，"目前的研究显示，TEP在术后慢性疼痛的长期随访中比Lichtenstein疝修补术更占有优势"。

● 对侧疝

LIH时易于探查对侧腹股沟区的特点，导致了对侧疝的发生率高于前腹腔镜手术时代的预期。表19-3是一份关于LIH发表的文章的列表，其中记录了对侧疝的发生率。由此可以发现其发生率在11%～50%。这些偶然被发现的疝能通过相同的方法被简单地修补，并且证明，单侧和双侧疝的腹腔镜修补术中发病率类似[26]。毫不奇怪，热衷于做LIH的医师用这个事实作为依据来支持LIH。然而，对侧疝的常规修补存在着两个问题。首先，对偶发疝没有一致的定义。因此，有些外科医师称其为正常变异，另一些外科医师则可能称之为疝。其次，围绕着上述问题进行讨论，即慢性腹股沟疼痛。由于这些患者绝大多数是无症状的，因此，一个有力的论据表示可以选择不处理或给予"观察等待"的方式。这样做的理由是为了避免先前无症状疝的患者出现腹股沟区术后慢性疼痛综合征。由于这些原因，如果患者存在对侧无症状疝是否需要手术还是有争议的。对喜欢使用球囊分离器建立腹膜前间隙做TEP的外科医师来说，因为对侧腹膜前间隙总是至少有部分的破坏，使得随后的TEP修补更困难，而且这种部分的破坏增加了对侧疝的发生。

表19-2 开放手术与腹腔镜腹股沟疝修补术后慢性腹股沟疼痛的研究比较

作者,年份	研究设计	干预	疼痛发生率 (%)	突出的特点
Macintyre等,2002	问卷调查研究	TEP vs. Lichtenstein	22.5 vs. 38.3	平均随访21个月
Grant等,2004	前瞻性随机对照研究	TEP vs. Lichtenstein	18.1 vs. 20.1	一项随机试验的问卷调查
Gunnarson等,2006	回顾性研究	TEP/TAPP vs. Lichtenstein	25 vs. 32	来自瑞典的疝登记调查研究
Berndsen等,2007	前瞻性随机对照研究	TAPP vs. Shouldice	8.5 vs. 11.4	无补片开放手术
Beldi等,2008	回顾性研究	腹腔镜 vs. 无补片开放修补 vs. 补片开放修补	16.6 vs. 17.5 vs. 25	少数患者
Eklund等,2010	前瞻性随机对照研究	TEP vs. Lichtenstein	1.9 vs. 3.5	长期随访,慢性疼痛减少
Kehlet等,2010	前瞻性非随机对照研究	TAPP vs. Lichtenstein	14.6 vs. 30.3	腹腔镜组用轻量型补片和开放组用重量型补片比较
Bright,2010	回顾性研究	TAPP vs. TEP vs. Open	1.5 vs. 3 vs. 0.7	出现慢性疼痛,开放手术比腹腔镜手术更明显。

注:TAPP:经腹膜前修补术;TEP:完全腹膜外修补术。

表19-3 对侧疝发病率的研究

作者,年份	干预	患者总数	对侧疝发病率 (%)
Phillips等,1998	TEP后诊断性腹腔镜	73	50
Evans等,2000	TAPP	2 000	22
Ferzli等,2000	TEP	552	11.2
Koehler等,2002	TEP后诊断性腹腔镜	69	13
Singhal等,2005	TAPP步骤	377	18.8
Oleynikov等,2007	TEP	100	22

注:TEP:完全腹膜外修补术;TAPP:经腹膜前修补术。

● 成本-效益

站在医院的立场，相比开放手术，腹腔镜手术的成本更高。然而，从社会经济角度来看，腹腔镜手术是更经济有效的。McCormack 等[27]回顾了 2005 年的成本-效益，以及分析了手术成本和生活质量，显示腹腔镜手术是有利的。然而，此研究主要基于 20 世纪 90 年代后期进行的随机试验，当时腹腔镜手术比开放手术时间长。随着专业技术知识的增长，两种手术时间是相同的，所以成本分析可能更倾向于腹腔镜手术。这一分析的问题是，提供直接医疗费用和社会经济费用的经费并非来自同一个地方。虽然已有研究显示，努力减少使用诸如 LIH 中的一次性耗材，经济支出还是相同的，但这还是存在问题，因为那些努力控制 TFR 成本的情况并没包括在其中。正如任何赌徒都知道，按数学基本理论庄家最终总会赢的。根据医疗改革的最终形式，一个只需要麻醉师、一些工具、缝合线和相对便宜的假体的手术 (TFR)，和一个需要全麻，以及分期分摊的昂贵高科技设备的手术 (LIH)进行比较，来试图争论成本是否等值，这不可避免会严重威胁到 LIH。

未来的盆腔手术

TFR 的优点是它不会进入腹膜前间隙，因此不会影响将来的手术，例如，可能今后需要行前列腺切除术。另一方面，腹腔镜手术进入耻骨后腹膜前间隙，并且放置补片会导致瘢痕形成。虽然最近的文献表明，前列腺切除术在技术上是可行的，但这种手术会变得更困难[28]。目前普遍的共识是，避免对有前列腺癌高风险家族史的患者行 LIH，同时在对老年男性患者进行腹腔镜腹股沟疝修补术前需要做前列腺癌筛查。

建　议

● 观察等待

有轻微或无症状单侧腹股沟疝的成年男性。

● 开放修补术

大的阴囊疝。
不能耐受全身麻醉的患者。
原先为腹膜前间隙修补的复发疝。
前列腺癌风险高。

● 腹腔镜修补术

原先为传统的第一间隙修补术后的复发疝。
双侧疝。
女性腹股沟疝。
滑疝。

● 腹腔镜或开放修补术

对于简单的单侧疝,术式选择应取决于外科医师所具备的专业知识。

(蔡祖金　戴华佳　译)

·参·考·文·献·

[1]　DeFrances CJ, Cullen KA, Kozak LJ. National hospital discharge survey: 2005 annual summary with detailed diagnosis and procedure data. Vital Health Stat. 2007; 13(165): 1–209.

[2]　Lyons AS, Pertrucelli II RJ. Medicine: an illustrated history. New York: Harry N. Abrams Publishers; 1987.

[3]　Ger R. The management of certain abdominal herniae by intraabdominal closure of the neck of the sac. Ann R Coll Surg Engl. 1982; 64: 342–344.

[4]　Amid PK. Groin hernia repair: open techniques. World J Surg. 2005; 29(8): 1046–1051.

[5]　Lichtenstein IL, Shulman AG, Amid PK, et al. The tension free hernioplasty. Am J Surg. 1989; 157: 188–193.

[6]　Rutkow IM, Robbins AW. Mesh plug hernia repair: a follow-up report. Surgery. 1995; 117: 597.

[7]　Stoppa RE. The treatment of complicated groin and incisional hernias. World J Surg. 1989; 13: 545–554.

[8]　Kugel RD. Minimally invasive, nonlaparoscopic, pre- peritoneal, and sutureless, inguinal herniorrhaphy. Am J Surg. 1999; 178: 298–302.

[9]　Vironen J, Nieminen J, Eklund A, et al. Randomized clinical trial of Lichtenstein patch or Prolene Hernia System for inguinal hernia repair. Br J Surg. 2006; 93(1): 33–39.

[10]　Neumayer L, Giobbie-Hurder A, Jonasson O, et al. Open vs. laparoscopic mesh repair of inguinal

hernias. N Engl J Med. 2004; 350(18): 1819–1827.

[11] Fitzgibbons RJ, Giobbie-Hurder A, Gibbs JO, et al. Watchful waiting vs. repair of inguinal hernia in minimally symptomatic men. JAMA. 2006; 295(3): 285–292.

[12] Stroupe KT, Manheim LM, Luo P, et al. Tension-free repair versus watchful waiting for men with asymptomatic or minimally symptomatic inguinal hernias: a cost effectiveness analysis. J Am Coll Surg. 2006; 203(4): 458–468.

[13] Thompson JS, Gibbs JO, Reda DJ, et al. Does delaying repair of an asymptomatic hernia have a penalty? Am J Surg. 2008; 195(1): 89–93.

[14] Chung L, Norrie J, O'Dwyer PJ. Long-term follow-up of patients with a painless inguinal hernia from a randomized clinical trial. Br J Surg. 2011; 98: 596–599.

[15] Simons MP, Aufenacker T, Bay-Nielsen M, et al. European Hernia Society guidelines on the treatment of inguinal hernia in adult patients. Hernia. 2009; 13: 343–403.

[16] Koch A, Edwards A, Haapaniemi S, et al. Prospective evaluation of 6895 groin hernia repairs in women. Br J Surg. 2005; 92(12): 1553–1558.

[17] Nordin P, Zetterström H, Gunnarsson U, Nilsson E. Local, regional or general anaesthesia in groin hernia repair: multicentre randomized trial. Lancet. 2003; 362: 853–858.

[18] Sanjay P, Woodward A. Inguinal hernia repair: local or general anaesthesia? Ann R Coll Surg Engl. 2007; 89(5): 497–503.

[19] Schmedt CG, Sauerland S, Bittner R. Comparison of endoscopic procedures vs. Lichtenstein and other open mesh techniques for inguinal hernia repair: a meta-analysis of randomized controlled trials. Surg Endosc. 2005; 19: 188–199.

[20] Langeveld HR, van't Riet M, Weidema WF, et al. Total extraperitoneal inguinal hernia repair compared with Lichtenstein (the LEVEL-Trial): a randomized controlled trial. Ann Surg. 2010; 251(5): 819–824.

[21] Schrenk P, Woisetschlager R, Rieger R, et al. Prospective randomised trial comparing postoperative pain and return to physical activity after transabdominal preperitoneal, total preperitoneal or Shouldice technique for inguinal hernia repair. Br J Surg. 1996; 83: 1563–1566.

[22] McCormack K, Wake BL, Fraser C, et al. Transabdominal pre-peritoneal (TAPP) versus totally extraperitoneal (TEP) laparoscopic techniques for inguinal hernia repair: a systematic review. Hernia. 2005; 9: 109–114.

[23] Grant AM, Scott NW, O'Dwyer PJ, et al. Five-year follow-up of a randomized trial to assess pain and numbness after laparoscopic or open repair of groin hernia. Br J Surg. 2004; 91: 1570–1574.

[24] Aasvang EK, Gmaehle E, Hansen JB, et al. Predictive risk factors for persistent postherniotomy pain. Anesthesiology. 2010; 112(4): 957–969.

[25] Eklund A, Montgomery A, Bergkvist L, et al. Chronic pain 5 years after randomized comparison of laparoscopic and Lichtenstein inguinal hernia repair. Br J Surg. 2010; 97(4): 600–608. PubMed PMID: 20186889.

[26] Wauschkuhn CA, Schwarz J, Boekeler U, et al. Laparoscopic inguinal hernia repair: gold standard in bilateral hernia repair? Results of more than 2800 patients in comparison to literature. Surg Endosc. 2010; 24(12): 3026–3030.

[27] McCormack K, Wake B, Perez J, et al. Laparoscopic surgery for inguinal hernia repair: systematic review of effectiveness and economic evaluation. Health Technol Assess. 2005; 9: 1–203.

[28] Erdogru T, Teber D, Frede T, et al. The effect of previous transperitoneal laparoscopic inguinal herniorrhaphy on transperitoneal laparoscopic radical prostatectomy. J Urol. 2005; 173(3): 769–772.

第20章
选择聚酯、聚丙烯或聚四氟乙烯行腹股沟疝修补真的如此重要吗

Polyester, Polypropylene, ePTFE for
Inguinal Hernias: Does It Really Matter?

Dmitry Oleynikov and Matthew Goede

随着众多研究证实了Lichtenstein手术的确切疗效,近20年里对腹股沟疝已经常规采用合成网片装置进行修补了。使用网片无张力修补腹股沟疝已经成为疝修补的新标准。很显然网片无张力疝修补术优于单纯组织疝修补术,尤其在复发率方面。不过,早期研究并未比较使用不同材料网片后结果的差异,因为那时可供外科医师选择的商业化网片种类极有限。例如,所有证实Lichtenstein技术有效性的原始资料均限于使用重量型聚丙烯网片[1]。

自从Usher于1959年首次描述使用聚丙烯网片修补腹股沟疝以来[2],外科医师们一直在试图寻找更完美的网片。在应用聚丙烯网片之前,前50年使用最多的网片是Koontz在1951年描述的钽金属丝网片[3]。多种其他材料也被应用于腹股沟疝修补术,包括尼龙和不锈钢等材料。

理想的网片需要其强度足够对抗腹腔产生的爆裂压力,且应该表现为化学惰性,不会引起炎症或异物反应,不会致癌,不会引起过敏或超敏反应。网片应该具有特殊的机械特性,使得网片生产简便而经济,易于塑形,剪裁时无需拆解,也不会破坏其形态。网片的术中可操作性必须良好,允许灭菌,能抵抗感染。最重要的是,网片必须易于和周围组织结合,并能长期增强组织抗张性。

近年来随着更多可供选择的新型网片的面世,长期随访亦已完成,各种网片材料的优缺点、费用及疝复发率等问题也得到了充分研究(图20–1和表20–1)。早期研究仅仅回顾了几种网片的疝复发率。有证据表明重量型聚丙烯网片可与机体发生明显反应,并易于皱缩,因此随

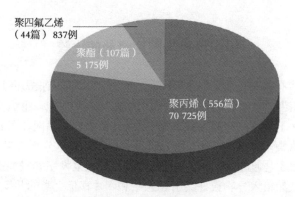

图20-1　基于网片类型发表的文献数量构成 (详见表20-1)

之逐渐推出了一些不易发生皱缩的新材料。使用传统网片后不仅仅可引起皱缩，感染率较高的问题也受到重视。笔者发现部分网片更容易聚集细菌，使用特定类型的网片若发生感染则细菌根本无法清除。网片的重量与盆腔慢性疼痛不适有关，在最近的研究中也将网片重量作为选择适当网片的一个考量因素。对不同类型的网片进行抗张力研究发现，许多网片的抗张力设计过度，其相对厚度及结构能承受的力量已经远大于网片植入腹股沟区后所需承受的力量。最后，很多机构也将费用作为选择不同网片的决定因素，而不是皱缩率或其他特性。许多医院仅供应几种网片，因而限制了医师的选择。新的手术技术如在内环放置一个网塞或在腹膜前间隙放置网片，使得"什么是最好网片"这一问题更加复杂化，因为放置这些网片的操作与Lichtenstein技术所描述的传统上层网片放置方法明显不同。

表20-1　基于网片类型发表的文献数量

	聚酯 (107篇)	聚四氟乙烯 (44篇)	聚丙烯 (556篇)
患者数	5 175	837	70 725
复发率 (%)	0.7～3	1～4	1～9
感染率 (%)	0～1	0～2	0～1
慢性疼痛率 (%)	0.5～3	2～7	2～10

注：见图20-1。

组织修补与网片修补的比较

虽然有些临床中心认为组织修补的复发率与无张力网片修补的复发率相当,其余更多研究则表明组织修补效果欠佳。组织修补的支持者引证了网片修补的各种少见并发症,诸如似乎由网片引起的慢性疼痛和感染。但是,对 11 000 例疝手术患者的荟萃分析结果显示,无论是开放还是腹腔镜手术,放置网片均可降低复发率和慢性疼痛发生率[4]。诚然植入异物或许会引起感染和网片移位之类的并发症,但这些少见并发症的发生率都在1%以下。自从组织修补所使用的缝线与网片属于同一种材料,即使是组织修补也会产生一定程度的异物反应。在网片修补患者中,炎症反应短暂且有自限性。Di Vita[5] 的一项研究分别对Bassini疝修补术和Lichtenstein疝修补术患者检测了炎性标志物,结果发现Lichtenstein术后6小时及24小时后血白细胞计数显著升高,有别于Bassini术后。Lichtenstein术后24小时和48小时后纤维蛋白原显著升高,术后6小时、24小时和48小时 α_1 抗胰蛋白水平也显著升高,但在Bassini术后均未见明显升高。两种术式术后白介素-6和C反应蛋白水平均有所升高,但Lichtenstein手术组的升高更明显。有趣的是,术后第7天,两组的各项检测指标都回到了正常范围。虽然Lichtenstein术后炎性标志物显著升高,但其术后慢性疼痛的发生率显著低于Bassini手术组。

修补网片的选择

网片的选择很大程度上取决于所开展的手术技术。腹腔内补片植入术 (intraperitoneal onlay mesh, IPOM) 与复发疝采用开放Lichtenstein修补术所采用的网片相去甚远。各种商业化的网片产品都有支持其使用的一套理论,都具有可接受的并发症发生率及复发率。但是,很少有不同网片产品间的比较数据。目前常用的3种腹股沟疝修补用网片都具有近40年的使用记录。Usher最早在1959年报道使用聚丙烯材料,Calne于1967年首次报道使用聚酯网片[6],Copello于1968年首次报道使用 Teflon (聚四氟乙烯)[7]。然而，有关聚丙烯的论文数量差不多是聚酯或聚四氟乙烯论文的4倍[8]。

所有目前市面上的网片都存在异物反应，一旦植入假体就会开始生化级联反应，并导致假体与组织最终融合。材料植入后纤维蛋白原、免疫球蛋白和白蛋白开始包绕假体材料。血小板、巨噬细胞、中性粒细胞，以及随后的成纤维细胞及平滑肌细胞等迁移入假体。当然，不同原料物质之间异物反应的程度和总体结果差异巨大。虽然炎症反应不一定有益于腹股沟修补的强度，但材料置于髂血管、精索和肠管等不同组织附近时的反应千差万别。

为了减轻炎性反应，制造商开始应用许多可以优化网片各种特性的物质包被原有的网片：含氟聚合物、钛金属、D-葡聚糖、硅和 ω-3 脂肪酸都曾被用于减轻聚丙烯等网片的炎症反应。

如果预期会和腹腔接触，无论是极少开展的 IPOM 还是腹膜前的开放或内镜手术，在修补过程中若因为腹膜严重撕裂而难以再完整覆盖网片时，就需要使用一些不会与肠道发生反应的网片。直到最近，我们才有了微孔 ePTFE 网片以外的选择。目前，我们有多种网片可供选择，都是以聚丙烯或聚酯为底片加上一些防粘连的屏障以防止侵蚀肠管（如胶原、透明质酸、ω-3 脂肪酸或纤维素）。ePTFE 网片是相对惰性的，起初 ePTFE 材料因为这一特性而被做成血管导管，但应用范围被迅速扩大。材料接近腹腔脏器时组织惰性成为材料的有利特征，由于其难以溶入周围组织，使得修补严重依赖于持续有效的网片固定。

在 TAPP 中，选择网片的一个主要决定因素是材料的可操控性。由于手术操作空间受限，在 TEP 中尤其明显，具有形状记忆的网片有利于摆放、定位和固定。然而，传统的聚丙烯网片，随着记忆性的提高，其柔软度下降，导致异物感增强。目前设计开发了多种新网片，符合解剖或为三维形状，允许网片贴合在肌耻骨孔区，从而可改用轻量型聚丙烯网片。聚酯网片的记忆性和柔韧性都上佳，应用在 TEP 中颇有吸引力。Shah 回顾性地对照分析了聚丙烯网片和聚酯网片在腹腔镜手术中的使用情况[9]，结论是聚酯网片组的慢性疼痛和异物感的发生率均显著低于聚丙烯组。

虽然腹股沟疝修补术后发生网片感染的情况并不常见，但若有完全耐受感染的网片就再理想不过了[10]。影响网片耐受感染的因素很多。小于10 μm的微孔网片不允许巨噬细胞通过，却允许细菌通过网孔并滞留，从而导致了这种网片易于感染。这就是发生感染的ePTFE网片修补术后清除感染灶时必须清除网片的原因。另外，网片的构造可能为细菌提供藏匿的间隙，并引起持续性感染。多丝的、编织的和针织的网片如涤纶和其他一些聚酯或聚丙烯网片已被报道确实具有藏匿细菌的问题。但也有几次报道在感染部位应用单丝聚丙烯网片预后良好的情况。总的看来，随着生物材料的发展，在感染区域应用合成材料修补可能将成为历史。

疝修补的最终目的是为了消除缺损并减轻患者的症状。治疗后的症状不应该比疾病本身的症状严重。因此，为了减轻疝修补继发的症状，如疼痛和异物感，轻量型网片最近流行起来。网片的密度将影响其植入体内后的表现。低密度网片可减少皱缩和减轻疼痛，但最理想的密度和孔径尚需进一步论证。Agarwal做过一项研究[11]，在双侧腹股沟疝患者接受TEP时一侧放置重量型网片，另一侧放置聚丙烯减量的轻量型大网孔网片作为对照。所有患者两侧的感受都有区别，短期内轻量型网片的异物感都较轻。1年后，发生慢性疼痛的比例两侧相似。Marker做的一次有关重量型网片、轻量型网片和部分可吸收网片的荟萃分析发现，重量型网片的慢性疼痛和异物感的发生率是其他组的近2倍，而各组间的复发率均无差异[4]。

强度作为选择网片的主要考量因素似乎合乎逻辑，绝大多数市售网片的断裂强度均远远超过腹腔能产生的张力。然而，随着网片向更轻量型过渡，目前已有的部分网片的断裂强度已经接近甚至稍低于腹壁可能承受的断裂强度。Deeken开展了一项FDA认证的9种不同网片的综合研究[12]，缝合强度均超过腹壁的断裂强度20 N，一种聚丙烯-聚卡普隆复合网片除外，结果显示编织的PTFE网片、两种配置的轻量型聚丙烯网片和聚丙烯-聚卡普隆复合网片的断裂强度低于20 N。进一步研究发现，某些网片的缝合强度、张力测试和断裂强度在不同方向上是有所不同的。然而，仅仅强度本身并非决定网片合适与否的唯一因素。过于僵硬的网片会导致异物感。钛合金和不锈钢网片是早期疝修补曾用的材料,但它们很快就被淘汰了,主要是由于它们非常坚硬,植入体内后会产生慢性不适。生物材料的发展为腹股沟疝修补的研究打开了新的视野,生物性网片的支持者认为应用该种网片结合了组织修补和网片的优点。生物性网片修补属于无张力修补,修补后期生物性网片被体内的胶原替代,使体内并不残留异物。当伤口内产生新胶原后,可提供体内正常组织约75%的强度,这似乎有利于在不远的将来生物性网片的普及。或许网片的选择更多地属于学术性问题。已经有多项研究应用诸如尼龙或聚乙烯蚊帐等廉价的材料成功而持久地修补了腹股沟疝,且极少发生并发症[13]。蚊帐的应用使我们开始审视疝修补中一个重要但经常被忽略的概念——费用。当具有诸如自黏夹板、部分可吸收和"浸渍"网片等新型网片不断被研制成功的同时,我们也需要在技术进步和手术操作费用增加之间取得平衡(表20-2)。也有数据显示,网片选择恰当与否的重要性超过手术技术的报道。Champault观察了腹腔镜疝修补术和开放Lichtenstein修补术,发现应用的是聚丙烯网片或β-D-葡聚糖包被的轻量型聚丙烯网片。两种手术方式的慢性疼痛发生率相似,但无论何种手术方式,β-D-葡聚糖包被的轻量型聚丙烯网片所致的慢性疼痛的发生率低于聚丙烯网片组[14]。

表20-2 每平方厘米网片的费用[a]

公 司	重 量	主要原料	设 计	每平方米的费用($)
Covidien	中 等	聚 酯	多 丝	0.44
	轻量型	聚 酯	单 丝	0.46
	轻量型	聚 酯	自 黏	1.54
	重量型	聚丙烯	单 丝	0.68
	重量型	聚丙烯	开放编织	0.98
Ethicon	轻量型	聚丙烯	单 丝	0.53
	重量型	聚丙烯	针 织	0.31
	轻量型	聚 酯	针 织	0.51
Bard Davol	轻量型	聚丙烯	单 丝	0.24
	重量型	聚丙烯	单 丝	0.38

（续表）

公　司	重　量	主要原料	设　计	每平方米的费用（$）
Bard Davol	中　等	聚丙烯	针织单丝	1.42
	轻量型	聚丙烯	针织单丝	1.69
Columnar	重量型	聚　酯	蚊　帐	< 0.01
Gore	中等/重量型	聚四氟乙烯 (Teflon)	针织单丝	0.86

注：ª所有费用均为零售目录的大约价格。

结　　论

　　考虑到材料相同的情况下不同纤维直径、网孔大小和柔韧性等均会影响材料的特性，想要充分说明不同材料间特性的差异迅速变成几乎不可能完成的任务。尽管许多网片都是同一种材料组成的，其他因素如编织的几何形状的差别和纤丝的直径差别，会使由相同材料制成的两种网片植入体内后的表现大相径庭。大多数关于腹股沟疝的文献在讨论涉及网片问题时经常提到的是重量型与轻量型网片的区别。轻量型网片引起的并发症短期内似乎症状较轻，但远期受益变得并不明显，因为经过有经验的专家植入的大量重量型网片患者的结局都同样良好。

　　网片材料的差异、植入技术的区别、网片放置部位等因素都让人在选择使用何种网片时难以决断。但总的来说，在腹腔镜腹股沟疝修补术中，外科技术和放置网片的尺寸问题比使用何种网片材料更为重要。

（钟明安　沈剑峰　译）

·参·考·文·献·

[1]　Lichtenstein IL, Shulman AG, Amid PK. Use of mesh to prevent recurrence of hernias. Postgrad Med. 1990; 87(1): 155–160.

[2]　Usher FC, Hill JR, Ochsner JL. Hernia repair with Marlex mesh. A comparison of techniques. Surgery. 1959; 46: 718–724.

[3]　Koontz AR. The use of tantalum mesh in inguinal hernia repair. Surg Gynecol Obstet. 1951; 92(1): 101–104.

[4] Markar SR, Karthikesalingam A, Alam F, et al. Partially or completely absorbable versus nonabsorbable mesh repair for inguinal hernia: a systematic review and meta-analysis. Surg Laparosc Endosc Percutan Tech. 2010; 20(4): 213–219.

[5] Di Vita G, Milano S, Frazzetta M, et al. Tension-free hernia repair is associated with an increase in inflammatory response markers against the mesh. Am J Surg. 2000; 180(3): 203–207.

[6] Calne RY. Repair of bilateral hernia: a technique using mersilene mesh behind the rectus abdominus. Br J Surg. 1967; 54(11): 917–920.

[7] Copello AJ. Technique and results of teflon mesh repair of complicated re-recurrent groin hernias. Rev Surg. 1968; 25(2): 95–100.

[8] Earle DB, Mark LA. Prosthetic material in inguinal hernia repair: how do I choose? Surg Clin North Am. 2008; 88(1): 179–201.

[9] Shah BC, Goede MR, Bayer R, et al. Does type of mesh used have an impact on outcomes in laparoscopic inguinal hernia? Am J Surg. 2009; 198(6): 759–764.

[10] Gilbert AI, Felton LL. Infection in inguinal hernia repair considering biomaterials and antibiotics. Surg Gynecol Obstet. 1993; 177(2): 126–130.

[11] Agarwal BB, Agarwal KA, Mahajan KC. Prospective double-blind randomized controlled study comparing heavy and lightweight polypropylene mesh in totally extraperitoneal repair of inguinal hernia: early results. Surg Endosc. 2009; 23(2): 242–247.

[12] Deeken CR, Abdo MS, Frisella MM, et al. Physicomechanical evaluation of polypropylene, polyester, and polytetrafluoroethylene meshes for inguinal hernia repair. J Am Coll Surg. 2011; 212(1): 68–79.

[13] Yang J, Papandria D, Rhee D, et al. Low-cost mesh for inguinal hernia repair in resource-limited settings. Hernia. 2011; 15: 485–489.

[14] Champault G, Bernard C, Rizk N, et al. Inguinal hernia repair: the choice of prosthesis outweighs that of technique. Hernia. 2007; 11(2): 125–128.

第 5 篇

腹壁切口疝修补术要点

ESSENTIALS OF VENTRAL AND
INCISIONAL HERNIA REPAIR

第21章
腹壁切口疝修补术的进展
Evolution of Incisional and Ventral Hernia Repair

Malini D. Sur and L. Brian Katz

众所周知，要获得巨大腹壁疝的"根治性治愈"困难重重，然而不时有人会提出各种新的原则。

H. C. Wardleworth Nuttall，FRCS，1926

尽管自20世纪以来外科手术方法已取得很大进步，但对于普通外科医师来说，长期有效地成功治疗腹壁疝仍是一个挑战。据报道，剖腹手术后切口疝的发生率为9%～20%，腹腔内脏器通过手术后形成的腹壁缺损向外凸出。有小型孤立的筋膜缺损到大型复杂的累及腹腔内脏器的复发疝。虽然现代腹腔镜手术大大减少了剖腹手术的数量，但前腹壁正中切口、横切口、穿刺套管切口及腹腔镜手术的标本取出切口仍然会形成切口疝，它将是一个引起威胁生命的肠梗阻和肠缺血并发症的危险因素。在美国每年有10万～20万例切口疝修补手术，其中包括12%第一次修补手术后5年内复发需要再次手术的患者，以及23%已经接受了二次修复手术后需要再次手术的患者[1]。手术修复方法随着时代变迁而不断改变，而且不同的医疗机构手术也有所不同。在过去的30年间，一些随机对照研究(randomized controlled trials，RCTs)促进了各种外科手术方法的发展，并支持了切口疝患者的标准化治疗方法。本章旨在回顾过去100年来，腹壁疝包括切口疝治疗的进展过程，这个回顾着重复习了循证医学文献。

预　防

切口疝的形成涉及许多患者本身的危险因素，包括肥胖症、慢性阻塞性肺疾病、免疫低下或类固醇药物滥用。术后伤口感染是之后疝形成的一个特别重要的预警。尽管这些患者因素是不可避免的，但在预防疝形成过程中，伤口的关闭缝合技术是一个需要重点考虑的部分。过去和现在的外科住院医师都明白细致的筋膜缝合技术对于预防随后的伤口开裂是非常重要的。这些技术包括：组织咬合部分要较宽，需保持缝线之间的距离紧凑，打结时缝合线的张力不要过高，使缝线穿过筋膜边缘而筋膜不被撕裂[2]。在早期关于中线剖腹手术缝合的描述中，可使用快吸收或慢吸收的缝线材料进行持续和间断缝合。2010年，一次14个RCTs的荟萃分析（对总计6 752位患者的选择性中线剖腹手术闭口方法进行评估）的最终结果表明：当采用慢吸收缝线持续缝合筋膜时，选择性初次或二次中线剖腹手术导致切口疝的概率最小[3]。

　　除缝合手术方法外，切口方向也是疝形成的一个风险因素。一些外科医师认为闭合横行切口能使缝线垂直于筋膜的优势胶原纤维束走向，从理论上来说，可以减少由于缝线穿过筋膜产生撕裂的风险。横行切口通常需缝合两层，从而使伤口闭合强度更大。最近的Cochrane系统评价回顾了7个RCTs的合并数据，这些数据对各种腹部手术的横行和中线切口进行比较，结果表明横行剖腹手术出现切口疝的发生率最低，但是这项研究中的切口长度和位置各不同，随访时间也从4个月至4年不等。但无论如何，这些来自患者的长期随访数据是支持这一概念的，即在计划腹部手术的切口方向时[4]，应考虑到形成疝的风险。

　　总之，近10年来，对未污染的腹部手术病例缝合腹壁切口时，预防性使用网片的这一概念已变得流行起来。通过RCTs研究数据发现：将2003～2007年接受第一次开放式腹主动脉瘤修复术，并接受预置补片的85例病例进行比较，当使用预防性网片时[5]，3年的切口疝形成率显著降低，且无网片感染情况发生。

手 动 复 位

　　急诊科经常需要对疑似嵌顿性腹壁疝的患者进行外科会诊。患者的典型表现为腹壁有一个新的持续不消退的凸起，并伴有触痛，通常存在肠梗阻表现。少数情况下，如果患者较迟感受到症状，则可进一步发展为绞窄性疝，并会由此引起严重的败血症。当有发热、心动过速和以中性粒细胞为主的白细胞增多时，就必须引起注意。腹部的手术瘢痕应与患者提供的外科病史一致。当手术瘢痕处有触痛和不能消退的凸起时，意味着嵌顿性切口疝形成。对于已知患有慢性嵌顿性疝的患者，如果腹部其他部位触痛明显时，就必须高度怀疑可能有其他诊断的存在。

几个世纪以来，手法复位或"整复法"是治疗嵌顿性腹壁疝的唯一方法。在19世纪末和20世纪初，外科医师开始警告将受损肠管放回腹腔的风险。如今这一问题仍然存在，何时进行复位才是安全的呢？疝凸出部位有红肿和捻发音是肠管缺血导致腹膜炎的表现，必须立即手术修复，而不应试图回纳。然而，如果没有疑似绞窄，在患者存在严重脱水、严重肥胖症和（或）腹壁功能不全和其症状减轻时，建议不回纳凸出的疝，并在严密观察下暂不手术。当无明显绞窄红斑时，成功的复位和延迟修复手术可避免有多种合并症的患者急诊手术的风险。Harissis等对101位患有嵌顿性前腹壁疝的患者在试图复位后进行了追踪，60%患者的疝成功复位，且在24小时观察期内未出现隐性肠缺血。虽然大部分患者在30天内接受了择期修复手术，但未能对全部患者进行随访。因此，对于那些没有临床症状的随访对象，强烈建议在疝复位后，并经充分的外科准备后，住院进行手术修复[6]。

一期缝合修复

在20世纪的大部分时间里，主要只采用缝合方法一期修复腹壁疝和切口疝。一期切口疝修补术经前次手术瘢痕部位切开皮肤，并分离至缺损处；分离和切除疝囊；确定健康筋膜边缘，采用不可吸收或慢吸收缝线缝合。目前确信一半以上的一期腹壁疝修补术最终都失败了，但对于禁止使用不可吸收网片的严重污染的情况或不能使用网片的区域来说，该项技术仍然可用。许多外科医师认为与网片修复相比，小于2 cm的缺损能通过一期缝合修复，且无增加长期复发的风险。但尚缺乏支持该结论的数据。

组织成分分离

在20世纪初期,外科医师已意识到要获取持久的腹壁疝修复的挑战所在。推荐减张的腱膜切口对于减少一期缝合修复术的张力来说是尤为重要的一步。1926年,Nuttall描述了一种"腹直肌移植"方法,将腹直肌的下缘从耻骨联合上分离,并移植到对侧,作为一期缝合修复的缺损替代物。然而,如今使用的组织成分分离方法是改编自Ramirez等于1990年所发表的手术方法。该方法最初要求将皮肤和皮下脂肪从前腹直肌前鞘和腹外斜腱膜上分离切开。然后在腹直肌前鞘侧面纵向切割大约2 cm,并根据需要朝两端的任一方向延伸。利用相对无血管平面将腹外斜肌从腹内斜肌处分离。为进一步减低张力,可将腹直肌后鞘从腹肌分离。最近,又介绍了内镜组织结构分离技术,但仍待大量的研究评估。尽管这些外科手术方法有了改进,但一期腹壁疝修复术仍存在较高的复发率[7,8]。

网 片 修 复

19世纪晚期,Billroth预见了假体网片的发展前景,他写道:"如果我们能人工生产出密度、韧度与筋膜、肌肉相同的组织,那么我们就将发现根治疝的秘诀。"到了20世纪,外科医师开始构想一种具有特殊材质的"理想"网片。在一篇简明摘要中,Shankaran等阐述道:该理想假体不致癌;能对其进行消毒;具有化学惰性;不会产生较大的宿主免疫反应;能抵抗机械力、感染和内脏粘连;而且能够用适当的方式进行大规模生产[10,11]。

第一个假体网片于1900年由Witzel和Goepel在德国采用银丝手工制作而成。银能杀菌,但存在的问题是其硬度大、会慢慢崩解,以及会形成窦道。钽和不锈钢网片于20世纪40年代和50年代被分别推出,但其硬度会造成患者不适。20世纪中期开发的柔性合成假体材料是疝修补术的一个重大进步。在第二次世界大战中,腹股沟疝修补术采用了尼龙网片,但出现的一大问题是,该材料容易因变性和水解作用而减弱其效果。20世纪50年代末,Usher基于动物研究首次报道将一种针织聚丙烯网片用于切口疝。由于聚丙烯网片的柔软度和相对实惠的价格,以及可将其轻松放置在腹壁肌肉前方作为"覆盖层"来支撑筋膜,因此,如今聚丙烯网片已经成为最广泛使用的用于腹壁疝的修补材料。Rives和Stoppa采用聚酯网片直接放置在腹直肌后的"腹膜前"平面中,这种网片的修复方法在一段时间内更为普及。将聚丙烯与防粘连涂料相结合的复合假体的出现进一步扩展了其多功能性,它可以放置在腹膜与筋膜之间作为一个"加强"层,也可以放置在肌鞘前对缺损进行"桥接"修复。近一些年来,聚酯和膨体聚四氟乙烯假体变得越来越流行了 [9,10,11]。

在20世纪90年代,Luijendkil等首次进行了多中心RCT研究,将181位接受择期腹部手术后发生切口疝的患者分为两组,一组患者接受了一期组织缝合修补手术,另一组则接受了一期肌后放置聚丙烯补片的修补手术,比较他们的复发率。一期组织缝合修补组的3年复发率为46%,网片修补组为23%。在随访研究中,研究者还发现缝合修补组的10年复发率为63%,而网片修补组的复发率为32%。在并发症方面并无显著差别。除缝线修补外,伤口感染和腹主动脉瘤病史也是复发的危险因素。疝的大小并不对复发率造成影响。基于该数据,鼓励外科医师"放弃"切口疝一期缝合修补术,即使是小的缺损也不建议直接缝合修补 [12,13]。

1997～2002年,16个退伍军人医疗中心 (Veterans Affairs Medical Center, VAMC) 对切口疝修补患者进行了回顾性分析,Hawn等发现与缝合修补相比,无论是腹腔镜手术还是开放手术,将网片放置于肌后位置的复发风险显著降低。另一方面,比起缝合修补,有30%的手术是将网片放置于肌肉表面或直接桥接放置,这似乎未能减少复发的风险。没有数据表明网片放置会影响肠外瘘的发生 [14]。

有趣的是,尽管有力的证据证明可在切口疝修补术中使用网片,但在世纪之交,美国实际使用网片的情况仍然存在较大差异。采用相同的VAMC数据,Gray等表示只有70%的病例在术中使用网片修补。最常应用网片进行手术的是在大医院中,使用率为40%～90%。通过长期的数据分析显示,5年内大医院所有应用网片修补的病例的增长率为10%，复发率降低3%。说明在大医院中使用网片修补疝与复发率的降低显著相关，而其他并发症和患者满意度与医院网片使用率无对应关系[15,16]。

腹腔镜问世

1985年Muhe进行了首例腹腔镜胆囊切除术，然后，微创外科手术迅速扩展到其他普通外科手术，希望由此来减轻术后疼痛和缩短住院时间。Leblanc于1992年描述了首例腹腔镜腹壁疝修补术。在建立气腹和插入套管针之后，可以看见筋膜缺陷、大网膜和肠粘连，在健康筋膜处分离出大约4 cm的距离，将网片裁成合适的大小和形状，预置缝线，将网片置入腹腔内，用缝线穿引器将缝线穿过筋膜和肌层，用平头钉或缝线穿过筋膜来固定网片。

腹腔镜修补方法的特有优点是：能避免在繁复的前路解剖过程中造成的失误，同时可查看筋膜缺陷，并确定受累及的腹腔内脏器。此外，由于网片是通过套管针置入腹腔内的，因此从理论上来说，网片与皮肤菌群的接触大大减少。另一方面，腹腔镜手术可能存在无意中损伤血管或内脏的风险。由于腹腔镜手术的操作约束，在复杂的切口疝补修中常要求广泛松解粘连，这是一个较大的挑战。

尽管早期有人呼吁广泛采用腹腔镜腹壁疝修复术，但直到最近才有随机研究证明了其有效性。2004～2007年，Itani等对4家VAMC进行了RCT研究，指定146位腹壁疝患者接受开放手术或腹腔镜修补术。在8周内，腹腔镜手术组患者的疼痛程度要轻得多，能在较短时间内恢复活动，且并发症较少（如伤口感染和皮下积液等）。然而，笔者注意到严重并发症（如肠管损伤、败血症和麻醉相关问题）往往只出现在腹腔镜手术组的患者中。在2年的随访中，两组的整体复发率相似[17]。

关于腹腔镜腹壁疝修补的技术仍然存在问题，特别是网片固定到腹壁的方法问题。最近在Bansal等进行的研究中，对68位腹壁疝患者随机进行了腹腔镜手术修补（在放置4根穿腹壁缝线固定之后，再用平头钉固定）或只用缝线固定的腹腔镜修补术的对比。只用缝线固定的手术时间要长得多，但术后疼痛较轻。在3个月的随访中未发现复发情况。一个观察性研究发现,将27位接受缝线固定的患者与21位接受平头钉固定的患者进行比较,在18个月随访期间的复发率为14%,但并未确定与固定方法存在关联[18,19]。

证据表明,随着腹腔镜腹壁疝修补术经验的积累,长期疗效必将改善。LeBlanc等将前100例腹腔镜腹壁疝修补术与第二个100例腹腔镜腹壁疝修补术进行了比较,发现后面一组的复发率更低(尽管平均年龄更大,合并症更多)。由于一些研究显示,当有经验的外科医师施行急诊腹腔镜修补术时,结果较满意。因此,传统的支持对嵌顿性疝应用开放手术治疗的原则已经受到了挑战。但对于腹腔镜腹壁疝修补术还需进行深入的研究,以评估腹腔镜修补方法的长期疗效[20,21]。

污染病例的治疗策略

对于普通外科医师来说,腹壁疝修补手术时受到污染是一个特别大的具有挑战性的问题。网片感染是一种令人担心的术后并发症,一般需要尽快移除网片。感染通常由金黄色葡萄球菌(通常为耐甲氧西林)引起。在污染的情况下,网片感染尤其令人担心。污染可能一开始就存在,来源于共存造口术、皮肤瘘管、慢性感染的伤口、之前修补术的感染网片或绞窄肠管。此外,清洁病例在术中无意的肠管损伤或伴随而来的肠切除,之后都可能污染手术区域。在污染的情况下,腹壁疝修补的传统方法仅限于单纯缝合及组织结构分离修补术。然而,近10年来外科医师越来越多地在修补术中使用来源于牛或人类脱细胞真皮基质(HADM)的生物性补片。在本手册的其他部分中详细讨论了腹壁疝修补术中生物性网片的使用。一个持续存在的问题在于生物性网片产品的成本昂贵,这是影响其广泛使用的潜在阻碍[22]。

结　论

在过去的100年中,腹壁疝修补术有了显著进步,合成网片得以广泛使用,且长期复发率降低。越来越多的医院和社区机构能熟练地掌握腹腔镜修补术。网片技术的持续发展有助于改善网片假体的质量。

然而，还是存在许多挑战，仍然需要对疝的种类和标准化的疝修补方法进行详细的说明和深入的研究，从而使得前瞻性的数据分析更为精准。需要个体化的严格设计和研究，以帮助了解各种修补方法的长期疗效。今后，随着不断改善的网片假体的开发，必须考虑到其对于患者和系统治疗的整体价值，以便综合利用。应了解网片及治疗方法的价值，而不是单单聚焦于网片的成本，这一点越来越重要。

(唐健雄 译)

·参·考·文·献·

［1］ Flum DR, Horvath K, Koepsell T. Have outcomes of incisional hernia repair improved with time? A population-based analysis. Ann Surg. 2003; 237(1): 129–135.

［2］ Harth K, Rosen MJ. Repair of ventral abdominal wall hernias. In: Souba WW, Fink MP, Jurkovich GJ, et al, editors. ACS surgery: principles and practice. New York: WebMD Professional Publishing; 2007.

［3］ Diener MK, Voss S, Jensen K, et al. Elective midline laparotomy closure: the INLINE systematic review and meta-analysis. Ann Surg. 2010; 251(5): 843–856.

［4］ Brown SR, Tiernan J. Transverse versus midline incisions for abdominal surgery. Cochrane Database of Syst Rev. 2005; (4): CD005199. DOI: 10.1002/14651858. CD005199.pub2.

［5］ Bevis PM, Windhaber RA, Lear PA, et al. Randomized clinical trial of mesh versus sutured wound closure after open abdominal aortic aneurysm surgery. Br J Surg. 2010; 97(10): 1497–1502.

［6］ Harissis HV, Douitsis E, Fatouros M. Incarcerated hernia: to reduce or not to reduce? Hernia. 2009; 13(3): 263–266.

［7］ Nuttall HCW. Rectus transplantation in the treatment of ventral herniae. Br Med J. 1926; 1(3395): 138–139.

［8］ Ramirez OM, Ruas E, Dellon AL. "Components separation" method for closure of abdominal-wall defects: an anatomic and clinical study. Plast Reconstr Surg. 1990; 86(3): 519–526.

［9］ Usher FC, Fries JG, Ochsner JL, et al. Marlex mesh, a new plastic mesh for replacing tissue defects. II. Clinical studies. AMA Arch Surg. 1959; 78: 138–145.

［10］ Shankaran V, Weber DJ, Reed 2nd RL, et al. A review of available prosthetics for ventral hernia repair. Ann Surg. 2011; 253(1): 16–26.

［11］ Read RC. Milestones in the history of hernia surgery: prosthetic repair. Hernia. 2004; 8: 8–14.

［12］ Luijendijk RW, Hop WC, van den Tol MP, et al. A comparison of suture repair with mesh repair for incisional hernia. N Engl J Med. 2000; 343(6): 392–398.

［13］ Burger JW, Luijendijk RW, Hop WC, et al. Long-term follow-up of a randomized controlled trial of suture versus mesh repair of incisional hernia. Ann Surg. 2004; 240(4): 578–583.

［14］ Hawn MT, Snyder CW, Graham LA, et al. Long-term follow-up of technical outcomes for incisional hernia repair. J Am Coll Surg. 2010; 210(5): 648–655.

［15］ Gray SH, Vick CC, Graham LA, et al. Variation in mesh placement for ventral hernia repair: an opportunity for process improvement? Am J Surg. 2008; 196(2): 201–206.

[16] Hawn MT, Snyder CW, Graham LA, et al. Hospital-level variability in incisional hernia repair technique affects patient outcomes. Surgery. 2011; 149(2): 185–191.

[17] Itani KMF, Hur K, Kim LT, et al. Comparison of laparoscopic and open repair with mesh for the treatment of ventral incisional hernia: a randomized trial. Arch Surg. 2010; 145(4): 322–328.

[18] Bansal VK, Misra MC, Kumar S, et al. A prospective randomized study comparing suture mesh fixation versus tacker mesh fixation for laparoscopic repair of incisional and ventral hernias. Surg Endosc. 2011; 25(5): 1431–1438.

[19] Greenstein AJ, Nguyen SQ, Buch KE, et al. Recurrence after laparoscopic ventral hernia repair: a prospective pilot study of suture versus tack fixation. Am Surg. 2008; 74(3): 227–231.

[20] LeBlanc KA, Whitaker JM, Bellanger DE, et al. Laparoscopic incisional and ventral hernioplasty: lessons learned from 200 patients. Hernia. 2003; 7(3): 118–124.

[21] Shah RH, Sharma A, Khullar R, et al. Laparoscopic repair of incarcerated ventral abdominal wall hernias. Hernia. 2008; 12(5): 457–463.

[22] Candage R, Jones K, Luchette FA, et al. Use of human acellular dermal matrix for hernia repair: friend or foe? Surgery. 2008; 144(4): 703–709.

第22章
组织长入：对网片-组织接触面，
迄今为止我们知道多少

Tissue Ingrowth: The Mesh-Tissue Interface:
What Do We Know So Far?

Gregory J. Mancini and A. Mariah Alexander

对于任何疝病患者，摆在外科医师面前的主要挑战是使用一种手术技术和一种假体（需考虑解剖、术中发现、缺损大小），来提供最佳的网片-组织重叠，以及优化网片-组织接触面（mesh-tissue interface, MTI）。由于网片-组织接触面的组织长入在预防复发中的重要性，它很可能是疝修补术最重要的关键点。在最近的文献中，检测假体材料的变化引起了关注，而这本身将挑战一个长久以来的共识，那就是网片材料在人体内是惰性的。任何普通外科医师都有机会在有网片植入史的外科手术中，从分离出的网片-组织融合块得到验证，他们几乎无法辨认原植入物的材料。手术植入假体后，网片-组织接触面究竟发生了什么变化？这一问题仍未得到解决。本章将集中讨论疝手术的假体网片材料与宿主组织相互作用的动态改变。

背景：网片植入的历史

早期现代疝修补的记录显示，Witzel 和 Geopel 利用金丝和银丝编织成网，然后作为假体材料植入体内。到 20 世纪 40 年代，金银丝材料网被不锈钢网取代。20 世纪 50 年代和 60 年代的塑料革命提供了网片的早期基础材料，且直至今天仍然被广泛使用：聚丙烯、聚酯和聚四氟乙烯（PTFE）网。20 世纪 50 年代，编织状网眼涤纶补片作为第一款多丝、大孔、非金属的补片，被广泛运用于疝修补手术。Francis Usher 医师被公认为对外科聚丙烯材料的发展做出了重要贡献。1962 年，他的发现发表在《美国医学会杂志》上，他认为新合成的、不可吸收的单丝网可用于关闭污染伤口[1]。这种单丝聚丙烯随后被编织成网片。Gore公司开发了一种由膨化聚四氟乙烯(ePTFE)合成的柔软、易弯曲、耐用的微孔补片，这种补片在20世纪90年代的腹腔镜疝修补术中得到了广泛应用。这三种材料的补片占据了全球90%的补片市场。

理 想 的 情 形

疝的发生是因为局部腹壁筋膜的强度和活动时产生的拉力不相匹配。在理想的情况下，任何材料或技术用于疝修补术，其本质是平衡腹壁的完整性。直接缝合修补疝的高复发率促使外科医师重视永久性的植入材料。将采用最优化抗张强度的修补材料来加强腹壁的完整性和承受剧烈体育活动所引起的张力。然而作为动态的肌肉和筋膜的支持材料，它应是柔软的、可弯曲的、顺应性好的。另外，材料还要满足廉价、易于消毒、化学惰性、无致癌性、低过敏性等要求。寻找理想的材料对于我们的生物医学工程师和工业合作伙伴来说是一个巨大的挑战。这些材料包括合成的不可吸收材料、合成的可吸收材料，以及非合成的或生物材料。

现代材料工艺现状

事实上，理想的网片还没研发出来。当前许多可用的合成网片材料能满足大部分要求，故全球绝大多数的疝修补手术均采用假体网片材料。网片的广泛使用和疝的普遍性使得外科医师可以观察到这些材料的缺点。疝复发已成为直接缝合疝修补术后公认的结局，而网片时代使疝的复发率逐渐降低，但同时也引发了不可预见的和意想不到的新问题。网片感染、侵蚀、移位和生物顺应性，虽然很少发生，但却几乎发生于所有类型的疝修补手术的假体材料(图22-1～图22-4)。Ramshaw等开始观察从体内分离出的网片-组织融合块，最近的研究描述了网片在体内发生的化学和机械改变[2]。令人困惑的是，约有数百万取得良好治疗效果的网片疝修补术，同时还存在那些不能忍受的网片引起的并发症。

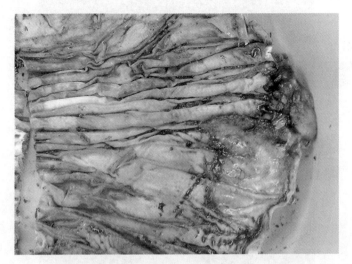

图22-1 从复发的患者体内取出的ePTFE/聚丙烯复合补片，可以看出明显皱缩

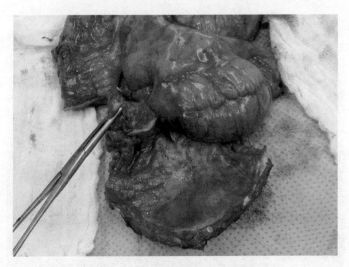

图22-2 从腹腔内取出的侵蚀小肠的网片

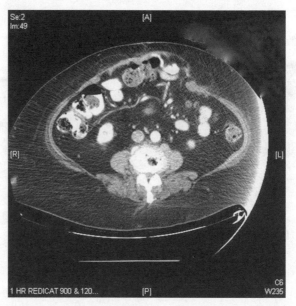

图22-3　腹部CT提示，植入的网片回缩，与左侧腹直肌分离，导致疝复发

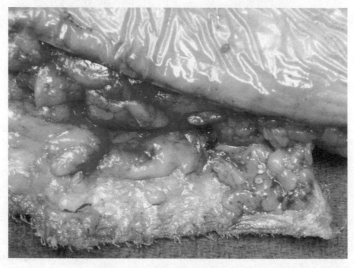

图22-4　体内取出的聚丙烯网片被周围软组织包裹并致密纤维化

宿主对植入物材料的反应

　　疝手术中使用假体植入物的基本原理是,宿主对植入物材料产生炎症反应的过程。众所周知,正常伤口愈合的阶段包括止血、炎症反应、组织增生和修复。我们并不十分清楚假体网片植入是如何影响创面愈合的,但断言合成材料在体内是惰性的被证明是错误的[3-5]。植入物遭受宿主免疫反应攻击,在急性期,它作为一个旁观者,进入慢性期,它被视为异物。

　　假体植入后即刻就发生了相互作用。疝修补过程中产生了组织创伤,这样急性期炎症因子及细胞被募集到手术创面区。由于受到中性粒细胞和巨噬细胞的氧化反应,植入物开始发生化学变化。在创面愈合过程中,网片经历了重大化学性质或机械性质的改变,这不是一个短期的过程。

　　随着组织开始愈合,慢性异物反应打断了成纤维细胞聚集和胶原沉积这一正常转变的过程。化学趋化因子募集T细胞和更多的巨噬细胞,引发了细胞介导的对植入物的慢性炎性反应。在这个阶段,巨噬细胞呈现激活状态,产生丰富的水解酶,使网片材料发生进一步的化学变化[6-8]。

　　网片的慢性期免疫反应主要集中在网片与宿主的接触面。这只是手术部位愈合过程中的一部分。在植入物周围,正常血管的再生过程伴随着肉芽组织生长和胶原重塑。在植入物和宿主接触面,网片的化学改变和胶原蛋白的破坏程度取决于植入物网片的属性和宿主个人的免疫系统功能。在临床实践中,不同的网片产品和不同的宿主免疫反应作用后,可观察到不同的结果[9-11]。

　　总之,在植入物和宿主接触面,主要发生了以下两个过程。宿主对植入物的反应可引起植入物的化学变化,这些化学变化会导致植入物机械性能的改变,如网片皱缩,网片变得硬而脆。同样,植入物引起的慢性机体免疫反应破坏了胶原蛋白沉积和重构的过程,这可能会导致组织瘢痕化、挛缩或囊性包裹。本章后面的部分将看到不同的假体材料、不同的手术技术及不同的患者特征可能会改变这一炎症反应过程。

材料学基础

聚丙烯网片是通过将丙烯聚合成单丝,然后将单丝编织成网而制成的。不同的编织工艺做成了市场上各种各样的商业产品。从网片的宏观结构可以观察到材料的重量、孔隙大小、抗张强度和柔韧性。在分子水平上,所有的聚丙烯网都具有相同的结构形态。丙烯链由碳主链及氢和甲基侧链组成。当自由基和氧攻击甲基时,会造成链的断裂和交联,导致材料降解[12]。此外,醛类和羧酸是化学反应的副产品。这些发生在体内变化的证据来自Cozad等的研究,他们获得这些网片-组织融合块后,利用光谱和热分析得出的结论[2]。

聚对苯二甲酸乙二醇酯 (Polyethylene terephthalate, PET) 是一种合成的聚酯聚合物,由乙基乙二醇和对苯二甲酸聚合而成。像聚丙烯一样,聚酯也由单体聚合成长链,类似地,聚酯也有碳主链。相比聚丙烯材料,聚酯的酯侧链决定接触面的相互作用。聚酯的亲水性可吸引水分子到其表面。在生物系统中,聚酯的亲水性可以隔绝植入材料,使其免受宿主的免疫反应所产生的氧化应激。Cozar有关合成网片-组织融合块的研究表明,聚酯网片在体内同时经历化学和机械降解。担心编织而成的聚酯网片可能提供更大的细菌定植的表面积,被证明是多余的。动物研究中,在植入聚酯网片时故意将荧光葡萄球菌黏附在其表面,结果表明术后第一天大部分细菌被清除了[13]。

聚四氟乙烯本质上是一种以氟原子作为侧基的长碳链骨架。碳-碳和碳-氟之间的共价键为该化合物提供了化学和机械稳定性。用于植入物的ePTFE是由PTFE纤维相互交联的结节组合而成的。ePTFE合成制造过程中产生了多微孔,这些微孔允许空气流动,但其疏水性却能防水。虽然化学性质稳定,然而研究表明在体内ePTFE确实发生了机械变化。Schoenmaeckers等观察了腹腔镜腹壁疝修补术后40例患者,发现了ePTFE的收缩,其表面积收缩率为0～24%,平均收缩率为7.5%,观察时间为术后平均17.9个月[14]。

● 网片的重量 (密度)

网片的重量或密度的概念主要涉及关于聚丙烯网片的讨论。使用这种材料修补导致的疝复发与网片的皱缩有关，皱缩使得补片与筋膜边缘分离。早期的重量型聚丙烯网片含聚丙烯 80 g/m²，抗张强度为 90 N/cm。张力测量学研究表明，该网片产品的抗张力强度是健康筋膜 (12 ~ 16 N/cm) 的几倍。相反，新设计的轻量型网片含聚丙烯 30 g/m²，其抗张强度为 30 ~ 40 N/cm。已有的资料表明慢性宿主反应导致了网片的机械性质变化，这是一个新的概念。较少的合成材料会引起较轻的宿主炎症反应，从而减轻网片皱缩[15, 16]。这种网片的重量会影响网片皱缩的概念还没有涉及聚酯或 ePTFE 补片。

● 网片小孔的尺寸

理想的疝修补材料是能很好地与宿主组织整合相容。网片的小孔允许宿主胶原沉积，从而加强网片整合相容到腹壁上。这个概念就是大多数疝植入物采用编织网片设计的原因。早期的聚丙烯和聚酯网片通常由粗大纤维紧密编织交联在一起，使得网片小孔的直径小于 1 mm (1 000 μm)。尽管这种孔径较小，但早期的聚丙烯和聚酯网片仍然被认为是大孔。新的聚酯和聚丙烯材料由细小纤维或单丝疏松编织在一起，这样能提供更大的孔隙尺寸[17, 18]。

平均孔径 3 μm 的微孔 ePTFE 网片与聚丙烯网片正好相反，它是多微孔的。而血小板的平均大小为 3 μm，小水滴为 10 μm，巨噬细胞为 21 μm，成纤维细胞为 30 μm。ePTFE 微孔结构限制了细胞在材料内深度浸润，从而限制了与组织的整合相容程度。当网片植入后，邻近的解剖结构为肠管浆膜，ePTFE 网片的这个特性是有利的，因为那里是不希望组织长入的。ePTFE 网片的慢性异物反应是有限的，因为其表面由富含胶原蛋白的纤维形成了致密包裹。针对大孔隙 (30 ~ 90 μm) 的 ePTFE 研究正在进行中，以评估将网片的致密包裹转换为网片整合相容的可能性[19]。

网片－组织接触面的动物实验

虽然可能没有一种"最佳"的产品，但至少动物实验证明，各种产品确实是不一样的。动物研究已经表明，组织长入开始得早，并随着时间的推移，强度增加。在猪的腹腔镜腹壁疝模型中，Majercik等[20]证明，大部分的组织长入发生在聚丙烯网片植入后最初的2周，通过4周的生长，强度已经达到95%的峰值强度，12周时达到峰值强度。将聚丙烯/聚四氟乙烯复合网片固定在动物腹壁上，然后在不同的时间（2周、4周、6周和12周）观察，笔者测得的抗剥强度2周时为0.83磅，4周时为1.06磅，12周时则达到1.13磅（5 N）。标本的组织学检查显示细胞浸润了整个聚丙烯层并到达ePTFE层。这个研究将观察聚丙烯抗剥强度的实验运用到重量型聚丙烯/ePTFE复合网片上，得出的结论是，大部分的组织生长发生在植入后最初的2周，4周后强度值增加到相当于94%的峰值强度，术后12周达到峰值强度[20]。

有趣的是，不是所有的多孔生物材料都能整合融入组织。早在1995年初，Bellón等发表了两种不同网片假体在兔模型中的细胞反应和随后的组织融合结果，并进行了比较[21]。在那时，网片产品是由单一的材料制成的，如重量型聚丙烯或ePTFE。笔者怀疑两种材料可以激发不同程度的炎症反应，因此将这两种网片同时植入兔腹腔前壁，确保两种网片暴露在腹膜腔中。尸检分别在14天、30天、60天和90天进行。显微镜观察发现，ePTFE和聚丙烯引起了不同的宿主组织反应。在2周时，ePTFE网片表面形成纤维包裹而无细胞浸润；相反，聚丙烯网片通过疏松的胶原纤维和组织融合，同时巨噬细胞和成纤维细胞大量浸润。直到植入后2个月，在ePTFE网片表面也找不到胶原纤维和新生毛细血管。植入后3个月，ePTFE网片表面的包裹组织变得坚固，包裹组织的细胞群由成纤维细胞组成；相反，聚丙烯网片被证明在早期完全整合融入宿主组织，新生毛细血管的发生过程开始在最初的2周，细胞分布在网片的小孔中。他们的结论是：聚丙烯能激发强度更大的炎症异物反应，同时具有优良的组织融合性。因此，ePTFE网片更适合植入腹腔，因它会接触到内脏，而聚丙烯网片则更适合组织融合。

　　腹腔镜疝修补技术的进步推动着网片的发展,以满足腹腔内放置的特殊需求。两种不同的表面是必需的,其中一个表面选择能与组织整合在腹壁上的材料(大孔),而另一个表面则要求限制内脏粘连和组织长入的材料(微孔)。这类复合网片的第一款就是将重量型聚丙烯/ePTFE配对制成的复合材料网片。Ianatti等研究了在猪模型中两种不同的网片材料黏附在组织上的强度差异。然后,在不同的时间(2周、4周、6周和12周)对网片进行评价。结果显示,在每个时间节点,聚丙烯合成植入材料的组织长入强度明显高于ePTFE。例如,在2周、4周和12周,ePTFE网片的平均抗剥强度分别为0.50磅、0.53磅、0.51磅(2.27 N),明显小于同期聚丙烯网片的抗剥强度,其抗剥强度分别为0.825磅、1.06磅和1.12磅($P < 0.05$)(相当于3.68 N、4.70 N和5 N)[22]。

　　笔者观察组织学切片时发现,植入2周时大孔聚丙烯成分的合成网片完全被成纤维细胞和炎症细胞浸润,同时胶原沉积发生在整张聚丙烯网片上。然而ePTFE网片的表面是微孔的,植入2周时没有发现明显的细胞穿透。不同的生物材料在组织长入和抗剥强度方面存在明显不同,其中聚丙烯/ePTFE复合网片的聚丙烯层就优于纯ePTFE网片。聚丙烯材料的组织长入强度,植入2周时达到最大强度的74%,4周时可达到95%。在动物研究中,组织长入强度在12周以后进入平台期。然而,可能有证据表明,细胞的转换可持续长达1年,并且这一持续过程的程度取决于植入的网片类型。

　　最近,采用免疫组化测试Ki-67来对不同的网片产生炎症反应的程度进行研究。Ki-67是公认的和确定的细胞增殖和代谢的标记。在兔的研究中,比较分析聚丙烯和其他3种网片产品的组织长入情况,这3种网片产品分别为重量型聚丙烯/ePTFE复合材料网片(hPP)、纯ePTFE网片(ePTFE)和轻量型聚丙烯/氧化再生纤维素复合材料网片(rPP)。研究植入后4个月和12个月的结果。笔者发现,相比rPP和ePTFE组,4个月时hPP网片具有显著升高的Ki-67水平。4～12个月,只在rPP组发现Ki-67表达显著下降,而hPP组却保持Ki-67升高水平。这个有趣的结果表明,以重量型聚丙烯为基础的网片材料可引起持续的炎症过程和瘢痕重塑,甚至持续到1年后;而在轻量型聚丙烯组或纯ePTFE组却没有观察到这一结果。将这一结果转化成人类的临床环境会得到什么结果仍然未知。然而这可能提示,相比轻量型聚丙烯网片和ePTFE网片,重量型聚丙烯网片长期的生物相容性更差[23]。

网片顺应性的改变归根结底有两个原因。首先,慢性炎症和胶原代谢可形成一层较厚的瘢痕板。第二,慢性炎症过程可能引起材料结构的化学改变。顺应性长期下降的两个可能的影响因素在人体取出的网片–组织融合块研究中可被看到。随着网片顺应性的下降,腹壁的柔韧性变差,会造成身体不适、日常活动受限及其他一切不满意。来自夏洛特和北卡罗来纳州的研究组对兔进行了比较研究。在研究中,他们报道了植入1年后网片的顺应性。采用不同的可变磁阻传感器 (differentiated variable reluctance transducer, DVRT) 拉伸测试网片,该传感器可提供轴向力的测量。小组报道了纯聚丙烯网片、聚丙烯/ePTFE复合网片、纯ePTFE网片及轻量型聚丙烯/氧化纤维素复合网片的顺应性数据,发现植入后1年,双面纯ePTFE网片的顺应性优于其他3种网片[24]。

有趣的是,虽然在我们的观念中重量型聚丙烯/ePTFE复合网片可能具有最大的抗剥强度,但是使用相同的DVRT方法分析网片产品的抗剥强度时,研究组没能发现这4种材料抗剥强度之间的显著差异。同一研究组发表了若干兔的研究结果[24-26],在组织长入方面,ePTFE、轻量型聚丙烯复合补片与重量型聚丙烯复合补片之间无显著差异。这一结果与其他已发表的对兔和猪的同类产品的研究结果不一致[22, 27]。可能的相关因素包括所使用的动物模型的类型、获取和计算抗剥强度的方法。总之,以聚丙烯为基础的网片材料表现出更优的组织向内生长特性和抗剥强度,网片材料顺应性的长期下降可能导致网片–组织接触面网片的失效。

在猪腹腔镜腹壁疝粘连生成模型中,McGinty等研究了三维聚酯/防粘连胶原蛋白复合网片和两层结构的纯ePTFE网片 (DualMesh®, Gore, Arizona),使用重量型聚丙烯网片作为对照组。在腹腔镜植入网片且猪生存4周时,使用数字张力计分析网片从腹壁上剥离的抗剥强度,结果发现纯ePTFE网片的抗剥强度明显低于聚酯/防粘连胶原蛋白复合网片或纯聚丙烯网片 (分别为1.3 N/cm vs. 2.8 N/cm, $P=0.001$ vs. 2.1 N/cm, $P=0.05$)。在组织学方面,聚丙烯和聚酯成分的复合网片具有良好的纤维长入的特性，而ePTFE网片却没有组织长入。该发现支持三维聚酯网片具有完全组织长入特性这一概念，此特性导致与纯双面ePTFE网片抗剥强度相比具有更好的黏附强度[28]。

在另一项研究中，三维聚酯/防粘连胶原蛋白复合网片与重量型聚丙烯/ePTFE复合网片（与腹壁接触面为重量型聚丙烯面）使用相同的猪模型，将纯聚丙烯网片作为对照组[29]。研究报道了一些变量，其中涉及用网片抗剥强度来测定组织长入情况，数据显示聚酯复合材料产品和聚丙烯复合材料产品在腹壁粘连方面无明显差异。该研究的结果表明，三维聚酯网片与聚丙烯网片一样有纤维长入的特性[29]。

在另一个使用相同猪粘连生成模型的前瞻性动物研究中，将聚酯/防粘连胶原蛋白复合网片和另一种复合网片相比较，该网片腹膜接触面由聚对二氧环己酮封装的轻量型聚丙烯制成，而内脏接触面由防粘连屏障氧化再生纤维素制成[30]，将普通聚丙烯网片作为对照组。1个月后，从动物模型中取出网片，作为评估的一部分，使用数字测力张力计测定峰值抗剥强度（Omega DFG51-10微机数字测力计，http://www.omega.com）。研究结果表明，三维聚酯复合材料网片的抗剥强度明显高于被封装的轻量型聚丙烯复合网片（分别为17.2 N vs. 10.7 N，$P < 0.002$）[30]。通过这些研究我们至少能得出的结论是，合成网片材料的性质是不相同的，在任何给定的实验方案中，每种网片材料会表现出不同的性质。

临床的观察结果和网片-组织融合块的研究发现

基础化学成分、材料的密度和宏观结构编织设计都与网片被宿主的免疫系统接受相关。网片设计的总体趋势是要制造一种植入物，与宿主有更多的生理生物相容性。这意味着网片可以承受由腹壁产生的生理压力，并能终身保持宿主免疫对其最低限度的改变。这一趋势的市场反应是发展由单丝材料编织而成的轻量型（< 30 N/m²）的大孔网片[31,32]。目前，需要更多的资料来支持新的轻量型大孔网片将是一种理想的材料。

● 患者和疝之间有什么关系呢?

到目前为止,提高疝疗效的主要焦点一直是外科技术。虽然外科技术的变革是改善预后的关键,但是患者的个体生理功能也是必须考虑的因素。了解患者独特的社会习惯、遗传构成、目前的医疗合并症和既往手术史是疝治疗规划过程的开始。考虑到不完善的技术、不完美的材料和不统一的患者,所以成功的疝修补手术要求外科医师选择个体化的"最佳匹配"方案。这与试图制订单一标准的手术技术,并将其应用于所有患者,这一通常的外科手术思考正好相反。

在疝的发生或复发中,生活方式的选择常扮演重要的角色,其中吸烟是最糟糕的。吸烟不仅损伤肺功能,增加围手术期的死亡率和并发症的发生率,还能直接影响伤口愈合和组织重塑。吸烟者腹股沟疝的复发率是不吸烟者的2倍,同时腹壁疝的复发率是不吸烟者的4倍。基础科学研究表明,吸烟者Ⅰ型和Ⅲ型胶原蛋白合成比例的改变可产生负面影响,并且引起胶原蛋白降解的基质金属蛋白酶也高表达[33]。同时,吸烟引起机体失平衡,这些都将使得创面愈合过程中低质量胶原蛋白生成,导致张力强度下降。在原发疝中,随着时间的推移,筋膜完整性逐渐减弱。在网片植入后的复发疝中,薄弱欠完整的胶原蛋白将导致组织–网片接触面失效。

遗传因素在疝发病中起着举足轻重的作用。罕见的胶原合成障碍疾病,如Marfan综合征和Ehlers-Danlos综合征,都伴有疝的高发病率。其他遗传疾病如高胱氨酸尿症、弹性纤维变性症、先天性髋关节脱位也有较高的疝发病率。所有这些遗传疾病中,共同的病理表现是杂乱无章的胶原蛋白。同时还可以观察到胶原蛋白纤维内在交联的改变,以及Ⅰ型和Ⅲ型胶原蛋白含量比的改变。同样地,组织重塑性差的遗传因素,也增加了疝的发病率,就像在主动脉瘤疾病中观察到的那样。组织基质金属蛋白酶基因的过度表达导致过度破坏细胞外基质和结缔组织生长因子。改变局部成纤维细胞的信号和去除关键的组织支架会损害胶原蛋白的合成和细胞重塑[34,35]。

对于伤口愈合不良的常见因素如营养不良、肥胖、糖尿病、糖皮质激素的使用、免疫抑制、活动期的感染等都会影响疝的结局。营养不良和糖皮质激素会抑制免疫功能,从而减少胶原沉积。肥胖产生的张力升高可能会破坏组织-网片接触面的固定,增加手术部位感染。糖尿病会抑制巨噬细胞的功能,影响成纤维细胞的迁移,改变细胞外基质成分的沉积和基质金属蛋白酶对细胞外基质重塑的平衡[36]。

小　结

　　网片需要充分融合到宿主组织中,才能防止移位和减少疝复发。有关组织长入的研究仍然在不断地进展中。疝修补手术的成功依赖于对手术方式和修补材料选择的优化。我们知道疝修补术中植入患者的假体材料对身体的免疫反应不是惰性的;相反,可能影响组织-网片接触面组织长入的强度。网片的材料成分和三维结构会影响宿主的反应。每个人对植入物的免疫反应各不相同,且对此知之甚少,同时免疫反应的遗传变异可能在调节异物反应中具有重要作用。我们能够运用不同的手术技术将网片植入到身体的各个部位,但在这方面,进一步的基础和临床研究是必需的。

(胡星辰 译)

· 参 · 考 · 文 · 献 ·

[1] Usher FC, Allen JE, Crothswait RW, et al. Polypropylene monofilament: new, biologically inert suture for closing contaminated wounds. JAMA. 1962; 179(10): 780–782.

[2] Cozad MJ, Grant DA, Bachman SL, et al. Materials characterization of explanted polypropylene, polyethylene terephthalate, and expanded polytetrafluoroethylene composites: spectral and thermal analysis. J Biomed Mater Res B Appl Biomater. 2010; 94(2): 455–462.

[3] Junge K, Binnebosel M, Rosch R, et al. Adhesion formation of a polyvinylidenfluoride/polypropylene mesh for intra-abdominal placement in a rodent animal model. Surg Endosc. 2009; 23: 327–333.

[4] Beets GL, van Mameren H, Go PMNYH. Long-term foreign-body reaction to preperitoneal polypropylene mesh in the pig. Hernia. 1998; 2: 153–155.

[5] Klinge U, Klosterhalfen B, Muller M, et al. Shrinking of polypropylene mesh in vivo: an experimental study in dogs. Eur J Surg. 1998; 164: 965–969.

[6] Binnebosel M, Klinge U, Rosch R, et al. Morphology, quality, and composition in mature human peritoneal adhesions. Arch Surg. 2006; 393: 59–66.

[7] Binnebosel M, Rosch R, Junge K, et al. Macrophage and T-lymphocyte infiltrates in human peritoneal adhesions indicate a chronic inflammatory disease. World J Surg. 2007; 32: 296–304.

[8]　Bhardwaj RS, Henze U, Klein B, et al. Monocyte-biomaterial interaction inducing phenotypic dynamics of monocytes: a possible role of monocyte subsets in biocompatibility. J Mater Sci Mater Med. 1997; 8: 737–742.

[9]　Klinge U, Junge K, Stump F, et al. Functional and morphological evaluation of a low-weight, monofilament polypropylene mesh for hernia repair. J Biomed Mater Res. 2002; 63(2): 129–136.

[10]　Klinge U, Klosterhalfen B, Birkenhauer V, et al. Impact of polymer pore size on the interface scar formation in a rat model. J Surg Res. 2002; 103: 208–214.

[11]　Junge K, Klinge U, Klosterhalfen B, et al. Influence of mesh materials on collagen deposition in a rat model. J Invest Surg. 2002; 15: 319–328.

[12]　Costello CR, Bachman SL, Ramshaw BJ, et al. Materials characterization of explanted polypropylene hernia meshes. J Biomed Mater Res B Appl Biomater. 2007; 83(1): 44–49.

[13]　Engelsman AF, van Dam GM, van der Mei HC, et al. In vivo evaluation of bacterial infection involving morphologically different surgical meshes. Ann Surg. 2010; 251(1): 133–137.

[14]　Schoenmaeckers E, van der Valk S, van den Hout H, et al. Computed tomographic measurements of mesh shrinkage after laparoscopic ventral incisional hernia repair with an expanded polytetrafluoroethylene mesh. Surg Endosc. 2009; 23: 1620–1623.

[15]　Klosterhalfen B, Junge K, Klinge U. The lightweight and large porous mesh concept for hernia repair. Expert Rev Med Devices. 2005; 2(1): 103–117.

[16]　Klostergalfen B, Klinge U, Schumpelick V. Functional and morphological evaluation of different polypropylene-mesh modifications for abdominal wall repair. Biomaterials. 1998; 19: 2235–2246.

[17]　Conze J, Rosch R, Klinge U, et al. Polypropylene in the intra-abdominal position: in fluence of pore size and surface area. Hernia. 2004; 8: 365–372.

[18]　Conze J, Junge K, Weib C, et al. New polymer for intra-abdominal meshes- PVDF copolymer. J Biomed Mater Res B Appl Biomater. 2008; 87(2): 321–328.

[19]　Zhang Z, Wang Z, Liu S, et al. Pore size, tissue ingrowth, and endothelialization of small-diameter microporous polyurethane vascular prostheses. Biomaterials. 2004; 25(1): 177–187.

[20]　Majercik S, Tsikitis V, Iannitti DA. Strength of tissue attachment to mesh after ventral hernia repair with synthetic composite mesh in a porcine model. Surg Endosc. 2006; 20(11): 1671–1674.

[21]　Bellón JM, Contreras LA, Buján J, et al. A new type of polytetrafluoroethylene prosthesis (Mycro Mesh): an experimental study. J Mater Sci Mater Med. 1996; 7(8): 475–478.

[22]　Iannitti DA, Hope WW, Tsikitis V. Strength of tissue attachment to composite and ePTFE grafts after ventral hernia repair. JSLS. 2007; 11(4): 415–421.

[23]　Novitsky YW, Cristiano JA, Harrell AG, et al. Immunohistochemical analysis of host reaction to heavyweight-, reduced-weight-, and expanded polytetrafluoroethylene (ePTFE)-based meshes after short- and long-term intraabdominal implantations. Surg Endosc. 2008; 22(4): 1070–1076.

[24]　Novitsky YW, Harrell AG, Cristiano JA, et al. Comparative evaluation of adhesion formation, strength of ingrowth, and textile properties of prosthetic meshes after long-term intra-abdominal implantation in a rabbit. J Surg Res. 2007; 140(1): 6–11.

[25]　Matthews BD. Absorbable and nonabsorbable barriers on prosthetic biomaterials for adhesion prevention after intraperitoneal placement of mesh. Int Surg. 2005; 90 (3 Suppl): S30–S34.

[26]　Harrell AG, Novitsky YW, Cristiano JA, et al. Prospective histologic evaluation of intra-abdominal prosthetics four months after implantation in a rabbit model. Surg Endosc. 2007; 21(7): 1170–1174.

[27]　Greenawalt KE, Butler TJ, Rowe EA, et al. Evaluation of sepramesh biosurgical composite in a rabbit hernia repair model. J Surg Res. 2000; 94(2): 92–98.

[28] McGinty JJ, Hogle NJ, McCarthy H, et al. A comparative study of adhesion formation and abdominal wall ingrowth after laparoscopic ventral hernia repair in a porcine model using multiple types of mesh. Surg Endosc. 2005; 19(6): 786–790.

[29] Duffy AJ, Hogle NJ, LaPerle KM, et al. Comparison of two composite meshes using two fixation devices in a porcine laparoscopic ventral hernia repair model. Hernia. 2004; 8(4): 358–364.

[30] Jacob BP, Hogle NJ, Durak E, et al. Tissue ingrowth and bowel adhesion formation in an animal comparative study: polypropylene versus Proceed versus Parietex Composite. Surg Endosc. 2007; 21(4): 629–633.

[31] Klinge U, Klosterhalfen B, Conze J, et al. Modified mesh for hernia repair that is adapted to the physiology of the abdominal wall. Eur J Surg. 1998; 164: 951–960.

[32] Junge K, Klinge U, Prescher A, et al. Elasticity of the anterior abdominal wall and impact for reparation of incisional hernias using mesh implants. Hernia. 2001; 5: 113–118.

[33] Knuutinen A, Kokkonen N, Risteli J, et al. Smoking affects collagen synthesis and extracellular matrix turnover in human skin. Br J Dermatol. 2002; 146(4): 588–594.

[34] Klein T, Bischoff R. Physiology and pathophysiology of matrix metalloproteases. Amino Acids. 2011; 41(2): 271–290.

[35] Antoniou GA, Georgiadis GS, Antoniou SA, et al. Abdominal aortic aneurysm and abdominal wall hernia as manifestations of a connective tissue disorder. J Vasc Surg. 2011; 54(4): 1175–1181.

[36] Brem H, Tomic-Canic M. Cellular and molecular basis of wound healing in diabetes. J Clin Invest. 2007; 117(5): 1219–1222.

第23章
合并症使疝修补更复杂：
术前全面检查和术后规划

Patient Comorbidities Complicating a Hernia Repair:
The Preoperative Workup and Postoperative Planning

Scott Philipp

腹壁疝是医疗从业者常遇到的一个问题，它会引发慢性疼痛和结构、功能的丧失，因此常受到疝外科医师的关注。凭借多种可运用的技术和产品，疝外科得以持续飞速地发展，更好的结果不断地被报道。然而，疝手术仍存在很多并发症和很高的复发率，尤其是对于某些患者群体，外科界需要寻求更佳的解决方案。

随着不断地学习和改进，对一些伴有合并症的腹壁疝患者，应当在手术治疗前优先考虑如何处理合并症。意识到这些潜在的复杂因素，并在手术前进行改善，将显著提高手术的成功率，而且会对患者的生活质量产生积极影响。

合并疾病和注意事项

● 手术史

调取既往所有腹部手术的完整病史，是进行腹壁疝修补手术前的首要任务。如果之前的手术是在其他医疗机构做的，应该设法获取那里的手术报告，以辅助进行手术前计划。

尽管经常需要考虑腹腔内瘢痕组织存在与否，并做好适当的准备，可是目前也无法在术前进行预估，这包括大网膜、小肠、大肠和其他腹腔内结构之间形成致密粘连的可能。如果患者之前有严重的腹腔内感染病史，那么这种风险将潜在增加。通常，分离粘连是成功完成腹壁疝修补的必要工作，会显著延长手术时间和增加手术风险。如果之前曾进行过一次或多次疝修补术，那么这一风险将进一步增加。以前放置的补片也会增加手术的复杂性和风险。了解以前植入物的材料、尺寸和放置位置将有帮助，在做手术计划时应将这些信息考虑在内，提前考虑到补片移位、皱缩、侵蚀、脏器凸出及与腹腔内脏器致密粘连的可能性。

● 病态肥胖

　　病态肥胖的发病率持续上升。尽管我们已经知道病态肥胖与疝手术的复发率增加有关，但其对疝手术的影响仍在不停地探索中[1]。现今有一些回顾性综述研究了病态肥胖对疝修补结果的影响。最大的研究是观察接受内镜切口疝修补术的患者，发现术前体重指数（BMI）＞40时，复发风险会增加，但不会增加围手术期发病率[2]。其他几个较小研究的结果存在分歧[3-6]。

　　病态肥胖也会增加腹股沟疝修补术后复发和术后并发症的风险[7]。目前专家的意见是将病态肥胖视作术后并发症和疝复发的一个可纠正的潜在风险因素，因此在进行择期疝修补手术前，应设法为患者减重，将BMI控制在35以下较理想。最近的一项调查发现，病态肥胖是外科医师认为的腹壁疝修补术的首个禁忌证[8]。

● 吸烟

　　烟草对生理的影响已经很明确。除了对心血管、肺和神经系统的影响外，吸烟还会阻碍伤口的正常愈合和损害人体免疫系统。其对人体组织的影响还包括组织氧化代谢受损、末梢血管收缩、高血糖症、胰岛素抵抗、损害生长因子和免疫调节剂等。

　　在多个临床的研究中，吸烟已被证明将显著增加围手术期并发症的发生，尤其是容易导致腹壁疝和腹股沟疝修补术后的伤口感染和疝复发[9,10]。烟草还是其他手术术后发展成切口疝的危险因素之一[11]。

　　吸烟本身是一项可改善的风险因素，因此择期手术前应尽力帮助患者戒烟。尽管应该告知患者吸烟对预后可能产生不利影响，但对急诊或抢救而言，仍不宜延迟手术。对于拟行择期疝修补手术的患者，若存在围手术期高并发症风险，应强制实行术前戒烟，若患者不服从，则应重新安排时间,推迟手术。手术前,应至少戒烟1个月,防止肺部并发症发生率增加[12]。患者的依从性可通过尿检检测尼古丁的代谢物可替宁来查证。

● 年龄

年龄不是单独的择期疝修补术的禁忌因素。随着人们寿命的延长,将会出现更多的疝病老年患者。如果对提高患者生活质量的预期超过了其他因素所致的潜在风险,应考虑手术修补。

● 糖尿病

高血糖症对伤口愈合和免疫反应会产生不利影响,增加围手术期并发症的发病率。在进行择期疝修补术前,应将患者的血糖水平控制在理想状态。严格控制术后血糖同样重要,尤其是复杂的疝修补术。积极治疗的目标是控制血糖水平在$80 \sim 150$ mg/dl[13]。

● 肺病

疝修补术施行前,对于肺功能需从以下几方面考虑:首先是麻醉因素,需考虑全身麻醉、硬膜外麻醉、局部麻醉对肺功能的影响;其次,还需考虑疝修补术对肺功能潜在的影响。各种疾病造成体能受限或需吸氧的患者应尽可能避免全身麻醉。对伴有症状的巨大腹壁疝病例,若无其他可供选择的合适的麻醉方式时,应和患者探讨潜在的风险,并将其与预期的手术利益做权衡。应缩短手术时间,采取局部麻醉以减少麻醉剂量。

对伴有腹壁功能不全的巨大疝,将腹壁疝出的内容物回纳进腹腔内,会使膈上抬,因此考虑疝修补术后给机体带来的影响很重要。由于疝修补术可能会增加腹部压力,因此腹壁缝合前后,都需测量肺吸气压力峰值。当患者已经处在术后肺衰竭的潜在风险中时,显著增加的腹腔压力将能重新审视外科医师的缝合技术。

● 心脏病

根据最近美国心脏病学会(American College of Cardiology, ACC)

和美国心脏协会（American Heart Association, AHA）指南，手术前应进行心脏病危险因子的评估。该指南强调了以下3项要素：患者特异临床变量、运动能力、手术特异风险。详细的病史和体格检查是必需的，以确定是否需要进一步的心脏检查。对活动性心脏病或不稳定的患者应该推迟择期手术。急诊手术（如绞窄疝）则不宜进一步进行心脏功能检测，因为风险评估并不能改变处理方式。

● 慢性便秘和泌尿情况

若存在慢性腹内压增加的情况，择期疝修补术前需进行确认并采取相应的治疗。应该建议长期便秘的患者增加膳食纤维的摄入，并给予一些纤维补充剂和排便剂。在合适的临床情况下应行肠镜检查。对于尿潴留或尿失禁的患者，应采取适当的方法治疗，消除尿频和排尿不尽症状。择期手术前，排尿困难者，应行尿常规和血尿检测，并辅以泌尿科会诊和膀胱镜检查。

● 外科医师经验和机构能力

疝外科医师面对的疝疾病的范围很广，从年轻健康患者的简单低风险手术，跨度到对伴有多种合并症患者所进行的包含复杂技术的手术。外科治疗疝的手段很多，包括开放的和内镜技术，补片材料的选择也很多。

进行外科手术治疗前，外科医师的经验和医疗机构的能力是需要考虑的重要因素。开始手术前，必须确认有合适尺寸的补片材料可用。万一出现并发症，需要做好预期和可行的处理计划。只要对患者更有利，内镜手术转成开放手术绝不意味着失败。

疝外科手术可以是非常复杂和困难的手术——在困难的情况下应寻求帮助。

● 总结

为一个疝修补术做准备时，需要考虑多种合并症和其他问题。进行修补前，改善患者的医疗条件、营养及整体健康状况很重要。患者应对手术结果有切合实际的预期，并对手术治疗的目标有清晰的理解。

对于复杂疝或复发疝的患者,这点尤其重要。有利于患者、家属和医护团队之间逐渐达成意见共识。

术前全面检查

在最初的外科门诊时,需详细询问病史和进行全面的体格检查。揭示疝修补术潜在的复杂性和导致患者围手术期并发症发病率和死亡率升高的风险因素。对疝引起的症状和对生活质量的影响,也能建立起一个清晰的认识。随之通过无创心脏监测、实验室检测和放射影像学检查,讨论手术带来的风险和获益,进一步识别风险因素。

● 心脏检测

根据ACC/AHA指南,对有心脏风险因素的患者,以及那些正处在中或高手术风险中的患者,应进行无创心脏监测。对患有严重心脏疾病或病情不稳定的患者,应推迟择期手术,直到实行了适度的心脏介入治疗。

● 实验室检查

在病史和体格检查时发现明确诱发因素的基础上,应进行血液检测。通过完整地检测血细胞计数和凝血因子,来评估隐性感染、贫血、血小板疾病和凝血功能障碍。应通过化学检测来评估肝肾疾病、电解质紊乱、高血糖症和甲状腺功能。血红蛋白A1c能评估长期的血糖控制情况。尿液可替宁检测可用于评估戒烟的遵从情况。

● 放射影像学检查

在疝诊断和制订外科修补手术计划时并不常规需要放射影像学检查。当从患者病史推断有疝,但体格检查无法发现时,盆腔超声检查有时可用于诊断隐匿性腹股沟疝。对某些患者群体,尤其是那些复发疝和(或)复杂疝、合并疝、位置具有挑战性或位置特殊的疝,以及体格检查受限或难以发现时,腹腔骨盆计算机断层扫描是一项有力的补充。

知 情 同 意

针对即将进行疝手术的患者，进行适当准备是一项复杂和重要的任务，因此值得为此做充分的讨论（表23-1和表23-2）。大多数患者在参与谈话前，已通过调查研究、亲友分享或个人经验，获得先入为主的观念。通常，疝手术被认为是常规、低风险、易康复的手术。然而，不同形状和尺寸的疝显然具有不同程度的风险和预后结果。重要的是，要对手术指征、术前风险因素、手术计划和意外事件、术中和术后风险及对恢复和长期结果的现实预期做一个详细的讨论。让患者尽可能多地参与，并尽可能满足他们对手术计划的选择和期望，这也同样重要。

表23-1　腹壁疝修补术知情同意内容

出血	心肌梗死
感染	卒中（中风）
内脏器官损伤	肺衰竭
肠外瘘	呼吸机依赖
神经破坏	肾衰竭
慢性疼痛	深静脉血栓形成
血清肿	肺栓塞
疝复发	需进一步治疗和（或）手术

表23-2　腹股沟疝修补术知情同意内容

出血	血清肿
感染	疝复发
内脏器官损伤	心肌梗死
膀胱损伤	卒中（中风）
肠损伤	肺衰竭
输精管损伤	呼吸机依赖
睾丸血管损伤	肾衰竭
缺血性睾丸炎	深静脉血栓形成
神经破坏	肺栓塞
慢性疼痛	需进一步治疗和（或）手术

围手术期注意事项

麻醉诱导前,应确认患者的身份,并审阅已被确认无疑的知情同意书。确认禁食状态和用药情况。如果已完成肠道准备,那么可证实适当的术前准备已完成。回顾术前检查和实验室检查。进行血型检查和交叉配型,确保手术患者有可用的血制品。糖尿病患者,应检查血糖水平,必要时采取胰岛素治疗。对于近期戒烟的患者,应进行尿可替宁检测来验证依从情况。根据2008年胸部深静脉血栓形成预防指南,术前应进行皮下肝素管理,使用下肢间歇充气加压装置[14]。

手术开始1小时内应启用围手术期抗生素治疗。将患者运送至手术室前,应与麻醉师探讨手术计划、围手术期注意事项和潜在的顾虑。对于大型的腹壁重建手术,应考虑术后疼痛管理,术前应放置硬膜外导管。若预期需要进入ICU,手术前应确认床位。必要的缝线和补片材料也应确认备好。手术期间的注意事项包括外科技术及缝线和补片材料的选择。这将在本手册的其他章节讨论。

无论什么手术,都应着眼于良好的手术技术、严格遵守无菌操作、细致的止血和避免并发症。只要对患者最有益,改变手术计划和(或)寻求协助都是可以的,绝对不意味着失败。与麻醉师和手术团队维持良好的沟通是有必要的,可以实时地了解手术进展和出现的问题。如可能应采用局部麻醉来减少手术期间的麻醉剂量和术后初始的镇静剂用量。必要时,手术期间可加用一定剂量的抗生素。

术 后 规 划

绝大部分脐疝、腹股沟疝和小型腹壁疝修补术可在门诊手术室完成。符合标准的患者可从恢复病房出院。对于大部分的腹壁疝修补患者,需要绑上一条舒适的腹带。应根据手术的方法和外科医师的偏好来限制活动程度。一般而言,内镜手术方法比开放手术方法能让患者更快地恢复正常活动。对预期切口疼痛的患者应给予口服止痛药物,便秘的患者应给予软便剂。对尿潴留的患者应留置Foley导尿管,并启用α受体阻滞剂。一周内可移除导尿管，并测量残余尿量。对持续性尿潴留或残余尿量升高的患者应及时转诊至泌尿科做进一步评估。手术后，患者需每1～4周评估1次，以确保疝修补成功和恢复良好。对于那些有明显合并症和 (或) 拟进行复杂疝修补的患者，需办理住院手续。需要密切监测并发症并采取预防措施。

● 腹腔间隔室综合征

腹胀、肺衰竭、少尿是腹腔间隔室综合征的临床表现，发现后应及时检测膀胱内压。对有腹腔间隔室综合征高风险的患者，应常规进行膀胱内压检测。对膀胱内压超过 25 mmHg 和合并终末期器官衰竭的患者，应考虑腹部外科手术减压。

● 肺不张/肺炎

肺不张和肺炎的预防措施，包括早期刺激性肺容量测定、保持病床上部向上倾斜30°、鼓励患者早期运动、使用洗必泰漱口水[15]。

● 深静脉血栓和肺栓塞

根据2008年胸部深静脉血栓形成预防指南，术前需使用肝素、术中需使用间歇充气加压装置、术后需使用普通肝素或低分子肝素[14]。所有的患者都应该在术后尽早活动；如果需要，尽早寻求理疗师帮助。

● 肠切开术

遗漏或延迟的肠切开术是导致腹壁疝修补术患者围手术期死亡的首要因素[16]，需要高度警惕，并及时进行手术干预。

● 麻痹性肠梗阻

复杂疝修补术后，因为手术过程中需要进行广泛的腹腔内粘连松解，常导致麻痹性肠梗阻，这也可成为导致患者痛苦的原因。一些措施能促进肠道功能恢复，包括经常走动、充分的静脉液体水化、积极改善电解质平衡、使用非麻醉药控制疼痛等。爱维莫潘，一种选择性阿片受体拮抗剂，已被证实能减少腹部手术后的住院时间和胃肠道恢复时间，也可能对疝术后患者有益,尽管未对此做过研究[17]。麻痹性肠梗阻持续7天以上的,应该迅速做全面检查,以排除其他原因,如机械性肠梗阻或腹腔内源性感染。

●疼痛管理

对于需要进行术后疼痛管理的患者应该在术前放置硬膜外导管。术中需要时应该加用局部麻醉。有经验的外科医师在某些情况下,可使用局部麻醉输液泵,有效缓解疼痛。此外,可使用麻醉剂和非甾体抗炎药来控制疼痛。

总　结

在所有患者群体中都能发现腹壁疝,涉及广泛的复杂程度。对合并症如何影响疝手术修补的理解,是获得成功的关键,包括彻底查明合并症和其他潜在风险因素、医疗方法的优化和最大限度的降低术前风险。还包括细致的准备工作,如相关的机构能力、良好的术中沟通和手术判断、对术后并发症最优的预防和确诊措施。

要重点强调和患者进行良好的沟通。彻底讨论手术的风险和益处,以及了解患者对术后恢复和远期结果的现实期望是至关重要的。

(杨子昂 译)

·参·考·文·献·

[1] Heniford BT, Park A, Ramshaw BJ, et al. Laparoscopic repair of ventral hernias: nine years' experience with 850 consecutive hernias. Ann Surg. 2003; 238(3): 391–399.

[2] Tsereteli Z, Pryor BA, Heniford BT, et al. Laparoscopic ventral hernia repair (LVHR) in morbidly obese patients. Hernia. 2008; 12(3): 233–238.

[3] Ching SS, Sarela AI, Dexter SP, et al. Comparison of early outcomes for laparoscopic ventral hernia repair between nonobese and morbidly obese patient populations. Surg Endosc. 2008; 22(10): 2244–2250.

[4] Raftopoulos I, Courcoulas AP. Outcome of laparoscopic ventral hernia repair in morbidly obese patients with a body mass index exceeding 35 kg/m^2. Surg Endosc. 2007; 21(12): 2293–2297.

[5] Novitsky YW, Cobb WS, Kercher KW, et al. Laparoscopic ventral hernia repair in obese patients: a new standard of care. Arch Surg. 2006; 141(1): 57–61.

[6] Langer C, Schaper A, Liersch T, et al. Prognosis factors in incisional hernia surgery: 25 years of experience. Hernia. 2005; 9(1): 16–21.

[7] Rosemar A, Angeras U, Rosengren A, et al. Effect of body mass index on groin hernia surgery. Ann Surg. 2010; 252(2): 397–401.

[8] Evans KK, Chim H, Patel KM, et al. Survey on ventral hernias: surgeon indications, contraindications, and management of large ventral hernias. Am Surg. 2012; 78(4): 388–397.

[9] Finan KR, Vick CC, Fiefe CI, et al. Predictors of wound infection in ventral hernia repair. Am J Surg. 2005; 190(5): 676–681.

[10] Sorensen LT, Friis E, Jorgensen T, et al. Smoking is a risk factor for recurrence of groin hernia. World J Surg. 2002; 26(4): 397–400.

[11] Sorensen LT, Hemmingsen UB, Kirkeby LT, et al. Smoking is a risk factor for incisional hernia. Arch Surg. 2005; 140(2): 119–123.

[12] Lindstrom D, Sadr Azodi O, Wladis A, et al. Effects of a perioperative smoking cessation intervention on postoperative complications: a randomized trial. Ann Surg. 2008; 248(5): 739–745.

[13] Ramos M, Khalpey Z, Lipsitz S, et al. Relationship of perioperative hyperglycemia and postoperative infections in patients who undergo general and vascular surgery. Ann Surg. 2008; 248(4): 585–591.

[14] Geerts WH, Bergqvist D, Pineo GF, et al. Prevention of venous thromboembolism: American college of chest physicians evidence-based clinical practice guidelines (8th edition). Chest. 2008; 133(6): 381S–453S.

[15] Wren SM, Martin M, Yoon JK, et al. Postoperative pneumonia-prevention program for the inpatient surgical ward. J Am Coll Surg. 2010; 210: 491–495.

[16] LeBlanc KA, Elieson MJ, Corder JM. Enterotomy and mortality rates of laparoscopic incisional and ventral hernia repair: a review of the literature. JSLS. 2007; 11: 408–414.

[17] Vaughan-Shaw PG, Fecher IC, Harris S, et al. A meta-analysis of the effectiveness of the opioid receptor antagonist alvimopan in reducing hospital length of stay and time to GI recovery in patients enrolled in a standardized accelerated recovery program after abdominal surgery. Dis Colon Rectum. 2012; 55(5): 611–620.

第24章
什么是复杂腹壁
What Is a Complex Abdominal Wall?

Mickey M. Ott and Jose J. Diaz Jr.

复杂腹壁的定义通常是指一个腹壁有腹壁疝、切口疝或缺损，同时伴有一个或多个以下特点 (图 24-1)。

(1) 任何附加条件为比较干净的污染区域或污染区域 (包括但不限于造口)。

(2) 肠外瘘。

(3) 有补片或伤口感染的情况。

(4) 一个巨大的缺损 (通常直径 > 10 cm)。

(5) 腹壁功能不全。

(6) 一个或多个复发疝。

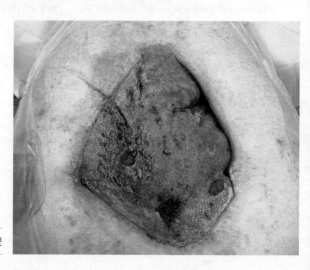

图 24-1 复杂腹壁

　　复杂腹壁患者会由于各种各样的原因寻求外科修复。愿意修复复杂腹壁的外科医师为了达到一个好的结果应该训练和准备使用各种技术。但是任何一种技术并不适用于每一个患者，结果将取决于根据每一位患者的具体情况选择的相应技术及置入的补片类型。此外，治疗的结果可能会由于患者、疝的种类和外科医师技能的不同而不同。治疗的过程可能包括但不限于进行开放或内镜下广泛的粘连松解、大肠和小肠切除术、肠造口术、皮瓣推进、皮肤移植、分期修复、腹腔镜探查。

　　外科医师必须熟悉各种置入的人工材料，根据患者情况的不同选择适当的补片。用于复杂腹壁的修补方法包括采用合成材料、生物材料、可吸收材料，或不采用任何材料的技术。最后，预期的效果是最重要的。处理一个复杂腹壁的患者还需要有一个熟悉这类患者及其术后管理经验丰富的重症监护病房 (ICU)。

损伤控制外科技术的演变

　　为了更好地理解复杂腹壁，重要的是要找出一些病因 (表24-1)。外科医师可以看到这些复杂腹壁疾病患者数目增加的一个主要原因是使用腹部开放技术的外科医师日益增加。腹部开放技术是简单的操作，将腹部筋膜开放，并进行暂时性关腹。

　　在20世纪70年代末和80年代初，凝血功能障碍的外伤患者在采用了腹部开放和简单的剖腹手术后，取得良好的效果被报道[1, 2]。Harlan Stone博士等这样描述这种技术："……这种方法像最早的流产的腹腔造口技术，建立腹内填塞包，然后等凝血功能完全恢复到可接受水平时，再进行手术，被证明挽救了先前不能抢救的患者[3]。"

　　该技术在20世纪90年代得到进一步完善，最终提出了"损害控制"的概念[4-8]。这种概念认识到，在生理疲惫时危重患者只能一定程度地容忍损伤。在努力明确修复患者的伤势后，长时间的手术过程只会产生促成致命结果的低体温、酸中毒和凝血功能障碍。损害控制手术的特征存在3种不同的阶段：① 一个简单的剖腹手术控制出血和肠道污染；② 腹部"开放"离开手术室，并在重症监护病房继续复苏与纠正凝血功能障碍；③ 返回手术室完成最终确定的手术操作和进行分期腹壁修复[7-10]。虽然这种方法可以明显改善患者的预后，但它会导致一些意想不到的后果。这些以前没有幸存下来的患者现在幸存了下来，但是往往因计划性腹壁疝而可能导致皮肤移植、小肠造口、瘘管、复杂的感染等形成的一个复杂腹壁。这还可以包括腹壁功能不全、腹壁组织缺损和 (或) 感染的补片。

表24-1　形成复杂腹壁疝的条件

腹腔内
　　创伤-损伤控制
　　急诊和血管外科
　　腹腔室筋膜综合征
　　内脏水肿
　　胰腺炎
　　腹内脓毒症/缺乏源头控制
　　小肠瘘,造口术

腹壁
　　巨大腹壁疝腹壁功能不良
　　坏死性筋膜炎,腹壁组织缺损
　　多发疝修补术和所产生的腹壁损伤
　　慢性补片感染

患者情况
　　吸烟
　　营养不良
　　慢性阻塞性肺疾病
　　心脏/血管周围疾病 (PVD)
　　糖尿病
　　应用激素

腹腔内高压及腹腔间隔室综合征

　　另一个使用开腹技术的临床情况是控制腹内高血压 (intra-abdominal hypertension, IAH) 及预防和治疗腹腔间隔室综合征 (abdominal compartment syndrome, ACS) (图 24-2) 。IAH 和 ACS 是在一个疾病的过程中，连续增加的腹腔内压力从腹膜转移到腹腔内脏

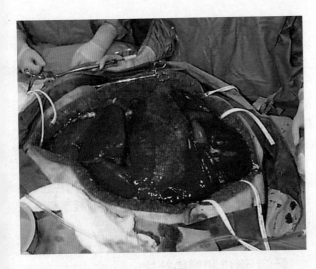

图24-2 腹腔间隔
室综合征

器。IAH的存在已经被证明是独立的与死亡率增加相关的因素[11-14]。这种临床情况屡见不鲜,这些患者往往存在显著创伤和(或)出血需要大规模复苏。在20世纪80年代和90年代开始出现IAH和ACS的报道。1984年,Kron等所述的4个患者接受未破裂腹主动脉瘤(AAA)修复后出现腹胀、尿少和气道压力增加[15]。这些症状在腹部减压后明显缓解。自那时以来,理解和处理IAH和ACS的方法继续发展,并于2005年在ACS世界学会开会时,发布了该疾病的治疗指南[16,17]。该指南的要点是:① 需要早期进行一系列腹内压(IAP)监测,及时进行IAH/ACS风险存在因素的检查;② 通过镇静、止痛和(或)药物麻痹改善腹壁的舒适度;③ 通过鼻饲管或直接肠腔内抽真空,来减少肠内容物,从而达到减压的目的;④ 经皮穿刺引流腹腔内液体;⑤ 通过使用高渗液体、胶体和谨慎地利尿进行积极的液体平衡治疗;⑥ 为保证器官的功能,合理使用升压药并保持腹部灌注压力 > 60 mmHg[计算为平均动脉压(MAP-IAP)];⑦ 当IAP > 25 mmHg时,积极手术介入治疗。这些准则突出了非手术战略的重要性,以降低升高的IAP,以及早期手术干预为防止器官功能衰竭。ACS的治疗目的是腹部减压,因此这些患者都会面临开腹手术后腹部的并发症和在中线关闭筋膜失败的可能。

腹部开放手术的其他适应证

开腹技术不仅腹部创伤的患者已被采用,而且对于其他普通外科手术的患者也适宜[18,19]。1981年,John H. Duff等描述了18例严重腹部败血症患者行腹部开放手术治疗的结果。采用广泛的腹腔引流技术,充分进入到腹腔的各个部位,而无需重新剖腹探查,避免了并发症与关腹时腹壁伤口感染。重症胰腺炎也有类似方法治疗的情况。1986年,Michael Wertheimer博士描述了他用该方法治疗10例坏死性胰腺炎的经验[20]。使用开腹技术可以进行最佳的伤口处理,防止败血症的反复发作,能够在ICU的床边完成,取得了很好的预后效果。

肠瘘、造口和感染补片

由于外伤或急诊普通外科进行损害控制治疗后导致的并发症中最常见的是肠道内瘘或肠道外瘘。治疗肠瘘会显著增加有关的负担,即增加重症监护病房观察和住院时间,也显著增加住院费用[21]。更重要的是,这些患者还需要烦琐的伤口护理、长期肠外营养和败血症频繁发作等方面的负担。

修复肠瘘的相关治疗会增加感染、复发性瘘的风险,并且也增加疝复发的风险。修复肠瘘的关键是根除败血症、充分引流腹腔脓肿、控制肠道内容物避免污染局部伤口、优化患者的营养状态、延迟重建腹壁(图24-3)[22,23]。

实现这些目标是一项艰巨的任务,在肠瘘治疗方面出现了许多新技术(图24-4)。通过多次的腹壁重建来恢复腹壁的连续性已被证明是安全的,并为肠外瘘的首选治疗方法[24,25]。

除了在回肠造口或结肠造口,不是所有的肠外瘘腹壁修复术后都可以增加腹壁疝修补术后的复发率的。2009年,在一项多中心的临床试验中,对240例病例进行复杂腹壁疝修补术[26]。该研究表明,虽然造口移除和(或)瘘切除可以和腹壁疝修补术同时进行,但这样会增加疝复发和补片感染的机会。该研究得出的结论是,如果

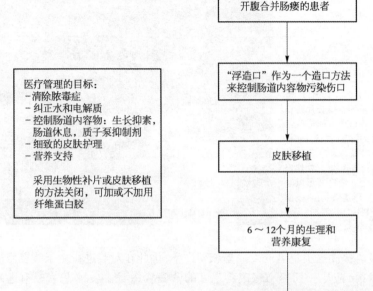

图24-3 肠瘘合并腹腔开放流程图

微生物负担过重时,外科医师可以考虑分步手术治疗,先将该造口移除,稍后进行腹壁疝修复。在这种临床情况下采用补片修补存在争议,因为这样的修补发生慢性补片感染的概率较高(在第44章中讨论)。

患者合并症

　　吸烟已被证明能显著增加疝复发的危险[27]。同样至关重要的是,医师坚持患者在行复杂腹壁重建前要禁欲。肥胖可以使腹壁张力升加,在腹壁外部形成一大块皮肤赘肉,在腹壁内部形成大的内脏脂肪团块。这两点都可使伤口感染和疝复发的风险增加[26]。营养不良会

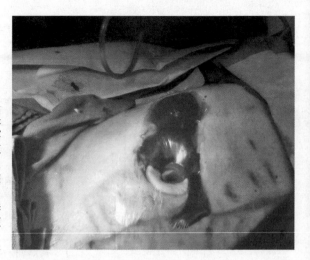

图24-4　"浮造口"是用多种造口胶片在窦道开口周围形成气缸样的圆筒,并接真空负压装置。真空负压装置可被控制,加快伤口愈合。造口袋可以套在"浮造口"上,以便于将小肠内容物引流

显著提高这类患者的发病率和死亡率,因此在对其进行复杂腹壁修复术前,应尽一切努力来改善患者的营养状态[28]。如果患者具有近端肠瘘或近端肠造口,可能需要较长时间的肠外营养。慢性阻塞性肺部疾病 (chronic obstructive pulmonary disease, COPD) 和糖尿病 (diabetes mellitus, DM),也被认定为腹壁疝发生和复发的危险因素[28]。药物如皮质类固醇或化疗药物还可能会抑制伤口愈合[27]。

治疗方案:开放腹腔

图24-5显示的是关闭开放腹腔的治疗方法的参考方案。早期确定性关腹 (early definitive abdominal closure, EDAC) 是指在初始住院期间确定进行修复的那些技术。三种技术已被用来实现早期确定性关腹:① 延迟一期关闭筋膜;② 筋膜桥接关闭;③ 急性组织结构分离。

● 延迟一期关闭筋膜

延迟一期关闭筋膜是指将患者的腹膜在保持一定张力的情况下拉近,直到患者内脏水肿消除,或者连续收紧腹壁直到实现关闭筋膜,包括真空辅助封闭装置 (vacuum-assisted closure devices, VACD)、

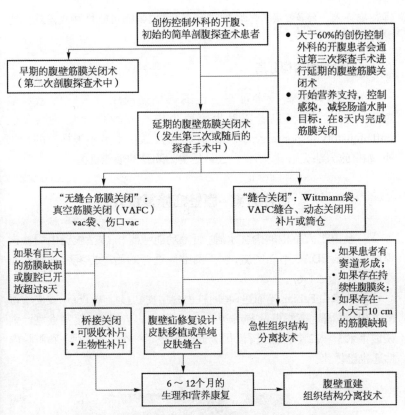

图24-5 关闭开放腹腔在创伤、急诊外科、血管外科应用的流程图

Wittmann补丁（WP）和动态/串行筋膜紧缩使用或不使用临时补片这三项技术。对进行延迟一期筋膜关闭的研究已证明是安全和有效的。大约对超过80%的患者使用这些技术实现筋膜关闭[9, 29-32]。理想情况下，这个过程在初始手术后的第一个星期内进行，因为并发症的风险在一周后显著增加[32]。

● **筋膜桥接关闭**

当延迟一期关闭筋膜失败后，可以考虑采用生物性补片进行桥接关闭[9,26]。偶尔，这种类型的修复是"确定的"，并且患者将永远不需要再做修补术。然而,最近的数据显示,腹壁松弛的可能性和复发疝的比率较高[33,34]。

● 急性组织结构分离

组织结构分离技术可在急性期一期筋膜闭合失败的患者中应用[35]。然而,当患者正发生腹膜炎或全身性炎症反应综合征 (inflammatory response syndrome, SIRS) 时,该技术是不被推荐的。此外,如果此方法失败,医师将失去最后关闭筋膜的最佳机会。

治疗方案:腹壁疝修复设计

一旦由于大范围的内脏水肿、腹壁功能障碍和 (或) 腹壁组织缺损等原因导致EDAC不能实施,剩下的唯一选择的治疗方案就是腹壁疝修复设计 (图 24-6)。

该技术由Fabian等描述,将内脏用分层皮肤移植 (STSG) 或皮肤覆盖关闭,并固定在腹壁缺损的边缘[36]。理想的情况下,腹壁重建计划在该手术3～12个月后进行,因为此时形成了一个"新腹膜"和腹腔内粘连也已软化。

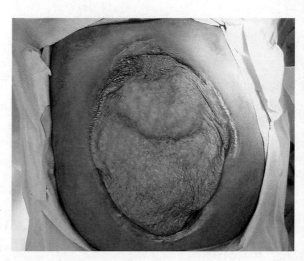

图24-6 腹壁疝修复设计

● 腹壁重建

腹壁重建计划在有复杂腹壁的患者中需要特别的术前设计 (图 24-7)。如前面所讨论的,在接受这种复杂的手术治疗前,优化的营养状态、戒烟、足够的血糖控制与肺和心脏的调整必不可少。患者还需要被告之,他们可能需要术后在重症监护病房待一段时间,需要术后机械支持通气,并存在显著的围手术期并发症的风险[37,38]。

要记住在进行腹壁重建前有一个重要的步骤是降低手术区域的生物负荷。如果肠瘘或造口输出控制不良,或者存在慢性感染或补片,分步治疗可能是优选的方案,或者该重建应延迟进行。腹壁疝工作组 (VHWG) 帮助制订了疝分级系统,该系统可帮助外科医师评估术后患者发生并发症的风险[39]。

(1) 1级 = 低风险。这些患者发生并发症的风险低,没有伤口感染和并发的既往病史。根据定义,没有与复杂腹壁有关的患者属于这一类。

(2) 2级 = 合并症。包括吸烟、肥胖、糖尿病、免疫抑制和营养不良,并有慢性阻塞性疾肺病及和伤口愈合不良有关的其他因素。

(3) 3级 = 潜在污染。包括患者以前曾有伤口感染,目前存在造口

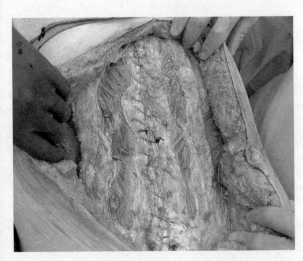

图24-7 腹壁重建

或窦道，或在治疗过程中胃肠道受到过损伤。

（4）4级=感染。这些患者曾有严重污染和（或）活动性感染。

虽然这个分级系统仍需要验证，但它可以帮助外科医师在临床决策和询问患者情况时提供一个依据。

重建复杂腹壁的主要目标是尽最大可能使腹壁组织逼近中线。这需要在适当的时候使用组织结构分离技术完成[33,39-41]。我们团队倾向于采用腹壁上或腹壁下生物性补片修复的方法和组织结构分离技术联合应用，可以最大化地加强腹壁强度。在此时选择采用生物性补片的原因是，大多数这类患者都存在复发和（或）外科手术部位感染的多种危险因素。应用组织结构分离技术和其他技术进行复杂腹壁修复的细节将在这本书的其他章节讨论。

结　论

复杂腹壁给外科医师提出了一个独特的挑战。了解这一临床疾病的病因、一丝不苟的围手术期计划、患者危险因素的管理，以及一系列的方案制订会对这些患者的治疗带来最好的结果。

（陈　革　译）

·参·考·文·献·

[1] Lucas CE, Ledgerwood AM. Prospective evaluation of hemostatic techniques for liver injuries. J Trauma. 1976; 16: 442–451.

[2] Feliciano DV, Mattox KL, Jordan Jr GL. Intra-abdominal packing for control of hepatic hemorrhage: a reappraisal. J Trauma. 1981; 21: 285–290.

[3] Stone HH, Strom PR, Mullins RJ. Management of the major coagulopathy with onset during laparotomy. Ann Surg. 1983; 197: 532–535.

[4] Cue JI, Cryer HG, Miller FB, et al. Packing and planned reexploration for hepatic and retroperitoneal hemorrhage: critical refinements of a useful technique. J Trauma. 1990; 30: 1007–1011.

[5] Burch JM, Ortiz VB, Richardson RJ, et al. Abbreviated laparotomy and planned reoperation for critically injured patients. Ann Surg. 1992; 215: 476–483.

[6] Talbert S, Trooskin SZ, Scalea T, et al. Packing and re-exploration for patients with nonhepatic injuries. J Trauma. 1992; 33: 121–124.

[7] Morris Jr JA, Eddy VA, Blinman TA, et al. The staged celiotomy for trauma. Issues in unpacking

and reconstruction. Ann Surg. 1993; 217: 576-584.

[8] Rotondo MF, Schwab CW, McGonigal MD, et al. "Damage control": an approach for improved survival in exsanguinating penetrating abdominal injury. J Trauma. 1993; 35: 375-382.

[9] Diaz Jr JJ, Cullinane DC, Dutton WD, et al. The management of the open abdomen in trauma and emergency general surgery: part 1-damage control. J Trauma. 2010; 68: 1425-1438.

[10] Ott MM, Norris PR, Diaz JJ, et al. Colon anastomosis after damage control laparotomy: recommendations from 174 trauma colectomies. J Trauma. 2011; 70: 595-602.

[11] Cheatham ML, Safcsak K. Is the evolving management of intra-abdominal hypertension and abdominal compartment syndrome improving survival? Crit Care Med. 2010; 38: 402-407.

[12] Mentula P, Hienonen P, Kemppainen E, et al. Surgical decompression for abdominal compartment syndrome in severe acute pancreatitis. Arch Surg. 2010; 145: 764-769.

[13] Balogh ZJ, Martin A, van Wessem KP, et al. Mission to eliminate postinjury abdominal compartment syndrome. Arch Surg. 2011; 146(8): 938-943.

[14] Eddy VA, Key SP, Morris Jr JA. Abdominal compartment syndrome: etiology, detection, and management. J Tenn Med Assoc. 1994; 87: 55-57.

[15] Kron IL, Harman PK, Nolan SP. The measurement of intra-abdominal pressure as a criterion for abdominal re-exploration. Ann Surg. 1984; 199: 28-30.

[16] Cheatham ML, Malbrain ML, Kirkpatrick A, et al. Results from the international conference of experts on intra-abdominal hypertension and abdominal compartment syndrome. II. Recommendations. Intensive Care Med. 2007; 33: 951-962.

[17] Malbrain ML, Cheatham ML, Kirkpatrick A, et al. Results from the international conference of experts on intra-abdominal hypertension and abdominal compartment syndrome. I. Definitions. Intensive Care Med. 2006; 32: 1722-1732.

[18] Duff JH, Moffat J. Abdominal sepsis managed by leaving abdomen open. Surgery. 1981; 90: 774-778.

[19] Maetani S, Tobe T. Open peritoneal drainage as effective treatment of advanced peritonitis. Surgery. 1981; 90: 804-809.

[20] Wertheimer MD, Norris CS. Surgical management of necrotizing pancreatitis. Arch Surg. 1986; 121: 484-487.

[21] Teixeira PG, Inaba K, Dubose J, et al. Enterocutaneous fistula complicating trauma laparotomy: a major resource burden. Am Surg. 2009; 75: 30-32.

[22] Draus Jr JM, Huss SA, Harty NJ, et al. Enterocutaneous fistula: are treatments improving? Surgery. 2006; 140: 570-576.

[23] Ramsay PT, Mejia VA. Management of enteroatmospheric fistulae in the open abdomen. Am Surg. 2010; 76: 637-639.

[24] Sleeman D, Sosa JL, Gonzalez A, et al. Reclosure of the open abdomen. J Am Coll Surg. 1995; 180: 200-204.

[25] Wind J, van Koperen PJ, Slors JF, et al. Single-stage closure of enterocutaneous fistula and stomas in the presence of large abdominal wall defects using the components separation technique. Am J Surg. 2009; 197: 24-29.

[26] Diaz Jr JJ, Conquest AM, Ferzoco SJ, et al. Multi-institutional experience using human acellular dermal matrix for ventral hernia repair in a compromised surgical field. Arch Surg. 2009; 144: 209-215.

[27] Finan KR, Vick CC, Kiefe CI, et al. Predictors of wound infection in ventral hernia repair. Am J Surg. 2005; 190: 676-681.

[28] Dunne JR, Malone DL, Tracy JK, et al. Abdominal wall hernias: risk factors for infection and resource utilization. J Surg Res. 2003; 111: 78–84.

[29] van Boele HP, Wind J, Dijkgraaf MG, et al. Temporary closure of the open abdomen: a systematic review on delayed primary fascial closure in patients with an open abdomen. World J Surg. 2009; 33: 199–207.

[30] Ghazi B, Deigni O, Yezhelyev M, et al. Current options in the management of complex abdominal wall defects. Ann Plast Surg. 2011; 66(5): 488–492.

[31] Miller PR, Meredith JW, Johnson JC, et al. Prospective evaluation of vacuum-assisted fascial closure after open abdomen: planned ventral hernia rate is substantially reduced. Ann Surg. 2004; 239: 608–614.

[32] Miller RS, Morris Jr JA, Diaz Jr JJ, et al. Complications after 344 damage-control open celiotomies. J Trauma. 2005; 59: 1365–1371.

[33] Ko JH, Wang EC, Salvay DM, et al. Abdominal wall reconstruction: lessons learned from 200 "components separation" procedures. Arch Surg. 2009; 144: 1047–1055.

[34] Candage R, Jones K, Luchette FA, et al. Use of human acellular dermal matrix for hernia repair: friend or foe? Surgery. 2008; 144: 703–709.

[35] Howdieshell TR, Proctor CD, Sternberg E, et al. Temporary abdominal closure followed by definitive abdominal wall reconstruction of the open abdomen. Am J Surg. 2004; 188: 301–306.

[36] Fabian TC, Croce MA, Pritchard FE, et al. Planned ventral hernia. Staged management for acute abdominal wall defects. Ann Surg. 1994; 219: 643–650.

[37] DiCocco JM, Magnotti LJ, Emmett KP, et al. Long-term follow-up of abdominal wall reconstruction after planned ventral hernia: a 15-year experience. J Am Coll Surg. 2010; 210: 686–688.

[38] Zarzaur BL, DiCocco JM, Shahan CP, et al. Quality of life after abdominal wall reconstruction following open abdomen. J Trauma. 2011; 70: 285–291.

[39] Breuing K, Butler CE, Ferzoco S, et al. Incisional ventral hernias: review of the literature and recommendations regarding the grading and technique of repair. Surgery. 2010; 148: 544–558.

[40] de Vries Reilingh TS, van Goor H, Charbon JA, et al. Repair of giant midline abdominal wall hernias: "components separation technique" versus prosthetic repair: interim analysis of a randomized controlled trial. World J Surg. 2007; 31: 756–763.

[41] Shabatian H, Lee DJ, Abbas MA. Components separation: a solution to complex abdominal wall defects. Am Surg. 2008; 74: 912–916.

第 6 篇

腹壁切口疝修补术手术技巧

TECHNIQUES FOR VENTRAL AND
INCISIONAL HERNIA REPAIR

第25章
切口疝补片的选择

Synthetic Prosthetic Choices in Ventral Hernia Repair

Sheila A. Grant

切口疝补片的来由

切口疝修补术已经成为一个常规手术,在美国每年有超过250 000例切口疝修补术[1]。目前大部分切口疝均使用无张力修补方式,但在1970年前,外科医师普遍使用传统的张力修补术。由于缺损两侧存在高张力导致了许多并发症,如疼痛、不适和复发[2-8]。为了减少并发症,外科医师推出了一种能桥接缺损和(或)加强腹壁的补片,随之诞生了无张力修补术式。在1959年,Usher和他的同伴们因进行了首例具有现代意义的疝无张力修补术而受到赞誉。他们使用了单股聚丙烯纤维编制的补片,后来被称为Marlex补片。然而外科医师对修补材料的应用可以追溯到1900年代早期,人们不断试验各种材料,如银质补片(1900年代和1940年代)、钽(1948年代)和不锈钢(1950年代)[8]。而金属材料其难以降解性、疲劳性和脆性等特性阻碍了这类补片的发展。

使用补片桥接修补疝缺损降低了复发率,且缓解了并发症。外科医师进行了多项研究来证实补片的这一特性[9-13]。例如,荷兰的一项研究表明,组织缝合修补疝的复发率为63%,反之,使用人工合成材料修补疝的复发率为32%[13]。不幸的是,使用补片桥接修补其复发率仍然非常高。Luijendijk等做了一项前瞻性临床研究表明,使用人工补片修补切口疝3年内的复发率大约为25%[14]。另一项研究指出使用补片行切口疝无张力修补术后,5年再手术率为12.3%,13年再手术率为23%[15]。

由于人体的排异反应,使用人工补片可导致一些并发症。最初,

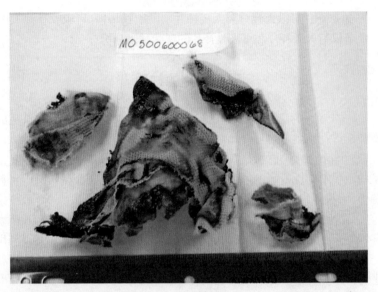

图25-1 取出的聚丙烯补片

较大的排异反应非常有必要，有助于形成一层瘢痕样平板来加强腹壁。随后，也发现有排异反应可能与补片的降解及其他并发症有关。大量的研究证实补片的挛缩、皱缩及变形可导致疼痛及复发[16-20]。使用补片修补切口疝同样可导致内脏粘连、肠管侵蚀、修补材料排出和感染[1]。图25-1展示了一块植入的疝补片。可能由于组织-材料相容性差、过度的排异反应和(或)补片的非惰性(氧化、水解等)，加之患者个体化差异增强了上述反应，致使补片瘢痕形成、皱缩及变形[16,17]。

什么类型的疝该使用补片加强，如何选择补片类型(人工合成补片vs.生物性补片)，选择何种修补技术，这些都是外科医师所面临的尚未统一的问题。为了改善切口疝修补术的效果，Breuing和他的同伴[1]做了一个关于切口疝治疗的流程图，把外科技术(腹腔镜vs.开放)、缺损大小(小于或大于2 cm)、患者外科手术并发症的评估或疝的复发率都考虑在内。他们成立了一个切口疝工作组用来评估围绕切口疝开展的新学术和新技术。在广义涉及疝补片材质的同时，他们也需要制订一个依据患者来选择"最合适"补片的原则。

如今补片可以大致分为人工补片、生物性补片和可吸收补片3类。本章节仅对人工补片和可吸收补片的现状加以分析。

现有补片的材质

一个理想的腹腔镜切口疝修补术应用的补片应具备与机体合适的生理反应,例如:脏面没有粘连形成、没有感染、没有过敏反应、异物反应低、生物组织相容性好、便于组织覆盖。当然理想的补片也必须具备某些工程学特性,例如:强度、可塑性、适当的张力(与腹壁相似)、可灭菌性、对人体组织及体液的惰性,可以不同的方式制作(编织、单股纤维等)。不幸的是,由于各种补片与各类不同患者的个体特性间相互产生各种复杂且多变的反应,因此永远不会有一种理想的补片。然而,利用复杂性科学原理,随着时间的推移,我们应当能够针对各种修补技术和患者群体(种族)来选择更合适的补片。

三种主要类型的补片材质分别是聚丙烯、聚对苯二甲酸乙二醇酯和膨体聚四氟乙烯(ePTFE)。聚丙烯是一种疏水性的半晶质材料。先喷出典型的聚丙烯纤维,然后编织成特定的单股纤维或多股纤维。这决定了补片整体的强度和张力。最初,大多数的聚丙烯补片均使用小而密的网孔设计。这些"重量型补片"具有小网孔,材料的单位面积重量大于90 g/m²,致使异物反应更强烈。小孔间桥接的肉芽组织形成一层坚硬的瘢痕。文献报道了使用重量型补片并发的大量临床并发症,如补片排异、肠瘘等[21]。

为了减少异物反应和肉芽肿桥接的形成[22],人们又设计了网孔更大(> 1 mm)、纤维更细的中量型和轻量型聚丙烯补片,这些补片每平方米含有的材料更少,但仍能对抗腹内压力。虽然临床证据证明在大多数患者群体和临床案例中轻量型补片较重量型补片的功效大为改善,但肉芽肿和瘢痕组织仍然形成[23]。另外,使用大网孔的轻量型补片设计可能因网片移位或破裂而导致早期的手术失败[24]。

聚对苯二甲酸乙二醇酯是另一种常用的疝补片材料,通常称为PET或聚酯。就如聚丙烯一样,PET同样能喷出人造纤维,然后编织成各种补片式样;PET的疏水性较聚丙烯稍弱。临床证据同样证实PET

材料可与长入补片网孔间隙的组织发生较大的炎性反应,导致不同程度的瘢痕形成。为了减轻与内脏接触时发生的炎性反应及组织长入,人们开始使用涂层的PET补片(表25-1)。

表25-1 部分在售涂层补片

商 品 名	涂层/补片
C-Qur(atrium)	ω-3脂肪酸/轻量型聚丙烯补片
Parietex composite (柯惠)	胶原−聚乙二醇−丙三醇/PET补片
Proceed (爱惜康)	氧化再生细胞膜/聚二噁烷酮封装的聚丙烯补片
Sepramesh IP composite (巴德)	水凝胶层(透明质酸钠、羧甲基纤维素、聚乙二醇)/聚丙烯、聚乙醇酸纤维编织物补片
Ti-Mesh (Biomet 有限公司)	共价结合钛/聚丙烯(轻量型−中量型)补片
PolyPro Mesh (STS)	聚醚氨酯脲/聚丙烯补片

注:必须注意具有微孔涂层的补片可置入腹腔内,另一些大网孔补片(钛−补片和PolyPro补片)如果置入腹腔内可能导致肠管侵蚀。

聚四氟乙烯(PTFE)是碳氟化合物多聚体,也是一种常用的补片材料。不同于聚丙烯和PET,PTFE疏水性极强,且是化学惰性最强的聚合物之一。同样作为疝补片材料的还有膨体聚四氟乙烯(ePTFE),即将PTFE拉伸后产生许多微孔。不幸的是,临床数据显示这些微孔结构致使组织难以长入,瘢痕组织无法生成,导致补片收缩及牵缩[25]。为了更有利于组织长入,进而设计了一种开放的大网孔、单股纤维的PTFE补片(由W. L. Gore和其同事研发的Infinit®)。另一种大网孔的PTFE补片是MotifMESH™ (Proxy Biomedical)。由于这些补片均是大网孔,故不适用于腹腔内。

● 涂层

由于临床上发现无涂层补片存在缺点,因此新的设计运用了涂层技术。这些"第二代"补片又称为屏障补片,为预防腹腔内容物粘连提供了一层保护层。市场上有许多可吸收或永久性涂层补片用以降低炎性反应的程度,减少粘连,同时减少补片纤维化及收缩[26]。表25-1罗列了部分目前可供选择的涂层补片。

研究证实这些涂层可以帮助减少粘连，减轻炎性反应程度。短期内效果良好，但是临床证据表明一些涂层并不稳定持久，随着时间推移，涂层降解，可能使下方组织易形成粘连及补片降解[27]。因此为了更好的长期临床效果，我们需要更持久的涂层。

● 可吸收补片材料

相对于永久性人工补片材料，另一种选择是可吸收补片。可吸收材料的优势在于降低了粘连形成的风险，避免了长期的异物反应。可吸收补片通常为由聚乳酸、聚乙醇酸、丙交酯乙交酯共聚酯和(或)聚己酸内酯组成的聚合物。可吸收补片的制作难点在于其降解率，太快降解可导致过早失去补片支撑而引起复发；太慢可导致长期的异物反应。目前市场上销售的可吸收补片较少，最近在市场上新推出的可吸收补片是TIGR Matrix 外科补片 (Novus Scientific)。TIGR 补片将两种不同吸收率的聚合物编织在一起，一种吸收率快，一种吸收率慢，这样既保证了补片的强度和完整性，同时减轻了补片的炎性反应。另一种最近在售的可吸收补片是GORE BIO-A (W. L. Gore)。这种可吸收补片具有较快的可吸收外形，与TIGR Matrix 补片相比网孔小。尽管并不是所有的疝手术都适用可吸收补片，但是在某些情况下可吸收补片将是最好的选择。

选择最合适的补片

目前疝补片的材质主要由聚丙烯、PET 和PTFE 构成，同时有超过80种类型的疝补片可供选择[1]。由于各种补片的特性差异较大，如何为特定的患者和(或)手术选择最合适的补片一直困扰着医师。因此并不奇怪研究者们针对补片的使用进行了一系列前瞻性或回顾性研究，以此来制订不同的准则或建议[28]。不幸的是，人们一直担心这些研究通常由于患者数据的不足而难以支持其推荐的理由[1]。

并不是所有的疝都相似，它们可能存在大小不同、复杂性不同。选择补片应当依据粘连的风险、感染的风险、外科医师对补片的熟悉程度、费用及患者的特性，尤其是患者的特性，如BMI指数、糖尿病、吸烟、二次手术、先前的疝类型。例如，我们团队进行的一项未发表的研究表明，在高BMI患者中聚丙烯补片的异物反应较低BMI患者的反应严重。为了详细概括患者–材料间的相互影响，最终助于制订针对特定患者选择最合适补片的原则，在研究中必须纳入患者的人口统计学资料。

从补片的角度来看，最好的补片应具备同腹壁相适应的工程学特性，如补片的紧张性和拉伸强度应当等同于腹壁。过度的拉伸强度或过度的工程力学设计会降低补片的韧性和顺应性，导致过强的炎症和瘢痕反应。因此，除了补片材料的力学机制外，我们还需要透彻地了解腹壁的生物力学机制，这样才能设计出理想的疝补片。

针对腹壁生物力学机制有许多研究[29]，例如，最近运用拉伸试验来判定人类的腹壁受力及力的延伸反应[29]。当施加大约20 kPa的腹压时，就会产生一相应的纵、横轴双向拉力：在横向上为3.4 N/mm，而在纵向上为1.5 N/mm，由此在纵轴和横轴方向上产生的顺应率为2：1。当横向和纵向的拉伸力大约为6%时，笔者同样测得横向的杨氏弹性模数大概是50 kPa，纵向的杨氏弹性模数约为20 kPa。类似的研究有助于构建腹壁的数学模型，协助设计完美的补片。

针对补片的特性同样有许多研究[30]。最近Deeken等[30]对聚丙烯、PET和PTFE补片的理化特性做了一项研究。虽然绝大多数的补片在工程学上均是过度的，但是其机械特性显著不同，这就要求我们要理解补片的设计，尤其是其编织方法。编织方法决定了补片间隙的形状，影响补片整体的机械特性，最终影响异物反应。虽然补片有大量的编织方法，网孔有六边形、正方形、不规则形、三角形等，但是鲜有科学证据证实哪种编织方式具有更好的临床效果。由于缺乏研究而导致过多的补片设计。编织方法可赋予补片均质性或异质性等特性。均质性补片各个方向的机械特性相同，反之异质性补片依据其压力方向的不同其机械特性亦不相同。异质性补片设计导致补片一个方向的强度大于另一个方向，同时也使异物反应更加错综复杂。另外，当压力传向补片时（如咳嗽、跳跃），补片依据编织方法的不同，其形状改变也各不相同，可导致炎性和异物反应增强。结合腹壁的生物力学设计补片的编织方法可能会制造出更好的补片来适用于临床。表25-2总结了一些能影响组织反应的补片设计因素。

表25-2　补片的组织反应

补片的物理特性	组织反应
间隙大于75 μm	允许巨噬细胞、纤维母细胞、血管通过；减少感染风险
间隙小于10 μm	由于肉芽组织桥接导致致密瘢痕形成；巨噬细胞通过受限可导致感染
间隙小于1.00 mm	导致致密瘢痕板形成
密度（重量型vs.轻量型）	重量型补片的异物反应更加严重
拉伸强度	几乎所有的补片在工程学上均是过度的，导致补片和组织顺应性不匹配，加剧了异物反应
生理学收缩性	补片的拉伸强度较组织的小则加强异物反应
覆膜或覆膜组成类型	早期异物反应和粘连减轻，但长期结果仍需总结
纤维直径（小直径纤维顺应性、柔韧性更好）	纤维直径越细异物反应越小，但是过细的纤维可导致补片破裂
补片的同质性或异质性（依据编织方式）	不同补片设计相对应的组织反应，有待进一步研究
网孔设计（六边形、正方形等）	不同补片设计相对应的组织反应，有待进一步研究

疝补片材料的未来

　　总而言之，应用疝补片的最终目的即为修补疝缺损，又提供机械强度和机械固定，这对于修补来说极为重要。理想的补片应完美地适应组织的特性，能引导有利的组织反应，可以避免材料变形和（或）降解（挛缩、氧化等）。不幸的是，直至目前尚无此类补片。加之患者对补片的反应各不相同，更增加了理想化补片设计的难度。通过不断地改进设计，既有助于获取理想补片的参数，又可使补片适用于特殊的群体。当前，外科医师不得不依赖他们的经验来为患者选择最好的补片，直至一种完美的补片出现。

（王　坚译）

·参·考·文·献·

[1] Brueing NK, Butler CE, Ferzoco S, et al. Incisional ventral hernias: review of the literature and recommendations regarding the grading and technique of repair. Surgery. 2010; 148(3): 544–558.

[2] Bendavid R. Recurrences: the fault of the surgeon. In: Schumpelick V, Nyhus LM, editors. Meshes: benefits and risks. New York: Springer; 2004: 55.

[3] Arroyo A, Garcia P, Perez F, et al. Randomized clinical trial comparing suture and mesh repair of umbilical hernia in adults. Br J Surg. 2001; 88: 1321–1323.

[4] Anthony T, Bergen PC, Kim LT, et al. Factors affecting recurrence following incisional herniorrhaphy. World J Surg. 2000; 24: 95–100.

[5] Tentes A, Xanthoulis AI, Mirelis CG, et al. Nuttall technique: a method for subumbilical incisional hernia repair revised. Langenbecks Arch Surg. 2008; 393: 191–194.

[6] Hadad I, Small W, Dumanian GA. Repair of massive ventral hernias with the separation of parts technique: reversal of the lost domain. Am Surg. 2009; 75: 301–306.

[7] Milikan KW. Incisional hernia repair. Surg Clin North Am. 2003; 83: 1223–1234.

[8] Shankaran V, Weber DJ, Reed RL, et al. A review of available prosthetics for ventral hernia repair. Ann Surg. 2011; 253(1): 16–26.

[9] Alkhoury F, Helton S, Ippolito RJ. Cost and clinical outcomes of laparoscopic ventral hernia repair using intraperitoneal nonheavyweight polypropylene mesh. Surg Laparosc Endosc Percutan Tech. 2011; 21(2): 82–85.

[10] Sailes FC, Walls J, Guelig D, et al. Synthetic and biological mesh in component separations: a 10-year single institution review. Ann Plast Surg. 2010; 64(5): 696–698.

[11] Van't RM, Vrijland WW, Lange JF, et al. Mesh repair of incisional hernia: comparison of laparoscopic and open repair. Eur J Surg. 2002; 168(12): 684–689.

[12] Yavuz N, Ipek T, As A, et al. Laparoscopic repair of ventral and incisional hernias: our experience in 150 patients. J Laparoendosc Adv Surg Tech A. 2005; 6: 601–605.

[13] Burger JWA, Luijendijk RW, Hop WCJ, et al. Long-term follow-up of a randomized control trial of suture versus mesh repair of incisional hernia. Ann Surg. 2004; 240(4): 578–585.

[14] Luijendijk RW, Hop WC, van den Tol MP, et al. A comparison of suture repair with mesh repair for incisional hernia. N Engl J Med. 2000; 343: 392–398.

[15] Flum DR, Horvath K, Koepsell T. Have outcomes of incisional hernia repair improved with time? A population-based analysis. Ann Surg. 2003; 237: 129–135.

[16] Cozad M, Ramshaw BR, Grant DN, et al. Materials characterization of explanted polypropylene, polyethylene terephthalate, and expanded polytetrafluoroethylene composites: spectral and thermal analysis. J Biomed Mater Res B Appl Biomater. 2010; 94: 455–462.

[17] Costello CR, Bachman SL, Ramshaw BR, et al. Materials characterization of explanted heavyweight polypropylene hernia meshes. J Biomed Mater Res B Appl Biomater. 2007; 83B: 44–49.

[18] Klinge U, Klosterhalfen B, Muller M, et al. Shrinking of polypropylene mesh in vivo: an experimental study in dogs. Eur J Surg. 1998; 164: 965–969.

[19] Gonzalez R. Relationship between tissue ingrowth and mesh contraction. World J Surg. 2005; 29(8): 1038–1043.

[20] Pierce RA, Perrone JM, Nimeri A, et al. 120-day comparative analysis of adhesion grade and quantity, mesh contraction, and tissue response to a novel omega-3 fatty acid bioabsorbable barrier macroporous mesh after intraperitoneal placement. Surg Innov. 2009; 16: 46–54.

[21] Schmidbauer S, Ladurner R, Hallfeldt KK, et al. Heavy-weight versus low-weight polypropylene meshes for open sublay mesh repair of incisional hernia. Eur J Med Res. 2005; 10(6): 247–253.

[22] Brown CN, Finch JG. Which mesh for hernia repair? Ann R Coll Surg Engl. 2010; 92: 272–278.

[23] Weyhe D, Schmitz I, Belyaev O, et al. Experimental comparison of monofile light and heavy polypropylene meshes: less weight does not mean less biological response. World J Surg. 2006; 30(8): 1586–1591.

[24] Gemma Pascual G, Rodrıguez M, Gomez-Giln V, et al. Early tissue incorporation and collagen deposition in lightweight polypropylene meshes: bioassay in an experimental model of ventral hernia. Surgery. 2008; 144(3): 427–435.

[25] Burger JWA, Halm JA, Wijsmuller AR, et al. Evaluation of new prosthetic meshes for ventral hernia repair. Surg Endosc. 2006; 20(8): 1320–1325.

[26] Scheidback H, Tamme C, Tannapfel A, et al. In vivo studies comparing the biocompatibility of various polypropylene meshes and their handling properties during endoscopic total extraperitoneal (TEP) patchplasty: an experimental study in pigs. Surg Endosc. 2004; 18(2): 211–220.

[27] Sehreinemacher MHF, Emans PJ, Gijbels MJJ, et al. Degradation of mesh coatings and intraperitoneal adhesion formation in an experimental model. Br J Surg. 2009; 96(3): 305–313.

[28] Eriksen JR, Gogenur I, Rosenberg J. Choice of mesh for laparoscopic ventral hernia repair. Hernia. 2007; 11: 481–492.

[29] Forstemann T, Trzewik J, Holste J, et al. Forces and deformations of the abdominal wall: a mechanical and geometrical approach to the linea alba. J Biomech. 2011; 44: 600–606.

[30] Deeken CR, Abdo MS, Frisella MM, et al. Physicomechanical evaluation of polypropylene, polyester, and polytetrafluoroethylene meshes for inguinal hernia repair. J Am Coll Surg. 2011; 212(1): 68–79.

第26章
生物材料是什么，怎样与我们的身体相互作用

Biologic Prosthetics: What Are They and
How Do They Interact with the Body?

Gina L. Adrales and Elizabeth Honigsberg

永久性合成材料有一些缺陷，如慢性炎症、异物反应、僵硬及补片感染等，因此，生物性补片应运而生。尽管没有大规模的优选性和安全性的报道，但自从生物材料诞生之时起，已被市场大量运用。近期关于生物性补片的报道在不断增加，但是大多数现有数据主要涉及的是动物实验和临床Ⅲ期的证据。过去10年，外科医师运用生物性补片对大量的原发疝和复发疝进行修补，以及疝的预防性治疗，特别在感染疝修补的领域被大量运用。这一章主要介绍生物性补片的起源、结构和机制，以及生物材料目前的适应证及缺陷等。

生 物 修 复

● 材料来源

自从1999年被首次引进至临床使用起，生物材料在外科领域，尤其是复杂的腹壁疝修补领域被广泛应用。生物材料被设计为一种由三维Ⅰ型胶原的脱细胞基质、蛋白聚糖类及生长因子所组成的脱细胞的、可吸收的材料[1]。生物性补片是一组通过不同的供体（人源性、猪源性或牛源性）、不同取材部位（真皮、小肠黏膜、心包膜）胶原丰富的部位取材制作而成的。生物性补片可以被广义地定义为同种移植物（人类尸体来源）或异种移植物（牛或猪来源）。异种移植物受美国药监局（FDA）的监管，而同种移植物则有组织库进行管理[2]。FDA认证的13个产品目前可以被投入使用，根据取材的来源和制作工艺的不同而进行分类（表26–1）。

表26-1 目前市售的生物性补片

产品名称	生产商	材料来源	处理工艺	终端灭菌工艺	交联与否	使用方法
Allografts AlloDerm	LifeCell (Branchburg,NJ)	人类真皮	冰冻生理盐水,去氧胆酸钠	无	无	2年使用寿命,冰箱冷藏,使用前20～30分钟水化
AlloMax	Davol, C.R. Bard (Cranston, RI)	人类真皮	丙酮,超低渗液,过氧化氢,氢氧化钠	γ射线	无	
FlexHD	Musculoskeletal Tissue Foundation (Edison,NJ,Ethicon (somerville, NJ)	人类真皮	高渗液	洗涤剂,消毒剂,乙醇	无	使用前不需要水化
Heterografts Surgisis	Cook medical (Bloomington, IN)	猪小肠黏膜	过氧乙酸	环氧乙烷	无	使用前不需要水化
Strattice	LifeCell (Branchburg, NJ)	猪真皮		E波射线	无	使用前2分钟水化
FortaGen	Organogenesis, Inc, (Canton, MA)	猪小肠黏膜			是	使用前不需要水化
XenMatrixh	Davol, C.R. Bard (Cranston, RI)	猪真皮		E波射线	无	不需要水化
TutoPatc	Tutogen medical. RTI biologics (Alachua, FL)	牛心包膜	渗透对比洗涤,过氧化氢,氧化钠	γ射线	无	不需要水化
Veritas	Synovis surgical (St. Paul, MN)	牛心包膜	过氧化氢,乙醇,氧化丙烯		无	不需要水化
Permacol	Covidien (Norwalk, CT)	猪真皮	己二异氰酸酯	γ射线	有	不需要水化
CollaMend	Davol, C.R. Bard (Cranston, RI)	猪真皮	硫酸钠,次氯酸钠,盐酸,过氧化氢		有	使用前3分钟水化
PeriGuard	Synovis surgical	牛心包膜	戊二醛		有	使用前2分钟水化
SurgiMend	TEI bioscience (Boston, MA)	牛犊真皮		环氧乙烷	有	使用前1分钟水化

● 材料制作工艺

尽管目前不同品牌的生物性补片都将其基本结构建立于胶原骨架的基础上,但是补片生产的工艺却大相径庭。普遍地,同种移植物只需要最少的处理,而异种移植物需要额外的工序来抑制免疫原性[3]。补片的生产工艺是高度专利化的,因此,具体的工艺细节如脱细胞、交联、灭菌过程一般都不清楚(除去那些已经在说明书里说明的部分)。另外,取材于人类真皮的供体年龄和部位也都是保密的。当然,每个公司对于可取材的组织都有相应的标准。

组织被获取后去除细胞结构,留下生物性补片胶原骨架。移除细胞的方法多种多样,包括物理方法(如脱水法)、化学方法或酶促反应等。根据不同产品的保存条件和使用前是否需要水化处理,有些产品需要永久性的灭菌处理,而另一些则不需要。灭菌的方法包括γ射线照射、环氧乙烷及过氧化氢法等。

氢键自然交联稳定三股螺旋胶原结构,使得补片可对抗胶原酶的酶原降解作用。这些自然交联随着时间的推移逐渐减弱,最终使得胶原酶在受体水平链接,并且降解胶原。这使得组织重塑和修补得以发生。理想状态下,生物性补片的胶原骨架在宿主细胞修补区域尚未安全重塑之前不应完全降解。为了减少生物性补片被过早降解,以及后续薄弱而突出的弱点,有些公司特意通过化学方法交联补片,以防止胶原酶过早接触酶受体而引起补片降解。这种共价的胶原链接产生了更牢固的生物材料[3]。非交联的生物性补片可能在数月内就会完全被降解,而高度交联的补片可以维持数年[4-6]。在啮齿类动物切口疝的实验模型中,Gaertner证明交联生物性补片的耐久性明显高于非交联补片[7]。补片植入6个月后,交联补片非常完整,而非交联补片已经没有了。这使得非交联补片的抗张强度显著降低。

有益的交联会降低补片降解过程和成纤维细胞包裹,但是也会调节细胞外基质结构从而限制细胞炎症反应,这将影响组织重塑和成长过程[3,8]。Liang等证实,在牛心包膜为材料的生物性补片中,交联程度更高的补片在植入1年后仍然存在,但是却限制了细胞长入,只有补片外层才有组织再生[9]。细胞长入的减少会带来诸如血管生长减少、补片合并不良及抗感染能力下降的不良后果[9]。重要的是,在不同的患者中这些效应是完全不同的,因此无法预测每个病例中的补片会有怎样的变化。

● 生物性补片的生物学表现

生物性补片的结构更适宜组织修复长入,它比合成补片具有更好的组织相容性[10]。宿主组织长入生物性补片理论上决定了生物性补片的强度。与合成补片不同的是,胶原脱细胞骨架、弹性蛋白和细胞外基质等残余细胞因子将吸引宿主的内皮细胞和成纤维细胞。生物性补片具有多孔使得宿主细胞长入和黏附其中,促进血管发生、胶原沉积和重塑,用以替代宿主细胞的移植物。Melman等曾描述,重塑的过程取决于6个因素:细胞浸润、个体细胞类型、新生血管形成、细胞外基质沉积、骨架降解和纤维包裹[10]。移植物的降解过程由宿主组织的长入和宿主对生物性补片的反应所平衡,这种平衡一旦不能达到可以使补片长入或产生不协调的炎症反应,包括过度纤维化、瘢痕形成、补片包裹及过度降解,这些最终都可能导致补片植入失败[11]。

炎症和伤口愈合对生物性补片和宿主的整合非常重要[12]。在这一过程中,单核细胞和巨噬细胞是核心的细胞。不同的细胞因子,如IL-1β可刺激成纤维细胞增生,IL-8同时刺激中性粒细胞和内皮细胞增生,而血管内皮生长因子(VEGF)促进血管新生。细胞因子的表达在植入的不同生物假体中是不相同的。生物性补片被设计成能最低程度诱导慢性炎症反应的材料。动物实验提示,不同的生物材料其炎症浸润及其后的粘连形成过程大相径庭[13]。Orenstein等发现AlloMax(CR Bard公司)补片与AlloDerm (LifeCell公司)补片、FlexHD (MTF公司)补片和Gore BioA (W. L. Gore公司)补片相比,诱导VEGF、IL-8、IL-6等细胞因子的能力最强。有趣的是,AlloDerm诱导细胞因子的能力最弱[12]。免疫应答的不同主要与生物材料制作和灭菌技术的不同有关。宿主对各种植入物不同的炎症反应具有临床意义,正如其他作者在动物模型上证实了补片降解的不同阶段,有些材料可以在植入9个月后仍保持坚韧,而其他一些材料则显著被降解[14]。补片降解最终与补片强度,以及腹壁缺损修补的成败休戚相关。

如前所述，交联也对重塑过程产生影响。腹壁疝动物模型证明，短期内，非交联生物材料刺激更多有益的重塑因子产生，从而显著增加早期的细胞长入、细胞外基质沉积及新生血管形成[3, 15]。当然，随着时间延长，交联的生物性补片也会显示出与非交联补片类似的组织学结果。另外，无论是否是交联的，这些早期的组织学差异与补片抗张强度的差异没有显著的关联。

生物性材料之所以被认为具有抗感染的能力，主要与其重塑过程中有新生血管形成有关。然而，清除细菌的能力在不同的生物材料中是大相径庭的。在啮齿类动物感染疝修补模型中，非交联的生物性补片比交联补片显示出更高的细菌清除率[16]。交联补片会使组织纤维长入和组织生长从而延缓宿主清除细菌的能力。这一结果被一篇关于复杂腹壁切口疝修补的回顾性综述所支持：猪源性的交联补片比非交联补片具有更高的感染率及以后被取出的可能[17]。这一结果驳斥了那些认为生物性补片即使感染也无需取出的广泛观点。

● 目前的适应证

理论上，生物性补片相较于合成补片在临床表现中的优势对外科医师更有吸引力，尤其在美国。但在欧洲及其他地方，由于其昂贵的价格，生物性补片尚不及那些价廉且大量使用的合成补片那样被广泛地运用。生物材料被运用于生物敷料、上颌部重建、乳房重建及其他一些具有挑战性的外科领域，如复杂的腹壁重建及肠瘘处理等。

目前不推荐将生物性补片运用到无污染或无感染的、原发或复发的切口疝、腹股沟疝的修补中，因为其价格昂贵，获益却不明显。很少有文献推荐在上述这些情况下使用生物性补片。由于生物性补片在桥接修补后出现了松弛膨出的不良现象，导致其不被应用于非感染的病例中。Blatnik等记录了这样一组病例，平均每个患者花费了5 100美元，使用了脱细胞基质材料，复发率达到80%，他将其称为是"昂贵的疝囊"[18]。生物性补片的松弛膨出也在其他研究中被报道[19]。

而将同种移植物或异种移植物运用到原发性腹壁切口疝使组织加强是一种更好的选择。当我们了解了生物性补片的生物学特性后，将其置于更利于长入和组织重塑的富血管组织旁，这更适合生物性补片的使用。Case Western 的 Rosen 团队研究发现，切口疝修补时，采用组织分离技术修补中线后再使用脱细胞基质进行腹壁加强，其复发率只有20%，这比单纯使用生物性补片桥接的复发率（80%）要低得多[20]。

存在感染的情况下，疝修补时永久性合成补片的运用将受到限制。生物性补片在此时可选，亦可用在复杂腹壁重建时作为开放伤口的临时关腹。再这两个领域目前的资料有限，只有一些关于较高的疝复发率和相关感染的报道，数据主要集中在动物实验上[21,22]。生物性补片被运用于预防造口旁疝已经取得了良好的效果[23]。另外，它还运用于与造口旁疝相关的感染的治疗中[24]。但随着造口术中运用合成补片预防造口旁疝的报道愈来愈多，生物性补片在这一领域的用途可能会减少[25,26]。

生物性补片还被应用于食道裂孔疝的重建。由Oelschlager带领的关于生物性补片在食道裂孔中运用的随机对照研究是目前唯一的人类关于生物性补片 I 类证据的研究[27]。这项研究认为采用补片修补可以降低疝复发率，从24%到9%。采用补片修补食管裂孔有一些需要注意的地方：植入补片组有严重的补片相关并发症，如补片侵蚀、食管狭窄和纤维化，而且随着随访时间的推移，其复发率也与不植入补片组接近[28]。

● 局限性

生物性补片也会有如同合成补片一样的并发症，如感染及疝复发[2, 28-30]，而且还有特别针对这组补片的限制。一直有观点对生物性补片的应用是否会带来疾病传播持怀疑态度[1]。尽管这类材料在制作过程中都需要灭菌处理，但也有关于同种移植物朊病毒相关疾病传播的报道。尽管HIV传播的风险估计在1/1 670 000，但目前没有关于HIV传播的报道[1,31]。补片虽然多经过脱细胞处理，但在样品中仍能找到DNA片段[32]。这可能暗示异种移植物有其他风险或可引起宿主的免疫反应。

生物性补片昂贵的价格是其另一个缺点。通常，这类植入物的价格相当于同类合成材料的10倍以上，异种移植物的平均价格较同种移植物便宜20%[1,2]。

最后,常常被忽视的一个因素就是由于患者的文化和宗教信仰不同,是否能接受生物材料。生物性补片的取材和制作过程应该告知患者,并且取得知情同意[33]。

结　论

生物性补片在复杂疝的修补中体现出优势。需要进一步研究补片的适应证,补片的效果与其特性有关,比如是否是交联的。由于这类补片昂贵和使用资料有限,生物性补片需要更审慎地考虑后使用,只有当永久性的合成补片确定不合适时才运用,如在感染区域内。美国药监局 (FDA) 报道了这类材料的并发症,如内脏侵蚀,另外还有安全注意事项,以及合理的外科使用意见[2,29,30]。

(李绍杰　译)

·参·考·文·献·

[1] Peppas G, Gkegkes ID, Makris MC, et al. Biological mesh in hernia repair, abdominal wall defects, and reconstruction and treatment of pelvic organ prolapse: a review of the clinical evidence. Am Surg. 2010; 76(11): 1290–1299.

[2] Rosen MJ. Biologic mesh for abdominal wall reconstruction: a critical appraisal. Am Surg. 2010; 76(1): 1–6.

[3] Butler CE, Burns NK, Campbell KT, et al. Comparison of cross-linked and non-cross-linked porcine acellular dermal matrices for ventral hernia repair. J Am Coll Surg. 2010; 211(3): 368–376.

[4] Bachman S, Ramshaw B. Prosthetic material in ventral hernia repair: how do I choose? Surg Clin North Am. 2008; 88(1): 101–112.

[5] Courtman DW, Errett BF, Wilson GJ. The role of crosslinking in modification of the immune response elicited against xenogenic vascular acellular matrices. J Biomed Mater Res. 2001; 55(4): 576–586.

[6] Abolhoda A, Yu S, Oyarzun JR, et al. Calcification of bovine pericardium: glutaraldehyde versus no-react biomodification. Ann Thorac Surg. 1996; 62(1): 169–174.

[7] Gaertner WB, Bonsack ME, Delaney JP. Experimental evaluation of four biologic prostheses for ventral hernia repair. J Gastrointest Surg. 2007; 11(10): 1275–1285.

[8] Jarman-Smith ML, Bodamyali T, Stevens C, et al. Porcine collagen crosslinking, degradation and its capability for fibroblast adhesion and proliferation. J Mater Sci Mater Med. 2004; 15(8): 925–932.

[9] Liang HC, Chang Y, Hsu CK, et al. Effects of crosslinking degree of an acellular biological tissue on its tissue regeneration pattern. Biomaterials. 2004; 25(17): 3541–3552.

[10] Melman L, Jenkins ED, Hamilton NA, et al. Early biocompatibility of crosslinked and non-crosslinked biologic meshes in a porcine model of ventral hernia repair. Hernia. 2011; 15(2): 157–164.

[11] Mulier KE, Nguyen AH, Delaney JP, et al. Comparison of Permacol and Strattice for the repair of abdominal wall defects. Hernia. 2011; 15(3): 315–319.

[12] Orenstein SB, Qiao Y, Kaur M, et al. Human monocyte activation by biologic and biodegradable meshes in vitro. Surg Endosc. 2010; 24(4): 805–811.

[13] Stanwix MG, Nam AJ, Hui-Chou HG, et al. Abdominal ventral hernia repair with current biological prostheses: an experimental large animal model. Ann Plast Surg. 2011; 66(4): 403–409.

[14] Pierce LM, Grunlan MA, Hou Y, et al. Biomechanical properties of synthetic and biologic graft materials following long-term implantation in the rabbit abdomen and vagina. Am J Obstet Gynecol. 2009; 200(5): 549 e541–e548.

[15] Deeken CR, Melman L, Jenkins ED, et al. Histologic and biomechanical evaluation of crosslinked and non-crosslinked biologic meshes in a porcine model of ventral incisional hernia repair. J Am Coll Surg. 2011; 212(5): 880–888.

[16] Harth KC, Broome AM, Jacobs MR, et al. Bacterial clearance of biologic grafts used in hernia repair: an experimental study. Surg Endosc. 2011; 25(7): 2224–2229.

[17] Shah BC, Tiwari MM, Goede MR, et al. Not all biologics are equal! Hernia. 2011; 15(2): 165–171.

[18] Blatnik J, Jin J, Rosen M. Abdominal hernia repair with bridging acellular dermal matrix—an expensive hernia sac. Am J Surg. 2008; 196(1): 47–50.

[19] Bluebond-Langner R, Keifa ES, Mithani S, et al. Recurrent abdominal laxity following interpositional human acellular dermal matrix. Ann Plast Surg. 2008; 60(1): 76–80.

[20] Jin J, Rosen MJ, Blatnik J, et al. Use of acellular dermal matrix for complicated ventral hernia repair: does technique affect outcomes? J Am Coll Surg. 2007; 205(5): 654–660.

[21] Saettele TM, Bachman SL, Costello CR, et al. Use of porcine dermal collagen as a prosthetic mesh in a contaminated field for ventral hernia repair: a case report. Hernia. 2007; 11(3): 279–285.

[22] Candage R, Jones K, Luchette FA, et al. Use of human acellular dermal matrix for hernia repair: friend or foe? Surgery. 2008; 144(4): 703–709. discussion 709–711.

[23] Wijeyekoon SP, Gurusamy K, El-Gendy K, et al. Prevention of parastomal herniation with biologic/composite prosthetic mesh: a systematic review and meta-analysis of randomized controlled trials. J Am Coll Surg. 2010; 211(5): 637–645.

[24] Lo Menzo E, Martinez JM, Spector SA, et al. Use of biologic mesh for a complicated paracolostomy hernia. Am J Surg. 2008; 196(5): 715–719.

[25] Janson AR, Janes A, Israelsson LA. Laparoscopic stoma formation with a prophylactic prosthetic mesh. Hernia. 2010; 14(5): 495–498.

[26] Janes A, Cengiz Y, Israelsson LA. Experiences with a prophylactic mesh in 93 consecutive ostomies. World J Surg. 2010; 34(7): 1637–1640.

[27] Oelschlager BK, Pellegrini CA, Hunter J, et al. Biologic prosthesis reduces recurrence after laparoscopic paraesophageal hernia repair: a multicenter, prospective, randomized trial. Ann Surg. 2006; 244(4): 481–490.

[28] Stadlhuber RJ, Sherif AE, Mittal SK, et al. Mesh complications after prosthetic reinforcement of hiatal closure: a 28-case series. Surg Endosc. 2009; 23(6): 1219–1226.

[29] Robinson TN, Clarke JH, Schoen J, et al. Major mesh-related complications following hernia repair: events reported to the Food and Drug Administration. Surg Endosc. 2005; 19(12): 1556–1560.

[30] Harth KC, Rosen MJ. Major complications associated with xenograft biologic mesh implantation in abdominal wall reconstruction. Surg Innov. 2009; 16(4): 324–329.

[31] Simonds RJ, Holmberg SD, Hurwitz RL, et al. Transmission of human immunodeficiency virus type 1 from a seronegative organ and tissue donor. N Engl J Med. 1992; 326(11): 726–732.

[32] Gilbert TW, Freund JM, Badylak SF. Quantification of DNA in biologic scaffold materials. J Surg Res. 2009; 152(1): 135–139.

[33] Jenkins ED, Yip M, Melman L, et al. Informed consent: cultural and religious issues associated with the use of allogeneic and xenogeneic mesh products. J Am Coll Surg. 2010; 210(4): 402–410.

第27章
开放式组织结构分离技术
重建腹壁缺损

Open Component Separation for
Abdominal Wall Reconstruction

David Earle

B. Brindley Eads在1901年指出腹部手术后出现腹壁疝的概率非常高,因此对腹壁疝的诊治我们应当认真全面的考虑。

重建手术的目的在于将不正常转为正常,而美容手术则不同,是尝试将正常变得更加完美。虽然很多学者在使用包括开放式组织结构分离(component separation, CS)技术等治疗手段时应用"腹壁重建"一词对复杂性腹壁缺损修复进行描述,但目前对腹壁重建的定义还没有达成共识。多年来,复杂性腹壁疝治疗的困难程度一直被医师与患者所低估,除非外科医师亲身经历或曾面对这个艰难的过程。1978年来自罗德岛普罗维登斯的Harold Harrower博士在一次有关切口疝讨论的闭幕词中特别指出:"住院医师往往低估了切口疝修复的复杂性,而资深外科医师的帮助可提高他们对与其相关的问题及结果的理解[1]。"局部腹壁肌筋膜瓣的应用可以追溯到1894年,来自维也纳的Gerseny医师描述了分离腹直肌筋膜瓣的过程[2]。Charles Gibson认为这种局部肌筋膜瓣技术仅仅适用于比较复杂的病例,如常规手术无法完成的病例或被认为价值存疑的手术,如植入金属丝进行腹壁缺损修复等[3]。Ramirez在1990年首先描述了"CS"技术可用于巨大腹壁疝修复[4]。他的主要目的是通过分离腹壁的肌筋膜瓣从而使腹壁缺损能够达到重新的闭合或重建。但是,他没有提及由于肌筋膜的移位而导致的机体可能发生的短期和长期的生理改变。两侧腹外斜肌的前部纤维主要负责躯干的屈伸,其作用是将腹壁中线向侧方牵拉,也就是起到将腹壁白线"分离"的作用。在腹外斜肌被松解后,至少在短时间内可消除中线区腹壁缺损关闭的牵拉张力,从而使中线部位腹壁缺损的关闭能够成功进行。

另外,"CS"技术本身也没有一个达成共识的定义,因为腱膜、肌肉或腹壁覆盖的鞘膜均可被分离或推移从而实现腹壁缺损的关闭。所有的肌肉或腱膜都可以通过某种方式实现分离,许多研究报告实际上使用的并不是一种腹壁重建方式,包括在腹壁不同的层次置放不同的补片,这也使得手术效果的比较变得困难[5,6]。

此外,肌肉电生理研究发现腹外斜肌在参与侧腹壁的呼吸运动和腰椎的支持作用中起的作用最小[7-9],因此,通过对腹外斜肌进行分离来实施腹壁缺损重建是一种较合理的选择。

本章将重点阐述在腹直肌外侧腹外斜肌止点侧方进行腹外斜肌分离的技术,并可同时分离腹直肌后鞘。目前,此技术在腹壁中线区域缺损重建中得到了广泛应用。在本章中,CS技术就是指腹外斜肌和腹直肌后鞘的松解。而补片相关问题,包括补片的选择及置放层次等,则不在此章的讨论范围内,将在其他章节中进行讨论。

适应证及相对禁忌证

应当明确的是CS技术只是腹壁重建方法之一,其他技术还包括直接缝合技术、补片应用与置放技术、对过多皮肤及皮下组织的处理及对同时存在的胃肠道或妇科疾病进行处置的技术等。总体而言,CS技术的适应证必须基于医师和患者的一致目标、疝的解剖结构(大小、形状及位置)和患者的临床情况(病史、是否为急诊手术)。虽然每个规则都会有例外,但此技术主要应用于明显腹壁缺损的患者,且缺损修复后可显著改善患者的生活质量。总之,CS技术是腹壁重建方法中的一种,当患者腹壁存在中到大的缺损(图27-1)、腹腔内容物能够回纳(不受肥胖和缺损伴腹壁功能不全的限制)、无主动吸烟史时,就可以考虑采用CS技术进行腹壁缺损修复。表27-1详细列出了决定应用CS技术进行腹壁缺损重建的相关因素。

对合并病态肥胖的巨大腹壁缺损患者则可能就不适宜实施CS技术进行腹壁重建,这是因为这类患者的脂肪分布以内脏为主,回纳腹腔脏器后完全关闭缺损可能存在张力或难以实施。目前,除了体格检查

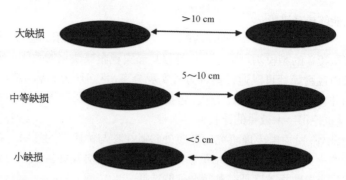

图27-1　疝缺损大小的测量。不论疝环的大小和疝囊的数量，腹壁中线区域缺损是以腹直肌内侧边缘为界进行测量的。根据患者的情况通过体格检查或CT扫描进行。小缺损（小于5 cm）、中等缺损（5～10 cm）、大缺损（大于10 cm）是根据两侧腹直肌间缺损的宽度，而不是缺损的长度来确定的。CS技术主要用于腹壁中等大小缺损的修复，特别是缺损修复困难或同时存在感染等情况而无法使用永久合成补片时。绝大多数大的腹壁缺损都需要应用CS技术来帮助实现腹壁缺损的关闭，但对肥胖和长期吸烟患者需慎重

和腹部CT检查外，还没有其他办法评估此类患者的内脏器官是否能够完全回纳至关闭后的腹腔。CS技术要求分离后的组织能够愈合在一起，而主动吸烟可增加患者切口并发症发生率和降低组织的愈合能力，因此，长期吸烟被认为是一个择期手术的相对禁忌证[6]。

表27-1　应用CS技术的适应证和相对禁忌证

	适 应 证	相对禁忌证（注意事项）
中到大的腹壁缺损	X	
明显畸形	X	
患者渴望纠正畸形	X	
肥胖（限制腹腔内容物的回纳）		X
主动吸烟		X
活动性感染		X

注：总之，CS技术应在适应证尽可能多的情况下进行，相对禁忌证要尽可能地少。切除过多的皮肤和皮下组织可以同时实施；尼古丁实验可以验证患者是否戒烟。另外，要尽可能地控制术前感染。

技　术

CS技术的概念很直白明了,但如果想获得成功的手术效果,手术者需充分了解手术的细节与注意点。具体手术的步骤如下(无特定顺序):

(1) 在腹直肌外侧,切开附着于腹直肌的腹外斜肌内侧部位。

(2) 分离腹内斜肌与腹外斜肌。

(3) 游离腹直肌后鞘。

(4) 中间区域关闭(通常首先关闭腹直肌后鞘,其次关闭白线/腹直肌前鞘)。

手术步骤取决于手术方案,而手术方案则主要取决于手术目的。例如:对于巨大疝囊或体重减轻存在显著的多余皮肤与皮下组织的患者,术中可相应给予切除,以减少及避免术后皮下血清肿、切口张力过大及永久性腹壁畸形等问题。在此处置过程中,可以很容易地充分暴露全程腹外斜肌与腹直肌相附着的部位,通过此切口实现组织结构分离。如果切口无法获得上述部位的充分显露,自中线切口的大皮瓣、侧方垂直皮瓣或皮下"隧道技术"可用于帮助获得充分的暴露。如果多余的皮肤没有被切除,基于中线或横侧向切口的大皮瓣可用于帮助腹外斜肌内侧部分的暴露。值得注意的是,两侧腹壁皮肤的血供来源于肋间、肋下和腰动脉,中间部位则来源于腹壁下和腹壁上动脉,另外还有旋髂浅血管、腹壁浅血管及其分支血管[10],这些穿支血管的保护可以显著降低如组织缺血和感染等切口并发症的发生率。

● 暴露腹外斜肌

为了充分暴露腹外斜肌,腹前外侧壁必须充分游离。在此过程中,良好的血供对游离皮瓣非常重要,可显著减少切口并发症的发生。从腹壁正中切口进行大范围皮瓣的游离在开展此技术的初期常被使用,但这常常导致较高的切口并发症发生率。保留脐周穿支血管可以显著降低切口边缘皮肤坏死的机会,进而降低切口并发症的发生。这可通过在侧腹壁行横切口进行,通过脐周穿支血管外侧的垂直瓣可以充分显露腹外斜肌的内侧缘及其全长。带光源的拉钩或腹腔镜有助于照明及显露。如果需要行一个长的低位横切口来切除多余皮肤、皮下组织及疝囊，则可通过其下方建立垂直皮瓣来显露，带光源的拉钩或腹腔镜同样有助于照明及牵拉，这种技术被称为是保留穿支的CS技术。

● 腹外斜肌分离

腹外斜肌的松解有两个步骤：① 内侧附着点的分离；② 腹外斜肌与腹内斜肌的分离。其中，首先分离的是腹外斜肌的内侧附着点。

完整的分离范围为从肋弓上向下达腹股沟韧带。但腹壁缺损可以在上腹部，也可以在下腹部，因此对于这些缺损其分离范围可以局限于相应部位，这特别适用于不是很大的腹壁缺损。在术后做会导致侧腹壁肌肉收缩产生张力的Valsalva动作（强力闭呼动作）时，腹外斜肌内侧附着点的分离并不能获得最佳效果。其主要原因之一在于手术所分离的内侧附着点是整个侧腹壁肌复合体的共同附着点。要避免这种情况，通常是从分离腹外斜肌的肌纤维开始，而非分离腱膜。这可以通过单极仪器测试来确定腹壁肌性成分。

肌纤维一旦暴露，就可以通过沿肌纤维的自然分布方向钝性分离腹外斜肌。一旦到达白色的腹内斜肌筋膜水平，就不要再继续深入。血管钳放置于腹内、外斜肌间，与腹外斜肌附着点相平行，用单极电外科器械沿长轴切开腹外斜肌。切开的腹外斜肌外缘可用Allis钳提起以方便此分离过程。

此部分腹外斜肌的分离非常简单，因为它仅由薄的浅表结缔组织相聚集而成。每束结缔组织本身不够牢固，但其系列组合后会变得非常牢固，一起共同抵抗外力。腹外斜肌的分离对于腹壁向内侧移动和缺损闭合非常重要，且不会引起术后Valsalva运动时的肌张力增高。以Allis钳提起腹外斜肌的外侧缘，然后以钝性方式完成腹内、外斜肌的分离。在分离的外侧方就是神经纤维束，这也是侧方分离终止的标记。对这些解剖结构的认识有助于减少发生神经纤维束损伤的风险。

● 腹直肌后鞘

手术前辨认腹直肌的内侧缘是非常重要的。用Kocher钳提起腹壁切口边缘可以很容易地辨认腹直肌内侧缘。分离疝囊时要避免损伤最终需缝合在一起的腹直肌鞘。然后，在直视和触诊下确定腹直肌的内侧缘。用单极电刀在腹直肌内侧缘或稍前方做一个纵行切口。一旦辨认出腹直肌纤维，扩大切口直至允许示指插入，用示指来回滑动使腹直肌后鞘与腹直肌分离，并作为继续分离腹直肌后鞘的标志。这需要沿着切口长轴完成，以确保可分离至疝缺损边缘的上方和下方。对于较长的中线切口，一般要从剑突延伸至耻骨联合。在弓状线以下，还需分离 Retzius 间隙内的膀胱和腹膜外脂肪。但如果腹直肌后鞘分离得太向后，将增加关闭此层的难度。穿过腹直肌的造口或既往已有造口将增加在该部位进行游离的难度。在中线切口关闭后可行造口部位的横行关闭。在关闭腹直肌后鞘时要注意避免牵拉缝线时突然拉紧缝线。以较低的角度 (横向) 拉缝线比 90° 角 (竖直) 拉缝线可以更好地防止撕裂腹直肌后鞘。采用 Isrealsson 等倡导的短缝合技术 (short suture technique) 可以使张力更均匀地分布在较广的表面[11]。

尽管在缺损开始关闭时会存在一定张力，但当腹直肌后鞘完全关闭后，其张力通常可以忽略不计。垂直向下缝合直到弓状线，提起覆盖在膀胱上的腹膜横行关闭弓状线。长效可吸收缝线效果最好，倒钩缝线可使张力分散到更大的范围，降低切口裂开概率，使缝合变得更简单。

● 腹直肌前鞘和白线

一旦腹直肌后鞘可推进 (在很多情况下缺损就可关闭)，腹直肌就可通过腹直肌前鞘、瘢痕组织和残存腹白线的缝合而得以对拢关闭。采用短线缝合技术有助于缺损的关闭，使组织局部缺血最小化，并促进腹直肌对拢[12]。研究表明短缝合技术在关闭初始及中线部位切口时可减少疝复发率，降低切口感染率，其在腹壁重建中的应用是合理的，因其可扩大切口张力分布的面积，减少缝线中带入的组织，减少缝合部位组织的缺血坏死。在疝修复和一期剖腹手术缝合效果方面短缝合技术的表现并无明显差异。

预　后

有关直接缝合切口疝复发率的报道差别较大，但普遍认为其复发率较高。在直接缝合与补片修复的长期随访研究中，切口疝直接缝合复发率可高达63%[13]。

采用切口疝直接缝合并联合CS技术（不采用补片，也不采用短缝合技术）可将复发率降至0%～20%[5]。腹壁中线切口进行大范围皮瓣游离以显露腹外斜肌时，切口并发症发生率增高，包括局部缺血（20%）、感染（40%）和切口裂开（43%），这些并发症常较严重，其中20%的患者需再次进行手术治疗[10]。采用保留穿支血管或内镜技术可显著降低切口并发症的发生率[14-17]。

但值得注意的是缝线技术也能影响复发率。如上所述，短缝合技术在疝修复和一期开腹手术缝合时效果无明显差异。此外，如果短缝合技术失败，其产生的裂口很小，容易被瘢痕组织填塞，而不是进展成另一个疝缺损[12]。因此，短缝合技术应用于CS技术治疗腹壁中线区域疝缺损修复也是合理的，它可降低术后远期的疝复发率。材料的应用无疑是另一个影响疝术后复发率的重要因素，但这不是本章的讨论内容。值得一提的是，复发不是衡量手术成功或失败的唯一标准。例如：一例因15 cm宽腹壁中线区域缺损而严重影响生活的患者，应用CS技术进行治疗（未加用合成补片），可能会在中线区域出现小的复发疝。尽管其出现了复发疝，但此患者腹壁功能完整，无明显不适症状，且有多种修复方式可供选择，或者继续随访观察。因此，从患者的角度来看，尽管有复发疝的存在，但手术仍然是成功的。

结 论

总之，开放CS技术有多种实施方式，最常见的是在腹直肌的外侧沿长轴分离腹外斜肌附着点，将腹外斜肌与腹内斜肌分离。此方式可以联合腹直肌后鞘的分离及补片的应用。腹中线缺损（腹直肌前鞘和后鞘）的一期缝合推荐应用短缝合技术，根据切口深度和跨度，每一针应包括5～8 mm的组织缝合，此过程需注意避免缝线带入肌肉或薄弱筋膜。CS技术应该选择性应用于中到大的腹壁缺损患者（表27–1）。CST的优点：① 可使腹直肌向内侧推进；② 降低术后中线部位缝合的张力。其术后复发率为5%～20%，但其复发常为较小的缺损且容易处

理。保留穿支血管的技术应尽可能采用,其可将切口并发症的发生率
降至10%以下,程度也显著地降低。

(宋致成 顾 岩 译)

·参·考·文·献·

[1] Larson GM, Harrower HW. Plastic mesh repair of incisional hernias. Am J Surg. 1978; 135(4): 559-563.

[2] Mahorner H. Umbilical and ventral herniae. Ann Surg. 1940; 111(6): 979-991.

[3] Gibson C. Operation for the cure of large ventral hernia. Ann Surg. 1920; 72(2): 214-217.

[4] Ramirez OM, Ruas E, Dellon AL. "Components separation" method for closure of abdominal-wall defects: an anatomic and clinical study. Plast Reconstr Surg. 1990; 86(3): 519-526.

[5] Shell DH, de la Torre J, Andrades P, et al. Open repair of ventral incisional hernias. Surg Clin North Am. 2008; 88: 61-83.

[6] Blatnik JA, Krpata DM, Novitsky YW, et al. Does a history of wound infection predict postoperative surgical site infection after ventral hernia repair? Am J Surg. 2012; 203(3): 370-374.

[7] Abe T, Kusuhara N, Yoshimura N, et al. Differential respiratory activity of four abdominal muscles in humans. J Appl Physiol. 1996; 80(4): 1379-1389.

[8] de Troyer A, Estenne M, Ninane V, et al. Transversus abdominis muscle function in humans. J Appl Physiol. 1990; 68(3): 1010-1016.

[9] Gracovetsky S, Farfan H, Helleur C. The abdominal mechanism. Spine. 1985; 10(4): 317-324.

[10] Lowe JB. Risks associated with "component separation" for closure of complex abdominal wall defects. Plast Reconstr Surg. 2003; 111(3): 1276-1283.

[11] Cengiz Y, Blomquist P, Israelsson LA. Small tissue bites and wound strength: an experimental study. Arch Surg. 2001; 136(3): 272-275.

[12] Millbourn D, Cengiz Y, Israelsson LA. Effect of stitch length on wound complications after closure of midline incisions: a randomized controlled trial. Arch Surg. 2009; 144(11): 1056-1059.

[13] Burger JW, Luijendijk RW, Hop WC, et al. Long-term follow-up of a randomized controlled trial of suture versus mesh repair of incisional hernia. Ann Surg. 2004; 240: 578-585.

[14] Lowe JB, Garza JR, Bowman JL, et al. Endoscopically assisted "components separation" for closure of abdominal wall defects. Plast Reconstr Surg. 2000; 105: 720.

[15] Saulis AS, Dumanian GA. Periumbilical rectus abdominis perforator preservation significantly reduces superficial wound complications in separation of parts hernia repair. Plast Reconstr Surg. 2002; 109(7): 2275-2280. discussion: 2281-2282.

[16] Giurgius M, Bendure L, Davenport DL, et al. The endoscopic component separation technique for hernia repair results in reduced morbidity compared to the open component separation technique. Hernia. 2012; 16(1): 47-51.

[17] Harth KC, Rose J, Delaney CP, et al. Open versus endoscopic component separation: a cost comparison. Surg Endosc. 2011; 25(9): 2865-2870.

第28章
内镜组织结构分离技术
Endoscopic Component Separation

Michael J.Rosen

适应证和禁忌证

腹壁重建是一种复杂的手术过程,必须做好充分的术前准备,例如:一定要鼓励患者戒烟和减肥(戒烟应是强制性的),调整患者达到最佳的营养状态,评估患者心脏功能等。内镜组织结构分离技术(endoscopic component separation technique, ECST)的适应证是不采用肌筋膜瓣推进技术就无法关闭的腹壁缺损。虽然有一些大致的推荐意见,但ECST并没有绝对的最小或最大缺损程度的限制。一般而言,小于8~10 cm的腹壁缺损往往不需要进行额外的组织分离;而20 cm以上的缺损因缺损面积过大而无法实施标准的ECST治疗;剑突下或耻骨上区的缺损无法获得类似脐水平的腹壁松解。另外,腹壁的顺应性也是需要考虑的,但术前准确对其评估困难。多次复发疝的患者往往腹壁僵硬,顺应性差,对其进行组织结构分离很难获得大范围的肌筋膜推进。

ECST可以在开放腹壁重建手术中应用,也可以在微创条件下行完全内镜疝修补术。两种手术方式都将在下文中介绍。通常情况下,若准备实施开放腹壁重建术,并准备行大范围的皮肤游离以放置补片,这时就应实施开放的CST。同样,若同时需要切除多余皮肤或实施脂肪层切除,也应实施开放CST。若行完全内镜疝修补术,宽度小于6 cm的腹壁缺损并不需要行ECST,采用常规的腹腔镜修补技术就能够完成。

与开放CST相比,ECST的组织松解程度大约为CST的85%。

因此，如果手术者认为组织分离是必需的，那么大多数情况下 ECST 是可以满足要求的。然而，若患者曾行延伸至侧腹壁的横切口或曾实施开放 CST，ECST 则成为相对禁忌证。在这些病例中，常存在过多的瘢痕组织且组织致密，球囊分离器的使用可能会撕裂腹壁导致损伤。

患者准备和设备配置

设备包括：腹腔镜镜头（直径 10 mm 的 30° 镜）、腹膜前腹股沟疝球囊分离器 (Covidien，Norwalk，CT)、球囊导管套管 (30 ml) (Covidien，Norwalk，CT)、腹腔镜穿刺套管、超声刀或 LigaSure TM 装置 (Covidien，Norwalk，CT) 和（或）腹腔镜电剪刀。术前给予患者抗生素预防治疗和有创监测，术后留置硬膜外导管用于术后镇痛。

● 体位

患者取仰卧位，双手臂外展固定。充分暴露腋后线有利于放置侧腹部套管，如果手臂放于侧腹壁旁，将影响术中操作。

● ECST 穿刺套管的位置

每侧需放置 3 个穿刺套管。第一个套管置于第 11 肋的前端，是球囊分离器的通道；第二个套管在腋后线上，处于低于第一个套管位置；第三个套管通过已松解的腹外斜肌放置，与头侧套管在同一条直线上。

ECST 的实施

在第 11 肋前缘做一小切口，其位置应在半月线的外侧以避免球囊分离器放置于腹直肌鞘内。该位置要尽可能地靠向外侧，使套管与半月线之间有足够的空间进行组织分离。笔者认为这是手术中最重要的步骤，其解剖必须清晰可辨。因此，对于肥胖患者，笔者会适当扩大切口以保证清晰地辨认腹外斜肌。钝性分离皮下组织和 Scarpa 筋膜，同时应用 Kocher 钳抓提腹外斜肌。

如果正中开放切口已经完成，通过切口可以触及腹直肌外侧缘，有助于确定第一个直径10 mm套管的放置位置。

根据所做侧方皮肤切口的位置，其下方腹外斜肌可以是仅为筋膜组织或肌肉与筋膜组织的共同构成。手术者对此处的解剖结构需明确，以避免切开过深进入腹内斜肌。打开腹外斜肌纤维并钝性分离，轻柔置入S拉钩，在腹外斜肌和腹内斜肌之间建立一个朝向足部方向的空间。

标准的腹膜前腹股沟疝球囊分离器应放置在腹外斜肌下方并向下朝耻骨结节方向推送，其位置应在侧方，以避免半月线损伤。如果遇到之前的腹壁横切口导致的瘢痕组织会使球囊无法通过，此时应中止球囊分离器使用，直视下重新构建肌间间隙空间。

直视下向球囊内充气，可清楚地辨识腹外斜肌纤维、腹内斜肌纤维及半月线的解剖。

标准的腹膜前腹股沟疝球囊分离器无法进行头侧肋缘部位腹外斜肌的游离。因此可撤掉此球囊，将一手指放置于肋弓下缘上方的肌间隙中，通过手指的滑行运动进行钝性分离。如果此空间没有创建好，腹腔镜下的解剖平面就可能是错误的，手术时甚至可导致技术失误。切记：腹外斜肌附着于肋缘上5～7 cm，需将腹外斜肌自肋弓分离，以保证肌肉向内侧滑动。

使用带球囊的套管穿刺器固定以防止气体泄漏。不要使用三角形球囊，因为它可能会使分离出的空间闭塞。常用的注气压力为10～12 mmHg。

向下的空间可用腹腔镜（直径10 mm的30°镜）进行钝性分离创建，完成肌层间隙的分离，向外至腋后线，向下至腹股沟韧带。

第二个套管置于腋后线上，此套管要尽可能地靠向外侧，以提供足够的角度进行腹外斜肌的松解，松解的位置位于半月线外侧2 cm的腹外斜肌。

观察镜头通过第11肋前缘穿刺套管进入，电剪刀自腋后线的穿刺套管进入，将腹外斜肌自头侧（尽可能靠上）向腹股沟韧带或耻骨结节方向切开。需注意应尽可能将腹外斜肌在半月线的外侧完全分离。

通过分离腹外斜肌表面的Scarpa筋膜可获得更多的组织松解，腹壁绝大部分的血管走行在此筋膜表面，分离此层血供不会受到显著影响。

第三个穿刺套管通过下腹部经松解的腹外斜肌置入。此套管的位置应在第一个切口内侧，在腹外斜肌肋缘位置的拟切开线上。此穿刺套管的放置非常重要，因为头侧部分的分离与手术者的视觉方向相反，其操作极具挑战性。

第三个穿刺套管放置完成后，内镜镜头可通过下腹部穿刺套管进入，剪刀自第二个套管内置入，对上方腹外斜肌进行分离。仔细将腹外斜肌从肋缘分离可为切开腹外斜肌提供一个清晰的平面和通道，并可避免损伤半月线或分离至肋缘下方。

腹外斜肌分离完成后，内镜镜头转移到第二个套管中观察，LigaSure™通过第三个套管置入，用于分离腹外斜肌。由于腹外斜肌的上部主要为肌性成分，所以笔者更喜欢用LigaSure™，因为电刀可能会导致止血不彻底。

在肋缘上数厘米处切断腹外斜肌。其具体切断的程度因人而异，一般至少需要在疝缺损上缘5 cm以上，一般在肋缘上至少3～4 cm。

双侧组织结构分离技术可使关闭切口的张力对称，因此，在多数患者中，我们实施双侧CST操作。

接下来的步骤取决于ECST的操作是否与开放的补片放置相结合，或者是否实施完全的微创修复手术。

● 开放手术补片的放置

做中线部位的切口（若ECST前未做此切口），并根据需要进行肠道准备。

● 腹直肌后补片放置

笔者比较喜欢将补片放置于腹直肌后方的间隙，通过ECST避免了大范围的皮瓣分离，腹直肌与补片之间常规放置引流。虽然有医师在腹直肌后分离时将分离的范围跨过半月线进入侧腹壁平面，但如果组织分离技术已经完成，这样的分离应该避免。因为当腹外斜肌已经松解后，若腹横肌被有意或无意地切开，那么此时的侧腹壁就仅由腹内斜肌支撑，其结果是如果没有导致疝发生，也极有可能引起腹壁膨出。

微创腹壁重建术

对于 10 ~ 12 cm 以下的腹壁缺损患者，当没有复杂的瘢痕组织需要修复及常规的腹腔镜补片修补还不足以完成腹壁缺损修复时，就可考虑实施全微创腹壁重建术。首先实施ECST，完成双侧组织结构分离后，将穿刺器置入腹腔进行腹腔内疝修补术。分离腹腔内粘连，充分显露腹壁及缺损，用脊椎穿刺针采用15 cm测量尺自腹腔内测量腹壁缺损的大小，然后关闭腹壁肌腱膜缺损。一般而言，不必切除疝囊，或者将腹膜从缺损的筋膜上除去，但在需要时也可这样做。在疝的上方做一个小的皮肤切口，用缝线穿引器将1号聚丙烯缝线穿过皮肤和一侧腹壁缺损的边缘，将缝线导入腹腔，退出缝线穿引器；然后再穿过上述同一皮肤切口将缝线穿引器穿过对侧缺损的边缘，将腹腔内的1号聚丙烯缝线带出腹腔。同样的方法进行腹壁缺损全长的间断缝合，以保证肌筋膜缺损的彻底关闭。降低充气压力，将缝线在皮下及筋膜上打结。考虑到打结后缺损关闭的张力仍可能较高，导致修复达不到理想的效果，因此在缺损实际测量大小的基础上进行至少超过缺损边缘4 cm的补片重叠修补是必要的。适当大小的补片可放于腹腔内，并进行跨筋膜层的缝合固定，然后用腹腔镜钉枪将补片完全固定于腹壁。额外的补片跨筋膜缝合固定有助于降低中线部位缺损关闭的张力。

并　发　症

不进行皮瓣游离的腹壁缺损修复可以显著降低术后切口的并发症。我们曾遇到1例在松解肋缘上方腹外斜肌过程中形成术后血肿的病例。该部位的腹外斜肌主要为肌性成分，可应用LigaSure™来预防这种并发症的发生。

与开放CST相似,避免半月线损伤非常重要。一旦半月线被切开,可能导致侧腹壁的全层缺损,进而导致疝发生。这种缺损的修复非常困难。在半月线外侧至少2 cm处进行切开可以避免这种问题的发生。对于巨大腹壁疝(> 20 cm)或腹壁缺损伴腹壁功能不全的患者,ECST往往不能取得满意结果,一般需要实施其他的重建手术。

(宋致成 顾 岩 译)

·推·荐·阅·读·

[1] Harth KC, Rosen MJ. Endoscopic versus open component separation in complex abdominal wall reconstruction. Am J Surg. 2010; 199(3): 342–346.

[2] Rosen MJ, Fatima J, Sarr MG. Repair of abdominal wall hernias with restoration of abdominal wall function. J Gastrointest Surg. 2010a; 14(1): 175–185.

[3] Rosen MJ, Jin J, McGee M, et al. Laparoscopic component separation in the single stage treatment of infected abdominal wall prosthetic removal. Hernia. 2007a; 11(5): 435–440.

[4] Rosen MJ, Reynolds HL, Champagne B, et al. A novel approach for the simultaneous repair of large midline incisional and parastomal hernias with biological mesh and retrorectus reconstruction. Am J Surg. 2010b; 199(3): 416–420.

[5] Rosen MJ, Williams C, Jin J, et al. Laparoscopic versus open component separation: a comparative analysis in a porcine model. Am J Surg. 2007b; 194(3): 385–389.

第29章
腹腔镜腹壁切口疝修补技巧

Technique: Laparoscopic Ventral/Incisional Hernia Repair

腹壁疝可能是原发性的也可能是由切口引起的。原发性中央疝可分为脐疝、脐旁疝、腰疝、上腹疝和半月线疝。切口疝的发病率大于15%，切口疝的发生与切口大小、切口关闭技术[1]、术后并发症如感染有关，还与糖尿病、吸烟和免疫抑制剂的应用等患者自身因素有关。这些患者主要是因为感觉不舒服、腹壁功能下降来寻求治疗，而不是因为肠梗阻或肠缺血。据估计，每年欧洲有30万例，美国有40万例腹壁疝修补术[2]。

腹腔镜腹壁疝修补术的历史

开放缝合组织法作为修补腹壁切口疝的标准治疗方法已有多年历史了，当18%～63%的复发率[3]被发表时，这一技术的远期结果受到了质疑。据统计在网片组中，中等大小疝 (<6 cm) 的3年复发率较低 (43%vs.23%)[4]，对其的随机研究证实，应用补片的开放式修补的复发率更低。随着运用网片的开放腹壁疝修补术的采用，出现了选择在不同的位置放置网片，这些位置包括层间：缺损处直接补片置入(inlay)、层上：肌腱膜上补片置入 (onlay) 和肌后、腹膜外、腹膜内补片置入 (underlay)，肌后、腹膜外、腹膜内补片置入术是复发率最低的[5]。与此同时，在1993年第一次出现了腹腔镜腹壁疝修补的技术描述[6]，用钉合的方法把聚四氟乙烯(PTFE)网片固定于前腹壁。从那以后出现了多种网片和固定方法可供选择，但基本技术仍保持不变。

患 者 选 择

尽管腹腔镜腹壁疝修补术仍局限于由普通外科医师实施,但复杂病历仍需一定的学习曲线。虽然没有明确需要多久的学习曲线,但最严重的并发症往往与腹腔镜下粘连分解和肠道损伤有关[7]。以下一些情况会导致手术时间(进腹、粘连分解和网片放置)延长,如BMI大、ASA分级高、已有腹壁切口疝修补手术史、耻骨上疝、肠管与腹壁或疝囊粘连、巨大缺损、疝内容物嵌顿及助手工作时间短[8]。虽然有些患者的情况多变,仅在术中可见,但另一些则能在术前做出评估,以便选择适合的手术。初学者开始应选择一些合适的病例,如原发性疝或正常体重的中、小型的首次切口疝患者,一旦简单病例的处理达到一定水平,可以开始处理一些不典型部位的疝、复发性疝、缺损大的疝,并可加以运用组织结构分离技术。通过CT扫描来明确疝的大小和潜在功能不全的组织,以帮助制订手术计划。患者的一些诸如糖尿病、免疫抑制、肥胖和吸烟等伴随情况会增加并发症的发生、手术难度及复发[9-12],如可能,这些因素应在术前得到处理。

手 术 安 置

患者取仰卧位,这样对于非典型部位疝可在手术中随时改变患者的体位。通常需包裹患者的双臂,以便于外科医师在实施下腹部粘连松解和固定时有足够的活动空间。如果预计手术时间较长或疝的缺损边缘超过脐以下,需留置Foley导尿管。手术台两侧各放置一台监视器,因为主刀和助手在松解粘连和固定补片时会经常互换位置(图29-1)。

进 腹

可通过闭合技术(气腹针及可视套管针)和开放技术这两种方法进腹。基本的概念是远离缺损区,选择粘连可能很少的地方进腹(图29-2)。

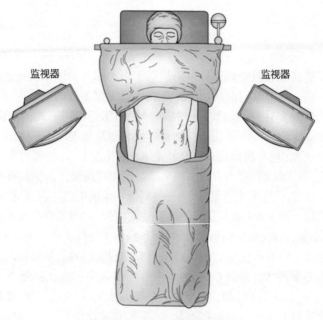

图 29-1　患者和监视器的位置

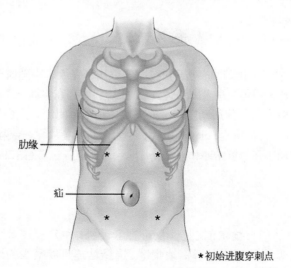

★初始进腹穿刺点

图 29-2　推荐的穿刺进腹位置

粘连松解和疝复位

粘连松解和疝的复位可能很简单,也可能会占大部分手术时间,疝的大小及以前曾行疝修补的次数有助于预测粘连松解所增加的手术时间和指导制订手术方案[8]。避免电热源性器械钝、锐性联合松解粘连通常更安全。热源可能导致损伤,而这种损伤在手术时不易被发现,但会引起向两侧的热扩散,从而导致延迟性肠瘘。即使不使用热源性器械分离松解,也可能遗漏肠道损伤,所以在粘连松解完成后,应仔细检查整个肠道。虽然大部分浆膜层损伤不是很明显,但是这些损伤还是需要缝合关闭,以免发展成少见的全层损伤。肠道损伤的具体处理会在其他章节进行讨论。粘连松解过程中可发生出血,可钳夹或局部电凝止血处理。

除了明显可摸知的疝,一般的疝并不难以识别,因此通常需要进行彻底的腹壁粘连松解。分离范围至少需超过筋膜缺损边缘5 cm,以便网片能充足地覆盖在健康的筋膜上。向下需推开膀胱及识别Cooper韧带,向上可横断镰状韧带。对于脐疝,要记住的要点是,腹膜前脂肪经常被疝出,进行腹腔镜修补时,这部分疝内容物往往不能被完全切除。

回纳慢性嵌顿内容物可能是一种挑战。两手交替牵拉结合外部施压可能有帮助。如果无进展,可考虑在疝缺损处做一小切口,在疝囊内进行粘连松解以便回纳,或转为开放手术 (图29-3、图29-4)。

疝的大小和网片选择

疝的缺损大小可以通过在体内测量缝合时两个抓钳间的距离测到,或者在体外用尺或脊髓穿刺针测量。缺损边缘在腹壁上做标记,并用尺测量缺损大小。在腹腔内不充气状态下测量可能更准确。体外测量用于大部分患者,这部分患者的疝小到中等大小,并且体型不胖。对于肥胖和 (或) 复杂疝患者,腹腔内和腹腔外的测量可能存在明显差别,这会导致使用过大的网片。网片至少超过缺损边缘5 cm

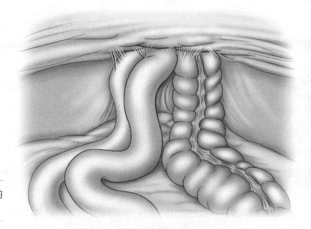

图29-3　疝未回纳的
初始观

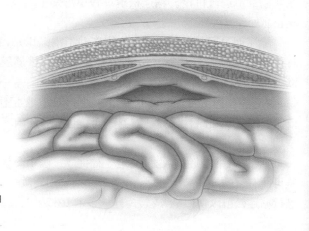

图29-4　内容物回纳
后所见的缺损

以上，以便覆盖在健康组织上。瑞士奶酪样缺损需要的网片可能小一些，单纯的大缺损要大一些。网片应在一处（如顶部）做好标记，这有助于将网片放入腹腔时明确头尾端方向，也有助于认清哪一面该朝向腹壁。有多种网片固定方法及网片置入前各种准备的指导。大部分专家认为筋膜缝合是需要的，网片四边缝线牵引，并留长线，以便钳夹及牵出体外，一般在此位置建议使用永久不可吸收缝线，许多人用的是 Gore-Tex® 缝线。网片应放置于缺损中央，在之后牵出缝线的腹壁上做好标记。最近有主张，腹腔镜修补腹壁疝时要缝合关闭中线。这种争论在其他章节中会加以详述，但缝合关闭筋膜是能完成的。当中线已被关闭时，网片宽度不用再依据原来未关闭时缺损的大小，但这点并不很明确，因为当患者拔管和用力咳嗽时，一些在张力情况下的缝合偶尔会发生崩裂。

补片置入和固定

卷紧网片，通过直径10 mm套管或套管移除后的小切口置入腹腔，可经对侧穿刺孔置入抓钳，抓住刚置入的网片来帮助操作。运用两把抓钳铺平网片，网片四边的缝线经筋膜牵引出腹壁 (图29-5)，前两根牵出后，应确保网片展平，进一步确认余下牵出的位置 (图29-6)。然后将这些线打结，沿网片四周间隔1～2 cm钉合固定 (图29-7)，也可每隔3～5 cm缝至筋膜固定。一组850例病例术后研究发表的结果显示，这项技术的复发率为4.7%，网片的感染率为0.7%[13]。另一位学者质疑这种缝至筋膜固定方法的必要性。有报道一种所谓的"双冠"技术，其实就是类似前述的不经筋膜的内外两圈钉合固定，这项技术已被证实具有低复发率[14-15]，不过所谓的由于不缝至筋膜可减轻疼痛的优点，尚未被随机试验所证实。

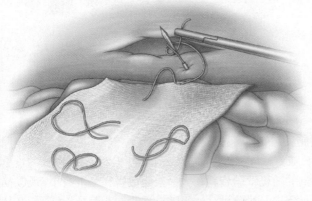

图29-5 经筋膜牵出第一根缝线

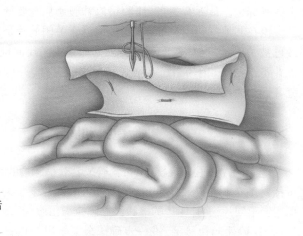

图 29-6　牵出最后
一根缝线

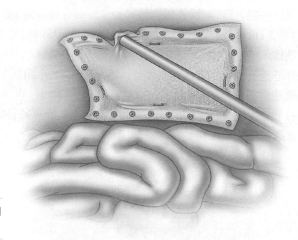

图 29-7　网片四周
钉合

结　局

　　特殊并发症及其处理会在其他章节讨论。一般来说，腹腔镜腹壁
疝修补的病例数随着熟练度的提高在不断增加，但对于其益处，并没见
有令人印象深刻的随机试验资料。大多数随机研究样本数小，所以摘
要的总结需要得到进一步验证。八组随机试验的荟萃分析证实，在住

院天数、感染率 (不需取出补片) 方面,腹腔镜手术占优,但在肠道损伤、血清肿和疝复发方面并无差异[17]。虽然资料提示腹腔镜途径与低复发率、住院天数短和较少的并发症有关,但一项11组的随机试验系统回顾和比较研究得出的结论是:没有证据表明腹腔镜方法优于或劣于开放手术方法[18]。近来,Cochrane 回顾总结了11组随机试验,得出的结论是:腹腔镜组的伤口感染率较低,住院天数较少,但复发率并无差异[2],总结见表29-1。

表29-1　腹腔镜与开放腹壁切口疝修补术随机试验结果比较

作　者		Itani[19]	Asencio[20]	Pring[21]	Olmi[22]	Navarra[23]	Misra[24]	Moreno-Egea[25]	Carbajo[26]
年　份		2010	2009	2008	2007	2007	2006	2002	1999
患者数		146	84	54	170	24	62	22	60
复发率	腔镜	12.3%	9.7%	3.3%	2.3%	0%	6.3%	0%	0%
	开放	8.2%	7.9%	4.2%	1.1%	0%	3.3%		6.7%
并发症	腔镜	31.5%	33.3%	36.7%	16.4%	16.7%	21.2%		6.7%
	开放	47.9%	5.1%	54.2%	29.4%	8.3%	42.4%	36.3%	66.7%
肠切除	腔镜	4.1%	2.2%	0%	0%	0%	0%	0%	0%
	开放	0%	0%	0%	0%	0%	0%		6.7%
血清肿/血肿	腔镜	11%	31.1%	16.7%	7.1%	16.7%	12.1%	0.0%	3.3%
	开放	27.4%	5.1%	33.3%	4.7%		3%	36.3%	36.7%
手术部位感染	腔镜	5.5%	0%	3.3%	1.2%	0%	6.1%	0%	0%
	开放	24.7%	0%	16.7%	8.2%	8.3%	33.3%	0%	10%

结　论

现今正流行腹腔镜腹壁疝修补术,对于简单病例可能学习曲线较短,而对于非典型部位病例和复杂病例,则需要具备一定的专业技能。1级研究仅提供有限的证据证明腹腔镜明显优于开放手术,但许多研究受困于随访时间太短 (<2 年)。

(蔡祖金　戴华佳　译)

·参·考·文·献·

[1] Cengiz Y, Mansson P, Israelsson LA. Conventional running suture and continuous double loop closure: an experimental study of wound strength. Eur J Surg. 2000; 166(8): 647–649.

[2] Sauerland S, Walgenbach M, Habermalz B, et al. Laparoscopic versus open surgical techniques for ventral or incisional hernia repair. Cochrane Database Syst Rev. 2011, (3).

[3] Shell D, de la Torre J, Andrades P, et al. Open repair of ventral incisional hernias. Surg Clin North Am. 2008; 88(1): 61–83.

[4] Luijendijk RW, Hopp WC, van den Tol MP, et al. A comparison of suture repair with mesh repair for incisional hernia. N Engl J Med. 2000; 343(6): 392–398.

[5] Rudmik LR, Schieman C, Dixon E, et al. Laparoscopic incisional hernia repair: a review of the literature. Hernia. 2006; 10(2): 110–119.

[6] LeBlanc KA, Booth WV. Laparoscopic repair of incisional abdominal hernias using expanded polytetrafluoroethylene: preliminary findings. Surg Laparosc Endosc. 1993; 3(1): 39–41.

[7] LeBlanc KA, Elieson MJ, Corder 3rd JM. Enterotomy and mortality rates of laparoscopic incisional and ventral hernia repair: a review of the literature. JSLS. 2007; 11(4): 408–414.

[8] Jenkins E, Yom V, Melman L, et al. Clinical predictors of operative complexity in laparoscopic ventral hernia repair: a prospective study. Surg Endosc. 2010; 24: 1872–1877.

[9] Chang EI, Galvez MG, Padilla BE, et al. Ten-year retrospective analysis of incisional herniorrhaphy following renal transplantation. Arch Surg. 2011; 146(1): 21–25.

[10] Bege T, Berdah SV, Moutardier V, et al. Risks related to tobacco use in general and intestinal surgery. J Chir. 2009; 146(6): 532–536.

[11] Finan KR, Vick CC, Kiefe CI, et al. Predictors of wound infection in ventral hernia repair. Am J Surg. 2005; 190(5): 676–681.

[12] Tsereteli Z, Pryor A, Heniford BT, et al. Laparoscopic ventral hernia repair (LVHR) in morbidly obese patients. Hernia. 2008; 12: 233–238.

[13] Heniford BT, Park A, Ramshaw BJ, et al. Laparoscopic repair of ventral hernias nine years' experience with 850 consecutive hernias. Ann Surg. 2003; 238(3): 391–399.

[14] Morales-Conde S, Cadet H, Cano A, et al. Laparoscopic ventral hernia repair without sutures—double crown technique: our experience after 140 cases with a mean follow-up of 40 months. Int Surg. 2005; 90(3 Suppl): S56–S62.

[15] Baccari P, Nifosi J, Ghirardelli L, et al. Laparoscopic incisional and ventral hernia repair without sutures: a single-center experience with 200 cases. J Laparoendosc Adv Surg Tech A. 2009; 19(2): 175–179.

[16] Wassenaar E, Schoenmaeckers E, Raymakers J, et al. Mesh-fixation method and pain and quality of life after laparoscopic ventral or incisional hernia repair: a randomized trial of three fixation techniques. Surg Endosc. 2010; 24(6): 1296–1302.

[17] Forbes SS, Eskicioglu C, McLeod RS, et al. Meta-analysis of randomized controlled trials comparing open and laparoscopic ventral and incisional hernia repair with mesh. Br J Surg. 2009; 96: 851–858.

[18] Clarabelle T, Pham C, Perera D, et al. Laparoscopic ventral hernia repair: a systematic review. Surg Endosc. 2009; 23: 4–15.

[19] Itani KM, Hur K, Kim LT, et al. Comparison of laparoscopic and open repair with mesh for the treatment of ventral incisional hernia: a randomized trial. Arch Surg. 2010; 145(4): 322–328.

[20] Asencio F, Aguilo J, Peiro S, et al. Open randomized clinical trial of laparoscopic versus open

incisional hernia repair. Surg Endosc. 2009; 23: 1441–1448.

[21] Pring CM, Tran V, O'Rourke N, et al. Laparoscopic versus open ventral hernia repair: a randomized controlled trial. Aust N Z J Surg. 2008; 78(10): 903–906.

[22] Olmi S, Scaini A, Cesana GC, et al. Laparoscopic versus open incisional hernia repair: an open randomized controlled study. Surg Endosc. 2007; 21: 555–559.

[23] Navarra G, Musolino C, De Marco ML, et al. Retromuscular sutured incisional hernia repair: a randomized controlled trial to compare open and laparoscopic approach. Surg Laparosc Endosc. 2007; 17(2): 86–90.

[24] Misra MC, Bansal VK, Kulkarni MP, et al. Comparison of laparoscopic and open repair of incisional and primary ventral hernia: results of a prospective randomized study. Surg Endosc. 2006; 20(12): 1839–1845.

[25] Moreno-Egea A, Carrasco L, Girela E, et al. Open vs. laparoscopic repair of spigelian hernia: a prospective randomized trial. Arch Surg. 2002; 137(11): 1266–1268.

[26] Carbajo MA, del Olmo JC M, Blanco JI, et al. Laparoscopic treatment vs. open surgery in the solution of major incisional and abdominal wall hernias with mesh. Surg Endosc. 1999; 13(3): 250–252.

第30章
腹壁功能不全
Loss of Abdominal Domain

Victor B. Tsirline, Igor Belyansky, David A. Klima, and B. Todd Heniford

美国每年有超过200万例的剖腹手术,其中有5%～20%会发生腹壁切口疝[1],还有一些导致巨大腹壁缺损伴腹壁功能不全。每年进行的腹壁疝修补术约为16万例,无并发症的疝和低危患者的复发率为5%～20%。疝缺损越大、肥胖及再次手术越多,可能使疝修补术的成功率越低[2]。在复杂的腹壁疝和腹壁功能不全患者中,报道的复发率高达67%[3]。处理此类病例时,需要特别的专业评估、会诊和多学科的治疗,以达到手术的远期成功率。本章将阐述腹壁功能不全处理中的一些理论原则和实际问题。

定　义

Ivan Goni Moreno博士在1943年发表了一篇关于慢性腹壁疝治疗的论文,提到这些慢性腹壁疝内的腹腔内容物已失去了它们的正确的解剖部位。这篇文献将腹壁功能不全一般地定义为:腹腔在没有过高的腹内压(>15 mmHg)的情况下,丧失容纳内脏的能力[2]。Chevrel在1987年描述内容物被粘连于腹壁并且不能回纳的腹壁疝,继而丧失了腹壁功能时[4],将此类情况定义为巨大腹壁缺损>10～15 cm[5]或缺损面积>100～225 cm^2[6,7]。其他文献将腹腔容积额外增加15%～20%或更多定义为腹壁功能不全[8]。将这种或更大容积的组织回纳入腹腔,可能需要很强烈的生理适应。大部分专家认同,切除进入疝囊内50%以上的腹腔内容物,需要专业的手术策略才能实现成功修补[9]。

病理生理学和生物力学

　　腹壁功能不全是指腹前壁机械强度缺失且腹腔脏器不受限制地凸出，从而导致躯体整体结构的丧失。腹壁功能不全的病理生理学和生物力学改变不同于一般腹壁疝，在后一种情况下，由于腹内压升高导致了可以解释的筋膜缺损而造成组织疝出，而且可能会引起嵌顿和绞窄。患者可能因为间歇性疝出/回纳、急性梗阻，或腹壁缺损处的慢性绞窄而出现不适。相比之下，伴有腹壁功能不全的患者，腹腔内容物缺乏限制，导致低腹内压和重力所引起的慢性内脏下垂。因为疝两侧的肌肉机械运动不对称，残余腹肌张力的自主调节和姿态反射性收缩会导致腹壁肌肉侧向进行性萎缩。

原 因 和 挑 战

　　各种不同大小的腹壁疝均会随着时间的推移而增大。根据拉普拉斯 (LaPlace) 定律，随着腹围的增加，腹壁的张力和腹壁缺损边缘都会增大，最终导致腹壁功能不全，并伴有肌筋膜组织向侧方退缩。在修补此类缺损时所遇到的挑战，如果可能的话，应该围绕被切除的腹部结构的周围进行覆盖，以达到生理性、机械性和功能性的恢复，而不仅仅是以缺损的桥接和防止复发为目的。

　　了解患者的病史很重要，腹壁功能不全通常是由于接受广泛腹部清创术 (如创伤或感染)，或者因腹膜炎或肠壁水肿而需要延长创口敞开时间而引起的[10-12]。在后者病例中，腹壁肌肉侧向收缩是因为腹斜肌不断增大的侧方受力导致的。在急诊住院期间，可采用可吸收补片或生物移植物来暂时覆盖腹壁，这些材料通常会随着时间的推移而伸展。急诊情况下的表皮覆盖通常采用分层厚皮移植来实现，此材料看上去不美观，并且缺乏自然皮肤和皮下组织固有的保暖、机械运动和再生功能。

腹壁功能不全的发病率

　　腹壁功能不全是一种病态，并且患者经常主诉生活质量总体较差。

腹壁功能不全可能由姿态性的肌肉骨骼功能失调、慢性胃肠疾病及社会心理问题等一系列原因引起。缺乏腹壁功能肌群可能导致活动显著受限及腰椎慢性进行性劳损，因而引起慢性背痛。由于活动受限，肥胖在腹壁功能不全患者中很常见，胃肠功能紊乱伴随疼痛和小肠嵌顿也很常见。腹壁功能障碍通常会引起严重胸部损伤。躯干前壁完整性丧失引起的脊椎后凸可能导致胸腔容量减小和深吸气容量减少。缺乏腹肌功能也可能使吸气容量减少。

最后，在总体发病率中还要考虑到外观因素。腹部变形、瘢痕性挛缩、肥胖及缺少锻炼无法维持正常体形等，会给患者带来巨大的心理负担。很多腹壁功能不全患者均感到极度痛苦，如果不进行外科干预，则无法改变他们的疾病进程。

评　估

● 一般术前考虑

考虑到术前事宜，腹部功能不全患者可按照以下几个方面进行分类[13]：

- 污染存在与否。
- 筋膜缺损大小。
- 相对于腹膜的疝囊容积。

腹壁功能不全患者不仅出现难以修复的腹壁缺损，而且皮肤通常极薄或出现多余皮肤、腹部创口长期不愈及吻合口瘘。这些合并症使得将肠管回纳至腹腔和关腹等操作变得极其复杂。上面提到的这些问题需要外科医师完善的计划、术前准备和技术要求，从而增加了腹壁重建的难度。慢性创口不愈、瘘管、吻合口瘘等的处理通常需要更多时间、运用很多工具，以及经常会需要一个团队的合作。每一个复杂的因素都可能改变手术方式、补片的选择、补片的放置位置和关腹的方法。

● 容积测量

术前体格检查是很重要的；然而，由于多种原因，在估算疝囊容积时，体格检查有些不可靠。疝囊的外圆周径已经显示出与疝囊体积之间无明显相关性[14]，因此术前影像学检查通常是有帮助的。腹部CT检查可能会提示腹壁重建是否可行，因此进行腹壁重建术的腹壁功能不全患者的CT容量分析已受到极大的重视[15-17]。腹膜腔和疝囊均可能接近椭圆形，可通过CT断层扫描测量上下径 (D_{CC})、前后径 (D_{AP}) 和横径 (D_H) [17]。在此模型中，每个腹腔间室的体积都可以采用以下公式估算：

$$体积 = \frac{\pi}{6} \times D_{CC} \times D_{AP} \times D_H.$$

在计算机辅助CT体积测定中，可采用高级几何模型得出更准确的结果。能够高度预测到，疝囊容积与腹腔容积之比小于20%的切口疝，在回纳疝内容物和关闭腹腔后，不会造成腹腔间室综合征。而对于疝囊容积与腹腔容积之比大于20%的患者，可能要求采用桥接的方法或内脏切除术，患者还会有术后腹内压过高的风险[15]。虽然后一组患者的BMI略高 ($39 \ kg/m^2$ vs. $37 \ kg/m^2$)，但它不是术后腹腔间室综合征的独立预测因素。疝囊体表面积对预测手术可行性没有帮助。

术 前 准 备

术前准备是修补巨大疝的一个重要部分。就康复过程、目标活动程度和美观方面，在设定现实的术后期望的同时，还应考虑到患者的生活质量。患者必须被告知术后很可能会产生伤口并发症。在恢复的过程中，需要额外的时间和精力来处理这些并发症。在大型腹壁重建手术中，严重的全身并发症甚至死亡率都要比理论风险高。

术前减重可大大提高手术成功率，并可降低术后并发症的发生率。减少腹腔内脂肪含量在疝囊内容物回纳腹腔后，可使腹内压有效降低，并且可减少使用组织结构分离技术。体重减轻可使心血管、肺和内分泌系统受益，从而降低麻醉相关并发症的风险，而且基线活动性改善可加速术后康复过程，并降低深静脉血栓形成的发生率。体重减轻可使腹内压降低[18]，这与复发率显著相关[1]。有研究表明高的体量指数患者的感染率也增加。应尝试在术前减重，可通过改变生活方式或手术来实现，但后者通常不可行。

戒烟是必需的。鉴于在修补巨大疝时腹内压最终会升高，应使患者的肺功能改善最大化。吸烟对组织灌注的影响是一个极其严重的隐患。吸烟者的伤口感染率也尤其高。因此，如果患者在进行重大手术至少3周前戒烟，就可以将感染的可能性降低50%[19]。在我们的专业疝中心，我们一般在进行腹壁修补术前，进行尿可替宁检测（在吸烟后约2周内为阳性）。如果结果阳性，手术就应被取消。

除了标准的术前抗生素和血栓栓塞的预防治疗外，许多外科医师会在手术前一天对患者进行肠道准备，以使污染最小化（如果必须进行肠切除术的话），但在手术时中心容积相关问题的发生率本身会带来一系列风险。一些学者提倡在手术前一周接受低纤维膳食[16]。已有常规应用下腔静脉过滤器预防的报道，尤其是在术前用渐进性人工气腹（PPP）进行腹腔扩容的准备[9]。

● 术前渐进性人工气腹

早在1940年，阿根廷外科医师Ivan Goni Moreno率先采用此技术。此技术依据渐进性扩充腹腔容积的原理来扩张用于后续腹壁重建术的肌肉筋膜组织。在术前3周，置入一个带有皮下注射泵的隧道式腹腔导管，或穿透皮肤插入。每隔一天向腹腔内注入无菌空气，空气就充当组织扩张器的作用。在气体种类、最佳注气量或治疗持续时间方面专家没有达成共识。

McAdory等报道每隔1～2天连续7次给患者注入医用级气体达到可耐受程度，然后重复进行CT扫描检查；基于腹腔内脏器是否回纳至腹腔，选择继续治疗还是准备手术[9]。法国的Dumont等学者每隔1天持续2周进行注气（只要患者无肩痛、呼吸短促或皮下气肿等症状）[14]。墨西哥的Mayagoitia及其同事采用Seldinger技术对腹壁缺损患者置入经皮穿刺导管，每天注入1 000～2 000 ml空气，腹腔内压力不超过15 mmHg，持续9～15天[20]。意大利的Toniato等在门诊采用在患者左髂区插入经皮导管进行渐进性气腹扩容，连续8～16

天，每隔1天注入一次一氧化二氮 (N_2O)，每次比前次多注入空气
1 000 ~ 1 500 ml，共注入 38 L[16]。Caldironi 等在 10 年前也曾有类似
报道[21]。德国亚琛的 Willis 等学者依据患者的肩部疼痛症状，每日经
置入于左上腹的经皮导管注入气体 1 000 ~ 4 000 ml，或达到最大腹
内压 15 mmHg[22]。

● 渐进性气腹的作用

虽然有几十篇文献报道了在治疗腹壁功能不全患者过程中使用术
前渐进性气腹技术，但是很难搜集到有质量的数据。近期一项对连续2
周进行术前气腹扩容的61例患者进行的CT分析研究显示，虽然平均注
入空气共计13 L，但腹直肌宽度增加每侧各10 ~ 11 cm，前外侧肌肉长
度增加平均20 ~ 24 cm[14]。通过此项研究分析，这么小的几何级变化
几乎不能够对估计平均直径10 cm的巨大腹壁缺损的桥接手术带来帮
助。因此，已有研究提示，渐进性术前气腹主要通过强制性地进行术前
生理适应来达到较高腹内压，从而让患者能够承受更大的术后腱膜张
力。我们发现此方法对缺损较小的腹壁功能不全患者最有效。在渐进
性气腹扩容期间可能出现静脉血栓栓塞事件。不能耐受渐进性气腹就
可能是不能耐受术后增高的腹内压的警示，可能是进行此手术的一个
禁忌证[16]。

手 术 技 术

外科医师在进行复杂的腹壁重建手术时，应该掌握该领域一些先
进的专门针对极其复杂腹壁疝的手术技术。手术的目的与任何疝修补
术相似：采用自体组织和(或)永久性植入物对腹壁的连续性进行修
补，有足够的筋膜-补片重叠覆盖，且无过高的张力或腹内压。对腹壁
功能不全患者的手术的挑战源于：① 过多的腹腔器官内容物向体外膨
出。② 缺乏足够的侧方腱膜用于补片的固定。③ 已经改变的腹壁力
学和缺损的三维属性。④ 存在源于伤口感染或小肠内容物暴露(经瘘
口、吻合口或肠切除术过程中)的污染[8]。

已有很多技术可用于解决以上难题。在腹壁功能不全修补术

中，采用自体组织来覆盖是很重要的，但不是经常都能达到治疗效果。自体组织不仅可以提供持久的、适应的、适合的抗感染屏障，更重要的是，还可提供受神经支配的肌筋膜前机械支持。为了完成此项工作，外科医师已经使用了筋膜组织扩张器来延伸退缩的筋膜、渐进性气腹和系列假体放置，例如，先天性腹裂修补术。很多学者推荐应用组织分离技术，尽可能使得中线筋膜组织相互接近。已应用的组织有带蒂皮瓣，但无法维持真正的肌肉收缩，而且会随着时间的推移伸展或凸出。

● 假体网片加强

相比一期修补术，在切口疝和腹壁疝修补术中，使用补片已显示出可使复发率降低50%或更多以上[23]。在巨大腹壁疝和腹壁功能不全的病例中，必须进行某些形式的加强，为接下来的重建腹壁提供构架支持[24]。然而，在这些患者中，采用人工合成补片加强并不是一个简单的、完美的方案。筋膜间置补片修补法的耐久性差于筋膜后置补片修补法或前置补片修补法[25]，因此在腹壁重建术中的作用有限。虽然前置补片修补法在小腹壁疝中有易于放置的优势，但是，由于术后伤口并发症的风险较高，前置补片修补法在复杂的腹壁重建术中的作用很难判断[7]。

已有关于对腹壁进行双层加强的报道[26]。此技术的原理是腹膜内放置带涂层的后置合成补片和第二个筋膜前置合成补片。此方法的优势在于补片-组织广泛重叠覆盖，使组织平面之间的张力分布更均匀。使用轻量型、大网孔聚丙烯材料可以降低异物感和感染的风险[27]。提倡这种方法的学者认为，相对于组织分离技术它避免了使用自体组织加强；但目前未获得任何比较数据进行佐证。

● 腹膜前加强

在大多数腹壁功能不全的患者中，尽管有常见的远侧肌筋膜退缩，但在整个内脏覆盖表面，腹膜仍然存在，并且通常易于辨认。一旦被识别，腹膜前平面即可向腰大肌、耻骨下支、横膈膜上方侧面展开。然后，用可吸收缝线避开肠管连续关闭腹膜[28]。进行广泛的腹膜前分离和腹膜关闭可以带来许多优势。通过组织结构分离技术，关闭腹膜时无需进行肠管回纳，或者更重要的是，可放置补片。此外，腹膜分离和关闭可使外科医师能够将补片与肠管分隔开，因此，可以不选择费用昂贵的、带有隔膜层的防粘连补片，而且补片可被放置于覆盖整个腹壁及更远侧位置——侧腹壁和横膈膜。它可使外科医师使用补片来覆盖或加强主动的组织结构分离，从而将其延伸到腹外斜肌的边缘以外，可尝试靠近中线的筋膜，以修复功能性的腹壁，并在腹腔内放置补片和在表浅组织之间提供自体组织屏障，因为这些患者的伤口并发症的风险较高。可视需要进行脂膜切除术，并在皮下给予滑石，以减少血清肿形成和降低后续伤口感染及裂开的风险[29]。

● 补片固定

腹壁功能不全修补术通常因缺少足够的和坚韧的组织来固定补片而受到限制。已有学者提议使用金属支撑物将补片紧固于骨质[30]；然而，使用人工修复材料所带来的长期不适、技术复杂性及其固有并发症使这种方法的广泛使用受到限制[2]。在巨大疝手术中用于固定的标准方法（无论进行开放手术还是腹腔镜手术）是全层永久性缝合。它们的强度是疝钉的2.5倍[31]，可轻松用于耻骨、肋骨边缘或髂嵴，而且它们是真正效能价格合算的方法。

● 用于腹壁功能不全的生物性补片

用于腹壁重建术的生物性补片的作用非常有针对性，应谨慎使用[32]。当用于桥接修补手术时，生物性合成补片可随着时间的推移而伸展，而且大多数最终会使结构强度变松并导致事件发生。关于生物性补片作为支撑物，用于筋膜加强的数据似乎更令人鼓舞。应告知患者补片选择的目的和期望，尤其是生物性补片的成本非常高。

● 组织结构分离技术

很多学者提倡使用临时的生物材料或复合材料[33]，但大多数学者一致认为在对腹壁功能不全患者进行腹壁修补术期间应将自体组织的覆盖率最大化[8]。已有多项研究报道了在巨大腹壁缺损合并腹壁功能不全病例中采用一期筋膜关闭技术的价值[34,35]。在腹壁功能不全患者中,缺乏自体的、神经支配的组织会导致活动度减弱,并且可能导致补片异物感增加和躯体整体动力学的损伤。Ramirez 于 1990年首先在美国文献中阐述了组织结构分离技术是延伸腹壁肌筋膜覆盖的一线方案[36]。组织结构分离可通过多种方式实现:分离腹直肌前鞘或腹直肌后鞘、腹外斜肌腱膜或腹内斜肌腱膜,以及腹横肌或一定的联合组合(图30-1)。在进行手术时,必须对腹壁功能不全患者的双侧腹直肌和腹斜肌的外观和完整性进行评估,同时也要对组织结构分离技术在轻度至重度侧向退缩病例中应用的可行性及手术程序的选择做出相应判断[37]。不能忽视腹壁侧方复发的风险,在腹壁功能不全患者中尤其相关,而且也是补片加强的另一个原因。在针对腹壁功能不全时,此技术的主要限制是缺乏足够的自体组织提供的持久的腹壁关闭[33]。对于该技术,患者的满意度以及生活质量提高度还是很高的[38]。

● 组织移植物和腹壁整形术

难以完成自体皮肤和皮下组织的关闭与高达 30% 的复发率有关[39,40],但这当中的因果关系尚未得到证实。当残留的腹壁组织不足以修复缺损时,自体组织移植物可能是一个合适的选择,但并不经常使用。这些组织可以是肌筋膜瓣或肌皮瓣,它们通常由一条主要动脉供血。阔筋膜张肌皮瓣是最早使用的组织(1946 年),可能适用于下腹壁缺损[41]。它可做成简单的、可旋转的或游离的皮瓣,但极其疼痛。其他选择包括背阔肌皮瓣和股直肌皮瓣;但是,高达50% 的去神经肌组织结构收缩会导致高的复发率[42]。近期已有关于使用大腿前外侧皮瓣的报道[43,44]。总体而言,由于具有抗张强度不足、皮瓣坏死风险、供体部位并发症及缺乏肌肉神经支配而导致的腹腔脏器的凸出,组织移植皮瓣移植的结果令人沮丧。

除了前面描述的术前气腹外,还使用了组织扩张器,且取得了较高的成功率。这些扩张器可在皮下组织内,置于腹内斜肌和腹外斜肌之间或置于腹横肌之间[42]。已有关于因妊娠而扩张自体组织成功进行了一期修补,并且取得良好转归的病例报道。内源性激素促进组织扩

腹壁组织结构

腹壁组织结构：腹直肌后鞘松解

腹壁组织结构：腹直肌后鞘松解

腹壁组织结构：腹外斜肌

腹壁组织结构：腹直肌前鞘松解

腹壁组织结构：腹直肌后鞘和腹外斜肌

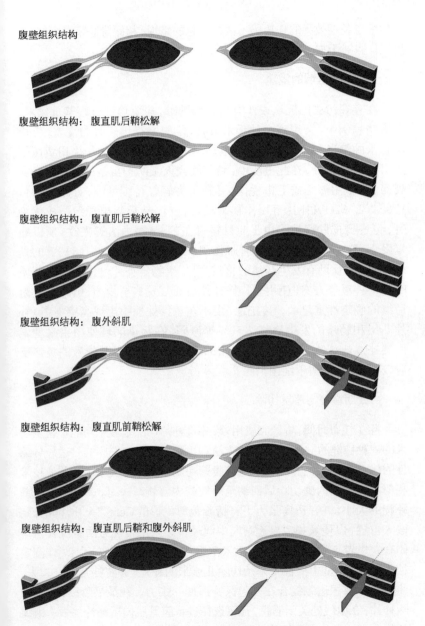

图30-1　腹部组织结构分离技术的解剖示意图

张和维持长期效果的作用仍不清楚。总的来说，相比肌筋膜组织结构，组织扩张对于皮下组织更有效。

● 在污染区域的重建

在存在污染的区域或伴有肠管水肿时，应急诊进行腹壁重建术。在这些病例中，会用到多种手术策略，均只是提供暂时的覆盖，等待肠管水肿消退和感染被控制。最简单的急诊处理方法是采用负压闭式引流法（VAC），在此方法中，将网膜或人工防护覆盖材料置于肠管表面，腹壁用海绵或毛巾桥接，并在上方轻轻持续抽吸，如采用伤口VAC[45]。Vicryl补片可用作临时覆盖材料，然后当出现污染或感染时，可进行皮肤移植。由于此材料可在2～4周内溶解吸收，所以疝复发率可达100%。尽管为暂时使用，但Vicryl补片可引起显著的炎症反应，而且已有发生肠瘘的报道[46]。生物性补片可作为污染区域的另一种覆盖方案，使用生物性补片后疝复发率至少为80%，而且无后续的确定性重建术。传统地，由于在急诊处理中出现高感染率、补片凸出和肠瘘的发生率高达50%等原因，在污染区域使用重量型聚丙烯补片是禁忌的[47]。新近上市的轻量型聚丙烯补片导致的炎症反应较少，而且更适于细菌消除。

● 分期修补与序贯切除

除了耗费时间、资源和费用外，序贯补片切除是腹壁功能不全重建术的一种稳健的方法[10, 33]。该方法利用腹壁肌肉和筋膜的自适应伸缩性的优点，在某种意义上，可逆转腹壁功能不全。首次手术和其他技术相似。只要当内脏切除后回纳至腹腔的内容物减少时，就可测量腹壁缺损的大小，并在适度张力下将精确裁剪成形的Gore-Tex补片缝合到嵌入位置，以使缺损边缘逐渐向中间靠拢。采用常规方法将浅表伤口闭合。患者每隔2～4天返回手术室重复同样的手术。在手术中，测定补片的张力，从中间位置开始切除几厘米的补片，并将补片缝合起来，将补片和缺损边缘缝合在一起保持适度的张力。在最后阶段，完全切除补片，在中线处关闭筋膜，还可选择进行腹壁肌肉后补片加强。组织结构分离技术为中线处的关闭提供了帮助[33]。

● 腹腔镜修补术

腹壁功能不全患者通常没被考虑到进行微创手术,而且大多数外科医师仍采用开放式修补术来处理这些疝。但是,已有多项研究报道了应用腹腔镜修补处理巨大腹壁疝的可行性[2,48]。腹腔镜修补术后的伤口并发症率很低,否则患者可能会有30%～50%的伤口并发症率。腹腔镜手术技术是一种腹膜前间隙置入补片的修补方法——类似于传统的腹壁疝修补术。请参见本书中腹腔镜修补术章节部分。用于腹壁功能不全的腹腔镜手术,需要对此技术进行改良,包括在补片上方套管的放置。

转归和并发症

● 术后处理

进行广泛的腹壁重建术的腹壁功能不全患者极易出现伤口相关并发症。常见的处理方法是将JP引流管置于皮下组织和补片上缘。采用腹带仅仅使患者感到舒适,而未显示出对血清肿的发生率有影响。在筋膜关闭后,皮下组织内给予滑石已经被证明可降低术后血清肿的形成,可缩短引流持续时间及减少后续伤口并发症[29]。此前所述的30%～50%的伤口并发症率并不少见。幸运的是,大多数伤口问题本质上较局限,并且通过局部伤口换药和使用抗生素均会好转。早期活动、呼吸疗法和康复对此类人群很重要。疼痛控制可能是个问题,通常我们采用硬膜外麻醉。

● 远期疗效

尽管伤口并发症在短期内很常见,但大多数患者可在术后6个月完全恢复。由于生活质量大大改善,即使出现伤口并发症,患者的满意度仍然较高。文献提示,采用补片加强和组织结构分离技术相结合的方法,进行分期腹壁重建后的远期疗效较好。DiCocco等报道的平均随访时间为5年,复发率为14%,其中约有一半患者在腹壁重建术后18

个月复发，其余患者在48个月后复发。结果显示复发原因与伴随疾病、缺损大小，或重建手术的时间无关；然而，女性、BMI和高复发率有关^[49]。使用传统的开放腹壁疝修补术和应用组织结构分离技术的患者的远期生活质量相当^[38]。

（龚航军　龚潜云　崔军军　译）

·参·考·文·献·

[1] Heniford BT. Laparoscopic repair of ventral hernias: nine years' experience with 850 consecutive hernias. Ann Surg. 2003; 238(3): 391–399.

[2] Baghai M. Technique of laparoscopic ventral hernia repair can be modified to successfully repair large defects in patients with loss of domain. Surg Innov. 2009; 16(1): 38–45.

[3] Park A, Birch DW, Lovrics P. Laparoscopic and open incisional hernia repair: a comparison study. Surgery. 1998; 124(4): 816–821. discussion 821–822.

[4] Chevrel JP, Caix M. Surgery of the abdominal wall. Berlin: Springer; 1987.

[5] Korenkov M. Classification and surgical treatment of incisional hernia. Results of an experts' meeting. Langenbecks Arch Surg. 2001; 386(1): 65–73.

[6] Parker 3rd HH. Laparoscopic repair of large incisional hernias. Am Surg. 2002; 68(6): 530–533.

[7] Bernard C. Repair of giant incisional abdominal wall hernias using open intraperitoneal mesh. Hernia. 2007; 11(4): 315–320.

[8] Kingsnorth AN. Open mesh repair of incisional hernias with significant loss of domain. Ann R Coll Surg Engl. 2004; 86(5): 363–366.

[9] McAdory RS, Cobb WS, Carbonell AM. Progressive preoperative pneumoperitoneum for hernias with loss of domain. Am Surg. 2009; 75(6): 504–508.

[10] Vertrees A. Early definitive abdominal closure using serial closure technique on injured soldiers returning from Afghanistan and Iraq. J Am Coll Surg. 2006; 202(5): 762–772.

[11] Xiao SC. Repair of complex abdominal wall defects from high-voltage electric injury with two layers of acellular dermal matrix: a case report. J Burn Care Res. 2009; 30(2): 352–354.

[12] Tang R. Immediate repair of major abdominal wall defect after extensive tumor excision in patients with abdominal wall neoplasm: a prospective review of 27 cases. Ann Surg Oncol. 2009; 16(10): 2895–2907.

[13] Rosen M. Loss of domain-definition and management. SAGES 12th world congress of endoscopic surgery. Washington, DC. April 15, 2010.

[14] Dumont F. Progressive pneumoperitoneum increases the length of abdominal muscles. Hernia. 2009; 13(2): 183–187.

[15] Sabbagh C. Peritoneal volume is predictive of tension-free fascia closure of large incisional hernias with loss of domain: a prospective study. Hernia. 2011; 15(5): 559–565.

[16] Toniato A. Incisional hernia treatment with progressive pneumoperitoneum and retromuscular prosthetic hernioplasty. Langenbecks Arch Surg. 2002; 387(5–6): 246–248.

[17] Tanaka EY. A computerized tomography scan method for calculating the hernia sac and abdominal cavity volume in complex large incisional hernia with loss of domain. Hernia. 2010; 14(1): 63–69.

[18] Cobb WS. Normal intraabdominal pressure in healthy adults. J Surg Res. 2005; 129(2): 231-235.

[19] Lindstrom D. Effects of a perioperative smoking cessation intervention on postoperative complications: a randomized trial. Ann Surg. 2008; 248(5): 739-745.

[20] Mayagoitia JC. Preoperative progressive pneumoperitoneum in patients with abdominal-wall hernias. Hernia. 2006; 10(3): 213-217.

[21] Caldironi MW. Progressive pneumoperitoneum in the management of giant incisional hernias: a study of 41 patients. Br J Surg. 1990; 77(3): 306-307.

[22] Willis S, Schumpelick V. Use of progressive pneumoperitoneum in the repair of giant hernias. Hernia. 2000; 4(2): 105-111.

[23] Luijendijk RW. A comparison of suture repair with mesh repair for incisional hernia. N Engl J Med. 2000; 343(6): 392-398.

[24] Joels CS. Abdominal wall reconstruction after temporary abdominal closure: a ten-year review. Surg Innov. 2006; 13(4): 223-230.

[25] de Vries Reilingh TS. Repair of large midline incisional hernias with polypropylene mesh: comparison of three operative techniques. Hernia. 2004; 8(1): 56-59.

[26] Moreno-Egea A. Repair of complex incisional hernias using double prosthetic repair: single-surgeon experience with 50 cases. Surgery. 2010; 148(1): 140-144.

[27] Cobb WS, Kercher KW, Heniford BT. The argument for lightweight polypropylene mesh in hernia repair. Surg Innov. 2005; 12(1): 63-69.

[28] Novitsky YW. Open preperitoneal retrofascial mesh repair for multiply recurrent ventral incisional hernias. J Am Coll Surg. 2006; 203(3): 283-289.

[29] Klima DA. Application of subcutaneous talc in hernia repair and wide subcutaneous dissection dramatically reduces seroma formation and post-operative wound complications. Am Surg. 2011; 77(7): 888-894.

[30] Yee JA. Bone anchor mesh fixation for complex laparoscopic ventral hernia repair. Surg Innov. 2008; 15(4): 292-296.

[31] Joels CS. Evaluation of adhesion formation, mesh fixation strength, and hydroxyproline content after intraabdominal placement of polytetrafluoroethylene mesh secured using titanium spiral tacks, nitinol anchors, and polypropylene suture or polyglactin 910 suture. Surg Endosc. 2005; 19(6): 780-785.

[32] Pomahac B, Aflaki P. Use of a non-cross-linked porcine dermal scaffold in abdominal wall reconstruction. Am J Surg. 2010; 199(1): 22-27.

[33] Lipman J, Medalie D, Rosen MJ. Staged repair of massive incisional hernias with loss of abdominal domain: a novel approach. Am J Surg. 2008; 195(1): 84-88.

[34] Lowe 3rd JB. Risks associated with "components separation" for closure of complex abdominal wall defects. Plast Reconstr Surg. 2003; 111(3): 1276-1283.

[35] Rios A. Factors that affect recurrence after incisional herniorrhaphy with prosthetic material. Eur J Surg. 2001; 167(11): 855-859.

[36] Ramirez OM, Ruas E, Dellon AL. "Components separation" method for closure of abdominal-wall defects: an anatomic and clinical study. Plast Reconstr Surg. 1990; 86(3): 519-526.

[37] Levine JP, Karp NS. Restoration of abdominal wall integrity as a salvage procedure in difficult recurrent abdominal wall hernias using a method of wide myofascial release. Plast Reconstr Surg. 2001; 107(3): 707-716.

[38] Klima DA. Prospective comparison of component separation versus conventional open ventral hernia repair in patients with large ventral hernias. San Francisco: American Hernia Society; 2011.

[39] Girotto JA. Recalcitrant abdominal wall hernias: long-term superiority of autologous tissue repair. Plast Reconstr Surg. 2003; 112(1): 106–114.

[40] Lowe JB. Endoscopically assisted "components separation" for closure of abdominal wall defects. Plast Reconstr Surg. 2000; 105(2): 720–729.

[41] Wangensteen OH. Repair of large abdominal defects by pedicled fascial flaps. Surg Gynecol Obstet. 1946; 82: 144–150.

[42] Van Geffen HJ, Simmermacher RK. Incisional hernia repair: abdominoplasty, tissue expansion, and methods of augmentation. World J Surg. 2005; 29(8): 1080–1085.

[43] Kuo YR. One-stage reconstruction of large midline abdominal wall defects using a composite free anterolateral thigh flap with vascularized fascia lata. Ann Surg. 2004; 239(3): 352–358.

[44] Berrevoet F. The anterolateral thigh flap for complicated abdominal wall reconstruction after giant incisional hernia repair. Acta Chir Belg. 2010; 110(3): 376–382.

[45] Miller PR. Prospective evaluation of vacuum-assisted fascial closure after open abdomen: planned ventral hernia rate is substantially reduced. Ann Surg. 2004; 239(5): 608–614.

[46] Fabian TC. Planned ventral hernia. Staged management for acute abdominal wall defects. Ann Surg. 1994; 219(6): 643–650. discussion 651–653.

[47] Jernigan TW. Staged management of giant abdominal wall defects: acute and long-term results. Ann Surg. 2003; 238(3): 349–355.

[48] Ferrari GC. Laparoscopic management of incisional hernias ⩾ 15 cm in diameter. Hernia. 2008; 12(6): 571–576.

[49] DiCocco JM. Long-term follow-up of abdominal wall reconstruction after planned ventral hernia: a 15-year experience. J Am Coll Surg. 2010; 210(5): 686–695.

第31章
引流、黏合剂和镇痛泵
Drains, Pain Pumps,and Abdominal Binders

Chris Edwards

无论制订初步手术计划还是决定具体手术方案,科学的数据和文献报道是重要的参考依据。对外科学的总结和研究,改进了对患者的护理方案,建立了更高的临床标准。但在很难推广和统一的地区做手术,通常相较于科学事实,更依赖传统经验,却也能完美地把外科学和艺术相结合。这将有利于制订腹腔镜疝修补时引流管、镇痛泵和黏合剂的应用规范。

在那些缺乏外科学知识和手术研究,又必须施行疝修补手术的地区,只能依靠老师传授些已经过时的疝修补经验来进行手术。本章简单介绍一些关于腹腔镜疝修补时应用引流管、镇痛泵和黏合剂的经验,并总结行之有效的方法供各位参考。

引　流

当今,临床外科有多种引流方式,疝修补术有闭合式和开放式引流。本章讨论的重点不是引流方式,而是引流在腹腔镜疝修补术中的具体应用。

引流的目的是排出手术部位的血液、脓液或其他液体,防止疝修补术后形成血肿;去除细菌培养基,预防手术部位感染;利用负压消除死腔,加快伤口愈合。在开放性疝修补术后引流的主要目的是排出积液。

学者对腹腔镜疝修补术时使用引流存在争议,这方面的文献很少。引流虽然能排出积液,但可能引起手术区污染。所以,应该避免在放置永久性修复材料时使用引流。笔者也认为腹腔镜疝修补术中引流容易导致补片感染。腹腔镜疝修补术后伤口感染和补片感染的发生率低[1,2]，因此没有必要留下一个可能会引起补片污染的隐患。

事实上，腹腔镜疝补片修补术中使用引流的病例很少。Kaafarani等已经把腹腔镜腹壁疝术后放置引流列为引起手术部位感染的主要危险因素[3]。有研究发现，在腹股沟疝修补术时引流会增加手术部位的感染，而在切口疝修补术时引流感染却不增加[4]。

最近的一项研究值得关注，提倡在腹腔镜完全腹膜外腹股沟疝修补术(TEP)中使用负压闭式引流。Ismail等回顾性研究了929例(1 753)腹腔镜TEP。其中，849例病例(1 607)放置引流，80例病例(146)没有放置引流。引流组(0.75%)中血清肿的发生明显低于未引流组(15.1%)。两组确定没有发生感染，因此支持疝修补术时使用引流[5]。临床数据显示疝补片修补术时常规使用引流的病例很少，笔者也不建议使用引流，因为腹腔镜疝修补术后补片感染的风险明显大于血肿的风险，而且血清肿通常能够在尚未发生感染的时候自行消除。

腹壁重建的病例中应用引流不受限制。肌下间隙里的液体需要引流，负压还能"封闭"这些间隙，并加快伤口愈合。液体的清除，限制了那些陈旧血肿和血清肿发生率的增加，避免了病情复杂的患者形成脓肿。所以，通过引流清除积液有预防补片感染的作用。引流放置在肌下间隙的时间应该比其他部位长。大多数外科医师在引流量达到最小值时才考虑拔除。笔者认为置入大的补片或创建肌皮瓣的手术后引流可以放置2～3周，负压能够帮助闭合这些间隙，加快伤口愈合。

总之，部分数据支持在腹腔镜疝补片修补术中使用引流。另有一些研究强调引流会引起手术部位的感染。还有一些研究认为，引流可以减少伤口积液。笔者认为，为了预防伤口积液，引流的放置可能会引起补片感染，但在腹壁重建术中，在补片与组织之间形成的间隙内放置引流是有好处的。当然，这需要通过更多的临床数据评估。

黏　合　剂

许多外科医师认为在腹腔镜腹壁疝修补时使用黏合剂有许多好

处,包括减轻疼痛、降低复发率和减少伤口积液。但是,像腹腔镜疝修补术后使用引流一样,相关临床数据较少。

美国经常用黏合剂和Velcro尼龙搭扣固定。它们价格便宜,使用方便,任何医疗用品商店里都可以买到,故通常术后立即使用。许多医师认为黏合剂有利于组织修复,但文献中没有发现相关依据。

腹腔镜切口疝修补术后常见伤口积液,虽然没有危险,但是对疝早期复发缺乏临床经验的医师,会因此感到困惑不安。LeBlanc博士认为黏合剂可以减少术后并发症[6],但笔者没有找到支持这一观点的文献报道。

腹腔镜疝修补术中使用黏合剂似乎能减轻术后疼痛。Cheifitz等发现使用黏合剂的患者术后第1、第3、第5天疼痛明显减轻,之后在一个随机对照研究中还发现使用黏合剂能够提高行走能力[7]。Larson等对54例可能疼痛的患者进行一项随机对照研究,发现没有使用黏合剂的患者中大约有一半疼痛评分增加[8]。

有关黏合剂使用的一种反对意见是可能降低患者的呼吸能力,导致呼吸功能减退和随之引发的一系列问题,如发热、肺炎、肺不张。Larson和Cheifitz等两组人都共同关注到这个问题,并在腹部大手术时使用了黏合剂,经严密监测并没有发现患者肺功能降低[7,8]。

笔者认为,如果患者感到疼痛,黏合剂可以帮助患者减轻这种感觉。但是除非在术前询问过患者,否则笔者不会常规在腹腔镜腹壁疝修补术时使用黏合剂。目前,没有确切的依据显示黏合剂能够减少伤口积液和降低术后复发率。黏合剂控制疼痛的作用似乎能确定,但缺点是患者以为使用黏合剂是"规定",故他们经常保留并过度使用,包括在洗澡的时候。笔者经常把那些很脏的黏合剂带回办公室,以此设法提高患者的卫生意识。总之,腹腔镜切口疝修补术时使用黏合剂可能有控制疼痛的作用,除此以外,临床资料没有显示出预防其他术后并发症的作用。

镇 痛 泵

这部分重点讨论的是腹腔镜疝修补术后疼痛的控制。腹腔镜疝修补术是一种微创手术，但不是无痛手术。笔者认为腹腔镜手术提供了一个比开放手术更彻底的解剖通道，允许放置更大的补片，但会刺激非常敏感的腹膜而带来显著疼痛。镇痛泵是一种能够减轻术后疼痛的方法。

腹腔镜手术后控制疼痛的方法包括口服或静脉注射镇静剂、抗炎、硬膜外导管注入、区域麻醉与放置镇痛泵等。本章讨论的重点是有多少文献支持腹腔镜疝修补术后使用镇痛泵。

在很多开放手术中，使用硬膜外导管泵已经是一种成功控制疼痛的方法。但是，常规在腹腔镜疝修补术中使用不被普遍接受和理解，相关的临床数据很少。笔者认为，接受腹腔镜巨大腹壁疝修补术是一个很痛苦的过程，因此经常使用硬膜外导管泵和自控泵镇痛。对腹壁组织缺损超过 30 cm² 的患者术后使用硬膜外导管镇痛，住院时间可缩短 2 天，还可促进其胃肠功能恢复。笔者通过资料分析得出了有利的结论，相关的研究结果将会在今年的晚些时候公布。

硬膜外导管镇痛也会出现一些相关问题，如虚弱、麻木等。尿潴留比较常见，它取决于麻醉师放置导管的技术水平。总之，腹腔镜巨大腹壁疝修补术后应该放置硬膜外导管来缓解疼痛。

区域麻醉泵的使用很常见，把硅橡胶导管连接于装有一定剂量局部麻醉药物的储液器，这个储液器能够不间断地把麻醉药物注入手术部位。随着区域麻醉泵在开放性腹股沟疝修补术中的使用，Stewart 和 Sanchez 等在 2004 年发表的数据显示出较低的平均疼痛评分和补救镇痛的减少。即使去除泵，这种差异仍然存在 [9, 10]。可是，Rosen 等却没有在 73 例腹腔镜腹壁疝修补术后使用这些泵的患者中看到疼痛评分的不同 [11]。

有关这个话题的一个有趣的推论是，无论有没有使用泵，对于开放手术和腹腔镜手术来说，都应该在腹膜前间隙施行局部麻醉。这通常被称为腹横肌平面 (TAP) 阻滞。Heil 等报道了在门诊开放性腹股沟疝修补术患者中应用，结果表现出较低的疼痛评分 [12]。同时 Ahmed 等也报道了在腹腔镜切口疝修补术的患者中应用，获得了同样的效果 [13]。虽然临床资料很少，但优点是不需要再加用硬膜外导管镇痛。

结　论

目前有关引流管、黏合剂和镇痛泵使用的临床资料很少，几乎没有科学研究支持它们在腹腔镜疝修补术中使用的有效性。然而，经过长期临床观察和进一步的研究后很可能会被证实它们的潜力和效果。

（张　波译）

·参·考·文·献·

[1] Sains PS. Outcomes following laparoscopic versus open repair of incisional hernia. World J Surg. 2006; 30(11): 2056–2064.

[2] Sauerland S. Laparoscopic versus open surgical techniques for ventral or incisional hernia repair. Cochrane Database Syst Rev. 2011; 3: CD007781.

[3] Kaafarani HMA. Predictors of surgical site infection in laparoscopic and open ventral incisional herniorrhaphy. J Surg Res. 2010; 163(2): 229–234.

[4] Gurusamy KS (2007) Wound drains after incisional hernia repair. Cochrane Database Syst Rev. 2007; (1): CD005570.

[5] Ismail M. Impact of closed-suction drain in preperitoneal space on the incidence of seroma formation after laparoscopic total extraperitoneal inguinal hernia repair. Surg Laparosc Endosc Percutan Tech. 2009; 19(3): 263–266.

[6] LeBlanc KA. Laparoscopic incisional and ventral hernia repair: complications — how to avoid and handle. Hernia. 2004; 8(4): 323–331.

[7] Cheifetz O. The effect of abdominal support on functional outcomes inpatients following major abdominal surgery: a randomized controlled trial. Physiother Can. 2010; 62(3): 242–253.

[8] Larson CM. The effect of abdominal binders on postoperative pulmonary function. Am Surg. 2009; 75(2): 169–171.

[9] Stewart A. Randomized trial of a pain control infusion pump following inguinal hernia repair. ANZ J Surg. 2004; 4(10): 873–876.

[10] Sanchez B. Local anesthetic infusion pumps improve postoperative pain after inguinal hernia repair: a randomized trial. Am Surg. 2004; 70(11): 1002–1006.

[11] Rosen MJ. Prospective randomized double-blind placebo-controlled trial of postoperative elastomeric pain pump devices used after laparoscopic ventral hernia repair. Surg Endosc. 2009; 23(12): 2637–2643.

[12] Heil JW. Ultrasound-guided transversus abdominis plane catheters and ambulatory perineural infusions for outpatient hernia repair. Reg Anesth Pain Med. 2010; 35(6): 556–558.

[13] Ahmed M. A simple technique of regional anesthesia to reduce opioid requirements postoperatively in laparoscopic incisional hernia repairs. Surg Laparosc Endosc Percutan Tech. 2011; 21(2): e70–e71.

第 **7** 篇

腹壁切口疝修补术后效果和并发症

OUTCOMES AND COMPLICATIONS
FOLLOWING VENTRAL AND
INCISIONAL HERNIA REPAIR

第32章
开放组织结构分离后皮肤坏死：预防和处理

Skin Necrosis After Open Component Separation:
Prevention and Management

Jignesh V. Unadkat and Dinakar Golla

Ramirez等所推广的组织结构分离技术是腹壁自体组织重建中的重要一步，特别对于那些腹壁功能不全的复杂腹壁缺损的患者[1]，运用这种方法使得上、中、下腹壁中线处分别大至12 cm、20 cm和10 cm的缺损得以关闭[2]。与原有的修补方法相比，运用了这种技术可使复发率大大下降[3]。但这一方法的一个明显缺点是，为了拉拢两边组织，皮肤和皮下组织需要进行广泛的解剖分离以达到腹外斜肌处，这样术后皮肤坏死的发生率将高达40%[4]，在那些之前已有感染的患者中，皮肤坏死的发生率甚至更高[5]。

解　剖

腹壁拥有丰富的血供[6]。Huger将前腹壁分成3个区，Ⅰ区和Ⅱ区，即中腹壁和下腹壁，分别由来自腹壁浅下动脉和旋髂浅动脉的分支，即腹壁上深动脉和腹壁下深动脉所形成的动脉弓来提供血供；Ⅲ区的血供由走向中线的肋间动脉、肋下动脉和腰动脉提供。神经血管束存在于腹内斜肌和腹横肌之间，而在腹内斜肌和腹外斜肌间却存在着一个相对无血管、少神经的平面，这为腹壁肌肉的组织结构分离提供了解剖基础。腹壁皮肤的血供是由腹壁浅和腹壁深的血管系统来提供的，下腹壁血供来自旋髂浅动脉和腹壁浅下动脉，而上腹壁血供来自肋间和肋下动脉的分支，这些分支从两侧发出，走向中线，中线处的腹壁血供主要是由腹壁深部血管弓的肌皮穿支来间接供应的，这些穿支主要在脐部集合成群。

病理生理学

通过中线切口接近疝囊就会离断任何横跨的血管。中线处的皮肤血供来源于两侧和深部的脐周穿支。对于宽大的腹部，中线皮肤离腹部两侧边界很远，直接来源于两侧的浅表血供非常有限。另外，为了到达腹外斜肌进行大范围潜行游离皮瓣就会离断这些肌皮穿支，使得腹壁中线处皮肤及皮下区域丧失血供，继而导致皮肤感染[7]、坏死和脂肪坏死，最终发生组织缺失，使得中线关闭处裸露而易于感染[8]。

预　防

很显然，轻柔的皮肤和组织操作是预防大多数伤口并发症的前提条件。有一点必须意识到，在许多合并肥胖、糖尿病、吸烟、免疫抑制等情况的患者中，会存在潜在的伤口愈合并发症。进行组织分离时，预防皮肤坏死的关键在于预防切断腹壁皮肤的血供，方法如下：

（1）仔细地设计切口，以及评估之前的腹部瘢痕，从而保留中线处皮肤血供。右肋下的瘢痕将会妨碍右侧皮下组织皮瓣的潜行游离，同样，肾移植的横切口瘢痕将会妨碍下侧皮脂瓣的潜行游离。

（2）避免广泛地分离皮脂瓣就可以预防中央皮肤边缘的血供遭受破坏。已经有一些不进行大面积分离皮脂瓣来到达腹外斜肌的方法开始实施，Maas等[9]在离中央皮肤边缘15 cm的侧面，另做一纵行切口，通过此切口到达腹外斜肌腱膜。在他们的4例病例中，没有发生疝复发或皮肤坏死。Lowe等[10]在腹部两侧各做一小切口，通过分离后的皮下袋口置入气囊进行分离，以到达腹外斜肌，腹外斜肌可以在内镜下进行松解。在他们的37例病例中，与开放途径组比较，内镜途径组没有一例发生感染、缺血或切口裂开。

（3）保护好脐周的肌皮穿支可以维持中央皮肤边缘的血供。Dumanian等[8]在腹外斜肌上仔细游离皮脂瓣，并认真保留脐周的穿支。他们从缺损边缘开始向两侧游离，直到显露脐上和脐下的半月线，在脐周穿支两侧打出隧道来连通这上下两个区域。在他们运用这一技术的41例病例中，即使在污染或肠外瘘存在的情况下，浅表皮肤并发症的发生率也很低。后来又有了改良方法[3]，即通过两侧肋下6～8 cm的横切口到达半月线，而不需要任何皮下分离。

(4) 预防皮肤坏死的关键在于能预见它的发生。这一理想化方法，虽然很难办到，但在诸如超重且伴有糖尿病、曾经历多次腹部手术、存在明显污染的患者中是可以预见的。为使切口能直接缝合，像肥胖症的垂直腹部脂膜切除术那样，切除多余的中央组织就可以去除那些可能会发展成缺血性坏死的皮肤和皮下组织。脐下部位的疝在缝合关闭腹壁时，可以通过切除受累的组织来得以解决。一些学者放置短期负压闭式引流作为一种快速引流方法，可以减少软组织的丢失及后续感染的发生[3]。

处　　理

组织结构分离后皮肤坏死的处理是一种严峻的挑战。首先，这类患者的同一切口往往经历多次腹部手术，反复尝试的疝修补就会在凸起的皮瓣下的死腔里形成大量瘢痕，这些瘢痕通常是无血管的，这样就增加了伤口并发症的发生风险。除此之外，许多患者之前还存有感染或经历了修补后的网片感染，有些同时还合并很多疾病，这进一步影响了伤口的愈合能力。

一旦皮肤和软组织发生坏死，应施行坏死组织彻底清创术，极力保持下层筋膜完整关闭。软组织清创术可以通过化学、机械、外科手术等方法来进行。化学方法包括使用酶制剂，机械方法包括使用干湿或湿敷料进行定期换药。在局限的或浅表的组织坏死情况下，上述方法是有帮助的。全层皮瓣坏死时应切除受累区域，视具体情况，或在床边，或在手术室进行。

一旦切除了所有的坏死组织，下一步将是重建缺损部位。是否能将腹壁在中线处拉拢，取决于腹壁软组织剩余多少。根据伤口情况和患者全身条件，有时候有必要在最终实施重建前，先暂时敞开伤口。已显示应用负压闭式引流，特别在腹壁污染的区域，能促进健康肉芽组织生长[11]，随后这些区域就可以通过拉拢周围健康组织或应用分层植皮方法得以重建。

结　论

　　运用组织分离技术进行疝修补是安全、有效、可靠的。使用开放技术，在皮下进行潜行分离以到达并松解腹外斜肌腱膜，会增加皮肤及皮下组织坏死的发生率。完善的术前准备和一些技术上的改良能有效降低伤口并发症的发生率。

（黄　磊译）

·参·考·文·献·

[1] Ramirez OM, Ruas E, Dellon AL. "Components separation" method for closure of abdominal-wall defects: an anatomic and clinical study. Plast Reconstr Surg. 1990; 86(3): 519–526.

[2] Shestak KC, Edington HJ, Johnson RR. The separation of anatomic components technique for the reconstruction of massive midline abdominal wall defects: anatomy, surgical technique, applications, and limitations revisited. Plast Reconstr Surg. 2000; 105(2): 731–738.

[3] Ko JH, Wang EC, Salvay DM, et al. Abdominal wall reconstruction: lessons learned from 200 "components separation" procedures. Arch Surg. 2009; 144(11): 1047–1055.

[4] Nguyen V, Shestak KC. Separation of anatomic components method of abdominal wall reconstruction — clinical outcome analysis and an update of surgical modifications using the technique. Clin Plast Surg. 2006; 33(2): 247–257.

[5] Rosen MJ, Jin J, McGee MF, et al. Laparoscopic component separation in the single-stage treatment of infected abdominal wall prosthetic removal. Hernia. 2007; 11(5): 435–440.

[6] Huger Jr WE. The anatomic rationale for abdominal lipectomy. Am Surg. 1979; 45(9): 612–617.

[7] Feng LJ, Price DC, Mathes SJ, et al. Dynamic properties of blood flow and leukocyte mobilization in infected flaps. World J Surg. 1990; 14(6): 796–803.

[8] Sukkar SM, Dumanian GA, Szczerba SM, et al. Challenging abdominal wall defects. Am J Surg. 2001; 181(2): 115–121.

[9] Maas SM, van Engeland M, Leeksma NG, et al. A modification of the "components separation" technique for closure of abdominal wall defects in the presence of an enterostomy. J Am Coll Surg. 1999; 189(1): 138–140.

[10] Lowe JB, Garza JR, Bowman JL, et al. Endoscopically assisted "components separation" for closure of abdominal wall defects. Plast Reconstr Surg. 2000; 105(2): 720–729.

[11] Baharestani MM, Gabriel A. Use of negative pressure wound therapy in the management of infected abdominal wounds containing mesh: an analysis of outcomes. Int Wound J. 2011; 8(2): 118–125.

第33章
复发性切口疝修补术
Recurrent Incisional Hernia Repair

John G. Linn and Dean J. Mikami

全国每年有上千例复发性切口疝修补手术。对于普通外科、微创外科及整形外科医师来说，对这些腹壁缺陷的修补确实是一大挑战。传统的复发性切口疝的修补方式，即开放补片修补术，均面临着长期或短期内反复复发的问题。另一些观点，如腹壁筋膜推进皮瓣修补和腹腔镜修补，因其低复发率的优势被建议为治疗切口疝的更优选择。虽已有各式各样的补片用于修补复发性切口疝，但均无法避免其再次复发及发生并发症的窘境。对存在的这些情况都需要解决，以求尽可能地给予患者最好的治疗。

既 往 观 点

1997年，Luijendijk报道了一系列关于间断褥式缝合法修复切口疝的文章，即Mayo垂直修补法，指出通过5年的随访，其复发率接近50%[1]。随后，该研究组又通过一项多中心研究，将患者随机分为补片及一期缝合修补切口疝两组，随访3年后，一期缝合组的复发率为43%，补片组的复发率为24%[2]。第二项研究经常被用来证明补片修补更优于一期间断缝合修补切口疝，但事实是，尽管有高超的修补外科技术，但仍有超过1/4的患者仅仅在术后3年仍需承受复发的痛苦。而经第一种修补方式的患者，其复发率更高，留下大量需要二次外科手术的复发疝患者。1993年，Hesselink检查了超过300例经第一次切口疝修补术的患者，得出结论是，非常需要新的外科技术用于切口疝修补[3]。2003年，华盛顿州一项基于大规模人群的研究表明，在过去的

12年中,尽管应用补片修补切口疝的技术有显著的提高,其累积复发率仍超过20%[4]。

复发的病因和病理生理学

尽管复发的问题很明显,但是切口疝复发的根本病因学仍未被完全揭示。传统的外科观点认为其复发与手术中未完全松解或缝合造成的张力相关。腹股沟疝修补术中无张力疝补片的使用已显著降低了疝修补后的复发率。无论如何,外科医师倾向于相信他们的大多数疝修补术都是无张力的,而且大多数文献都描述了无张力修补技术。但是,切口疝修补术后复发仍然处于相当高的水平。因此,切口疝复发的病理生理学原因似乎不仅仅是张力那么简单。

患者相关性因素,例如,肥胖、糖尿病、吸烟、用于伤口恢复的药物(如甾体类药物),经常被认为是复发的风险因素[5,6]。在患者出现切口疝症状时,所合并的这些因素大多很难治愈或改善。当有这些基础疾病,患者将发生切口疝复发,外科医师应重视修补的各个方面。

局部切口问题,如切口感染、血肿、补片感染,需彻底去除[7]。在对于存在易复发的患者,通过网片充分覆盖组织,合理使用可能作为细菌感染通道的引流管,仔细地止血,可有效减少局部切口问题,有长远意义。

网片几乎应用于所有的复发性切口疝,它有不同程度的拉伸强度、交联、弹性、耐久性和植入后收缩。动物实验数据表明使用聚丙烯网片可能改变腹壁的弹性,这可能有助于减少复发[8]。补片不同,其弹性亦不同,但其与患者切口疝复发的关系尚不明确。

尽管手术因素需被考虑,胶原成分的分子改变也可能是疝复发的根本原因。腹股沟疝复发的病例中,Ⅰ型与Ⅲ型胶原的比例下降被认为是可能的发病机制[9]。而基质金属蛋白酶(matrix metalloproteinases,MMPs)同时涉及腹主动脉瘤的形成机制和腹股沟疝的复发[10]。它们在切口疝复发的作用中所扮演的角色难于解释,并一直存在争议[9,10]。一些数据表明成纤维细胞的基质金属蛋白酶的表达可能与修补材料的不同有关[11]。

外科医师可以掌握的最后一个因素是补片放置和固定技术。Awad和他的同事们通过对超过40年的公开发表的补片修补手术进行研究，详尽地分析了可能导致疝复发的外科因素。描述的补片放置类型包括以下几种：① 三明治补片，腹膜前和腹膜后放置；② onlay补片，筋膜关闭后固定于其前方；③ inlay补片，放置于两层筋膜之间；④ 腹直肌后或Rives-Stoppa修补术，补片于前后方向筋膜均关闭后，置于腹直肌深面；⑤ 腹膜内修补，如腹腔镜切口疝修补。采用inlay和onlay补片修补术式进行切口疝修补，其复发率最高[12,13]。具体疝复发的原因大多为补片固定不牢、补片侧缘脱离及补片感染。通过这些发现，他们对疝复发机制提出了一个专业分级系统。技术因素包括补片感染、补片固定不牢及覆盖不充分导致的补片边缘分离及疝的漏检[12]。Wassenaar报道了505例腹腔镜下使用聚四氟乙烯进行疝修补的复发情况。有趣的是，非中线的切口如肋缘下切口，似乎有更高的切口疝复发率。但与另一组规模较小的肋缘下切口行腹腔镜修补的复发报道并不一致，可能是因为肋缘下切口疝的腹腔镜修补术较正中切口疝修补技术难，技术失败可能导致切口疝的复发率上升。而大多数正中切口疝的复发都发生于补片边缘，提示存在疝漏检及首次手术关闭筋膜薄弱[14]。

具 体 的 挑 战

复发疝修补术中常常面临与首次修补过程不同的挑战。面对这些挑战，仍有数个未解决的问题：第一次修补的补片，二次手术时是否应该去除？造口旁疝修补中是否需要另行结肠造口术？这些因素存在对补片的选择有何要求？结肠造口或回肠造口的切口更复杂，其修补后可能会造成更复杂的复发疝发生。腹壁血管可能会被切断，导致无法施行常规修补术式。

最后，复发性切口疝的修补应了那句古话，"首次修补最容易"。对于这些首次修补失败的患者来说，每次复发的修补成功率将逐渐降低[3]。外科医师无法避免切口疝复发的发生，选择适当的患者、手术时机的把握、手术方法的选择对于减少复发疝患者数量来说至关重要。

复发性切口疝的开放和腹腔镜修补术式

● 改良Rives-Stoppa修补术式

在复发性切口疝开放修补术中，必须仔细考虑补片与腹直肌前后鞘的关系。如前文中Awad所提到的那样，inlay和onlay修补术式较sublay和underlay修补术式有更高的复发率。

目前被广泛应用的为改良Rives-Stoppa修补术式，其包括解剖腹膜前、腹膜外、肌后组织等技术[15]，具体步骤如下：① 完全解剖并游离疝囊，回纳其内容物，包括粘连松解和切除原补片；② 在腹直肌与后鞘、腹膜间游离出广阔的肌后空间，并可适当扩大其范围；③ 一次性关闭腹直肌后鞘及腹膜，创建天然组织屏障，避免补片与腹腔脏器接触；④ 腹膜后空间内植入补片，周围缝合固定；⑤ 关闭腹直肌前鞘[16]。

这项技术具备数个优点来避免复发，其为一种相对无张力的修补方式，并可避免补片接触内脏组织，减少了补片感染及放置引流管的可能性。腹直肌后方富于血供，且有广阔的空间以供组织长入补片。理论上来讲，当腹压升高时，补片展平可加强腹膜前筋膜，从而提高腹壁强度[17]。

大量的文献已证实，改良Rives-Stoppa修补术式被广泛应用于复发性切口疝修补中。Mayo中心通过该术式治愈254例切口疝患者，其中复发疝76例，部分为多次复发。其患者多为正中切口疝，并多使用聚丙烯补片进行修补。70个月后随访，总体修补后疝复发率为5%。有趣的是，大多数复发的原因是切口感染[17]。Novitsky报道使用聚丙烯补片治疗32例多次切口疝复发病例，其半数以上患者为病态性肥胖，并存在糖尿病、肺病及吸烟等高危因素。同样补片具有较大的组织生长范围（平均937 cm[2]），经平均28个月的随访后，仅1例患者因感染造成补片移位而复发。笔者特别强调用宽大的补片覆盖，部分病例甚至采用8~10 cm的补片[18]。另一些报道表明，对15例复发性切口疝患者行此术式修补，经34个月随访，仅1例因切口感染发生补片移动而复发[19]。

　　此种方法亦有缺点，术中游离腹直肌后方时易出血，且创面巨大，可导致术后早期出血。另外腹直肌后方分布神经、血管，其损伤可导致术后长期并发症的发生。之前有文献报道，行该手术后，高达27%患者的疼痛评分显著增高。使用可吸收缝线可有效减少术后疼痛的发生。

● 腹腔镜修补复发性切口疝

　　19世纪90年代，腹腔镜修补被应用于复发性切口疝，较开放术式具有切口小、术后镇痛需要少、住院天数少、恢复快等优点[20, 21]。腹腔镜修补需于腹壁穿孔3～5个，进行粘连松解和复位疝内容物后，补片经穿刺孔置入并采用缝合、铆钉及组织胶等方式固定于腹壁。与Rives-Stoppa术式的优点相同，其固定于腹膜外来加强腹壁。由于术者可观察到整个腹壁情况，可有效避免遗漏疝的可能[14]，并且可精确地确定补片覆盖边缘，避免所谓的边缘复发的情况。

　　已有数例关于腹腔镜修补复发性切口疝的报道，显示长期随访中疝修补效果的持久性。Verbo及其同事报道采用聚四氟乙烯补片修补复发性切口疝41例。术后6个月和12个月，对患者行临床及超声检查后发现，仅1例于术后38个月复发[22]。Uranues的一项前瞻性研究表明，经41个月的随访，采取腹腔镜修补的85例多次切口疝复发患者中，仅3例再次复发。有趣的是，患者两年的生活质量评分显著提高[23]。所有这些病例报道中，包括了巨大疝和前次补片修补失败的患者。

　　目前，腹腔镜与开放术式孰优孰劣并无定论。Bingener比较分别采取腹腔镜修补和onlay法开放修补复发性切口疝的两组患者，发现长期随访后两组患者均有复发，而开放手术组的复发率是腹腔镜手术组的两倍[24]。一项随机对照试验的荟萃分析表明，使用两种方法修补切口疝（不仅仅是复发性切口疝），其术后复发率并无统计学差异。腹腔镜术式与开放术式相比，其切口感染相关风险系数为0.22。同样开放术式的补片感染和出血的发生率较腹腔镜手术低[25]。克里夫兰医学中心一项早期的报道显示两者复发率相同；而腹腔镜中转开腹修补的患者，其复发率显著增高。值得一提的是，这项研究持续了5年，

25%～30%的总体复发率更精确地评估了两种术式[26]。

精细的腹腔镜修补技术可能会降低复杂切口疝的复发率。与腹腔镜修补术相比,开放术式关闭了补片前方的筋膜组织,增大了补片植入面积,并预防了补片感染。传统的腹腔镜修补术并没有一期关闭补片覆盖的筋膜薄弱处。有文献报道,其与术后复发率相关,这一操作增大了补片与后方筋膜接触面,并阻止了补片移位[27, 28]。应用腹腔镜修补复发性切口疝呈现逐年增加的趋势,结合其他技术的应用可有助于防止术后复发。

● 组织分离技术

腹腔镜及开放术式修补复发性切口疝,主要依赖补片对腹壁的加强作用,而通过组织分离技术可使用自体组织关闭巨大的正中切口疝。尤其对于存在补片放置禁忌的患者,如果存在感染,组织分离技术具有极高的应用价值。组织分离技术包括组织游离、双侧肌筋膜松解、肌筋膜瓣推进。正如Ramirez于1990年代描述,该技术可使外科医师在保护神经血管的情况下推移腹壁肌肉以增加腹腔容量。

因复发性切口疝患者多有内脏粘连,进行组织分离时需做到以下几步:① 从正中切口路径进入,并彻底松解粘连;② 分离至腹直肌外侧缘;③ 自筋膜表面提起皮肤和皮下脂肪,注意保护神经穿支和旋髂血管;④ 腹直肌外缘约2 cm处打开腹外斜肌腱膜,上及肋缘下,下至髂嵴;⑤ 腹外斜肌及腹内斜肌间应充分游离,使可移动腹直肌向中线无张力移位;⑥ 对侧以同样方法游离。经此法游离,可使腹直肌于上腹部向中线推进3～5 cm,于中腹部推进7～10 cm,于下腹部推进1～3 cm。腹直肌后鞘可自腹直肌处分离,增加其松解程度,但增加了术后腹壁缺损的风险[29]。此法可修补长达15～20 cm的正中缺损,而有学者仍质疑其游离的可行性及范围过广[30]。

应用组织分离技术修补复发性切口疝所取得的结果,尤其具备明确指征的巨大缺损、需移除补片或植皮的复发性疝,需被认真评估。DiBello报道应用组织分离技术和补片修补巨大 (>10 cm) 的复发性切口疝,经22个月随访,修补后复发率为9%[31]。另一些回顾性队列分析提示,应用组织分离技术修补复发性切口疝284例,术后复发率高达22%[32]。

　　尽管应用此法修补巨大的复发性切口疝的效果颇佳,但因其分离皮下组织过多,可导致显著的切口并发症,致患者易发切口感染。荷兰的一项对43例切口疝修补患者的报道显示,其术后切口并发症的发生率为32%[33]。Dumanian等设计于肋缘下腋前线处行6~8 cm横行切口,来避免大范围的皮瓣游离,通过拉钩显露并自半月线处(上至肋下,下至髂嵴)离断腹外斜肌腱膜[34]。此法可避免损伤皮肤及皮下组织的血供,尤其适用于造口患者[29]。另一些外科医师采用开腹-腹腔镜结合的方式实行组织分离技术。该法于腹侧壁置2~3个穿刺孔,采取与完全腹膜外修补腹股沟疝相类似的腹腔镜修补技术,即打开腹外斜肌,用球囊扩张法分离腹内、外斜肌之间的间隙[30,35]。此联合法与标准修补术式的优点相同,但仍逊于横切口修补法。

　　采取补片加强腹壁结构在组织分离技术中有着额外的价值。有些学者使用聚四氟乙烯或聚酯材料的双面补片进行腹腔内修补[31],而另一些医师则采用聚丙烯材料覆盖于腹腔脏器表面[34]。有文献报道,采用聚丙烯材料及组织分离技术修补了18例患者,术后1年未见复发[34]。

● 特殊技术

　　特殊患者,如病态性肥胖患者的切口疝修补应受到特别重视。这些患者更易发生切口疝,其修补后复发率亦高于正常患者[5,36]。于修补切口前减轻其体重是最佳选择,但其成功的可能性较低。肥胖患者接受脐疝修补术后发生切口并发症难于避免,术中去除冗余的皮肤和皮下脂肪可能会减少切口并发症的发生率。考虑到切口并发症、补片感染与疝复发之间的关系,该技术应被用于肥胖患者的下正中切口疝。一个使用组织分离技术联合腹部浅层脂肪切除术治疗24例肥胖患者的报道显示,术后1年仅4例复发[37]。另一项研究发现,肌后修补联合腹部浅层脂肪切除术治疗47例复发性切口疝,其术后复发率为8%[38]。而另有一些报道提示浅层脂肪切除术会导致更高的切口并发症[39]。我们的意见是联合使用该方法修补疝时,应仔细操作,以使患者得到最佳疗效。

小　结

复发性切口疝对于患者及外科医师来说仍是一个长期的挑战。尽管使用补片材料和关于疝复发机制的研究均有助于减少复发和手术并发症,但仍有相当一部分的患者会再次发生切口疝。对疝复发的分子机制的关注,将有助于未来治疗计划的制订,而外科技术也将持续发展。我们仍然乐观地认为,这些进步将有助于降低复发性切口疝的发生率及术后再发率。

(魏　国　译)

·参·考·文·献·

[1] Luijendijk RW, Lemmen MH, Hop WC, et al. Incisional hernia recurrence following "vest-over-pants" or vertical Mayo repair of primary hernias of the midline. World J Surg. 1997; 21: 62–65.

[2] Luijendijk RW, Hop WC, van den Tol MP, et al. A comparison of suture repair with mesh repair for incisional hernia. N Engl J Med. 2000; 343: 392–398.

[3] Hesselink VJ, Luijendijk RW, de Wilt JH, et al. An evaluation of risk factors in incisional hernia recurrence. Surg Gynecol Obstet. 1993; 176: 228–234.

[4] Flum DR, Horvath K, Koepsell T. Have outcomes of incisional hernia repair improved with time? A population-based analysis. Ann Surg. 2003; 237: 129–135.

[5] Sugerman HJ, Kellum Jr JM, Reines HD, et al. Greater risk of incisional hernia with morbidly obese than steroid-dependent patients and low recurrence with prefascial polypropylene mesh. Am J Surg. 1996; 171: 80–84.

[6] Anthony T, Bergen PC, Kim LT, et al. Factors affecting recurrence following incisional herniorrhaphy. World J Surg. 2000; 24: 95–100.

[7] Rios A, Rodriguez JM, Munitiz V, et al. Factors that affect recurrence after incisional herniorrhaphy with prosthetic material. Eur J Surg. 2001; 167: 855–859.

[8] DuBay DA, Wang X, Adamson B, et al. Mesh incisional herniorrhaphy increases abdominal wall elastic properties: a mechanism for decreased hernia recurrences in comparison with suture repair. Surgery. 2006; 140: 14–24.

[9] Zheng H, Si Z, Kasperk R, et al. Recurrent inguinal hernia: disease of the collagen matrix? World J Surg. 2002; 26: 401–408.

[10] Antoniou SA, Antoniou GA, Granderath FA, et al. The role of matrix metalloproteinases in the pathogenesis of abdominal wall hernias. Eur J Clin Invest. 2009; 39: 953–959.

[11] Rosch R, Lynen-Jansen P, Junge K, et al. Biomaterial-dependent MMP-2 expression in fibroblasts from patients with recurrent incisional hernias. Hernia. 2006; 10: 125–130.

[12] Awad ZT, Puri V, LeBlanc K, et al. Mechanisms of ventral hernia recurrence after mesh repair and a new proposed classification. J Am Coll Surg. 2005; 201: 132–140.

[13] Klinge U, Conze J, Krones CJ, et al. Incisional hernia: open techniques. World J Surg. 2005; 29: 1066-1072.

[14] Wassenaar EB, Schoenmaeckers EJ, Raymakers JT, et al. Recurrences after laparoscopic repair of ventral and incisional hernia: lessons learned from 505 repairs. Surg Endosc. 2009; 23: 825-832.

[15] Stoppa RE. The treatment of complicated groin and incisional hernias. World J Surg. 1989; 13: 545-554.

[16] Temudom T, Siadati M, Sarr MG. Repair of complex giant or recurrent ventral hernias by using tension-free intraparietal prosthetic mesh (Stoppa technique): lessons learned from our initial experience (fifty patients). Surgery. 1996; 120: 738-743.

[17] Iqbal CW, Pham TH, Joseph A, et al. Long-term outcome of 254 complex incisional hernia repairs using the modified Rives-Stoppa technique. World J Surg. 2007; 31: 2398-2404.

[18] Novitsky YW, Porter JR, Rucho ZC, et al. Open preperitoneal retrofascial mesh repair for multiply recurrent ventral incisional hernias. J Am Coll Surg. 2006; 203: 283-289.

[19] Bauer JJ, Harris MT, Gorfine SR, et al. Rives-Stoppa procedure for repair of large incisional hernias: experience with 57 patients. Hernia. 2002; 6: 120-123.

[20] Ramshaw BJ, Esartia P, Schwab J, et al. Comparison of laparoscopic and open ventral herniorrhaphy. Am Surg. 1999; 65: 827-831.

[21] Park A, Birch DW, Lovrics P. Laparoscopic and open incisional hernia repair: a comparison study. Surgery. 1998; 124: 816-821.

[22] Verbo A, Petito L, Manno A, et al. Laparoscopic approach to recurrent incisional hernia repair: a 3-year experience. J Laparoendosc Adv Surg Tech A. 2007; 17: 591-595.

[23] Uranues S, Salehi B, Bergamaschi R. Adverse events, quality of life, and recurrence rates after laparoscopic adhesiolysis and recurrent incisional hernia mesh repair in patients with previous failed repairs. J Am Coll Surg. 2008; 207: 663-669.

[24] Bingener J, Buck L, Richards M, et al. Long-term outcomes in laparoscopic vs. open ventral hernia repair. Arch Surg. 2007; 142: 562-567.

[25] Forbes SS, Eskicioglu C, McLeod RS, et al. Meta-analysis of randomized controlled trials comparing open and laparoscopic ventral and incisional hernia repair with mesh. Br J Surg. 2009; 96: 851-858.

[26] Ballem N, Parikh R, Berber E, et al. Laparoscopic versus open ventral hernia repairs: 5 year recurrence rates. Surg Endosc. 2008; 22: 1935-1940.

[27] Banerjee A, Beck C, Narula VK, et al. Laparoscopic ventral hernia repair — does primary repair in addition to placement of mesh decrease recurrence? Surg Endosc. 2012; 26(5): 1264-1268.

[28] Franklin Jr ME, Gonzalez Jr JJ, Glass JL, et al. Laparoscopic ventral and incisional hernia repair: an 11-year experience. Hernia. 2004; 8: 23-27.

[29] Bleichrodt RP, de Vries Reilingh TS, Malyar A, et al. Component separation technique to repair large midline hernias. Operat Tech Gen Surg. 2004; 6(3): 179-188.

[30] Rosen MJ, Fatima J, Sarr MG. Repair of abdominal wall hernias with restoration of abdominal wall function. J Gastrointest Surg. 2010; 14: 175-185.

[31] DiBello Jr JN, Moore Jr JH. Sliding myofascial flap of the rectus abdominus muscles for the closure of recurrent ventral hernias. Plast Reconstr Surg. 1996; 98: 464-469.

[32] Girotto JA, Chiaramonte M, Menon NG, et al. Recalcitrant abdominal wall hernias: long-term superiority of autologous tissue repair. Plast Reconstr Surg. 2003; 112: 106-114.

[33] de Vries Reilingh TS, van Goor H, Rosman C, et al. "Components separation technique" for the repair of large abdominal wall hernias. J Am Coll Surg. 2003; 196: 32-37.

[34] Ko JH, Wang EC, Salvay DM, et al. Abdominal wall reconstruction: lessons learned from 200 "components separation" procedures. Arch Surg. 2009; 144: 1047–1055.

[35] Rosen MJ, Jin J, McGee MF, et al. Laparoscopic component separation in the single-stage treatment of infected abdominal wall prosthetic removal. Hernia. 2007; 11: 435–440.

[36] Heniford BT, Park A, Ramshaw BJ, et al. Laparoscopic repair of ventral hernias: nine years' experience with 850 consecutive hernias. Ann Surg. 2003; 238: 391–399.

[37] Reid RR, Dumanian GA. Panniculectomy and the separation-of-parts hernia repair: a solution for the large infraumbilical hernia in the obese patient. Plast Reconstr Surg. 2005; 116: 1006–1012.

[38] Berry MF, Paisley S, Low DW, et al. Repair of large complex recurrent incisional hernias with retromuscular mesh and panniculectomy. Am J Surg. 2007; 194: 199–204.

[39] Harth KC, Blatnik JA, Rosen MJ. Optimum repair for massive ventral hernias in the morbidly obese patient-is panniculectomy helpful? Am J Surg. 2011; 201: 396–400.

第34章
慢性补片感染
Chronic Mesh Infections

Andrei Churyla and Andrew B. Lederman

使用合成补片已经成为很多疝修补的标准方法,原因是补片修补方法使疝修补术后的复发率显著降低[1-3]。然而,使用合成补片也带来了感染的风险。虽然大多数补片感染是急性感染,呈现为手术后或早期的感染,但是慢性补片感染也可能发生。慢性补片感染可以引起不同的临床表现。慢性感染往往由未经处理或处理不彻底的急性感染或试图挽救已发生急性感染的补片所致。取出补片是治疗急性补片感染的基本治疗原则,试图通过应用抗生素、经皮穿刺引流、换药或负压伤口治疗装置(NPWT)等方法来达到保留感染补片目的,可能导致慢性补片感染。

介　　绍

合成补片能够携带细菌,而且可能表现为一种惰性的在植入补片几年后发生的感染[4,5]。慢性补片感染可以无急性期,表现为慢性未愈合的伤口、窦道或具有自发闭合接着伤口裂开和渗出的周期。窦道或相关肠外瘘的渗漏逐渐减少,甚至可能在未来出现自发渗漏时愈合的情况。

诊断通常基于有补片置入史及存在一个相关的慢性感染伤口。术后伤口感染、前期补片感染或脓血症的患者应高度怀疑补片感染。全身感染的表现是多种多样的。发热、白细胞增多、血沉升高等都不是慢性补片感染的可靠指标。CT检查、白细胞的核医学扫描或正弦图可能是补片周围存在感染的有效证明。通过一个开放的伤口,用棉签或手指蘸一蘸露出网孔的补片，进行细菌培养是确诊的最佳方法。经皮穿刺引流疑似感染物或感染液也可以证明感染存在，但也有因引入外源性感染物而引起补片潜在感染的危险；相对于进行诊断性测试而言，引流作为治疗来说是最有效的方法。

生 物 材 料

补片的类型可能会影响慢性感染的发生。细菌黏附补片的能力与补片的表面面积、所用材料的亲水性或疏水性及补片的孔径有关。此外，补片表面的涂层和多种材料组成的复合补片也是潜在的感染因素。

由聚丙烯制成的多股纤维编织补片，为细菌黏附提供了更大的表面积，故更容易感染。当尝试进行保留感染补片时，这将导致更高的腹壁窦道发生率[6,7]。单股纤维编织的补片限制细菌黏附，故不易发生慢性感染。

微孔补片如PTFE或ePTFE与细孔＜10 μm的补片，允许细菌黏附，但因孔径太小限制白细胞通过。这样小的孔径尺寸虽然限制了粘连的倾向，但增加了感染的风险。一旦这类补片被感染，一般不能保留补片，因为感染不能通过机体自身的免疫反应清除。与此相反，大孔径补片，通常指聚丙烯或聚酯补片，允许成纤维细胞和胶原蛋白向内生长。这种向内生长的特性可减少感染的风险，同时它可以通过瘢痕形成增加补片的张力。虽然大孔径补片可降低感染的风险，但是当将它糟糕地被选择应用在腹腔内时，有较高的形成粘连、糜烂及瘘管的风险。

复合补片如膨体聚四氟乙烯和聚丙烯复合补片会表现出不同的情况。不同部分刺激组织产生不同的免疫反应，从而导致补片周围成纤维细胞长入、纤维蛋白沉积，使补片不同组成部分的收缩率不同。由于不同组成部分的收缩率不同，尽管两层材料用缝线固定在一起，但是两层材料之间还是容易分层而产生感染的死腔。此外，分层可能使容易产生粘连的聚丙烯部分暴露出来，直接接触肠道，导致窦道形成。补片外覆盖如羧甲基纤维素、透明质酸钠等高度亲水性物质，已在体外被证实可以隔离非亲水性聚丙烯补片。但是和未涂覆的补片相比，它会增加细菌的黏附[8]。

微 生 物 学

由细菌引起的生物材料的感染依赖于细菌对补片的黏附能力。补片的表面特性是一个原因，微生物本身是疏水性的还是亲水性的是黏附的另一个原因[8]。例如，一个疏水的有机体，如葡萄球菌不易绑定到亲水性补片的表面[9]。革兰阴性细菌如大肠埃希菌和铜绿假单胞菌不易绑定到疏水性补片，如PTFE[10]。

无论是手术期间的补片放置还是术后伤口的并发症，细菌接种的来源通常经过皮肤。葡萄球菌，包括甲氧西林敏感的金黄色葡萄球菌(MSSA)、耐甲氧西林金黄色葡萄球菌(MRSA)、表皮葡萄球菌和链球菌属包括B族的生物体是常见的细菌株。在补片表面产生生物膜的皮肤菌群，如表皮葡萄球菌皮肤菌群，特别难以消除，而且往往是补片慢性感染的原因。采用第一个代头孢菌素或万古霉素等抗生素治疗与手术引流或补片取出相结合的方法可能是有用的。

革兰阴性细菌，包括肠杆菌科和厌氧细菌不常是独立的菌株。污染的潜在来源包括感染的伤口、腹腔内直接污染或补片窦道，但很少有血行播种，很少有真菌或非典型病原体引起慢性补片感染。

管 理

慢性补片感染可有局部的表现，但不具备典型的全身感染症状。这就需要仔细地控制感染，包括取出无法挽救的补片、切除胃肠道窦道，并修复合并的腹壁疝。慢性补片感染的治疗原则是取出感染补片和腹壁重建。在手术前，必要时用抗生素和引流控制蜂窝织炎或急性脓肿。对于可疑窦道，可用CT检查或正弦图来明确诊断。手术方法一般包括切除窦道，去除感染补片，并重建腹壁。只要患者从以前的腹部手术中充分恢复，并具有良好的营养状态，慢性胃肠道窦道被切除，吻合通常可以一期安全地进行。腹壁重建往往是最困难的任务，但是可以实现一期闭合或组织分离技术。生物材料可以作为一种辅助方法来加强腹壁组织修复。合成材料植入不被推荐，因为有发生感染的高风险。也有报道取出感染补片后推迟关闭腹壁，利用负压伤口治疗装置或其他伤口护理技术作为临时关闭腹壁的治疗方法。

感染补片也有保留成功的报道，但只是很有限的成功。此方法采用长期抗生素治疗，对可见的感染组织或感染补片进行最小范围的清创，并经常利用负压伤口治疗装置治疗。保留感染补片只有在它的感染范围是有限的，而且大部分组织都结合入腹壁时。虽然有感染的PTFE补片被成功保留的病例报道，但是由于PTFE是微孔的，并往往只存在有限的掺入，相比大孔径的补片它不太可能进行成功的非手术治疗。

为了成功地保留感染补片，经皮穿刺引流、开放引流或一系列清创通常是必要的治疗方法。这些患者通常可以在门诊治疗，很少需要住院治疗。有几份通过对感染窦道及累及补片进行长期抗生素灌洗取得良好结果的报道[11]。局部应用高浓度的抗生素可以帮助保留感染补片。

慢性感染补片只可能在某些特殊的情况下得到保留[12]。感染只累及一小部分补片，不涉及整张补片。大孔补片允许瘢痕组织长入，与微孔补片相比，容易保留感染补片。虽然有PTFE补片感染后保留的病例报道，由于周围组织不易长入PTFE补片中，这一特性妨碍了补片的保留。

（陈 革 译）

·参·考·文·献·

[1] Grant AM. Open mesh versus non-mesh repair of groin hernia: meta-analysis of randomized trials based on individual patient data [corrected] . Hernia. 2002; 6: 130–136.

[2] Birolini C, Utiyama EM, Rodrigues Jr AJ, et al. Elective colonic operation and prosthetic repair of incisional hernia: does contamination contraindicate abdominal wall prosthesis use? J Am Coll Surg. 2000; 191: 366–372.

[3] Leber GE, Garb JL, Alexander AI, et al. Long-term complications associated with prosthetic repair of incisional hernias. Arch Surg. 1998; 133: 378–382.

[4] Mann DV, Prout J, Havranek E, et al. Late-onset deep prosthetic infection following mesh repair of inguinal hernia. Am J Surg. 1998; 176: 12–14.

[5] Taylor SG, O'Dwyer PJ. Chronic groin sepsis following tension-free inguinal hernioplasty. Br J Surg. 1999; 86: 562–565.

[6] Amid PK, Shulman AG, Lichtenstein IL, et al. Biomaterials for abdominal wall hernia surgery and principles of their applications. Langenbecks Arch Surg. 1994; 379: 168−171.

[7] Demiter S, Gecim IE, Aydinuraz K, et al. Affinity of Staphylococcus epidermidis to various prosthetic graft materials. J Surg Res. 2001; 99: 70−74.

[8] Aydinuraz K, Agalar C, Agalar F, et al. In vitro S. epidermidis and S. aureus adherence to composite and lightweight polypropylene grafts. J Surg Res. 2009; 157: e79−e86.

[9] Reifsteck F, Wee S, Wilkinson BJ. Hydrophobicity — hydrophilicity of staphylococci. J Med Microbiol. 1987; 24: 65−73.

[10] Engelsman AF, Gooitzen MD, van der Mei HC, et al. In vivo evaluation of bacterial infection involving morphologically different surgical meshes. Ann Surg. 2010; 251(1): 133−137.

[11] Trunzo JA, Ponsky JL. A novel approach for salvaging infected prosthetic mesh after ventral hernia repair. Hernia. 2009; 13: 545−549.

[12] http://sageswiki.org/index.php?title=Use_of_synthetic_mesh_in_the_infected_ field. Accessed 5 July 2011.

第35章
腹腔镜疝修补术后腹腔内粘连：
两者相关吗

Adhesions After Lap Ventral: Do They Matter?

Dennis L. Fowler

腹腔内粘连的发生率和后果

腹腔内粘连能显著提高并发症的发生率和死亡率，这不但增加了手术操作的难度，而且增加了患者的痛苦和医疗费用。1994年，一份基于美国出院患者的综合调查报告显示共有 303 836 例患者经历了粘连松解手术[1]，共额外增加了 846 415 个住院天数及13亿美元的住院及手术费用。10年以后，上述数字略有增长，2004年，有超过 342 000 例患者经历了粘连松解手术[2]。另外，许多患者虽然未实施粘连松解手术，但因肠梗阻或粘连引起的腹痛而收治入院，也有许多患者遭受因粘连而导致的不孕不育的折磨[3-5]。

腹腔内粘连除了耗费大量的人力和财力外，还会导致一些与粘连本身无关、但因粘连改变了手术条件而产生的不良后果。腹腔内粘连的存在增加了腹腔镜手术中转开腹的概率，增加了进入腹腔的手术时间，也是腹腔镜手术时穿刺鞘穿刺入腹腔误伤肠管的首要原因[6]。简而言之，腹腔内粘连是外科手术时引起技术性并发症的主要原因。

虽然，任何促使炎症反应的因素都能引起腹腔内粘连，但是迄今为止，引起腹腔内粘连的最常见原因还是先前的手术。直到20世纪末，外科医师基本上还是采用剖腹的方式施行腹部手术，其中高达95%的患者术后出现腹腔内粘连[7,8]。基于基础疾病及手术本身的特性，高达30%的患者在开放手术后出现了继发于粘连的肠梗阻[9]。任何术式的结肠切除术后，患者有5%～10%的概率在5年内因粘连而再次入院。如果施行结直肠切除术，那么5年内因为粘连而入院的概率可高达15.4%[10,11]。

虽然剖腹切口的大小和位置是引起粘连发生、发展的因素，但是在手术过程中仍缺乏可靠的方法来防止粘连发生[12]。一些经验性和观察性报道认为腹腔镜手术引起的粘连，其范围和程度要轻于开放手术[13]；然而，也有研究认为无论开放还是腹腔镜结直肠手术，粘连的发生率无差异[14]。

包括缺血、手术创伤、炎症、出血、热损伤及异物反应等在内的一些重要的因素可以增加腹腔内广泛粘连形成的可能性[15]。虽然诸如手套、滑石粉、缝线、海绵和冲洗液等异物都能刺激腹腔产生反应，导致粘连形成，但在本章讨论中，最为关心的异物还是补片。

补片：粘连的原因之一

许多外科医师在再次探查腹腔内补片置入术后的患者时，发现在聚丙烯补片和内脏之间形成了广泛、致密的粘连。由于这些广泛、致密的粘连增加了手术的难度，有时候甚至可引起严重的并发症，因此外科医师不再愿意放置腹腔内补片。这种偶然发生的极端情况促使人们去研究防止粘连的补片。外科医师对先前腹腔内放置补片而需再次手术患者的关注点是内脏组织长入大网孔补片的情况。如果内脏组织尚未向补片的网孔中生长，则手术中能够轻而易举地松解粘连，从而将补片移除。但是，如果内脏组织长入了补片的网孔之中，则需要切除腹壁或肠管，才可能完整地移除补片。在一些少见的病例中，发现长入补片网孔中的内脏组织可以引起瘘管或形成脓肿。

由于缺乏无创腹腔探查的方法，因此如何判断腹腔内粘连的范围和程度，目前没有达成共识。因为如果仅仅是为了判断腹腔内是否存在粘连，而使患者反复遭受剖腹或腹腔镜探查，是不道德的。研究人员也不能拿出有关置入补片后粘连形成范围和程度的令人信服的证据。我们仅仅知道补片置入腹腔后，因粘连需要再次手术的比例很小，但是确实存在一定比例。从这个意义上来说，为了评估补片是否具有防粘连功能，研究人员需要通过动物实验，利用腹腔镜或尸检方法来考证几种新型补片形成粘连的范围和程度 [16-26]。

这些经典的研究比较了复合补片 (双层) 或涂层补片 (单层) 与单层无涂层补片 (通常是聚丙烯材料) 置入腹腔后粘连形成的范围和程度。研制复合补片的目的在于使组织很好地长入补片的一层，同时阻止组织长入补片的另一层和 (或) 形成粘连。复合补片中与腹壁相对的一层称为壁层，与网膜或内脏相对的一层称为脏层。

复合补片中的壁层通常是一种能使组织向网格间隙中生长的多孔合成补片，多孔层能确保补片与腹壁稳定结合。而脏层是多微孔结构，通常是膨体聚四氟乙烯 (ePTFE)，或者抗粘连材料，如亲水性的抗粘连胶原蛋白、透明质酸/羧甲基纤维素复合物或聚偏二氟乙烯。涂层补片是一种表面覆盖有防粘连材料 (如水凝胶) 的单层补片。

许多动物研究结果表明，向复合补片的壁层或涂层补片内生长的组织数量与普通聚丙烯补片无差异，但是补片脏层的致密粘连明显少于普通聚丙烯补片。基于动物研究的结果，外科医师通常会选择复合补片以期望减少严重粘连。但是目前仍缺乏人体研究来证实这一点。尽管人们相信复合补片能够减少腹腔内粘连，但是仍偶尔有复合补片引起严重的腹腔内粘连的报道 (图35-1) [27]。

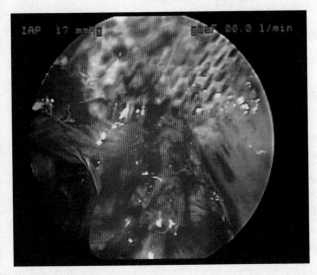

图35-1 术中照片显示复合补片和小肠间致密粘连

尽管有一些研究者报道通过腹部超声检查能成功地识别和记录腹腔内粘连的位置和密度[28]，但是并非所有的研究人员都能够通过超声检查来精确地识别粘连的发生。

结　论

尽管动物研究证明某些补片引起的粘连程度较轻，但目前仍缺乏人体研究的证据来证明某种补片优于其他补片。然而，粘连问题的严重性是明确的，并且补片在粘连形成中的作用也是明确的。基于动物研究的证据和可靠的理论依据，当疝修补术中需要补片置入腹腔内时，选用带有抗粘连层的复合补片似乎更恰当[29]。

总　结

在美国，腹腔内粘连能显著提高并发症的发生率和死亡率。许多置入腹腔内的合成补片会引起广泛而致密的腹腔内粘连。因为许多病例在疝修补时需使用补片，所以如果必须将补片放入腹腔内，那么需要使用一种理论和实践中都能减少粘连形成的补片。

（陈　炜译）

·参·考·文·献·

[1] Ray NF, Denton WG, Thamer M, et al. Abdominal adhesiolysis: inpatient care and experience in the Unites States in 1994. JACS. 1998; 186: 1–9.

[2] DeFrances CJ, Podgornik MN. 2004 National hospital discharge survey. Advance data from vital and healthc statistics; no 371. Hyattwsville, MD: National Center for Health Statistics. 2006.

[3] Latenser B. Commentary (A novel hydrogel-coated polyester mesh prevents post-surgical adhesions in a rat model). J Surg Res. 2011; 166: 73–74.

[4] Judge TW, Parker DM, Dinsmore RC. Abdominal wall hernia repair: a comparison of Sepramesh and Parietex composite mesh in a rabbit hernia model. J Am Coll Surg. 2007; 204: 76.

[5] Emans PJ, Schreinemacher MH, Gijbels MJ, et al. Polypropylene meshes to prevent abdominal herniation. Can stable coatings prevent adhesions in the long term? Ann Biomed Eng. 2009; 37: 410.

[6] van Goor H. Consequences and complications of peritoneal adhesions. Colorectal Dis. 2007; 2: 25–34.

[7]　Lower AM, Hawthorn RJ, Ellis H, et al. The impact of adhesions on hospital readmissions over ten years after 8849 open gynaecological operations: an assessment from the Surgical and Clinical Adhesions Research Study. BJOG. 2000; 107(7): 855–862.

[8]　Fukuhira Y, Ito M, Kakenko H, et al. Prevention of postoperative adhesions by a novel honeycomb-patterned poly(lactide) film in a rat experimental model. J Biomed Mater Res B Appl Biomater. 2008; 86B: 353.

[9]　Ellis H, Moran BJ, Thompson JN, et al. Adhesion-related hospital readmissions after abdominal and pelvic surgery: a retrospective cohort study. Lancet. 1999; 353(9163): 1476–1480.

[10]　Parker MC, Wilson MS, Menzies D, et al. The SCAR-3 study: 5-year adhesion-related readmission risk following lower abdominal surgical procedures. Colorectal Dis. 2005; 7(6): 551–558.

[11]　Parikh JA, Ko CY, Magard MA, et al. What is the rate of small bowel obstruction after colectomy? Am Surg. 2008; 74: 1001–1005.

[12]　van der Wal JBC, Lordens GIT, Vrijland WW, et al. Adhesion prevention during laparotomy. Ann Surg. 2011; 253(6): 1118–1121.

[13]　Barmparas G, Branco BC, Schnuriger B, et al. The incidence and risk factors of post-laparotomy adhesive small bowel obstruction. J Gastrointest Surg. 2010; 14: 1619–1628.

[14]　Khury E, Schwenk W, Gaupset R, et al. Long-term outcome of laparoscopic surgery for colorectal cancer: a Cochrane systematic review of randomized controlled trials. Cancer Treat Rev. 2008; 34: 498–504.

[15]　Liakakos T, Thomakos N, Fine P, et al. Peritoneal adhesions: etiology, pathophysiology, and clinical significance. Dig Surg. 2001; 18: 260–273.

[16]　Goldberg JM, Toledo AA, Mitchell DE. An evaluation of the Gore-Tex surgical membrane for the prevention of postoperative peritoneal adhesions. Obstet Gynecol. 1987; 70(6): 846–848.

[17]　Duffy AJ, Hogle NJ, LaPerle KM, et al. Comparison of two composite meshes using two fixation devices in a porcine laparoscopic ventral hernia repair model. Hernia. 2004; 8: 358–364.

[18]　McGinty JJ, Hogle NJ, McCarthy H, et al. A comparative study of adhesion formation and abdominal wall ingrowth after laparoscopic ventral hernia repair in a porcine model using multiple types of mesh. Surg Endosc. 2005; 19(6): 786–790.

[19]　Gonzalez R, Rodeheaver GT, Moody DL, et al. Resistance to adhesion formation: a comparative study of treated and untreated mesh products placed in the abdominal cavity. Hernia. 2004; 8: 213–219.

[20]　Harrell AG, Novitsky YW, Peindl RD, et al. Prospective evaluation of adhesion formation and shrinkage of intra-abdominal prosthetics in a rabbit model. Am Surg. 2006; 72(9): 808–813.

[21]　Novitsky YW, Harrell AG, Cristiano JA, et al. Comparative evaluation of adhesion formation, strength of ingrowth, and textile properties of prosthetic meshes after long-term intra-abdominal implantation in a rabbit. J Surg Res. 2007; 140(1): 6–11.

[22]　Jacob B, Hogle NJ, Durak E, et al. Tissue ingrowth and bowel adhesion formation in an animal comparative study: polypropylene vs. Proceed® vs. Parietex Composite®. Surg Endosc. 2007; 21(4): 629–633.

[23]　Novitsky YW, Harrell AG, Hope WW, et al. Meshes in hernia repair. Surg Technol Int. 2007; 16: 123–127.

[24]　Gruber-Blum S, Petter-Puchner AH, Brand J, et al. Comparison of three separate antiadhesive barriers for intraperitoneal onlay mesh hernia repair in an experimental model. Br J Surg. 2010; 98: 442–449.

[25] Fortelny RH, Petter-Puchner AH, Glaser KS, et al. Adverse effects of polyvinylidene fluoride-coated polypropylene mesh used for laparoscopic intraperitoneal onlay repair of Incisional hernia. Br J Surg. 2010; 97: 1140–1145.

[26] Bringman S, Conze J, Cuccurulla D, et al. Hernia repair: the search for ideal meshes. Hernia. 2010; 14: 81–87.

[27] Jenkins ED, Yom V, Melman L, et al. Prospective evaluation of adhesion characteristics to intraperitoneal mesh and adhesiolysis-related complications during laparoscopic re-exploration after prior ventral hernia repair. Surg Endosc. 2010; 24: 3002–3007.

[28] Arnaud JP, Hennekinee-Mucci S, Pessaux P, et al. Ultrasound detection of visceral adhesion after intraperitoneal ventral hernia treatment: a comparative study of protected versus unprotected meshes. Hernia. 2003; 7: 85–88.

[29] Eriksen JR, Gogenur I, Rosenberg J. Choice of mesh for laparoscopic ventral hernia repair. Hernia. 2007; 11: 481–492.

第36章
腹壁疝修补术后慢性疼痛
Chronic Pain After Ventral Hernia Repair

Victor B. Tsirline, David A. Klima, Igor Belyansky, and Kent W. Kercher

当合成网片被广泛应用于腹壁疝修补术 (ventral hernia repair, VHR) 之前，筋膜修补术后复发的并发症高达67%[1]。这一情况虽可接受，却令人失望。多数研究显示[1-6]，网片的应用大幅降低复发率至10%，只有复杂腹壁疝术后的复发率较高，达29%[7-10]。在美国，实施腹壁疝修补术病例持续增加 (现已达250 000例/年)[11]，修补技术、材料不断进步。人们越来越关注功能、生活质量和美观。大量文献研究了腹股沟疝修补术相关的慢性疼痛，最近慢性疼痛成为腹壁疝修补术的关注焦点[12, 13]。腹壁疝修补术后慢性疼痛的发生率各异。对于无症状的腹壁疝，医师可能为避免患者术后发生慢性疼痛而不予手术。下文中，我们尝试定义慢性疼痛，并确定其病因、治疗及避免方法。

定　义

国际疼痛学会将慢性疼痛定义为伤害发生后疼痛持续时间大于3个月。定义腹壁疝术后疼痛重要的是需区别手术疼痛和神经性疼痛。手术疼痛不可避免，通常随时间消失。手术疼痛由皮肤切口、固定处张力和组织损伤及补片植入造成的术后炎性水肿而引起。90%的术后疼痛在术后6周完全消失，瘢痕形成。多数患者6个月内不发生手术疼痛。相反，神经性疼痛往往由感觉神经直接受损引起。这一损伤继发引起受损的神经异常放电。神经纤维的异常修复也可导致慢性疼痛。神经性疼痛可表现为慢性疼痛、感觉过敏、对温度或轻触敏感、感觉改变，甚至幻痛 (罕见于疝修补术)。神经性疼痛可局限于特定的损伤区域，经常涉及损伤神经的支配区域，可远离修补部位，因此确定受损来源较困难。

发 生 率

文献中，慢性疼痛的定义混杂，主要原因是严重程度和持续时间的差异，然而大多数外科医师以3个月作为慢性疼痛的时间点。因为这一差异性，慢性疼痛发生率的报道可以高达43%[14]。然而，使用上述指南的文献回顾显示腹壁疝术后慢性疼痛率是1%～6%[12,13,15]。值得一提的是，与腹股沟疝修补术一样，年轻患者比老年患者更易发生持续性疼痛[16]。由于文献中报道的结果是混合的，因此首次或再次疝修补与慢性疼痛的相关性并不明确。最近的一些研究发现疝的位置或网片大小对亚急性术后疼痛评分没有影响[16,17]。

原 因

不幸的是，我们对腹壁疝修补术后慢性疼痛的原因知之甚少。尽管如此，外科医师的经验和文献集中关注于三大主要因素：经腹横筋膜修补、网片选择和手术技术。慢性疼痛的其他少见因素包括腹膜壁层粘连和微摩擦。然而，最近的研究证实，术前疼痛可能是术后疼痛最好的预测，所有评估慢性疼痛的研究均应对照该因素。事实上，最近的综述中，226名无症状或症状轻微的腹壁疝患者没有一例产生术后慢性疼痛[18]。

● 缝、钉和胶

网片植入使复发率降低，但也并非没有不良后果。固定网片于腹壁是减少复发的重要一步。贯穿筋膜缝合已成为腹腔镜和开放修补术中最常用的固定技术。腹壁疝或切口疝修补术后疼痛患者常诉贯穿筋膜缝合固定处疼痛。这一情况通常被描述为腹部拉伸时的牵拉感，致使许多医师认为，慢性疼痛主要是由筋膜的缝合固定产生的。缝合部位的局部浸润麻醉有时能解决这个慢性问题，进一步支持了这一观点[19]。我们对缝合固定部位疼痛的机制知之甚少。可能的解释包括肋间神经卡压、局部肌肉缺血和网格收缩导致的持续神经刺激。反对者认为，7.4%持续性疼痛患者无贯穿缝合固定[20]，并且有2.5%的病例仅采用纤维蛋白胶固定[21,22]。其他学者报道的缝合固定术后第一个月的疼痛评分较高，但术后6个月及以后的疼痛评分并无差异[23]。大头钉、U形钉和其他机械锚定装置也嵌入筋膜，主要用于腹腔镜修补术。然而，它们不穿透整个腹壁，从而理论上导致的疼痛和神经的刺激较少。一项随机试验将金属钉与可吸收或不可吸收缝线固定做了比较。Wassenaar表明术后6周或3个月，各组的疼痛无差异或术前和术后的疼痛程度无任何差异[24]。对多处（20处或更多）贯穿缝合及钉合组、有限缝合（通常为4处）及钉合组、单纯钉合组病例的对照研究[25,26]也有类似的发现。在最近的一项1 242例腹腔镜腹壁疝修补术的研究中，贯穿缝合加钉固定组（16.4%）与单纯钉合组（13.3%）相比慢性疼痛发生率稍高，但未达到统计学显著意义 ($P < 0.078$)[27]。虽然纤维蛋白胶旨在减少慢性疼痛的发生率，但需前瞻性随机试验比较胶合、钉合和缝合固定的效果，确认其持久性、安全性、复发率，以及它与网片移位相关并发症的关系。

● 腹腔镜与开放修补术

过去10年多的研究已经证明，腹腔镜与开放修补术相比，患者满意度提高[16,17,28]。然而，长期随访发现，10%~19%的腹壁疝修补患者发生术后慢性疼痛，腹腔镜组和开放组之间目测模拟量表（VAS）的评分中位数没有明显差别[29]。虽然通常情况下腹腔镜修补术的手术疼痛轻、住院时间短、恢复时间短，但是将这些与术后慢性疼痛区分开很重要。前者是更小的切口、更少的手术操作的结果，而后者更可能是植入物、固定手术技术和与患者相关因素等综合因素的结果，而非手术方法。

● 网片的影响

疝修补网片的常规使用大大降低了复发率，也带来了新的挑战，诸如腹壁顺应性改变、粘连形成、异物反应都可能促发术后慢性疼痛[25,30]。与网片的炎症反应促进瘢痕形成,并潜在强化了修补,但不可避免地在一定程度上增加了不适感。炎症介导的瘢痕形成和重塑的过程在90天内基本完成,因此可能不是慢性疼痛的原因。网片本身易收缩,尽管固定恰当,传统的重型聚丙烯网片收缩达12%[23]。在特殊情况下,当网片收缩高达63%时,患者疼痛与网片相关[25]。网片收缩期可能持续6个月或更长时间,疼痛来自组织摩擦、缝合张力和异物感。网片的收缩导致疼痛是通过与轻量型网片比较发现的,重量型网片更易收缩和纤维化。一项对照研究比较了Marlex (Bard,重量型)、Atrium (中量型) 和Vypro (Ethicon,轻量型) 网片,在术后4个月,感觉异常的发生分别为58%、16%和4%,患者主诉活动时出现症状分别为17%、16%和7%,静止时出现症状分别为9%、3%和0%[31]。

● 其他理论

虽然手术技术、网片类型和机械固定是腹壁疝术后疼痛的主要因素,但是其他方面的因素可能也很重要。Carbajo等提出粘连理论,因为在他们的系列报道中7.4%未行网片固定者出现了术后慢性疼痛[20]。有学者阐述了聚酯材料粘连形成导致内脏痛的作用[17]。这些学者和其他一些学者认为,粘连的形成可能是术后疼痛的一个重要因素,强调粘连完全松解在切口疝修补术中的价值[32, 33]。粘连松解术有其本身的风险,所以如果粘连不干扰网片植入和疝充分修补时,我们不一定要坚持这种手术模式。高度敏感的壁层腹膜的微摩擦也可能是慢性疼痛的原因,特别是植入网片皱褶或收缩持续刺激了腹膜,可能导致更广泛的慢性疼痛,并且难以定位。

时间过程

接受腹壁疝或腹壁切口疝修补的大多数患者,无论是开放或腹腔镜手术,均经历了难以忍受的手术疼痛,需要静脉或肠内麻醉药物干预。术后急性疼痛通常在手术后1～2周开始缓解。疝相关文献通常阐述为随访6周的轻度至中度疼痛,手术6个月后明显减轻[29]。对不同的网片类型、植入技术和固定方式等进行比较的大多数研究发现,在术后6个月各组间的疼痛无显著差异[17,34]。因此，因术后持续疼痛而进行的外科修复需谨慎地推迟到手术后6个月或更晚。随着炎症反应的消退与瘢痕重塑，神经刺激往往会自发地缓解。我们的经验是术后1个月疼痛较术前水平略有增加，在手术后6个月明显下降，在1～2年随访中疼痛水平相似[18]。

患者满意度

大多数研究中，尽管20%～38%的患者有偶尔疼痛，43%腹壁有顺应性改变，31%有异物感，13%需使用药物来缓解疼痛，腹壁疝术后的患者满意度也大于85%[35,36]。另一方面，功能预后和复发对患者满意度起主要作用。Snyder等发现复发的患者不满意的概率增加4倍[16]。此外，较早复发的患者更可能发生中度至重度的疼痛，疼痛在休息时加重，以及因疼痛而使运动受限。疝修补术的类型似乎没有影响患者的满意度。很多研究文献指出，虽然这些患者发生慢性疼痛，但是开放式和腹腔镜手术后患者整体的生活质量（SF-36问卷简表的躯体和精神部分评分）均比术前提高[24,37]。

疼 痛 评 估

患者的生活质量与手术满意度应与腹壁缺损修补和网片植入相关的疼痛和不适相区别。SF-36问卷量表是一个成熟的生活质量量表，用来评价患者的心理认知、情感、态度和躯体能力；可全面描述生活质量，疼痛评估是文献报道最常用的，通过主观目测模拟量表（VAS）（0～10或0～100，上限是最严重的疼痛）进行。由于缺乏VAS评分特异性定义，并且"最痛"具有个体差异，或者在整个治疗过程中是确定组间疼痛差异的统计学I类误差的主要来源；此外，对于什么构成临床显著性评分或对VAS评分改变尚未达成共识。因此，术后疼痛和功能评估可应用更强大和广泛的有效方法如Carolinas舒适量表™（Carolinas comfort scale，CCS）和McGill疼痛量表[38]。Carolinas舒适量表含23项问卷调查，通过Likert 6分量表法测量预定义的一组活动，如坐下、行走、咳嗽和运动,不只对患者疼痛还对网片异物感和运动受限进行评价。与一般健康问卷比较,Carolinas舒适量表对疝修补术后结果评价的敏感性和特异性更高[39],强烈推荐用于疝修复术后生活质量结果的测量。

治 疗

尽管有恶心、便秘、皮肤瘙痒和镇静的副作用,对术后急性疼痛最常见的治疗是全身性或口服阿片类药物镇痛。一直提倡以局部麻醉为基础,一些随机对照试验已经使用局部麻醉进行腹股沟疝修补术后的镇痛[40,41]。接受布比卡因输液泵的患者在术后5天内对麻醉药物的需求显著降低;许多患者(24%)不再需要麻醉药物。一些学者认为,不同于全身麻醉,局部麻醉避免疼痛感的作用可能与减少儿茶酚胺的释放,减少小血管收缩,促进更好的组织灌注,最终改善伤口愈合相关。此外,局部麻醉注入比全身阿片类药物给药能更快地达到治疗水平,对术后第1天的疼痛控制更佳[41]。麻醉泵的使用已在减少麻醉药物需求和供肾切除、结肠切除后患者留院观察方面显示出应用前景。然而,最近的一项随机双盲试验表明麻醉泵的使用与疼痛程度、麻醉药物需求(术后3天内40.8~44.5 mg/d vs.32.1~52.2 mg/d)、肠功能恢复(2.7天vs.2.6天)或住院时间(3.7天vs.3.6天)无差异[42]。疝修补术后慢性疼痛有许多潜在的原因,其产生是多因素的。围手术期疼痛控制的重要性不可低估,因为切口疼痛,如果控制不当,可能会使患者对后续组织愈合和重塑相关的不适过度敏感。术后6周,大多数患者只有轻度至中度疼痛,且随着时间的推移继续改善。因此,保证补充口服非甾体抗炎药物是谨慎的初步策略。例外的情况可能见于极少数术后即刻就有严重的局部神经性疼痛的患者。出现这一情况提示机械性神经卡压,亟待手术。镇痛药如加巴喷丁和普瑞巴林已被广泛研究并用于多种术后疼痛的预防和治疗,包括腹股沟疝修补术[43,44]。当口服药物镇痛治疗失败及出现局部持续性疼痛时,应进行局部麻醉,可能1%~3%的患者需如此干预[12,19,45]。腹部缝合固定点周围用钝头22-G针向肌内注射25~30 ml 0.25%的布比卡因、1:200 000肾上腺素和

1%利多卡因。钝头针可使外科医师感觉到针尖穿透前筋膜。大多数患者(92%)单次注射后症状完全缓解[19]。该理论认为可暂时阻止传入的疼痛信号，使得超敏性消退，从而使感觉神经"重置"，继而长期缓解疼痛。

预 防 措 施

尽管文献中手术方法、网片选择和修复技术存在许多争议，但应坚持以下原则以降低术后慢性疼痛的风险。有广泛粘连的患者可能在开放手术、经腹膜外途径消除腹腔疼痛中获益。腹腔镜手术可最大限度地减少皮肤与皮下软组织炎症反应导致的缝合固定点疼痛的风险和网片产生的腹膜刺激。在任何情况下，手术时都应在缝合部位周围进行局部麻醉以减少疼痛敏感性。轻量型网片材料因不易收缩、产生术后瘢痕及粘连形成而普遍受青睐。然而，不应该以牺牲修复的持久性为代价而使用它们。基于医师的个人经验、技能和判断，应选择最耐用的修复网片，因为不论是生理的还是心理的，复发是一个重要的慢性疼痛的预测因子。同样，固定方法也应根据其持久性选择；四个贯穿筋膜的固定点与不过度使用缝钉(5～7 mm，间隔均匀，沿整个网片1周)是合理的。应避免缝合固定点的过度牵引或网片的拉伸，因可能造成组织缺血而导致持续性疼痛。因为这个原因，在腹腔镜修补术中固定网片时应降低气腹压力，在缝线固定打结之前使腹壁放松。意识到网片对术后急性和慢性疼痛的作用，适当选择腹腔镜腹壁疝修复中缝合固定方式是适宜的。尽管如此，更牢固的网片固定方式对于高复发风险的患者是必要的。该方法包括多种缝合固定方法、使用更多缝合钉、更大的(5 cm或以上)覆盖整个患侧的网片。高风险患者可以在术前根据病态肥胖(复发风险可达5倍)、多次复发、可能影响伤口愈合的合并症及大缺损(大于10 cm)、与"瑞士奶酪"缺损相反的中央缺损来识别[46]。对高风险患者的积极治疗策略可能增加术后不适或网片异物感，但对于某些患者群体避免复发的益处是明确的。相反，对于非肥胖且筋膜缺损小的患者所需的缝合较少，只要采用宽网片覆盖即可。

总　结

　　腹壁疝修补术后慢性疼痛的性质复杂,病因多样。没有哪种策略已被证明能完全消除腹壁疝修补术后疼痛,我们提倡使用轻量型或中量型网片、限制贯穿腹壁缝合或钉合次数。腹腔镜手术可减少手术后急性疼痛,但似乎没有影响术后慢性疼痛的发病率。网格的选择或手术技术的任何变化不应该以牺牲其修复持久性为代价,因为疝复发本身可以导致术后疼痛、不适及再次手术。术后6周的疼痛控制、非甾体抗炎药治疗与安慰对大多数患者术后疼痛的治疗是有效的。当手术后即刻出现严重而集中的神经病理性疼痛时,局部注射或手术松解可能是必要的。腹壁疝修补术后慢性疼痛是一个更具挑战性的问题。对这些患者有效的治疗往往需要结合局部注射、感觉神经阻滞和使用全身神经病理性疼痛调节剂。

(程志俭　于　愿译)

·参·考·文·献·

[1] Burger JW, Luijendijk RW, Hop WC, et al. Long-term follow-up of a randomized controlled trial of suture versus mesh repair of incisional hernia. Ann Surg. 2004; 240(4): 578–583.

[2] Berger D, Bientzle M, Muller A. Postoperative complications after laparoscopic incisional hernia repair. Incidence and treatment. Surg Endosc. 2002; 16(12): 1720–1723.

[3] Luijendijk RW, Hop WC, van den Tol MP, et al. A comparison of suture repair with mesh repair for incisional hernia. N Engl J Med. 2000; 343(6): 392–398.

[4] Bencini L, Sanchez LJ, Bernini M, et al. Predictors of recurrence after laparoscopic ventral hernia repair. Surg Laparosc Endosc Percutan Tech. 2009; 19(2): 128–132.

[5] Koehler RH, Voeller G. Recurrences in laparoscopic incisional hernia repairs: a personal series and review of the literature. JSLS. 1999; 3(4): 293–304.

[6] Rosen M, Brody F, Ponsky J, et al. Recurrence after laparoscopic ventral hernia repair. Surg Endosc. 2003; 17(1): 123–128.

[7] Clarke JM. Incisional hernia repair by fascial component separation: results in 128 cases and evolution of technique. Am J Surg. 2010; 200(1): 2–8.

[8] Anthony T, Bergen PC, Kim LT, et al. Factors affecting recurrence following incisional herniorrhaphy. World J Surg. 2000; 24(1): 95–100.

[9] de Vries Reilingh TS, Bodegom ME, van Goor H, et al. Autologous tissue repair of large abdominal wall defects. Br J Surg. 2007; 94(7): 791–803.

[10] Sailes FC, Walls J, Guelig D, et al. Synthetic and biological mesh in component separation: a 10-year single institution review. Ann Plast Surg. 2010; 64(5): 696–698.

[11] Breuing K, Butler CE, Ferzoco S, et al. Incisional ventral hernias: review of the literature and recommendations regarding the grading and technique of repair. Surgery. 2010; 148(3): 544–558.

[12] LeBlanc KA, Whitaker JM, Bellanger DE, et al. Laparoscopic incisional and ventral hernioplasty: lessons learned from 200 patients. Hernia. 2003; 7(3): 118–124.

[13] Heniford BT, Park A, Ramshaw BJ, et al. Laparoscopic repair of ventral hernias: nine years' experience with 850 consecutive hernias. Ann Surg. 2003; 238(3): 391–399.

[14] Alfieri S, Amid PK, Campanelli G, et al. International guidelines for prevention and management of post-operative chronic pain following inguinal hernia surgery. Hernia. 2011; 15: 239–249.

[15] Kehlet H. Chronic pain after groin hernia repair. Br J Surg. 2008; 95(2): 135–136.

[16] Snyder CW, Graham LA, Vick CC, et al. Patient satisfaction, chronic pain, and quality of life after elective incisional hernia repair: effects of recurrence and repair technique. Hernia. 2010; 15: 123–129.

[17] Eriksen JR, Poornoroozy P, Jorgensen LN, et al. Pain, quality of life and recovery after laparoscopic ventral hernia repair. Hernia. 2009; 13(1): 13–21.

[18] Klima DA, Tsirline VB, Belyansky I, et al. Minimally symptomatic patients undergoing ventral hernia repair have improved quality of life: a prospective multinational review. Paper presented at American Hernia Society, San Francisco, CA, 19 Mar 2011.

[19] Carbonell AM, Harold KL, Mahmutovic AJ, et al. Local injection for the treatment of suture site pain after laparoscopic ventral hernia repair. Am Surg. 2003; 69(8): 688–691.

[20] Carbajo MA, Martp del Olmo JC, Carbajo JI, et al. Laparoscopic approach to incisional hernia. Surg Endosc. 2003; 17(1): 118–122.

[21] Canziani M, Frattini F, Cavalli M, et al. Sutureless mesh fibrin glue incisional hernia repair. Hernia. 2009; 13(6): 625–629.

[22] Olmi S, Scaini A, Erba L, et al. Use of fibrin glue (Tissucol) in laparoscopic repair of abdominal wall defects: preliminary experience. Surg Endosc. 2007; 21(3): 409–413.

[23] Beldi G, Wagner M, Bruegger LE, et al. Mesh shrinkage and pain in laparoscopic ventral hernia repair: a randomized clinical trial comparing suture versus tack mesh fixation. Surg Endosc. 2010; 25: 749–755.

[24] Wassenaar E, Schoenmaeckers E, Raymakers J, et al. Mesh-fixation method and pain and quality of life after laparoscopic ventral or incisional hernia repair: a randomized trial of three fixation techniques. Surg Endosc. 2010; 24(6): 1296–1302.

[25] LeBlanc KA, Whitaker JM. Management of chronic postoperative pain following incisional hernia repair with Composix mesh: a report of two cases. Hernia. 2002; 6(4): 194–197.

[26] Nguyen SQ, Divino CM, Buch KE, et al. Postoperative pain after laparoscopic ventral hernia repair: a prospective comparison of sutures versus tacks. JSLS. 2008; 12(2): 113–116.

[27] Sharma A, Mehrotra M, Khullar R, et al. Laparoscopic ventral/incisional hernia repair: a single centre experience of 1,242 patients over a period of 13 years. Hernia. 2010; 15: 131–139.

[28] Hope WW, Lincourt AE, Newcomb WL, et al. Comparing quality-of-life outcomes in symptomatic patients undergoing laparoscopic or open ventral hernia repair. J Laparoendosc Adv Surg Tech A. 2008; 18(4): 567–571.

[29] Kurmann A, Visth E, Candinas D, et al. Long-term follow-up of open and laparoscopic repair of large incisional hernias. World J Surg. 2011; 35(2): 297–301.

[30] Müller M, Klinge U, Conze J, et al. Abdominal wall compliance after Marlex® mesh implantation

for incisional hernia repair. Hernia. 1998; 2(3): 113–117.

[31] Welty G, Klinge U, Klosterhalfen B, et al. Functional impairment and complaints following incisional hernia repair with different polypropylene meshes. Hernia. 2001; 5(3): 142–147.

[32] Carbajo Caballero MA, Martin del Olmo JC, Blanco JI, et al. Therapeutic value of laparoscopic adhesiolysis. Surg Endosc. 2001; 15(1): 102–103.

[33] Malik E, Berg C, Meyhofer-Malik A, et al. Subjective evaluation of the therapeutic value of laparoscopic adhesiolysis: a retrospective analysis. Surg Endosc. 2000; 14(1): 79–81.

[34] Beldi G, Ipaktchi R, Wagner M, et al. Laparoscopic ventral hernia repair is safe and cost effective. Surg Endosc. 2006; 20(1): 92–95.

[35] Langer C, Schaper A, Liersch T, et al. Prognosis factors in incisional hernia surgery: 25 years of experience. Hernia. 2005; 9(1): 16–21.

[36] Paajanen H, Hermunen H. Long-term pain and recurrence after repair of ventral incisional hernias by open mesh: clinical and MRI study. Langenbecks Arch Surg. 2004; 389(5): 366–370.

[37] Mussack T, Ladurner R, Vogel T, et al. Health-related quality-of-life changes after laparoscopic and open incisional hernia repair: a matched pair analysis. Surg Endosc. 2006; 20(3): 410–413.

[38] Melzack R. The short-form McGill pain questionnaire. Pain. 1987; 30(2): 191–197.

[39] Heniford BT, Walters AL, Lincourt AE, et al. Comparison of generic versus specific quality-of-life scales for mesh hernia repairs. J Am Coll Surg. 2008; 206(4): 638–644.

[40] LeBlanc KA. Incisional hernia repair: laparoscopic techniques. World J Surg. 2005; 29(8): 1073–1079.

[41] Schurr MJ, Gordon DB, Pellino TA, et al. Continuous local anesthetic infusion for pain management after outpatient inguinal herniorrhaphy. Surgery. 2004; 136(4): 761–769.

[42] Rosen MJ, Duperier T, Marks J, et al. Prospective randomized double-blind placebo-controlled trial of postoperative elastomeric pain pump devices used after laparoscopic ventral hernia repair. Surg Endosc. 2009; 23: 2637–2643.

[43] Ho KY, Gan TJ, Habib AS. Gabapentin and postoperative pain — a systematic review of randomized controlled trials. Pain. 2006; 126(1–3): 91–101.

[44] Sen H, Sizlan A, Yanarates O, et al. A comparison of gabapentin and ketamine in acute and chronic pain after hysterectomy. Anesth Analg. 2009; 109(5): 1645–1650.

[45] Bower CE, Reade CC, Kirby LW, et al. Complications of laparoscopic incisional-ventral hernia repair: the experience of a single institution. Surg Endosc. 2004; 18(4): 672–675.

[46] Novitsky YW, Cobb WS, Kercher KW, et al. Laparoscopic ventral hernia repair in obese patients: a new standard of care. Arch Surg. 2006; 141(1): 57–61.

第37章
疝修补过程中的肠管破裂
Enterotomy During Hernia Repair

Ross F. Goldberg and C. Daniel Smith

在开展疝修补手术时,会发现显而易见的肠管破裂或由于肠管损伤导致的肠管破裂。肠管破裂可发生在进腹、粘连分解、疝回纳过程中[1]。

发 生 率

最近的一篇文献综述对腹壁疝修补术中肠管破裂进行分析,共涉及3 900例病例,肠管破裂发生率为1.78%。其中82%的肠管破裂是在术中被发现的,占总人数的1.5%,其余的肠管破裂在手术中没有被发现[2]。总的隐匿性肠管破裂为0.33%,并导致2.8%的患者死亡[2]。腹腔镜疝修补术或开放疝修补术都可能导致肠管破裂,甚至在开放手术时,肠管破裂也会被遗漏[2]。

诊 断

在手术过程中,若有肠液溢出,提示有肠管破裂。不是所有的肠管破裂,都有肠液溢出,所以,在疝修补手术过程中,保持高度警惕至关重要。不论是腹腔镜手术,还是开放手术,一旦有肠管破裂,手术医师要保证妥善处理。

隐匿性肠管破裂比较难诊断。正如名字,肠管损伤在手术中没有被发现,而在手术后被发现。如果一个患者在手术后立即出现发热、心率加快、疼痛或腹胀,就要高度怀疑有肠管损伤、肠内容物流入腹腔。如果此时患者的白细胞计数增高,则更应考虑肠管破裂。如果患者在疝修补术的最初几天出现上述症状,放射学检查如CT检查,往往不能提供确切的诊断。如果怀疑肠管损伤,就应果断再次手术,腹腔镜或开放手术均可。即使CT检查没有发现造影剂外溢,也不能排除肠管破裂,事实就是如此。如果患者全身情况不稳定是由于肠管破裂所致,又没有其他原因可解释患者的症状,应该立即剖腹探查。

治 疗

修补破裂肠管的方法很多,具体选择哪种方法取决于多种因素,包括肠管破裂是在术中发现的还是在手术后发现的、患者全身情况、肠管损伤的类型、肠液溢出量、分解粘连的范围及疝缺损的大小,都对采取的治疗步骤有决定性的影响[1]。肠管破裂修补方法的选择还受限于医师的水平和经验,要求医师能随时做出最好的判断。

● 在疝修补手术时发生肠管破裂或损伤

如果在手术中发现肠管损伤,方法之一是立即将腹腔镜疝修补术中转为损伤肠管修补术或肠切除后吻合术,接着将粘连完全分解。根据肠管损伤的性质和严重程度,同时根据医师的经验,可在腹腔镜下修补损伤的肠管。不论采用何种方法修补损伤肠管,最重要的是认真检查其余肠管,排除任何潜在的肠管损伤。

发生肠管破裂时,有以下几种方法处理疝。第一种方法,疝的原发性修补,即单纯缝合,不放置补片。如果这个方法可行,就没有肠管破裂污染补片的可能,但会给患者留下复发的风险,特别在腹壁缺损较大、修补时张力较大时。这种患者应该在术后密切观察,在肠管修补痊愈后再接受一次手术,放置一块永久性补片。

第二种方法是置入临时性补片,如生物性补片,或可吸收材料做成的补片。在有肠管破裂的情况下,何时置入补片,目前的文献有争论。一种方法是修补破裂肠管后,用补片修补。另一种是先修补破裂肠管,然后缝合皮肤,暂时关闭切口。在患者接受3~7天的抗生素治疗后,在致密肠粘连还没有形成之前再次手术,放置一张永久性补片。这种延迟性置入永久性补片的目的是为了进一步减少补片感染。虽然感染的概率减少,但补片仍有被感染的可能,需要进一步干预,如拆除补片和清理伤口。

　　第三种方法是如果肠管损伤被发现得早,肠液溢出又少,在修补损伤肠管后,置入补片。这种方法虽然被报道,但病例数较少。这种方法让人担心的是,补片有被感染的危险。一旦补片出现感染,则需要手术去除补片。

　　表37-1是LeBlanc等发表的一篇综述,文中总结了鉴别肠管损伤、损伤肠管修补及疝修补的各种方法[2]。

　　不管采用何种方法,术前一定要和患者沟通。要让患者知道不同的修补方法,以及各种方法可能会产生的结果。

表37-1　肠管破裂修补和疝修补的方法[2]

出　处	中　转	破裂肠管修复方法		疝修补方法	
		开　放	腹腔镜	开　放	腹腔镜
Kyzer[3]	2/2	2	0	2	0
Roth[4]	1/2	1	1	1	1[a]
Birgisson[5]	0/2	0	2	0	1,1[a]
Parker[6]	1/2	1	0	1	2[a]
Bageacu[7]	3/3	3	0	3	0
Ben-Haim[8]	4/4	4	0	4	0
Berger[9]	2/3	2	1	0	2,1[a]
Gillian[10]	0/3	0	3	0	3
Eid[11]	1/1	1	0	1	0
Carbajo[12]	1/9	1	8	1	8
LeBlanc[13]	2/2	2	0	2	0
Heniford[14]	2/12	2	10	1	7,4[a]
Franklin[15]	0/5	0	5	0	5
Holzman[16]	1/1	1	0	1	0
Ramshaw[17]	0/1	0	1	0	1
Robbins[18]	1/1	1	0	1	0
Wright[19]	3/3	3	0	3	0
总和(%)	24/56(43)	24/56(43)	32/56(57)	20/56(36)	27/56(48) 9/56(16)[a]

注:[a]延期腹腔镜修补术。

● 警惕手术时肠管损伤

在疝修补时，如果担心有肠管损伤，应彻底检查肠管。如果对任何有疑问，或肠管浆膜层有损伤，应该立即缝合，防止肠管破裂发生，这些操作可在腹腔镜下完成。如果怀疑有肠管损伤，但腹腔镜又没有发现肠管损伤，在这种情况下，应立即转开放手术，把肠管移到腹腔外，仔细检查。如果没有任何肠液溢出，据文献报道，可用补片修补，但必须严密观察患者，注意有无感染，如发热、心率增加、白细胞计数增高和腹痛。如果出现上述情况，则应该让患者回手术室，去除补片。

唯一能防止在肠管破裂的情况下发生补片感染的方法，就是不用合成不可吸收补片。在和患者签手术同意书时，应告诉患者在疝修补术过程中，可能会发生肠管破裂，以及对策。

● 隐匿性肠管破裂/损伤

如果遗漏肠管破裂或热损伤导致肠管破裂，患者将有败血症的症状和体征。如果担心肠管损伤或出现肠管损伤的征象，急诊手术是必要的，而且是开放手术。如果发现有肠液溢出，不管采取什么措施，一定要取出补片，彻底检查腹腔。根据情况，直接修补损伤的肠管，或切除部分肠管（这种可能性更大）。根据溢出液的多少，决定做一期切除吻合术，还是把破裂的肠管拖出体外，观察数日后再做修补术。如果患者有败血症，可直接缝合疝，或用可吸收材料修补，过段时间后再做决定性的疝修补术。

避免肠管损伤

既然在腹壁疝手术过程中可能发生肠管损伤，那么要尽可能小心，避免损伤。提倡在直视下进腹，特别是对那些曾有腹部手术的患者，更应该在直视下进腹。采用Hasson技术或透明戳卡，可以降低戳卡损伤穿刺孔下方肠管的概率。在分离肠粘连时，尽可能使用剪刀，如腹腔镜剪刀，而不能用产生热损伤的电钩。在分解粘连时，千万不要将手术器械接上电源，以减少不必要的肠管热损伤。

最后,如果担忧肠管损伤或担心某处肠管在未来会有问题,那么在这个地方应该给予简单浆膜缝合,可在腹腔镜下完成。

在做完每一例疝修补术后,凡被牵涉或操作过的肠管,都应该彻底地检查一遍,看看有没有肠管损伤的迹象,并记录在手术记录上。当有隐匿性肠管损伤发生时,当时的手术记录就显得很重要。

结 论

目前,还没有一个标准的术式,用来处理疝修补手术时发生的肠管损伤。肠管损伤的程度、部位、肠液是否溢出、医师的经验和认知程度都对治疗方案产生影响,从而决定是选择腹腔镜修补,还是选择开放手术修补。正如文献所述:有多种方法可选择,只要手术是安全的,对患者的危险小,每种方法都是合理的选择。

(朱松明 译)

·参·考·文·献·

[1] Ramshaw B. Laparoscopic ventral hernia repair — managing and preventing complications. Int Surg. 2005; 90: S48–S55.

[2] LeBlanc KA, Elieson MJ, Corder 3rd JM. Enterotomy and mortality rates of laparoscopic incisional and ventral hernia repair: a review of the literature. JSLS. 2007; 11: 408–414.

[3] Kyzer S, Alis M, Aloni Y, et al. Laparoscopic repair of postoperation ventral hernia. Early postoperation results. Surg Endosc. 1999; 13: 928–931.

[4] Roth JS, Park AE, Witzke D, et al. Laparoscopic incisional/ventral herniorraphy: a five year experience. Hernia. 1999; 3: 209–214.

[5] Birgisson G, Park AE, Mastrangelo Jr MJ, et al. Obesity and laparoscopic repair of ventral hernias. Surg Endosc. 2001; 15: 1419–1422.

[6] Parker 3rd HH, Nottingham JM, Bynoe RP, et al. Laparoscopic repair of large incisional hernias. Am Surg. 2002; 68: 530–533.

[7] Bageacu S, Blanc P, Breton C, et al. Laparoscopic repair of incisional hernia: a retrospective study of 159 patients. Surg Endosc. 2002; 16: 345–348.

[8] Ben-Haim M, Kuriansky J, Tal R, et al. Pitfalls and complications with laparoscopic intraperitoneal expanded polytetrafluoroethylene patch repair of postoperative ventral hernia. Surg Endosc. 2002; 16: 785–788.

[9] Berger D, Bientzle M, Muller A. Postoperative complications after laparoscopic incisional hernia repair. Incidence and treatment. Surg Endosc. 2002; 16: 1720–1723.

[10] Gillian GK, Geis WP, Grover G. Laparoscopic incisional and ventral hernia repair (LIVH): an

evolving outpatient technique. JSLS. 2002; 6: 315-322.

[11] Eid GM, Prince JM, Mattar SG, et al. Medium-term follow-up confirms the safety and durability of laparoscopic ventral hernia repair with PTFE. Surgery. 2003; 134: 599-603.

[12] Carbajo MA, del Olmo Martp JC, Blanco JI, et al. Laparoscopic approach to incisional hernia. Surg Endosc. 2003; 17: 118-122.

[13] LeBlanc KA, Whitaker JM, Bellanger DE, et al. Laparoscopic incisional and ventral hernioplasty: lessons learned from 200 patients. Hernia. 2003; 7: 118-124.

[14] Heniford BT, Park A, Ramshaw BJ, et al. Laparoscopic repair of ventral hernias: nine years' experience with 850 consecutive hernias. Ann Surg. 2003; 238: 391-399.

[15] Franklin Jr ME, Gonzalez Jr JJ, Glass JL, et al. Laparoscopic ventral and incisional hernia repair: an 11-year experience. Hernia. 2004; 8: 23-27.

[16] Holzman MD, Purut CM, Reintgen K, et al. Laparoscopic ventral and incisional hernioplasty. Surg Endosc. 1997; 11: 32-35.

[17] Ramshaw BJ, Esartia P, Schwab J, et al. Comparison of laparoscopic and open ventral herniorrhaphy. Am Surg. 1999; 65: 827-831.

[18] Robbins SB, Pofahl WE, Gonzalez RP. Laparoscopic ventral hernia repair reduces wound complications. Am Surg. 2001; 67: 896-900.

[19] Wright BE, Niskanen BD, Peterson DJ, et al. Laparoscopic ventral hernia repair: are there comparative advantages over traditional methods of repair? Am Surg. 2002; 68: 291-295.

第38章
慢性血清肿
Chronic Seroma

Morris Franklin Jr., Richard Alexander, Gerardo Lozano, and Karla Russek

定 义

血清肿是脂肪液、血清液和淋巴液在封闭的组织间隙中积聚。这种液体通常是黄色透明的,并且有些黏稠,见于皮肤下层。血清肿为术后最常见的良性并发症,特别易发生于手术过程中有大片皮瓣移植时,常见的如乳房切除术、腋窝或腹股沟清扫术及大型腹壁疝修补术[1]。

尽管关于慢性血清肿最常见的记载是,患者有不适症状,易摸到波动感、张力感,以及至少有一次针吸,但文献对其并无统一定义[2-4]。相比之下,在已发表的研究文章中[5],只有在需要多次针吸或在顽固性病例必需放置新的引流的情况下才确定为血清肿。类似的其他研究认为,如果穿刺和针吸证实有超过5～20 ml的液体,就会采用血清肿的术语[6]。而一些研究会采用超声波检查来证实血清肿[7]。

血清肿形成是腹腔镜及开放式疝手术后最常见的并发症之一,在某种程度上,几乎所有的患者术后早期都会有血清肿。几乎所有的血清肿在数周或数月内会自行吸收,仅少于5%的血清肿会持续8周以上。正因如此,临床上血清肿很少有意义[8]。

生 理

术后积液是最终软组织不良愈合的隐患[9]。已经证实,血清肿不仅仅是血清的积聚,也是一种急性炎症反应的渗出液,因此,血清肿形成反映了伤口修复第一阶段的张力增高和时间延长。Mc Caul等[10]也已证实,其引流液是具有不同于淋巴液但类似于炎性渗出液的一种复合物。

血清肿形成可以被看作是结缔组织同植入物界面的单核细胞和巨噬细胞炎异异物反应的结果。这些细胞产生多种细胞因子,从而调节局部免疫反应,促进伤口愈合及瘢痕形成[11]。

另一方面,Wu等[12]报道了在术后引流液中出现的血管内皮生长因子(vascular endothelial growth factor, VEGF)的增加及内皮他丁的减少。VEGF是血管生成、增生及渗透的已知调节介质;内皮他丁是血管生成的有效抑制剂[13,14]。因此,这些变化作为术后创伤的生理反应,不仅诱导了血管生成,同时也增加了体液的积聚。

Heidemann等研究表明通过降低组织不良反应以稳定植入物环境中的pH数周,可改善生物相容性[15]。虽然使用网片修复会使血清肿形成的风险增加,但有关血清肿形成的起因还知之甚少。异质网片修补会引起大量的组织反应,包括术后细胞因子的释放,这种血清肿有时可持续数月[16]。

临 床 表 现

血清肿通常表现为边界清楚的局部肿胀,有压迫感或不适感,并且偶尔可从尚未愈合的伤口处引流出透明的液体。Bernatchez等的一项研究表明,随着患者血清肿的出现,术后最初几天的引流液总量会明显增多。

预 防

在皮下或手术产生的任何潜在死腔中放置负压引流可预防血清肿形成。过早地去除引流常导致大的血清肿形成,从而需要在无菌条件下进行抽吸后加压包扎。外科医师提倡疝修补术后用腹带裹腹,持续至术后6周,因为他们相信作用于腹壁的额外压力可促进液体流动和降低血清肿的发生率[17]。

电灼对组织的影响是血清肿形成的一个公认的危险因素。两个前瞻性临床试验对随机抽样的乳腺癌患者在术中分别使用电刀和手术刀进行手术，结果证实，后者血清肿的发生率明显较低。然而，很少有外科医师愿意放弃电刀分离所带来的便利和止血效果的改善[4]。

在疝修补手术病例中，有学者提出将疝囊烧灼后全层缝合以减少死腔，预防血清肿的形成[18]。

已有尝试用四环素和（或）牛凝血酶素作为硬化剂预防或降低血清肿形成的经验，但效果不佳。纤维素胶、补片和密封胶看似有效，但实际上它们对预防血清肿无效。目前有一些特别的预防措施，包括针对开放手术的组织结构分离技术，使用绗缝方式固定皮瓣至腹壁以减少死腔，在术后早期使用雾化滑石粉来诱导皮瓣与腹壁肌筋膜的黏附。

治 疗

对于数次抽吸后仍然形成血清肿的患者，可以通过敞开伤口，用生理盐水纱布填塞引流的方法，从而使伤口达到二期愈合。如果存在使用人工合成补片的情况，最好在手术室开放引流，并关闭切口，以避免补片暴露及感染。一般情况下需放置负压封闭引流。

对于感染的血清肿，治疗也是采用开放引流的方法，通常不缝合关闭皮肤。然而，存在人工合成网片可能阻碍伤口愈合。对网片的处理取决于感染的严重程度。在没有严重的脓毒血症、弥漫性蜂窝织炎或局部感染的情况下，网片可留在原位，待急性感染控制后再取出。肉芽组织可长入并覆盖网片，特别是低密度大网孔型网片，而PTFE补片则不易长入。如果网片不能融合至组织中，并且持续感染，必须开放处理伤口，尽可能地去除网片[1]。

（华 蕾 司仙科 译）

· 参 · 考 · 文 · 献 ·

［1］Rikkers LF. Surgical complications of cirrhosis and portal hypertension. In: Townsend CM (eds). Sabiston textbook of surgery, 18th ed. Saunders. 2008.

［2］Kuroi K, Shimozuma K, Taguchi T, et al. Pathophysiology of seroma in breast cancer. Breast Cancer. 2005; 12(2): 288-293.

［3］ Bryant M, Baum M. Postoperative seroma following mastectomy and axillary dissection. Br J Surg. 1987; 74: 1187.

［4］ Porter KA, O'Connor S, Rimm E, et al. Electrocautery as a factor in seroma formation following mastectomy. Am J Surg. 1998; 176: 8-11.

［5］ Burak WE, Goodman PS, Young SC, et al. Seroma formation following axillary dissection for breast cancer: risk factors and lack of influence of bovine thrombin. J Surg Oncol. 1997; 64: 27-31.

［6］ Tejler G, Aspegren K. Complications and hospital stay after surgery for breast cancer: a prospective study of 385 patients. Br J Surg. 1985; 72: 542-544.

［7］ Puttawibul P, Sangthong B, Maipang T, et al. Mastectomy without drain at pectoral area: a randomized controlled trial. J Med Assoc Thai. 2003; 86: 325-331.

［8］ Souba WW. Laparoscopic hernia repair. In: ACS surgery principles practice. WebMD Professional Publishing, Inc. 2005.

［9］ Bullocks J, Basu B, Hsu P, et al. Prevention of hematomas and seromas. Semin Plast Surg. 2006; 20(4): 233-240.

［10］ Mc Caul JA, Aslaam A, Spooner RJ, et al. Aetiology of seroma formation in patients undergoing surgery for breast cancer. Breast. 2000; 9: 144-148.

［11］ Bernatchez SF, Parks PJ, Gibbons DF. Interaction of macrophages with fibrous materials in vitro. Biomaterials. 1996; 17: 2077-2086.

［12］ Wu FP, Hoekman K, Meijer S, et al. VEGF and endostatin levels in wound fluid and plasma after breast surgery. Angiogenesis. 2003; 6: 255-257.

［13］ Toi M, Matsumoto T, Bando H. Vascular endothelial growth factor: its prognostic, predictive, and therapeutic implications. Lancet Oncol. 2001; 2: 667-673.

［14］ Folkman J. Endogenous angiogenesis inhibitors. APMIS. 2004; 112: 496-507.

［15］ Heidemann W, Jeschkeit-Schubbert S, Ruffieux K, et al. pH stabilization of predegraded PDLLA by an admixture of water soluble sodium hydrogen phosphate — results of an in vitro-and in vivo-study. Biomaterials. 2002; 23: 3567-3574.

［16］ Klink CD, Binnebosel M, Lucas AH, et al. Do drainage liquid characteristics serve as predictors for seroma formation after incisional hernia repair? Hernia. 2010; 14: 175-179.

［17］ Jin J, Schomisch S, Rosen M. In vitro evaluation of the permeability of prosthetic meshes as the possible cause of postoperative seroma formation. Surg Innov. 2009; 16(2): 129-133.

［18］ Tsimoyiannis EC, Tsimogiannis KE, Pappas-Gogos G. Seroma and recurrence in laparoscopic ventral hernioplasty. JSLS. 2008; 12(1): 51-57.

第 8 篇

腹壁切口疝修补术的当今争论

CURRENT DEBATES IN VENTRAL AND
INCISIONAL HERNIA REPAIR

第39章
腹腔镜腹壁疝修补术中桥接缺损和关闭缺损的对比

Bridging Versus Closing the Defect During Laparoscopic Ventral Hernia Repair

Yuri W. Novitsky

腹腔镜腹壁疝修补术的优点

疝修补手术是普通外科医师最常实施的手术之一。随着腹腔镜的出现,微创技术被应用于腹壁重建中,以减少术后并发症的发生。事实上在过去的10年里,由于腹腔镜修补的有效性和安全性,该手术已被应用于各种腹壁疝的修补中[1-3]。与开放手术相比,腹腔镜腹壁疝修补术(laparoscopic ventral hernia repair, LVHR) 具有更少的切口并发症、更快的肠道功能恢复、更短的住院时间和更美观的切口等优点[4-6]。另外,恰当实施腹腔镜修补术也可降低复发率[1,5,7]。因此LVHR已经成为许多腹壁疝修补术的金标准[7,8]。

传统LVHR的缺点

虽然腹腔镜修补技术具有很多围手术期的优点,但仍有不少缺点。术后血清肿是传统LVHR的常见并发症[9]。疝内容物被回纳后,将补片钉合在疝缺损上会造成一个术后积聚浆液的潜在腔隙。此类血清肿常见,通常不需要处理。然而,这可能引起患者术后不适和切口相关并发症。另外,传统腹腔镜修补术会导致疝修补部位膨出。虽然腹腔镜腹腔内补片修补术是真正的无张力修补技术,但是它会在腹壁上形成一个相对薄弱的补片桥接区域。缺乏解剖重建和腹直肌中线化,随后可导致修补区域不同程度的内脏膨出。虽然这种现象在大部分关于

LVHR的文献报道中较少被提及，但外科医师对这一传统腹腔镜修补技术的缺点倍感困扰。

修补的目标

和其他许多外科手术一样，实施腹壁疝修补也需要达到一定的目标。首先，手术必须安全实施，并对患者造成最小的风险。达到这一目标需要合适的患者选择、精准的腹部入路、细致的粘连松解及其他安全原则的遵循。其次，医师要努力减少术后感染性并发症和术后长期不良反应。选择恰当的补片是至关重要的，尤其在腹腔镜腹壁疝修补术中。最后，一台成功手术的目标是持久的修补效果、最低的复发机会。据文献报道，完全松解粘连，选择足够尺寸的补片以充分重叠缺损边缘，以及永久性贯穿腹壁固定是保证手术成功的关键因素。作为上述要素的补充，恢复天然解剖结构的腹壁重建近来也被认为是腹壁疝修补成功的重要因素。

● 缺损关闭

在涉及腹壁疝修补原理时，与腹壁相关的物理学原理是需要被讨论的话题。Pascal定律阐明了在封闭的容器中通过液体来传递压力，容器壁受到的压强是相同的[11]。另外，疝缺损类似于动脉血管瘤，即腹壁上膨出的薄弱区域。根据对Laplace定律的扩展应用，当腹腔的半径增加和腹壁的厚度降低时，腹壁疝缺损处腹壁承受的压力将大大增加。因为腹壁疝缺损处为腹腔压力提供了出口，此处承受的腹腔压力实际上是增加的。正如Agarwal等报道[8]，按传统"桥接"方式覆盖在腹壁缺损处的补片要承受数倍的腹腔压力，从而导致补片的不稳定、过高的缝合张力和腹壁膨出。因此，可以假设关闭腹壁缺损后，重建腹壁的完整性将使腹壁和修补缺损的补片承受相同的压力和张力。

总的来说，推动向现代的解剖修补趋势发展的动力正是医师在传统修补术中面临的三大问题：血清肿、持续可触及的缺损、桥接区域的膨出。通过缺损关闭，腹直肌重新靠拢，才使腹白线——腹部主要肌肉的附着点重新恢复。腹壁缺损关闭的结果就是近乎完全消灭"死腔"，同时使术后发生血清肿的风险降到最低。虽然缺少客观的数据,关闭缺损的腹壁疝修补术可能有助于腹壁功能和活力的恢复。我们最近报道了早期在腹腔镜疝修补术中常规关闭腹壁缺损的经验[12]。我们的腹腔镜"鞋带法"疝修补术结合了关闭腹壁缺损和放置补片强化这两部分。虽然无法测量腹壁的"功能度",但是常规关闭腹壁缺损的结果就是主动消除了腹壁的薄弱区域和避免了腹壁缺损区的术后膨出。

技术应用的注意事项和结果

　　近年来总结了一些腹壁缺损关闭技术。Palanivelu等使用贯穿腹壁全层连续缝合关闭缺损后IPOM技术修补腹壁疝[13]。但是除了对缝合技术本身的要求之外,连续缝合关闭的方法不适用于大的腹壁缺损。Agarwal等报道了对一组腹腔镜腹壁疝修补患者应用更复杂的"双排扣"法重叠关闭缺损的经验。他们采用间断缝合关闭筋膜缺损,随后以补片强化[14]。平均随访34个月,无感染并发症,无可见的腹壁膨出,无术后复发。Cheala等报道了一组近400例患者腹壁缺损关闭的数据。他们采用了腹腔镜辅助"穿透腹壁U形反向缝合技术"。简单地说,就是在腹壁缺损的一侧设置缝合点,全层水平褥式缝合缺损对侧。缝线尾端通过钩线针(suture passer)从原来的皮肤切口穿出在皮下打结。术后平均随访28个月,血清肿的发生率为2%,慢性疼痛的发生率为1.8%,术后复发率仅1.5%。更重要的是,术后腹壁缺损处膨出的发生率为1.3%。作者强调了完全"重建"式的腹壁缺损关闭对于减少术后并发症和降低复发率的重要性[15]。如前所述,我们近期报道了一组47例系列接受腹壁缺损关闭的LVHR的病例[12]。我们的技术包括一些独特的要素。简要地说,使用可视穿刺器在肋缘下建立气腹。疝囊通常留在原位。使用腹腔镜钩线针,用单丝纤维不可吸收缝线进行数个8字缝合来关闭腹壁缺损。每针都通过皮肤戳孔进入并穿过疝囊,包含两侧1～2 cm健康腱膜组织。当所有的缝合点都完成后,释放气腹压力,在皮肤戳孔处的皮下组织内打结。为确保关闭完全,打结时应注意顺序,先从腹壁缺损的上方和下方开始,逐渐向缺损的中央靠近。裁剪补片,使得补片边缘在上方和下方各超过缺损边缘至少5 cm。重要的是计算补片的宽度而不是参照原来缺损的宽度。使用宽度为 14～16 cm 的补片,使得横向的补片边缘超过重建的腹白线或中线 7～8 cm。使用更窄的补片,使得放置补片变得容易,也可以避免大而宽的补片占据腹腔。此外,更小的补片会减少异物反应和补片的纤维化反应。侧方瘢痕组织的减少将增加患者术后腹壁运动顺应性和减轻术后不适。缩短植入补片宽度是我们腹腔镜"鞋带法"技术的主要优点之一。随后补片被贯穿全层缝合或钉合。最后,在关闭后缺损中线的两侧每隔 3～4 cm 再行全层、不可吸收缝线 U 形缝合加固。这些缝合是我们技术的关键,可以让缺损中线处的张力均匀传递到补片的各个部分,从而分散了张力。我们坚信这些"拱形"的缝合不仅使补片宽度得以缩短,还可减少重新建立的腹白线处的张力,并有助于整个腹内压恢复到生理状态。正如所愿,我们发现术后患者没有一个发生术后血清肿和疝缺损处膨出。另外,术后平均随访 10 个月,也没有疝复发[12]。

哪些人需要缺损关闭

　　腹壁疝修补的主要目的应该是重建一个有功能的和有活力的腹壁。传统的 LVHR 手术类似衬垫的腹腔内修补缺损技术。但是此种桥接修补技术未能关闭真正的缺损,却导致了腹壁无功能区的存在。临床上此种修补方式可能导致疝修补部位膨出,尤其是术后远期的病例。此外,明显的浆液积聚会出现在补片与缺损之间形成的死腔中。通过关闭疝缺损,可以使腹直肌中线化,进而达到更好的功能性和美容性腹壁重建。两个主要因素会影响 LVHR 中常规实施缺损关闭。首先,这个手术步骤增加了手术时间,同时也提出了额外的技术要求。其次,对大的缺损进行贯穿腹壁的关闭可能导致明显的额外的切口不适和长期的慢性疼痛。结果就是所有关于缺损关闭的优点和缺点需要在各个不同的患者间进行大样本的比较。根据我的观点,年轻的、活动较多的患者的缺损需要常规关闭。另外,体型较瘦的患者容易被注意到腹壁缺损和腹壁膨出,应该在 LVHR 手术中关闭缺损。相反,老年患者似乎在重建有"活力"腹壁的手术中获益不大,而更倾向于选择传统的 LVHR 手术。同样地,严重肥胖的患者从缺损关闭中获益也并不明显。随着腹壁缺损关闭技术的推广,这项技术的优缺点会越来越明显。一项我们研究所新近发起的前瞻性随机临床试验将得出更多关于LVHR手术中缺损关闭的相关数据。这类证据将有助于决定哪类患者会从这项对传统LVHR手术的技术改进中获益。

(张威浩 吴卫东 译)

·参·考·文·献·

[1] Heniford BT, Park A, Ramshaw BJ, et al. Laparoscopic repair of ventral hernias: nine years' experience with 850 consecutive hernias. Ann Surg. 2003; 238: 391–399.

[2] Carbajo MA, Martin del Olmo JC, Blanco JI, et al. Laparoscopic treatment vs. open surgery in the solution of major incisional and abdominal wall hernias with mesh. Surg Endosc. 1999; 13: 250–252.

[3] Sajid MS, Bokhari SA, Mallick AS, et al. Laparoscopic versus open repair of incisional/ventral hernia: a meta-analysis. Am J Surg. 2009; 197: 64–72.

[4] Lomanto D, Iyer SG, Shabbir A, et al. Laparoscopic versus open ventral hernia mesh repair: a prospective study. Surg Endosc. 2006; 20: 1030–1035.

[5] Ramshaw BJ, Esartia P, Schwab J, et al. Comparison of laparoscopic and open ventral herniorrhaphy. Am Surg. 1999; 65: 827–831. discussion 831–822.

[6] Bencini L, Sanchez LJ, Boffi B, et al. Incisional hernia: repair retrospective comparison of laparoscopic and open techniques. Surg Endosc. 2003; 17: 1546–1551.

[7] Novitsky YW, Cobb WS, Kercher KW, et al. Laparoscopic ventral hernia repair in obese patients: a new standard of care. Arch Surg. 2006; 141: 57–61.

[8] Agarwal BB, Agarwal S, Mahajan KC. Laparoscopic ventral hernia repair: innovative anatomical closure, mesh insertion without 10-mm transmyofascial port, and atraumatic mesh fixation: a preliminary experience of a new technique. Surg Endosc. 2009; 23: 900–905.

[9] White TJ, Santos MC, Thompson JS. Factors affecting wound complications in repair of ventral hernias. Am Surg. 1998; 64: 276–280.

[10] Giancoli DC. Physics: principles with applications. 4th ed. Englewood Cliffs, NJ: Prentice Hall; 1995.

[11] Sabiston DC, Townsend CM. Sabiston textbook of surgery: the biological basis of modern surgical practice. 18th ed. Philadelphia, PA: Saunders/Elsevier; 2008.

[12] Orenstein SB, Dumeer JL, Monteagudo J, et al. Outcomes of laparoscopic ventral hernia repair with routine defect closure using "Shoelace" technique. Surg Endosc. 2011; 25: 1452–1457.

[13] Palanivelu C, Jani KV, Senthilnathan P, et al. Laparoscopic sutured closure with mesh reinforcement of incisional hernias. Hernia. 2007; 11: 223–228.

[14] Agarwal BB, Agarwal S, Gupta MK, et al. Laparoscopic ventral hernia meshplasty with "double-breasted" fascial closure of hernial defect: a new technique. J Laparoendosc Adv Surg Tech A. 2008; 18: 222–229.

[15] Cheala E, Thoma M, Tatete B, et al. The suturing concept for laparoscopic mesh fixation in ventral and incisional hernia repair: mid-term analysis of 400 cases. Surg Endosc. 2007; 21: 391–395.

第40章
腹腔镜腹壁疝修补中桥接缺损
对比关闭缺损：桥接缺损是可行的

Bridging Versus Closing the Defect During
Laparoscopic Ventral Hernia Repair: It Is OK to Bridge

Stephen M. Kavic and Adrian Park

仅仅20多年，我们修补切口疝和腹壁疝的手术方式已经得到了显著的发展。一篇关于美国外科医师每年修补近20万例切口疝的报道[1]，使低位疝成为讨论的热点。本章回顾了腹腔镜腹壁疝修补的基本原理，并探讨用永久性补片来桥接缺损。根据我们对其概念论证、技术因素、实际受益及历来经验的综合考虑，来选取修补疝最适宜的术式。

桥接与关闭比较：疝的结果和修补

疝形成的病理生理学在本手册其他章节进行了十分详细的论述[2]，修复缺损之所以会失败是因为其内部的压力持续存在超过腹壁的自身张力。如此，任何修补切口疝或腹壁疝的方式必须能承受先前腹壁存在的压力，这样才能使修补尽可能有效，并且复发的可能性也降到了最低。

通常来说，造成疝的腹内压力实际上会加强腹腔镜修补的力量[4]。Pascal原理（改变腹壁不规则外形）表明腹内压将支撑补片，使其紧靠腹壁内侧面[2]。

在腹中线上，大部分的疝通常在术后形成。因手术使得原有组织改变，从而不再具有结构上的紧密性，这代表了形成疝的一种最简单的情况。

人们广泛认同疼痛是腹壁疝或切口疝最突出的症状。活动受限和对美观的要求也许也是患者来行修补术的原因。处理这些症状，手术者要对患者可能存在的嵌顿风险特别留意,避免因绞窄引起的危及生命的并发症。估计约有5%的腹壁疝患者会发生上述症状[5,6]。

传统的疝修补术施行开放性切口,使疝内容物复位,切除疝囊,最后单纯修补自身筋膜。然而,疝的复发率十分高。正如几十年前对腹股沟疝的认识,单纯修补最大的障碍是巨大的张力。当腹壁疝扩大,它变得越来越难在没有过度张力的情况下使组织愈合。

Luijendijk等进行了多中心的试验比较单纯缝合和用补片的疗效,其决定性的结论很有说服力地表明补片的使用能减少腹中线疝的复发[7]。系统性回顾研究表明,由于强烈提倡使用网片,使得疝复发率下降至少50%[8,9]。对于补片的使用少有争议,现在把网片修补作为腹壁疝修补的金标准。

有手术者也提议通过组织结构分离来减少腹中线闭合时的张力[10,11],但是这些技术也存在一些缺点。这是手术重要的一步。有时可以在腹腔镜辅助下完成操作,但在开放手术时巨大的张力变小,同时伴随出现各种伤口并发症,轻则开放性感染,重则皮肤坏死。对疝修补术中组织结构分离技术(成功治疗基本疾病)的最终疗效评价表明,它的复发率各异,并且结果多数不佳[12,13]。当联合植入可吸收补片时,这项技术便带来了更好的手术效果,但同时可能会增加手术费用[14]。

桥接疝缺损符合一台成功疝修补术的理论要求,尤其是,它能减缓压力,避免肠内容物陷入而引起绞窄,提供无张力的环境来维持修补的持久性。

技 术 因 素

腹腔镜腹壁疝修补术是一种发展完善的技术,其步骤或许较复杂,但是有着理论简单的好处。在从侧方入路松解粘连后,桥接的补片或许会被置入,并安全植入体内,在筋膜和腹膜深面,注意确保疝缺损有足够的覆盖———一般考虑有5 cm或更多的重叠。

重要的是,使用桥接补片尽可能地保留了腹壁功能的完整性。肠管所处的生理空间必然小于扩大的疝囊,故腹腔的容量是足够的。在伤口愈合时，腹腔的体积缩小会导致肠管极度受压，发展成为腹腔间隔室综合征。患者常出现膈肌运动受限和呼吸障碍。

实 际 受 益

有研究已证实，在腹腔镜腹壁疝修补手术中使用补片来桥接疝缺损是最安全、快速和有效的。即使面对这些数据，一些学者也许认为传统的缝合修补疝孔边缘依然是更好的术式，这使得他们没能想出新的疝修补术式。特别地，一些现有术式的反对者也许会接受针对术式本身、修补后的功能效果和美容效果等方面进行改良的挑战。

但是，实际数据表明新技术至今仍没有取代原有术式。在进行腹腔镜桥接疝缺损手术的病例中，许多大样本的研究（如表40-1的总结）表明有长久的良好预后。事实上，腹腔镜腹壁疝桥接修补也许被认为是治疗标准[34]。

改　良

在腹腔镜腹壁疝修补术中，改良之处最常见于补片的种类和补片固定方式。尽管起初补片的种类十分少，但现在有许多可选用的疝补片[35]。对于这些补片材料，完全可能通过长期的结果来证明哪些材料作为首选，哪些甚至被证实是不可植入的。对于生物性补片，人们争议不断。当其用于桥接疝缺损修补时，并不能永久修复缺损[13]，但是它的使用被认为造就了"世界上最贵的疝囊"[14]。这个争议可以通过使用永久性补片很轻松地避免。

补 片 固 定

补片固定的标准仍然是永久贯穿缝合筋膜固定边缘[36]。大多数学者推荐疝缺损补片重叠的程度为5 cm或更多，在边缘外周间隔大约1 cm处固定。然而这种模型会有本质的变化，并且这种变化会引起结果的不同。

表40-1　使用补片行腹腔镜腹壁切口疝修补的大样本研究 (>100例)

作者	年份	病例数 (n)	BMI	缺损面积 (cm²)	补片大小 (cm²)	修补史 (%)	改变率 (%)	补片材料	腹横筋膜完整	并发症		术后住院天数	复发	
										总计 (%)	血清肿 (%)		(%)	随访 (m)
Alkhoury[15]	2011	141	31	144	257	NS	0	PP	N	8	1	1.1	6	40
Bageacu[16]	2002	159	NS	NS	NS	23	14	PTFE	Y	44	16	3.5	16	49
Ben-Haim[17]	2002	100	NS	NS	NS	25	4	PTFE	N	24	11	5	2	14
Berger[18]	2002	150	29	94	350	13	2	PTFE	Y	97	93	9.1	3	15
Bower[19]	2004	100	34	124	280	32	1	PTFE	Y	15	1	NS	2	6.5
Carbajo[20]	2003	270	NS	145	300	27	1	PTFE	N	15	12	1.5	4	44
Chowbey[21]	2000	202	NS	NS	NS	NS	1	PP	N	30	25	1.8	1	35
Franklin[22]	2004	384	NS	NS	NS	NS	4	PP, PTFE	N	10	3	2.9	3	47
Frantzides[23]	2004	208	NS	173	NS	NS	0	PTFE	N	3	NS	1.4	1	24
Gillian[24]	2002	100	NS	NS	NS	NS	0	复合补片	N	7	3	NS	1	NS
Heniford[25]	2003	850	32	118	344	34	4	PTFE	Y	13	3	2.3	5	20
Kirshtein[26]	2002	103	34	175	324	41	3	PTFE	N	6	0	3.1	4	26
LeBlanc[27]	2003	200	NS	111	258	21	4	PTFE	Y	18	NS	1.3	7	36
Olmi[28]	2006	178	30	144	NS	NS	0	聚酯补片	Y	7	4.4	2.1	2.5	12
Perrone[29]	2005	121	35	109	256	29	10	PP, PTFE	Y	27	9	1.7	9	22
Rosen[30]	2003	100	31	96	354	38	12	PP, PTFE	Y/N	14	4	1.8	17	30
Sharma[31]	2011	1 242	32	26	NS	NS	1.5	PP, PTFE	Y/N	67	31	NS	4.4	65
Toy[32]	1998	144	NS	98	216	26	0	PTFE	Y	26	16	2.3	4	8
Ujiki[33]	2004	100	33	97	259	24	3	PTFE	Y	23	13	2	6	3

注：NS无具体信息。

功能性修补效果

一些反对桥接修补者主要认为它并没有使其生理功能恢复，而仅仅恢复其解剖结构。腹壁终究是移动弯曲的，这也许会使本来适合的补片变形[37]；此外，尽管补片自身是可弯曲的，但是手术部位周围的瘢痕也许不是，这会导致功能不全。虽说补片修补能解决疝手术的大部分并发症，但是对于患者真正的腹壁而言，它们仍然是不完善的替代物。

腹壁实际上是一层复杂的垂直排列的肌肉结缔组织层。然而，恰恰是这种复杂性阻碍着我们对再次建立这种腹壁每层结构的尝试，因为腹壁各层之间的动态相互影响被过分简化了。桥接疝缺损并使其恢复功能是有可能的，不过，在大多数术式中，修复中线质量、形状并且完全恢复其原有功能或许是不可能的。

近来，有观点表明，用腹腔镜单纯缝合疝囊缺损对恢复生理功能更有益[38]。然而很少有资料支持这种观点，仍然无资料证明桥接技术和中线缝合技术对腹壁功能的影响。现今，使腹壁拥有此种最合适功能的组成单位仍然仅仅是猜测。

修补美容效果

几乎很少有学者对腹腔镜手术比开放手术的美容效果好的观点有异议。不过开放式切除手术还是存在潜在的美容优势的。

在桥接疝缺损修补处浅层的皮肤和疝囊是要被保留的，在多数情况下，这不会导致严重的并发症或影响美观。通过切除使原有的切口瘢痕扩大是正确的。无论从哪一方面考虑，二次手术时使用腹腔镜修补术是被认可的，哪怕皮肤处残留导致无法接受的外观形态改变。此外，一些研究中心表明腹腔镜手术的优势在于处理较大的疝，因此腹腔镜手术更推荐用于缺损大的患者[39]。

尽管血肿形成也许是腹腔镜腹壁疝修补术的一种并发症，但是很少会真正引起临床症状。至少在一些观察性试验中，术后提倡用腹带来减少血肿形成的观点是成立的[40]。大量关于未应用任何干预措施而血肿消退，同时美容效果显著的腹腔镜手术的报道屡见不鲜[41]。

结　论

腹腔镜腹壁疝修补术是切口疝和腹壁疝的治疗标准。综上所述，它包括桥接筋膜缺损，可取得很好的疗效，并已得到了多中心研究的证实。尽管部分患者可能选择开放手术或改良方法，桥接疝缺损修补仍是主要选择，并且应该仍是腹腔镜修复手术的标准方式。

（董　谦　译）

·参·考·文·献·

[1] Franz MG, Kuhn MA, Nguyen K, et al. Transforming growth factor beta-2 lowers the incidence of incisional hernias. J Surg Res. 2001; 97(2): 109–116.

[2] Park AE, Roth JS, Kavic SM. Abdominal wall hernias. Curr Prob Surg. 2006; 43(5): 321–375.

[3] Turner PL, Park AE. Laparoscopic repair of ventral incisional hernias: pros and cons. Surg Clin North Am. 2008; 88(1): 85–100.

[4] Louis D, Stoppa R, Henry X, Verhaeghe P. Postoperative eventration. Apropos of 247 surgically treated cases. J Chir (Paris). 1985; 122(10): 523–527.

[5] Courtney CA, Lee AC, Wilson C, et al. Ventral hernia repair: a study of current practice. Hernia. 2003; 7(1): 44–46.

[6] Kulah B, Duzgun AP, Moran M, et al. Emergency hernia repairs in elderly patients. Am J Surg. 2001; 182(5): 455–459.

[7] Luijendijk RW, Hop WC, van den Tol MP, et al. A comparison of suture repair with mesh repair of incisional hernia. N Eng J Med. 2000; 343(6): 392–398.

[8] Rudmik LR, Schieman C, Dixon E, et al. Laparoscopic hernia repair: a review of the literature. Hernia. 2006; 10(2): 110–119.

[9] Scott NW, McCormack K, Graham P, et al. Open mesh versus non-mesh for repair of femoral and inguinal hernia. Cochrane Database Syst Rev. 2002; (4): CD002197.

[10] Ramirez OM, Ruas E, Dellon AL. "Components separation" method for closure of abdominal-wall defects: an anatomic and clinical study. Plast Reconstr Surg. 1990; 86(3): 519–526.

[11] van Geffen HJ, Simmermacher RK, van Vroonhoven TJ, et al. Surgical treatment of large contaminated abdominal wall defects. J Am Coll Surg. 2005; 201(2): 206–212.

[12] Hultman CS, Tong WM, Kittinger BJ, et al. Management of recurrent hernia after components separation: 10-year experience with abdominal wall reconstruction at an academic medical center. Ann Plast Surg. 2011; 66(5): 504–507.

[13] Ko JH, Wang EC, Salvay DM, et al. Abdominal wall reconstruction: lessons learned from 200

"components separation" procedures. Arch Surg. 2009; 144(11): 1047–1055.

[14] Blatnik J, Jin J, Rosen M. Abdominal hernia repair with bridging acellular dermal matrix — an expensive hernia sac. Am J Surg. 2008; 196(1): 47–50.

[15] Alkhoury F, Helton S, Ippolito RJ. Cost and clinical outcomes of laparoscopic ventral hernia repair using intraperitoneal mesh. Surg Laparosc Endosc Percutan Tech. 2011; 21(2): 82–85.

[16] Bageacu S, Blanc P, Breton C, et al. Laparoscopic repair of incisional hernia: a retrospective study of 159 patients. Surg Endosc. 2002; 16(2): 345–348.

[17] Ben-Haim M, Kuriansky J, Tal R, et al. Pitfalls and complications with laparoscopic intraperitoneal expanded polytetrafluoroethylene patch repair of postoperative ventral hernia: lessons from the first 100 consecutive cases. Surg Endosc. 2002; 16(5): 785–788.

[18] Berger D, Bientzle M, Müller A. Postoperative complications after laparoscopic incisional hernia repair. Incidence and treatment. Surg Endosc. 2002; 16(12): 1720–1723.

[19] Bower CE, Reade CC, Kirby LW, et al. Complications of laparoscopic incisional-ventral hernia repair: the experience of a single institution. Surg Endosc. 2004; 18(4): 672–675.

[20] Carbajo MA, Martp del Olmo JC, Blanco JI, et al. Laparoscopic approach to incisional hernia. Lessons learned from 270 patients over 8 years. Surg Endosc. 2003; 17: 118–122.

[21] Chowbey PK, Sharma A, Khullar R, et al. Laparoscopic ventral hernia repair. J Laparoendosc Adv Surg Tech. 2000; 10(2): 79–84.

[22] Franklin Jr ME, Gonzalez Jr JJ, Glass JL, et al. Laparoscopic ventral and incisional hernia repair: an 11-year experience. Hernia. 2004; 8(1): 23–27.

[23] Frantzides CT, Carlson MA, Zografakis JG, et al. Minimally invasive incisional herniorrhaphy: a review of 208 cases. Surg Endosc. 2004; 18(10): 1488–1491.

[24] Gillian GK, Weis WP, Grover G. Laparoscopic incisional and ventral hernia repair (VH): an evolving outpatient technique. JSLS. 2002; 6(4): 315–322.

[25] Heniford BT, Park A, Ramshaw BJ, et al. Laparoscopic repair of ventral hernias: nine years' experience with 850 consecutive hernias. Ann Surg. 2003; 238(3): 391–399.

[26] Kirshtein B, Lantsberg L, Avinoach E, et al. Laparoscopic repair of large incisional hernias. Surg Endosc. 2002; 16(12): 1717–1719.

[27] LeBlanc KA, Whitaker JM, Bellanger DE, et al. Laparoscopic incisional and ventral hernioplasty: lessons learned from 200 patients. Hernia. 2003; 7(3): 118–124.

[28] Olmi S, Erba L, Magnone S, et al. Prospective clinical study of laparoscopic treatment of incisional and ventral hernia using a composite mesh: indications, complications and results. Hernia. 2006; 10(3): 243–247.

[29] Perrone JM, Soper NJ, Eagon JC, et al. Perioperative outcomes and complications of laparoscopic ventral hernia repair. Surgery. 2005; 138(4): 708–715.

[30] Rosen M, Brody F, Ponsky J, et al. Recurrence after laparoscopic ventral hernia repair. A five-year experience. Surg Endosc. 2003; 17(1): 123–128.

[31] Sharma A, Mehrotra M, Khullar R, et al. Laparoscopic ventral/incisional hernia repair: a single centre experience of 1,242 patients over a period of 13 years. Hernia. 2011; 15(2): 131–139.

[32] Toy FK, Bailey RW, Carey S, et al. Prospective, multicenter study of laparoscopic ventral hernioplasty. Preliminary results. Surg Endosc. 1998; 12(7): 955–959.

[33] Ujiki MB, Weinberger J, Varghese TK, et al. One hundred consecutive laparoscopic ventral hernia repairs. Am J Surg. 2004; 188(5): 593–597.

[34] Sauerland S, Walgenbach M, Habermalz B, et al. Laparoscopic versus open surgical techniques for ventral or incisional hernia repair. Cochrane Database Syst Rev. 2011; 16(3): CD007781.

[35] Shankaran V, Weber DJ, Reed 2nd RL, et al. A review of available prosthetics for ventral hernia repair. Ann Surg. 2011; 253(1): 16–26.

[36] Cobb WS, Kercher KW, Heniford BT. Laparoscopic repair of incisional hernia. Surg Clin North Am. 2005; 85(1): 91–103.

[37] Schumpelick V, Klinge U. Prosthetic implants for hernia repair. Br J Surg. 2003; 90(12): 1457–1458.

[38] Orenstein SB, Dumeer JL, Monteagudo J, et al. Outcomes of laparoscopic ventral hernia repair with routine defect closure using "shoelacing" technique. Surg Endosc. 2011; 25(5): 1452–1457.

[39] Arteaga-Gonzalez I, Martin-Malagon A, Fernandez EM, et al. Which patients benefit most from laparoscopic ventral hernia repair? A comparative study. Surg Laparosc Endosc Percutan Tech. 2010; 20(6): 391–394.

[40] LeBlanc KA. Laparoscopic incisional and ventral hernia repair: complications — how to avoid and handle. Hernia. 2004; 8(4): 323–331.

[41] Misra MC, Bansal VK, Kulkarni MP, et al. Comparison of laparoscopic and open repair of incisional and primary ventral hernia: results of a prospective randomized study. Surg Endosc. 2006; 20(12): 1839–1845.

第41章
伴有复杂腹壁疝的减肥患者
The Bariatric Patient with a Complex Ventral Hernia

Jenny J. Choi and Alfons Pomp

　　腹壁切口疝的发病率和复杂性在总体上升,究其原因有患者年长、越来越多的并发症出现及更多的病例接受手术治疗。此外,肥胖是一个当今世界性的流行病。许多拥有大腹围的肥胖患者接受复杂的腹部手术后会出现伤口感染和切口疝。随着对疝病认识的不断发展,我们对该疾病的临床表现和病理生理学也有了更多的了解。当今对疝修补有多种选择。腹壁疝修补的历史也从简单的修补发展到用补片来修补较大的疝,直至现在出现的使用具有复杂结构的合成及生物性补片,如不同成分的多层补片。随着越来越多的减肥手术的施行,疝已成为术前、术后都需被解决的一个重要课题。

　　病理性肥胖是发生切口疝风险的首要因素。研究表明,与正常体重患者相比,肥胖患者有更高的腹内压 (intra-abdominal pressures, IAP) [1,2],病理性肥胖组 (平均BMI 55 ± 2 kg/m^2) 的平均腹内压为 12 ± 0.8 cmH$_2$O,显著增加了 0 ± 2 cmH$_2$O。日常活动时,如散步、爬楼、咳嗽及引体向上,肥胖患者的腹内压一贯升高。增加了的腹内压分布到腹壁,并将补片拉伸。肥胖患者也更容易患一些与肥胖相关的合并症,这也导致了疝的进一步发展。美国麻醉医师协会 (ASA) 的一项针对62名平均BMI为49的患者进行的体检评分的研究表明,全身性的高血压及高BMI可用来预测腹内压的升高 [3]。腹壁疝进展的风险因素包括吸烟、高龄、切口感染、多次手术史,以及慢性阻塞性肺疾病、糖尿病、免疫抑制等慢性疾病。鉴于这些研究结果,肥胖患者更易患原发性腹壁疝及术后切口疝就不足为奇了。20%的切口疝与肥胖患者实施了开放手术有关 [4-6]。随着现在临床更习惯于使用腹腔镜手术,切口疝的数量有所减少，但穿刺孔疝仍会发生。肥胖患者中穿刺孔疝的具体发病率尚不得而知，但总体来说，术后3～4年发生此类疝的比率为0.8%～2.8%[7,8]。

肥胖人群中，切口疝的复发率也被证明是比较高的。众多的研究表明，BMI > 35的患者有较高的切口疝发生率，并且有统计学意义[9-12]。然而，一项针对168例病理性肥胖和正常体重患者的回顾性研究显示，腹腔镜疝修补术后随访19个月，两者在并发症和复发率方面并无差异[13]。但无论怎样，病理性肥胖患者往往有较大的筋膜缺损，并可能在术后10年复发[14]。因此，手术时机选在显著减肥后，能使腹壁疝修补产生最持久的效应。通常情况下，这至少可解决部分合并症。

处　理

早期减肥手术中对腹壁疝的处理仍存有争议。Datta等的研究表明，胃旁路手术时，腹壁疝的发生相当常见。在他们施行手术的325例患者中，26例有腹壁疝，发生率为8%[15]。当患者已知伴有切口疝和腹壁疝，或者伴有相应症状时，这个比例甚至更高。对肥胖者手术的最终目标是实现手术的安全性及避免术后并发症。然而，若未在早期的减肥手术时处理这些疝，并发症发生的风险可能增加。

目前，关于伴有腹壁疝的外科减肥手术的最佳选择没有达成共识。当在实施胃旁路手术（一个清洁-污染手术）明确发现有疝存在时，基本有3种选择。最简单的是"不去管它"，并在手术记录中注明它的存在。这种方法具有一定的优势，包括加快手术进程，避免由于疝修补所致的并发症；缺点是可能发生嵌顿和肠梗阻，此为记录在案的未经处理的疝可能出现的后遗症。这将直接导致患者施行胃旁路手术后面临更大的风险。嵌顿和潜在的近端肠梗阻会给新建的吻合口带来更大的压力，继而裂开，发生吻合口瘘。考虑到这些患者已经由于病理性肥胖而受到了相当大的损害，嵌顿和肠梗阻将成为潜在的危及生命的并发症。

另一种选择是缝合，尤其针对较小的疝（< 3～4 cm）。这是规避将网片置于可能污染区的一种策略。但文献报道这种方法可能并不适用。接受腹腔镜胃肠道Roun-en-Y手术而推迟治疗疝的患者中有超过

三分之一者会在术后出现小肠梗阻。据报道,85例腹壁疝患者在行胃肠道旁路手术的同时既没有行疝的原位缝合修补也没有行小肠黏膜下层缝合(SIS),原位修复组中有22%的患者复发,未治疗组中有36%由于嵌顿而进展为肠梗阻[16]。

另一项针对27例在减肥手术前已伴有复发的复杂性腹壁疝患者的小型调查显示,7例同时施行了腹壁疝修补术(原位修补并用生物性补片),其余病例延期疝修补。7例修补者全部治愈,而暂缓组中有1例因发生嵌顿而需紧急手术[17]。显而易见,如果在胃旁路手术的同时不治疗腹壁疝,出现并发症的风险相对较高。

对于那些不在手术视野内,小于3～4 cm的单一缺损,内容物为游离网膜的疝来说,发生嵌顿的风险微乎其微。疝囊内的网膜实际上充当了一个"塞子"的角色,并能预防肠嵌顿和肠梗阻。对那些伴有临床症状或疝囊内无肠内容物的疝来说,所有有症状的疝必须在做减肥手术的同时得以解决,因为临床症状可能继发于断断续续的肠嵌顿及肠梗阻。那些缩小的疝(或部分Richter疝)更容易引起嵌顿。肠梗阻和肠扩张在减肥手术后比较常见,这使得发生嵌顿的风险提高。小于3～4 cm的小缺损应在减肥手术时用缝线完全关闭。虽然,正如先前提到的可能有高达25%的复发率,但这可能使患者安然度过重要的术后早期阶段[16]。

对于较大且有临床症状的疝来说,研究显示复发率在很大程度上取决于缺损的原始大小,并且这些疝不能从根本上得以关闭[13]。此类疝用合成材料或生物材料进行修补是最佳选择。那些有许多小缺损或以往手术中曾用过补片的复发疝处理起来相当困难。由于这些疝的复发及产生肠梗阻的可能性非常高,因此,它们必须得以解决,用补片修补是适合的。

在施行伴有复杂疝修补并可能导致感染的外科减肥手术时,外科医师有理由关注补片感染和疝的复发。前面所提到的Eid等的研究表明,用补片修补疝的同时行小肠黏膜下缝合(SIS),术后没有疝的复发。然而,明显的围手术期并发症应被重视,诸如有25%的伤口感染和33%的血清肿发生[16]。生物性补片修补并不是理想的解决方案,它比较昂贵,并且早期、中期有明显的复发概率。报道称将生物性补片用于修补筋膜间缺损时尤其明显[18]。另一方面,最近的一份对3 525例胃部疾病的回顾性研究显示,有26例腹壁疝接受传统缝合或用人工补片修补,令人惊讶的是,8例用传统方法修补的病例中有2例发生了小肠梗阻,而用补片修补的病例并未发生[15]。该研究还表明,胃旁路手术的同时进行用合成补片修补腹壁疝的手术,术后并未发生补片感染。由此可见,复杂疝可根据外科医师认为的合适程度,用合成或生物材料补片来进行修补。

袖状胃切除术是公认的外科减肥治疗技术之一[19],这可能是对复杂疝患者施行减肥手术的首选。袖状胃切除术因对肠道极少操作,并且不阻碍那些有潜在嵌顿倾向的小肠,因而规避了嵌顿的发生,由于腹膜从未接触到肠黏膜,因此补片感染的风险得以降至最低。由于没有吻合口,这些患者不太可能出现肠梗阻或肠扩张。对那些有较大复杂疝或有长期嵌顿史而没有肠梗阻的患者来说,袖状胃切除术或许是一种非常安全的选择。

某种情况下,外科医师在经腹修补一些大而复杂的疝时,开始就可能遇到麻烦。这些疝需在选择性手术或减肥手术的开始阶段就先行修复。那些长期拥有大切口疝的患者（> 25～30 cm）,将在许多方面给外科医师创造难题。由于缺乏筋膜和长期的肠扩张,使得腹腔镜手术时制造气腹或开放手术时充分暴露几乎成为不可能。气腹范围的缩小也是此类患者成为内镜手术的禁忌。并且由于患者的换气功能、静脉回流、组织供氧能力受到影响,将导致众多并发症,包括需要长期插管、心功能抑制和伤口愈合不良[20, 21]。因此,在这种情况下,应先于选择性减肥手术前处理腹壁疝,有步骤地分离各层组织并进行修补[22]。针对另一部分在先前疝修补术后产生慢性瘘管或有补片感染的患者,明确规定在外科减肥手术前也应先行疝的修补。当存在持续性感染及深面补片裸露时,患者将处于术后多并发症的高风险中,在进行选择性外科减肥术前,应尝试移除感染的补片,以便彻底清除感染。

结　论

针对肥胖患者,切口疝无论大小,简单的或多发的,都必须得以修补。很显然,若疝修补放在最大限度地减轻体重后实施,将有益于同时完成腹壁成形术，并能将复发和术后并发症的发生率降至最低。对于一些小的及不经意间发现的疝，延期处理可能是恰当的，但需要密切随访。然而，在通常情况下，即便对一些小的疝来说，原始修补除了临床意义外，尚有许多缺陷，因此作为明确的治疗方案的理由并不充分，但作为过渡性的修补仍然是适合的。如今也有了一些很好的资料来说明这个问题。虽然胃旁路手术的同时进行疝修补的感染情况并不多见，但在可能发生感染的手术中使用补片仍值得商榷。如果生物性补片被使用，那么较高的复发率和大量的费用是重要的值得考虑的因素。尽管合成补片在胃旁路手术中用于修补切口疝的所有技术被重视，并有着令人鼓舞的、安全的资料参考，但是使用这种类型的材料仍存在争议。

（蔡　昭　译）

·参·考·文·献·

[1] Lambert DM, Marceau S, Forse RA. Intra-abdominal pressure in the morbidly obese. Obes Surg. 2005; 15(9): 1225–1232.

[2] Cobb WS, Burns JM, Kercher KW, et al. Normal intraabdominal pressure in healthy adults. J Surg Res. 2005; 129(2): 231–235.

[3] Varela JE, Hinojosa M, Nguyen N. Correlations between intra-abdominal pressure and obesity-related co-morbidities. Surg Obes Relat Dis. 2009; 5(5): 524–528.

[4] Sugarman HJ, Kellum JM, Reines HD, et al. Greater risk of incisional hernia with morbidly obese than steroid dependent patients and low recurrence with prefascial polypropylene mesh. Am J Surg. 2006; 171: 80–84.

[5] Alper D, Ramadan D, Vishne T, et al. Silastic ring vertical gastroplasty — long-term results and complications. Obes Surg. 2000; 10: 250–254.

[6] Paran H, Shargian L, Schwarz I, et al. Long-term follow-up on the effect of Silastic ring vertical gastroplasty on weight and co-morbidities. Obes Surg. 2007; 17: 737–741.

[7] Tonouchi H, Ohmori Y, Kobayashi M, et al. Trochar site hernia. Arch Surg. 2004; 139: 1248–1256.

[8] Hussain A, Mahmood H, Singhal T, et al. Long-term study of port-site incisional hernias after laparoscopic procedure. JSLS. 2009; 13: 346–349.

[9] Bageacu S, Blanc P, Breton C, et al. Laparoscopic repair of incisional hernia: a retrospective study of 159 patients. Surg Endosc. 2002; 16: 345–358.

[10] Raftopoulos I, Vanuno D, Khorsand J, et al. Outcome of laparoscopic ventral hernia repair in correlation with obesity, type of hernia, and hernia size. J Laparoendosc Adv Surg Tech. 2002; 12: 425–429.

[11] Rosen M, Brody F, Ponsky J, et al. Recurrence after laparoscopic ventral hernia repair. Surg

Endosc. 2003; 17: 123-128.

[12] Novitsky YW, Cobb WS, Kercher KW, et al. Laparoscopic ventral hernia repair in obese patients: a new standard of care. Arch Surg. 2006; 141: 57-61.

[13] Ching SS, Sarela AI, Dexter SP, et al. Comparison of early outcomes for laparoscopic ventral hernia repair between nonobese and morbidly obese patient populations. Surg Endosc. 2008; 22(10): 2244-2250.

[14] Heniford BT, Park A, Ramshaw BJ, et al. Laparoscopic repair of ventral hernias: nine years' experience with 850 consecutive hernias. Ann Surg. 2003; 238: 391-394.

[15] Datta T, Eid G, Nahmias N, et al. Management of ventral hernias during laparoscopic gastric bypass. Surg Obes Relat Dis. 2008; 4(6): 754-757.

[16] Eid GM, Mattar SG, Hamad G, et al. Repair of ventral hernias in morbidly obese patients undergoing laparoscopic gastric bypass should not be deferred. Surg Endosc. 2004; 18: 207-210.

[17] Newcomb WL, Polhill JL, Chen AY, et al. Staged hernia repair preceded by gastric bypass for the treatment of morbidly obese patients with complex ventral hernias. Hernia. 2008; 12(5): 465-469.

[18] Jin J, Rosen MJ, Blatnik J, et al. Use of acellular dermal matrix for complicated ventral hernia repair: does technique affect outcomes? J Am Coll Surg. 2007; 205(5): 654-660.

[19] Brethauer SA, Hammel JP, Schauer PR. Systematic review of sleeve gastrectomy as staging and primary bariatric procedure. Surg Obes Relat Dis. 2009; 5(4): 469-475.

[20] Paajanen H, Laine H. Operative treatment of massive ventral hernia using polypropylene mesh: a challenge for surgeon and anaesthesiologist. Hernia. 2005; 9: 62-67.

[21] Molloy RG, Moran KT, Waldron RP, et al. Massive incisional hernia: abdominal wall replacement with Marlex mesh. Br J Surg. 1991; 78(2): 242-244.

[22] Rao RS, Gentileschi P, Kini SU. Management of ventral hernias in bariatric surgery. Surg Obes Relat Dis. 2011; 7(1): 110-116.

第42章
组织分离的开放技术和
内镜技术的对比：如何选择

Open Versus Endoscopic Component Separation:
How to Choose One or the Other?

Eduardo Parra-Davila, Juan J. Diaz-Hernandez, and Carlos M. Ortiz-Ortiz

对外科医师而言,修补大型切口疝仍是一种严峻的考验。文献表明,传统的原位缝合修补手术容易导致失败,根据缺损大小的不同,复发率为18%～62%[1-4]。应用人造材料修补疝缺损能将复发率显著降低至2%～32%[1,3-6],但是大面积合成补片的缺点是术后患者腹壁僵硬、顺应性差及缺乏弹性。还有许多患者手术时处于污染的风险中,无法应用补片。切口疝修补的基本原则包括:① 关闭切口时避免过大张力;② 缝线需穿过正常组织;③ 缝线材料足够坚固耐久,以保证伤口愈合,度过关键时期[7]。

为了能恢复切口疝患者的术后腹壁弹性,筋膜的边缘必须修整成形。目前较流行的观念认为,减少切口中线张力可以减少并发症的概率,当然这项技术不适于所有患者。Ramirez等率先倡导组织分离技术:开放手术时进行组织分离,解剖出腹壁各层,然后将直径近20 cm缺损的腹直肌并拢缝合。一系列的报道认为,该技术的复发率为5%～30%[9-11]。组织分离技术(component separation technique, CST)不断得到改进,其中包括生物或合成材料的应用,并取得了满意的效果;另外,Rosen等报道已将内镜技术应用于组织分离手术[12]。

组织分离及其改良技术的介绍

• 开放式组织分离技术

多数患者手术时一般选择垂直切口,如果是耻骨上疝,也可采用横切口。首先,将皮肤和皮下组织与腹直肌前鞘、腹外斜肌腱膜分离,沿腹直肌鞘外缘3 cm,垂直切开腹外斜肌腱膜,甚至应包括融合至胸壁的上部腹外斜肌腱膜——距离肋缘上5～7 cm。随后,尽可能地向外侧解剖分离腹外斜肌和腹内斜肌。如果缝合时仍感觉张力较大,需要进一步将腹直肌后鞘与腹直肌分离。缝合中线时,选择1号聚对二氧环己酮(PDS)线做连续缝合,线的长度大约4倍于切口长度。关闭皮肤时,切口下方放置2根以上的引流管。

● 采用补片加强组织分离技术

组织分离技术的主要步骤已在上节中详细描述,以下介绍如何植入补片以增加修补强度。

(1) 补片上置技术:选择的材料主要是生物性补片或人造大网孔补片。

(2) 补片下置技术:放入腹腔内的材料必须是防粘连材料或生物材料。

(3) 补片肌肉后放置技术:选择的材料为生物性补片或人造大网孔补片。

(4) 补片腹膜前放置技术:选用的补片面积更大,覆盖范围甚至可以超出腹直肌的外缘。

(5) 补片桥接技术:不符合完全关闭中线的原则,可选择生物性补片或合成补片。

● 内镜组织分离技术

手术开始时,根据医师的经验和偏好,选择肋缘下或低位腹壁,做1 cm切口。有些医师选择先做腹壁正中切口,分离粘连,随后做内镜切口,其位置在腹直肌外侧。如果先完成正中切口,可凭借手触及腹直肌外缘,以便准确定位。随后逐次分离皮下组织,暴露腹外斜肌筋膜,切开腱膜组织,顺着肌纤维的方向深入到腹外斜肌和腹内斜肌之间间隙。经过充气球囊扩张,逐步建立一个操作空间。放置第一个穿刺套管后,维持气腹压力为10～12 mmHg。在直径5 mm 30°腹腔镜直视下,穿刺第2个直径5 mm的穿刺套管(穿入点是腋后线和平脐孔水平交界处)。采用抓钳或剪刀分离腹外斜肌腱膜,创建的空间起自肋缘下达腹股沟韧带。最终整个腹外斜肌通过用剪刀电凝而被松解游离。

● 内镜切口疝修补联合组织分离技术

无需开放做腹壁正中线切口，先按上述步骤，完成内镜组织分离技术。随后将穿刺套管置入腹腔，在内镜下分离粘连，回纳疝囊内容物。采用抗张缝线关闭疝环缺口，确保中线合拢。最后，在内镜下应用补片（复合抗粘连层补片或生物性补片）再次加强腹壁。据报道，86% 肌筋膜的松解手术可以采用内镜组织分离技术，避免了开放手术时大范围的皮瓣分离。如果需要进一步松解肌筋膜，可以在内镜下切开腹直肌后鞘[12]（图42-1和图42-2）。

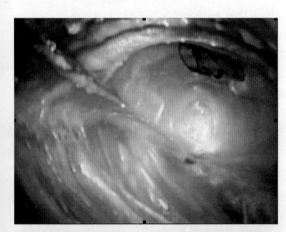

图42-1 内镜下分离外斜肌筋膜

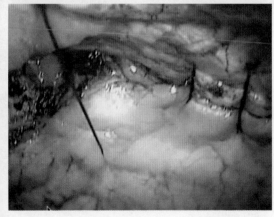

图42-2 内镜下关闭疝环缺口

● 开放式切口疝修补联合内镜组织分离技术

这项技术包括两个步骤：其一是常规切口疝的分离，其二是内镜组织分离，以避免大范围分离腹壁皮瓣。腹壁加强措施主要依靠腹腔内放置防粘连复合补片或生物性补片。用1号PDS线连续缝合关闭中线处的疝环筋膜。

组织分离手术指征

(1) 局部存在感染的伤口或术中受到污染的伤口。
(2) 历经多次修补仍然复发的患者。
(3) 巨大的疝缺损，腹壁功能缺失。
(4) 急需恢复腹壁生理功能 (切口疝患者伴有新造的膀胱)。
(5) 美容整形需求。
(6) 关闭疝环时张力过大。

组织分离手术决策

选择何种技术进行切口疝的治疗，由多种因素决定，包括医师技术、患者要求或腹壁疝类型。手术时是否选择组织分离技术，往往根据患者和疝的以下特点决定：

● 疝囊范围伸展到半月线外侧，而且手术复杂，必须处理外侧腹壁

前次手术产生的纤维瘢痕组织使得内镜组织分离手术困难重重，建议此类患者的组织分离采用开放手术(图42-3)。

● 伤口需要整形处理

如果需要分离和切除大范围软组织，内镜技术无法顺利完成这些复杂的操作。手术中分离和解剖的范围包括大部分疝囊，选择开放手术更具优势。

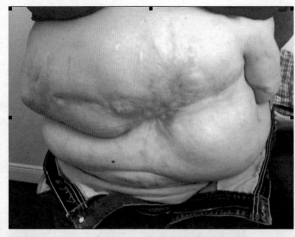

图42-3　多重、广泛的腹壁手术

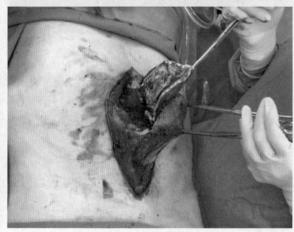

图42-4　切除感染的上置补片

● 需要取出前次植入的补片

取出上置补片时，大范围的组织分离不可避免，选择开放式组织分离手术更加明智(图42-4)。如果补片是下置法植入的，组织分离可以选择内镜或开放式技术(依据医师喜好)，因为此时皮下组织和结构并没有被破坏。

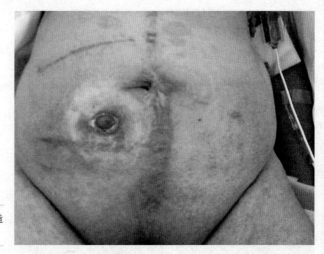

图42-5　多次造口旁疝的修补

● 存在腹壁造口

在腹壁存在造口的情况下，多数外科医师不做双侧组织分离手术（图42-5）。此时，可以选择开放式或内镜单侧组织分离手术，甚至包括植入补片。

● 因肥胖需要切除腹壁浅层脂肪组织

切除腹壁脂肪的手术操作需要暴露双侧腹壁的皮瓣和腹外斜肌腱膜，可以同期完成开放式组织分离手术（图42-6）。

● 存在腹壁感染的情况

如果腹壁存在局限性或已被控制的感染灶，内镜组织分离手术不接触中线切口，解剖和操作空间更清洁，且与原切口并不相连。这样可以最大限度地避免了术后伤口感染。

● 术中如何评估切口张力

开放手术时，先分离解剖中线切口，然后根据下面介绍的方法初步衡量切口的张力和腹壁的顺应性：持血管钳分别夹住腹直肌内

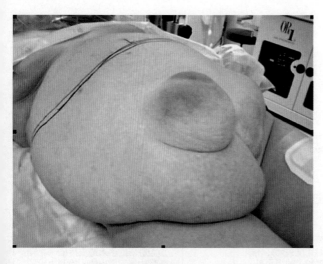

图 42-6　腹壁浅层脂肪切除术伴切口疝

缘，然后向中线合拢，从而估计切口张力。虽然这种方法并非精确测量，但可以初步帮助医师决定最佳手术方式——开放手术或内镜手术。

综上所述，开放手术的缺陷包括：术后伤口感染、血肿或血清肿形成及腹壁皮瓣坏死（12% ～ 67%）[8-11, 13-19]。其他研究发现，开放手术和内镜组织分离手术的并发症相似，分别为 35% 和 32%。对照研究表明，开放手术和内镜组织分离手术的复发率基本相近，分别为 21% 和 17%[20]。

我们发现，在中线处将腹直肌并拢关闭对于恢复腹壁的功能至关重要。对于有腹壁功能不全或巨大切口疝的患者，组织分离技术恢复了腹壁全周肌肉的覆盖，增大了腹腔内空间。植入补片能降低组织分离手术后的复发率。腹直肌中线合拢关闭还减少了补片膨出的风险。这项技术对于小型切口疝或多发小切口疝（瑞士多孔奶酪疝）并不适宜，因为这些缺损可以轻易被关闭（<2 cm）。根据我们的经验，开放式组织分离手术对于恢复腹壁功能来说，较内镜组织分离手术更有优势。基于以上原因，我们选择内镜组织分离手术患者时，需注意以下适应证：缺损大小为中度（<10 cm）、中线切口疝或首次切口疝手术者。可以参考图 42-7，选择手术方法。

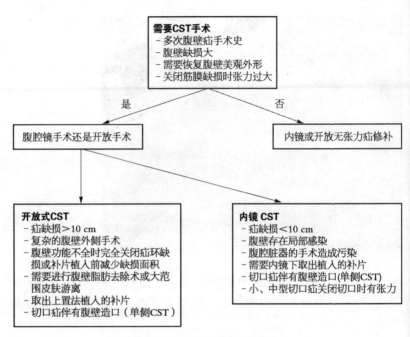

图42-7 组织分离手术决策流程图

(樊友本 伍 波 译)

·参·考·文·献·

[1] Burger JW, Luijendijk RW, Hop WC, et al. Long-term follow-up of a randomized controlled trial of suture versus mesh repair of incisional hernia. Ann Surg. 2004; 240: 578–585.

[2] Millikan KW. Incisional hernia repair. Surg Clin North Am. 2003; 83: 1223–1234.

[3] Sauerland S, Schmedt CG, Lein S, et al. Primary incisional hernia repair with or without polypropylene mesh: a report on 384 patients with 5-year follow-up. Langenbecks Arch Surg. 2005; 390: 408–412.

[4] Luijendijk RW, Hop WC, van den Tol MP, et al. A comparison of suture repair with mesh repair for incisional hernia. N Engl J Med. 2000; 343: 392–398.

[5] Lomanto D, Iyer SG, Shabbir A, et al. Laparoscopic versus open ventral hernia mesh repair: a prospective study. Surg Endosc. 2006; 20: 1030–1035.

[6] Novitsky YW, Porter JR, Rucho ZC, et al. Open preperitoneal retrofascial mesh repair for multiply recurrent ventral incisional hernias. J Am Coll Surg. 2006; 203: 283–289.

[7] Larson GM. Ventral hernia repair by the laparoscopic approach. Surg Clin North Am. 2000; 80:

1329-1340.

[8]　Ramirez OM, Ruas E, Dellon AL. "Components separation" method for closure of abdominal-wall defects: an anatomic and clinical study. Plast Reconstr Surg. 1990; 86: 519-526.

[9]　de Vries Reilingh TS, van Goor H, Rosman C, et al. "Components separation technique" for the repair of large abdominal wall hernias. J Am Coll Surg. 2003; 196: 32-37.

[10]　Shestak KC, Edington HJ, Johnson RR. The separation of anatomic components technique for the reconstruction of massive midline abdominal wall defects: anatomy, surgical technique, applications, and limitations revisited. Plast Reconstr Surg. 2000; 105: 731-739.

[11]　DiBello Jr JN, Moore Jr JH. Sliding myofascial flap of the rectus abdominus muscles for the closure of recurrent ventral hernias. Plast Reconstr Surg. 1996; 98: 464-469.

[12]　Rosen MJ, Williams C, Jin J, et al. Laparoscopic versus open-component separation: a comparative analysis in a porcine model. Am J Surg. 2007; 194: 385-389.

[13]　Girotto JA, Mascus K, Redett R, et al. Closure of chronic abdominal wall defects: a long-term evaluation of the components separation method. Ann Plast Surg. 1999; 42: 385-394.

[14]　Cohen M, Morales Jr R, Fildes J, et al. Staged reconstruction after gunshot wounds to the abdomen. Plast Reconstr Surg. 2001; 108: 83-92.

[15]　Jernigan TW, Fabian TC, Croce MA, et al. Staged management of giant abdominal wall defects: acute and long-term results. Ann Surg. 2003; 238: 349-355.

[16]　Kuzbari R, Worseg AP, Tairych G, et al. Sliding door technique for the repair of midline incisional hernias. Plast Reconstr Surg. 1998; 101: 1235-1242.

[17]　Lowe III JB, Lowe JB, Baty JD, et al. Risks associated with "components separation" for closure of complex abdominal wall defects. Plast Reconstr Surg. 2003; 111: 1276-1283.

[18]　Sukkar SM, Dumanian GA, Szczerba SM, et al. Challenging abdominal wall defects. Am J Surg. 2001; 181: 115-121.

[19]　Ennis LS, Young JS, Gampper TJ, et al. The "open-book" variation of component separation for repair of massive midline abdominal wall hernia. Am Surg. 2003; 69: 733-742.

[20]　Tong WMY, Hope W, Overby DW, et al. Comparison of outcome after mesh-only repair, laparoscopic component separation, and open component separation. Ann Plast Surg. 2011; 66: 551-556.

第43章
可吸收固定材料：审慎的评价

Absorbable Fixation Materials: A Critical Appraisal

Kevin EL-Hayek and Matthew Kroh

疝修补术是世界上最常见的手术之一，仅仅美国一年就要施行约100万例[1-4]。最常见的种类是腹股沟疝、腹壁或切口疝和食道裂孔疝修补术。1950年以前，标准的疝修补术主要是直接的组织缝合，然而据报道这项技术的复发率为25%～54%[5-9]。接着，人工补片植入技术逐渐发展，大大降低了复发率。可是有得也有失，更多的与补片相关的并发症产生了。这些并发症包括感染、内脏粘连、瘘、梗阻及其他情况[10,11]。为了减少这些并发症，更加完善的补片被设计出来，这些产品在组织充分长入后能提供持久的修补效果，从而形成一个抵御腹腔内脏疝出的屏障，且感染发生率更低。

随着补片产品技术的进步，补片固定装置也在发展。历史上，补片固定材料的选择仅仅是各种吸收程度不同、耐久性不同的缝线。腹腔镜技术被引入普通外科，开辟了固定材料的新选择，包括钉合装置和固定胶。腹腔镜腹壁疝修补术的复发率更低、补片感染率更低、术后并发症更少及住院时间更短[12-14]。虽然包括腹腔镜手术在内的大多数外科修补，都采用不可吸收缝线或钉合装置来固定补片，但目前已有机会使用可吸收固定材料来减少体内异物的残留。本章将对用于腹股沟疝和腹壁疝的可吸收固定材料及其使用方法做一综述。

补片固定的原则

疝修补术中及补片植入后的物理和生理的变化决定了远期效果。在讨论固定装置之前，先对其与各种不同补片之间的相互作用做一简要回顾。准备疝修补时首要关心的就是补片。在植入之前，需要考虑补片的材质、网眼大小和密度这些特性[15,16]。补片的材质能决定炎症反应的程度及最终沉积下来的瘢痕板的性状。这种相互作用在很大程度上影响了修补的强度。促炎症反应材料如聚丙烯和聚酯能产生极佳的组织长入效果，但在接触到脏器的时候也会导致粘连的形成[10]。补片的结构也能影响组织的长入和最终的稳定性。编织补片的空隙会不同程度地允许创面组织浸润。小网孔补片（< 75 μm）如ePTFE的优势是和脏器的粘连轻微，然而组织的长入也减弱了。大网孔补片（> 75 μm）能供更好的组织长入，然而也能导致更致密的粘连[15,16]。选择固定材料的时候，对补片孔隙率的考量很重要，因为较小网孔的补片与允许组织更好长入的补片相比，需要更牢靠地固定。最后，补片的密度也可能影响固定物的穿透，而这将决定固定的安全性。

一旦对补片做出了选择，便需要考虑如何固定补片。固定技术必须能提供足够的稳定性，以确保补片不移位。补片的移位和皱缩是疝复发的两个常见原因。资料显示，在腹壁疝中补片与筋膜更多的重叠，通常至少3～5 cm，能减少复发率[17]。如果固定材料和固定方法不能提供足够的力度来维持正常的位置，补片会因为身体的正常运动而被牵拉移位。补片修补时，对每种固定装置的固定时间和力度的要求，依据不同的解剖部位而各不相同，如腹股沟与腹壁。对于特殊类型的补片，需根据其材质和孔隙率来决定固定装置。

除了足够的牢固度，固定材料还要有耐久性。另外，补片固定还会产生术后并发症，如异物反应、感染和疼痛。现今有许多可吸收的固定材料供使用，声称其拥有补片固定的众多优点，同时可以减轻因固定而引起的不良反应。

可吸收固定材料的成分和性质

当今，疝修补通常采用永久固定方式，特别是在使用人工补片进行腹壁疝修补时，腹壁贯穿缝合固定显示出极佳的强度[18,19]。腹壁贯穿固定和永久缝线仍然是腹腔镜腹壁疝修补的金标准，但并非没有并发症[20]。当腹腔镜下固定补片时，腹壁贯穿固定的缝线要经过腹壁的所有层次,即采用整块关闭技术。从强度来看,这是理想的。在猪的平均抗张强度模型中,固定聚丙烯补片时,腹壁贯穿缝合的强度比钉合强度高2.5倍。然而,这项技术也会导致明显的疼痛。研究表明,补片固定时采用这项技术放置缝线能产生慢性和难以控制的疼痛[21,22],甚至在缝线拆除之后,这些患者的疼痛也不能缓解。我们在选择补片固定方式的时候,尽管仍看重永久缝线牢固的远期效果,但它的这些独有的并发症已经促进了我们对其他固定材料的研究。

● 可吸收缝线

缝线作为异物会引起邻近组织的排异反应。可吸收缝线的研制就是为了减少这种反应,大部分组织在缝线被吸收以后,即使没有永久的固定也会互相黏合。可吸收缝线的种类很多,主要的差别包括原料成分、编织方式及吸收参数。这些缝线的原料从牛或羊的黏膜下组织到人工合成材料,如聚乳酸和聚乙交酯己内酮。它们的吸收时间从40天到超过200天。可吸收的主要机制是当机体识别出异物时引发了水解作用和酶促降解过程[23]。腹壁贯穿缝合固定仍是目前开放和腹腔镜腹壁疝修补时最常用的补片固定方法,但其通常使用的是不可吸收缝线。

● 可吸收固定钉

虽然腹壁贯穿缝合是固定补片最常用的方法,但是使用钉合器这样的固定装置却是一种趋势。这些装置不仅更常被用于腹腔镜修补术,也被用于开放式修补术。这项技术历经演化,现包括医用皮肤钉合器、螺旋钉及其他专业钉合装置[24,25]。腹腔镜疝修补术中,当补片采用钉合固定时,具有易操作和固定相对简易的优势。但是穿透入软组织的深度受限于钉脚的设计长度和所使用补片的厚度,这个长度应确保其能足够牢固地与腹壁结合。这些担心促使许多外科医师将钉合与腹壁贯穿缝合的方法相结合,其意图是靠钉合先使补片定位,以便于最后施行腹壁贯穿缝合。钉合还能使补片的边缘与腹壁良好贴合,直到再腹膜化的完成,这个过程一般持续7~10天。缝线则能让补片保持稳定,以便让强健的组织长入,并持久地固定补片。尽管有研究显示,当PTFE补片不使用缝合固定时疝的复发率会升高[12],但对于能允许组织快速且显著长入的补片，一些学者建议不使用腹壁贯穿缝合。复合补片能允许组织更好地长入，结果是愈合时间加快、修补效果更牢固[26]。其他学者的研究表明，钉合附加于或完全代替缝合能减少手术时间，还可能减少术后疼痛[22]。

永久的金属固定装置能足够长时间地妥善固定补片，利于它的再腹膜化，并提高其稳定性。然而，令人顾虑的是这些材料永久地留在了原处。有些并发症如与金属钉头粘连、钉从腹壁移位到脏器内，最终能引起小肠梗阻甚至穿孔[27-30]。这些并发症促使了可吸收固定装置的发展。目前市场上有3家公司生产可吸收固定器材：Covidien (AbsorbaTack™)、Bard Davol (SorbaFix™, PermaSorb™)和Ethicon (Securestrap™)。

- Covidien: AbsorbaTack™

Covidien AbsorbaTack™于2008年发布。腹腔镜和开放式修补时分别使用长和短两个型号的直径5 mm的击发装置。长的装置有15或30枚钉，短的装置有20枚钉。该产品没有设计和软组织啮合的导向尖端。螺钉的材料是聚乙丙交酯 (PGLA)，有锥形螺旋尖端，头长1.0 mm，总长度为5.1 mm。大部分被吸收发生在3～5个月时，水解为羟基乙酸和乳酸，在12个月内被完全代谢。Covidien做了一个体外抗剪强度测试，AbsorbaTack™螺钉起初是39磅(17kg)力，最终在8周时降为19磅(8kg)力[31]。

- Bard Davol: SorbaFix™和PermaSorb™

Bard Davol SorbaFix™于2009年发布。击发装置的直径5 mm，包含15或30枚钉。螺钉的成分是聚丙交酯 (PDLLA)，尖端为钝头螺旋样，头长0.8 mm，总长度是6.7 mm。击发装置有一个锐利的导向尖端用于和组织啮合。螺钉的降解过程包括水解和酶代谢。植入60天后，螺钉能维持100%的原始强度，1年后几乎被完全降解。投入临床前，公司的研究表明，在56天时螺钉的固定强度仍超过腹腔内压力7倍[32]。

Bard Davol PermaSorb™是另一种疝固定装置，其设计与SorbaFix™相比差别很大。PermaSorb钉的材料也是PDLLA，但其形状为从中央杆发出两个错开排列的钩状突起，用于将补片与组织固定。由于钉的成分和SorbaFix™相同，其吸收参数也相似。

- Ethicon: Securestrap™

Ethicon于2011年发布了Securestrap™。击发装置的直径5 mm，

含有25枚钉。钉被设计成带状，在两边有固定用的倒刺。当完全钉合后，仅有一小块侧面区域暴露在外，这种设计能减少异物反应。一项Ethicon赞助的研究发现，Securestrap™维持的抗剪强度与钉合的角度有显著关系。钉最后通过水解和酶代谢机制被吸收[33]。

● 纤维蛋白胶

对术中固定采用黏合产品的兴趣，是由于期望减少疝修补术中植入的补片和永久缝线引起的异物反应。最早使用的是丙烯酸树脂基胶。在疝固定中，当它显示出美好前景的同时，也产生了细胞毒性、致癌性和严重的组织炎症反应[34-37]。因为这些有害的副作用，目前推荐使用非合成的纤维蛋白胶来代替合成胶。Baxter Healthcare提供了两种纤维蛋白胶供选择：Tisseel™和Artiss™。

● Baxter Healthcare: Tisseel™和Artiss™

Tisseel™和Artiss™是从人纤维蛋白原和凝血酶中提取的黏合剂。最初的Tisseel™配方在1998年获得FDA批准，它的升级配方在2006年获得批准。Artiss™于2008年获得批准使用。Tisseel™中人凝血酶的浓度是500 IU/ml，Artiss™中是4 IU/ml。当凝血酶与人纤维蛋白原混合时，这些制剂便模仿了凝血通路的最后阶段。Tisseel™被用作包括心肺转流在内的一些外科手术的辅助止血剂，也用来治疗外伤性脾损伤。它还被用作结肠吻合术时预防吻合口瘘的辅助用品。Artiss™的适应证被限制用于自体皮肤移植患者的创面，没有止血的适应证。纤维蛋白胶用于疝修补被认为是超指征使用，然而，研究者已经在动物和人体中都进行过试验[39,39]。值得注意的是，虽然这些黏合剂被认为能够被吸收，但因为它们是从人血浆中提取，还有传播疾病的轻微风险。

可吸收固定材料的临床应用

● 腹股沟疝修补

开放腹股沟疝修补术中补片固定最常用的方法是直接缝合。在一项大型的队列研究中，Novik等在超过80 000例的Lichtenstein修补术中研究了使用永久缝线、慢吸收缝线（如PDS）和快吸收缝线（如Vicryl线）来固定补片[40]。该研究发现使用永久缝线和使用慢吸收缝线相比，在复发率上并没有优势。然而使用快吸收缝线，相对于慢吸收缝线和永久缝线来说，能增加两成的复发风险，因此不推荐使用快吸收缝线用于开放式疝修补术。

对于腹腔镜腹股沟疝修补术，关于补片固定的讨论更加激烈，在固定方式和范围方面有相当多的争论[41]。Lau做了一个随机试验，在双侧内镜全腹膜外腹股沟疝修补术（TEP）患者中比较了机械钉合和纤维蛋白胶。在这个研究中，他发现纤维蛋白胶组术后镇痛剂的使用明显减少，然而该组术后血清肿的发生率更高（17.4%vs.5.3%）[42]。因为这些发现，研究者们开始研究在腹腔镜腹股沟疝修补术中不固定补片，希望能得到疼痛程度轻且血清肿率发生率低的结果。Taylor等在一个多中心随机双盲试验中去评估这个假设，在这个研究中，研究者发现在单侧修补术中，非固定组腹股沟区疼痛显著减轻。同样，在双侧修补术中，每一侧随机使用固定或非固定方法，非固定侧比固定侧的舒适度更好（47% vs.9%；$P=0.006$）。当使用6个以上钉时，比使用6个或6个以下的钉产生的疼痛加重（40% vs.22%；$P=0.008$）[43]。

● 切口/腹壁疝修补

开放式腹壁疝修补术中使用可吸收材料做固定的资料相对匮乏，仅局限于动物实验和小规模病例。Grommes等在猪腹壁疝模型的对照试验中，在腹直肌后植入补片，测试了不可吸收缝线、可吸收缝线、纤维蛋白胶固定以及不固定的效果。在这项研究中，补片没有发生移位或游走，补片与腹壁结合的牢固程度在四组中相似。这项修补技术要求关闭补片前的筋膜缺损[44]。

和腹腔镜腹股沟疝修补术相似，腹腔镜腹壁疝修补时关于补片的固定也存在争议。与开放手术相比，有几项重要的区别让腹腔镜手术时补片的固定更值得探讨。开放手术时通常要切除疝囊和分离腹壁，而在腹腔镜修补时，疝囊和腹壁一般不需要处理。这些区别允许开放修补术时有不同种类的补片可供选择，以避免补片在腹腔内暴露。在腹腔镜手术时，补片通常被置于腹腔内，至少一面与内脏接触。因为这个原因，补片的选择至关重要。首先，为了减少腹腔内并发症如粘连和瘘的发生，补片的内脏接触面应该使用防粘连涂层[6]。同时，补片须在缺损周围有3～5 cm的覆盖，以便有足够的组织长入，并能抵消可能发生的补片皱缩，因为在许多病例中，覆盖在缺损部位表面的补片其实并不和任何组织接触[17]。

Duffey在猪的疝修补模型中比较了可吸收钉和金属钉的固定效果，发现补片与组织的融合程度在金属钉和可吸收钉两组中相同。在这个模型中，没有使用腹壁贯穿缝合固定[45]。Hollinsky等在大鼠上研究了腹壁贯穿缝合、永久钉（Covidien ProTack™）和两种可吸收钉（Covidien AbsorbaTack™和I-Clip™）对补片的固定效果。腹壁贯穿缝合组的固定强度（8.7 N/cm[2]）明显高于救钉组（5.6 N/cm[2]）和AbsorbaTack™组（5.7 N/cm[2]）。他还发现I-Clip™的固定强度差，而AbsorbaTack™更容易导致粘连[46]。

在人体上，腹壁贯穿缝合固定术后疼痛的增加引起了深入的探讨，导致一些研究者将这种方法和其他固定材料做比较。Beldi等在一系列腹腔镜疝修补术病例中，发现术后6周时腹壁贯穿缝合固定组患者的疼痛明显高于钉合固定组，而在6个月时的复发率两组相似；还显示补片的皱缩程度在金属钉固定组更高[47]。Morales-Conde推荐采用"双圈技术"和永久钉，并报道了在140例修补术后2.14%的复发率[48]。Wassenaar等也比较了3组腹腔镜腹壁疝修补的病例：可吸收缝线加钉合组、双圈钉合无缝合组、不可吸收缝线加钉合组。这些研究者发现在术后2周、6周、3个月时，三组的术后疼痛和生活质量评分没有差别[49]。同样，Nguyen等研究显示，主要使用腹壁贯穿缝合固定和主要使用钉合固定的两组病例在麻醉剂使用、留院时间和返回工作时间方面都相同[50]。

结　论

基于审慎的文献回顾，关于使用可吸收固定材料的许多问题还没能得到解答。对于成功的疝修补术来说，补片的挑选和固定是不可分割的两个因素，其中任何一个方面不合适的选择都将导致手术失败。

现今，可吸收固定装置展现出良好的应用前景，但除了更少异物残留的优势外，还需要更多的研究去评估其使用效果。将来的研究应该着眼于费用分析、补片无固定和远期疗效这些领域。

（孙荣勋　俞建平 译）

·参·考·文·献·

[1] Cassar K, Munro A. Surgical treatment of incisional hernia. Br J Surg. 2002; 89(5): 534–545.

[2] Luijendijk RW, Hop WC, van den Tol MP, et al. A comparison of suture repair with mesh repair for incisional hernia. N Engl J Med. 2000; 343(6): 392–398.

[3] Oelschlager BK, Pellegrini CA, Hunter J, et al. Biologic prosthesis reduces recurrence after laparoscopic paraesophageal hernia repair: a multicenter, prospective, randomized trial. Ann Surg. 2006; 244(4): 481–490.

[4] Rutkow IM. Demographic and socioeconomic aspects of hernia repair in the United States in 2003. Surg Clin North Am. 2003; 83(5): 1045–1051.

[5] Turner PL, Park AE. Laparoscopic repair of ventral incisional hernias: pros and cons. Surg Clin North Am. 2008; 88(1): 85–100.

[6] Matthews BD. Absorbable and nonabsorbable barriers on prosthetic biomaterials for adhesion prevention after intraperitoneal placement of mesh. Int Surg. 2005; 90 (3 Suppl): S30–S34.

[7] Read RC, Yoder G. Recent trends in the management of incisional herniation. Arch Surg. 1989; 124(4): 485–488.

[8] Luijendijk RW, Lemmen MH, Hop WC, et al. Incisional hernia recurrence following "vest-over-pants" or vertical Mayo repair of primary hernias of the midline. World J Surg. 1997; 21(1): 62–65.

[9] Hesselink VJ, Luijendijk RW, de Wilt JH, et al. An evaluation of risk factors in incisional hernia recurrence. Surg Gynecol Obstet. 1993; 176(3): 228–234.

[10] Bachman S, Ramshaw B. Prosthetic material in ventral hernia repair: how do I choose? Surg Clin North Am. 2008; 88(1): 101–112.

[11] Forbes SS, Eskicioglu C, McLeod RS, et al. Meta-analysis of randomized controlled trials comparing open and laparoscopic ventral and incisional hernia repair with mesh. Br J Surg. 2009; 96(8): 851–858.

[12] Heniford BT, Park A, Ramshaw BJ, et al. Laparoscopic repair of ventral hernias: nine years' experience with 850 consecutive hernias. Ann Surg. 2003; 238(3): 391–399.

[13] McGreevy JM, Goodney PP, Birkmeyer CM, et al. A prospective study comparing the complication rates between laparoscopic and open ventral hernia repairs. Surg Endosc. 2003; 17(11): 1778–1780.

[14] Topart P, Ferrand L, Vandenbroucke F, et al. Laparoscopic ventral hernia repair with the Goretex Dualmesh: long-term results and review of the literature. Hernia. 2005; 9(4): 348–352.

[15] Phillips JD, Nagle AP. Minimally invasive approaches to incisional hernia repairs. J Long Term Eff Med Implants. 2010; 20(2): 117–128.

[16] Greca FH, de Paula JB, Biondo-Simoes ML, et al. The influence of differing pore sizes on the biocompatibility of two polypropylene meshes in the repair of abdominal defects. Experimental

study in dogs. Hernia. 2001; 5(2): 59–64.

[17] Doctor HG. Evaluation of various prosthetic materials and newer meshes for hernia repairs. J Minim Access Surg. 2006; 2(3): 110–116.

[18] Joels CS, Matthews BD, Kercher KW, et al. Evaluation of adhesion formation, mesh fixation strength, and hydroxyproline content after intraabdominal placement of polytetrafluoroethylene mesh secured using titanium spiral tacks, nitinol anchors, and polypropylene suture or polyglactin 910 suture. Surg Endosc. 2005; 19(6): 780–785.

[19] van't Riet M, de Vos van Steenwijk PJ, Kleinrensink GJ, et al. Tensile strength of mesh fixation methods in laparoscopic incisional hernia repair. Surg Endosc. 2002; 16(12): 1713–1716.

[20] LeBlanc KA. Laparoscopic incisional hernia repair: are transfascial sutures necessary? A review of the literature. Surg Endosc. 2007; 21(4): 508–513.

[21] Bellows CF, Berger DH. Infiltration of suture sites with local anesthesia for management of pain following laparoscopic ventral hernia repairs: a prospective randomized trial. JSLS. 2006; 10(3): 345–350.

[22] Carbonell AM, Harold KL, Mahmutovic AJ, et al. Local injection for the treatment of suture site pain after laparoscopic ventral hernia repair. Am Surg. 2003; 69(8): 688–691.

[23] Ethicon (homepage on the Internet) (2011) http://www.ecatalog.ethicon.com/sutures-absorbable . Accessed 29 May 2011.

[24] Dion YM, Laplante R, Charara J, et al. The influence of the number of endoclips and of mesh incorporation on the strength of an experimental hernia patch repair. Surg Endosc. 1994; 8(11): 1324–1328.

[25] Hollinsky C, Gobl S. Bursting strength evaluation after different types of mesh fixation in laparoscopic herniorrhaphy. Surg Endosc. 1999; 13(10): 958–961.

[26] Greenstein AJ, Nguyen SQ, Buch KE, et al. Recurrence after laparoscopic ventral hernia repair: a prospective pilot study of suture versus tack fixation. Am Surg. 2008; 74(3): 227–231.

[27] Ladurner R, Mussack T. Small bowel perforation due to protruding spiral tackers: a rare complication in laparoscopic incisional hernia repair. Surg Endosc. 2004; 18(6): 1001.

[28] Peach G, Tan LC. Small bowel obstruction and perforation due to a displaced spiral tacker: a rare complication of laparoscopic inguinal hernia repair. Hernia. 2008; 12(3): 303–305.

[29] Karahasanoglu T, Onur E, Baca B, et al. Spiral tacks may contribute to intra-abdominal adhesion formation. Surg Today. 2004; 34(10): 860–864.

[30] Byrd JF, Agee N, Swan RZ et al. Evaluation of absorbable and permanent mesh fixation devices: adhesion formation and mechanical strength. Hernia. 2011; 15(5): 553–558.

[31] Covidien AbsorbaTack (2011) http://www.covidien.com/hernia/us/fixation/absorbatack. Accessed 30 May 2011.

[32] Bard Davol SorbaFix (2011) http://www.davol.com/products/soft-tissue-reconstruction/fixation/sorbafix-absorbable-fixation-system/. Accessed 31 May 2011.

[33] Ethicon Securestrap (2011) http://www.ethicon360.com/products/ethicon-securestrap. Accessed 31 May 2011.

[34] Jourdan IC, Bailey ME. Initial experience with the use of N-butyl 2-cyanoacrylate glue for the fixation of polypropylene mesh in laparoscopic hernia repair. Surg Laparosc Endosc. 1998; 8(4): 291–293.

[35] Leggat PA, Kedjarune U, Smith DR. Toxicity of cyanoacrylate adhesives and their occupational impacts for dental staff. Ind Health. 2004; 42(2): 207–211.

[36] Samson D, Marshall D. Carcinogenic potential of isobutyl-2-cyanoacrylate. J Neurosurg. 1986; 65(4): 571–572.

[37]　Fortelny RH, Petter-Puchner AH, Walder N, et al. Cyanoacrylate tissue sealant impairs tissue integration of macroporous mesh in experimental hernia repair. Surg Endosc. 2007; 21(10): 1781–1785.

[38]　Baxter Healthcare Tisseel (2011) http://www.baxter.com/healthcare_professionals/products/tisseel.html. Accessed 31 May 2011.

[39]　Baxter Healthcare Artiss (2011) http://www.baxter.com/downloads/healthcare_ professionals/products/ARTISS_PI.pdf. Accessed 31 May 2011.

[40]　Novik B, Nordin P, Skullman S, et al. More recurrences after hernia mesh fixation with short-term absorbable sutures: a registry study of 82 015 Lichtenstein repairs. Arch Surg. 2011; 146(1): 12–17.

[41]　Leung D, Ujiki MB. Minimally invasive approaches to inguinal hernia repair. J Long Term Eff Med Implants. 2010; 20(2): 105–116.

[42]　Lau H. Fibrin sealant versus mechanical stapling for mesh fixation during endoscopic extraperitoneal inguinal hernioplasty: a randomized prospective trial. Ann Surg. 2005; 242(5): 670–675.

[43]　Taylor C, Layani L, Liew V, et al. Laparoscopic inguinal hernia repair without mesh fixation, early results of a large randomised clinical trial. Surg Endosc. 2008; 22(3): 757–762.

[44]　Grommes J, Binnebosel M, Klink CD, et al. Different methods of mesh fixation in open retromuscular incisional hernia repair: a comparative study in pigs. Hernia. 2010; 14(6): 623–627.

[45]　Duffy AJ, Hogle NJ, LaPerle KM, et al. Comparison of two composite meshes using two fixation devices in a porcine laparoscopic ventral hernia repair model. Hernia. 2004; 8(4): 358–364.

[46]　Hollinsky C, Kolbe T, Walter I, et al. Tensile strength and adhesion formation of mesh fixation systems used in laparoscopic incisional hernia repair. Surg Endosc. 2010; 24(6): 1318–1324.

[47]　Beldi G, Wagner M, Bruegger LE, et al. Mesh shrinkage and pain in laparoscopic ventral hernia repair: a randomized clinical trial comparing suture versus tack mesh fixation. Surg Endosc. 2011; 25(3): 749–755.

[48]　Morales-Conde S, Cadet H, Cano A, et al. Laparoscopic ventral hernia repair without sutures — double crown technique: our experience after 140 cases with a mean follow-up of 40 months. Int Surg. 2005; 90(3 Suppl): S56–S62.

[49]　Wassenaar E, Schoenmaeckers E, Raymakers J, et al. Mesh-fixation method and pain and quality of life after laparoscopic ventral or incisional hernia repair: a randomized trial of three fixation techniques. Surg Endosc. 2010; 24(6): 1296–1302.

[50]　Nguyen SQ, Divino CM, Buch KE, et al. Postoperative pain after laparoscopic ventral hernia repair: a prospective comparison of sutures versus tacks. JSLS. 2008; 12(2): 113–116.

第44章
生物性补片应用的关键评估：何时因何使用

Biologic Mesh: When and Why — A Critical Appraisal

Jaime A. Cavallo, Corey R. Deeken, and Brent D. Matthews

腹壁疝补片修补

据美国软组织补片市场报道，估计在2006年美国进行了305 900例腹壁疝修补术[1]，这项由Millennium研究组得出的数据再次证实了腹部疝修补术是普外科常见的手术之一，其中10年累积复发需要再次修补的比例高达63%[2]。复发的危险因素包括：外科手术技术、肥胖、巨大疝、既往失败的疝修补术、吸烟、患者合并一些可能影响疝修补术结果的疾病。有证据证实，切口疝采用合成补片或生物性补片修补可以使10年累积复发率降至32%。也可能是基于这种证据，美国2006年95%的腹壁疝修补术应用了合成补片或生物性补片[1-3]。市场分析师预测，应用于腹壁疝修补术中昂贵的生物支架材料会推动市值约10亿美元的软组织补片行业以每年7%的速度增长。人口老龄化、影响补片融合功能的合并症的存在、肥胖发病率的增高、越来越多的减肥手术，这些都使切口腹壁疝的发生率增高，推动了腹壁疝补片市场的扩张，特别是生物性补片需求的增加。基于一些临床前或临床证据证明生物支架材料具有促进补片修补区域血管再生、不断改善手术污染和清除感染区域病原体的作用[4-5]，因此在一些暴露或感染的区域生物性补片可以不用被移除[6-8]。

用于腹壁重建的生物支架材料

作为腹壁的支撑层，筋膜主要由纤维母细胞和其分泌的细胞外基质构成。细胞外基质的成分有胶原蛋白、弹性蛋白、蛋白聚糖、纤连蛋白。胶原蛋白和弹性蛋白的含量决定了筋膜的抗拉强度和弹性。筋膜的相容性由总蛋白聚糖的表面积决定,它的主要功能是吸附阳离子和水分子。纤连蛋白能帮助细胞外基质黏附细胞,因此在伤口愈合过程中起着重要的作用。

生物支架材料由哺乳动物细胞外基质组成,具有良好的生物学特性,有利于细胞附着、增殖、分化,因此它可作为原型基质进行软组织修复。理想的腹壁重建生物支架材料应与宿主细胞外基质相似,具有与腹壁相似的生物力学特性,逐步降解以允许血管形成和组织再生,避免生物印迹效应,可引起机体慢性免疫炎症反应和纤维化,抵制新感染,优化病原体清除,提供有效的和持久的软组织修复。用于腹壁软组织修复的生物性补片主要由去细胞多孔细胞外基质结构构成,来源于人尸体、猪或牛的真皮、筋膜、心包或肠道黏膜下组织(表44-1)。供者和受者的生物学特性、支架的组织类型决定了残余蛋白质经过脱细胞、加固、消毒等制作流程后的基础三维构造。支架组织上一些剩余生长因子是成纤维细胞和内皮细胞定植的趋化信号。逐渐降解生物支架的宿主巨噬细胞和基质金属蛋白酶(MMPs)通过刺激宿主细胞的渗透、重塑新血管和再生细胞外基质完成组织重构。生物支架组织重塑的半定量组织学评分系统描述组织重构的6个特点:细胞渗入、多种细胞类型出现、细胞外基质沉积、支架退化、纤维包裹和新血管形成(表44-2)。生物支架组织具有不同程度的生物相容性和生物降解能力,基于不同的分子组成,据此可以对组织反应、组织重建和组织修复的完整性产生实质性影响。

表44-1 用于腹壁重建的生物支架

	产 品	制 造 商	来 源	交联过程	灭菌程序	存储/储存期限	成本(美元/cm²)
异种移植物	Biodesign™ Surgisis® 和 Biodesign™ Surgisis® FM Hernia Grafts	Cook® Medical (Bloomington, IN)	猪小肠黏膜 FM=开孔的基质		环氧乙烷	常温/18个月	10~20
	CollaMend™ 和 CollaMend™ FM Implants	Davol,Inc./C.R.Bard (Warwick, RI)	猪真皮 FM=开孔的基质	1-(3-二甲基氨丙基)-乙基碳二亚胺盐酸盐	环氧乙烷	常温	10~20

(续表)

产 品	制 造 商	来 源	交联过程	灭菌程序	存储/储存期限	成本(美元/cm²)
Peri-Guard® Repair Patch	Synovis® Surgical Innovations (St.Paul.MN)	小牛心包	戊二醛	乙醇 环氧丙烷 氢氧化钠	常温	< 10
Permacol™ Surgical Implant	Covidien Surgical (Norwalk, CT)	猪真皮	己二异氰酸酯	伽马射线	常温	20～30
Strattice™ Reconstructive Tissue Matrix	LifeCell Corporation (Branchburg, NJ)	猪真皮		电子束 辐照	常温	20～30
SurgiMend® Collagen Matrix	TEI Biosciences, INC. (Boston, MA)	小牛真皮		环氧乙烷	常温/3年	20～30
Veritas® Collagen Matrix	Synovis® Surgical Innovations (St. Paul. MN)	牛心包		氢氧化钠 电子束 辐照	控制的 常温	20～30
XenMatrix™ Surgical Graft	Davol,Inc./ C.R.Bard (Warwick,MN)	猪真皮		电子束 辐照	常温	20～30
AlloDerm® Regenerative Tissue Matrix	LifeCell Corporation (Branchburg, NJ)	人体真皮		无菌程序	冰箱干燥冷冻2年	≥30
AlloMax™ Surgical Graft	Davol,Inc./ C.R.Bard (Warwick, RI)	人体真皮		Tutoplast® 低剂量伽马射线	常温	≥30
FlexHD® Acellular Dermis	Musculoskeletal Transplant Foundation/ Ethicon,Inc. (Somerville, NJ)	人体真皮		无菌程序 通过美国药典71号无菌标准	常温	≥30

左侧纵向分组：异种移植物（Peri-Guard 至 XenMatrix）；同种异体移植（AlloDerm 至 FlexHD）

注：以上数据来源于厂家提供的产品使用说明书、国际无细胞组织修复基质国际共识专家组[9]和Deeken等[26]的报道。

表44-2 生物支架植入物重塑特征的半定量组织学评分系统

计 分	0	1	2	3
细胞浸入	无细胞接触支架	细胞在支架周围浸润，未穿入支架	细胞浸入支架，但未到达支架中心	细胞浸入支架中心
细胞类型（炎症细胞包括中性粒细胞、巨噬细胞和异物巨细胞）	炎症细胞存在但无成纤维细胞	炎性细胞为主，少量成纤维细胞	成纤维细胞为主，少量炎症细胞	仅有成纤维细胞，无炎症细胞
宿主细胞外基质沉积	无宿主细胞外基质沉积	宿主细胞外基质沉积于支架的周围	宿主细胞外基质沉积于支架的内部，未达中心	宿主细胞外基质沉积于支内部，到达中心
支架的降解	支架完整无损边界清晰	支架部分降解被细胞、血管和宿主组织分层	支架严重降解无法区别支架和宿主组织	支架完全降解，无支架存在的迹象
纤维包裹	大量纤维包裹（50%~100%外周）	中度包裹（25%~50%外周）	轻度包裹（＜25%外周）	无纤维包裹
新生血管形成	无新生血管形成	新生血管存在于支架周围未穿入支架	新生血管入支架，但未进入支架中心	新生血管穿入支架中心

注：生物支架组织重塑的6种特征的组织学评分系统：细胞浸入、细胞类型、细胞外基质沉积、支架的降解、纤维包裹和新生血管形成。评分越高，表明生物支架具有更好的重塑形特征（经许可后摘自文献[24]）。

补片制造过程中的修饰

再制造生物骨架过程中，通过一系列化学和机械工艺使细胞外基质脱免疫原性，实现治疗应用的安全性：脱细胞、无菌化、保留骨架功能。理想状态下，应在对细胞骨架结构产生最小破坏的基础上实现这些目标。细胞外基质的分子结构在不同物种之间高度守恒，不论同种异体移植物或异种移植物都是免疫耐受的[9]。如果在补片生产过程中破坏了它的分子构成，会导致宿主更加快速地降解补片，产生炎症反应，纤维包裹，最终产生瘢痕组织而不是软组织重构。目前用于脱细胞和免疫原性的化学洗涤剂可以使胶原结构变形,对补片的机械效能产生影响[10]。

美国食品药品管理局(FDA)批准的所有异种补片,必须严格无菌,以减少传染性疾病的传播风险。化学消毒与戊二醛或环氧乙烷可能留下残余的副产物,引起炎症反应,而辐射灭菌可能形成多余的分子键,都会影响补片力学性能[9,11,12]。补片贮存时保持水化往往减少可溶性生长因子,而脱水保存的补片可能发生超微结构的崩溃,形成多余的分子键,限制细胞渗透[8,13]。补片制作过程证明能够极大地影响宿主的巨噬细胞反应和减轻慢性炎症的组织重建和瘢痕形成[14]。因此生产过程可能直接影响组织重建和临床治疗。许多制造工艺涉及专利,阻碍了对该工艺是否影响临床效果而进行的进一步科学研究。

● 胶原交联

胶原交联是指胶原蛋白三螺旋之间形成了分子键,可以稳定骨架结构,减缓基质金属蛋白酶的酶促降解。通常在生产过程中不能控制胶原交联的程度,形成过短和坚固的分子键,限制早期细胞渗透,遗留副产物,引起炎症反应[10,11,15,16]。其他专有的制作工艺可能出现不同程度的多余胶原蛋白交联,胶原交联的临床应用还有待证明。Deeken等的前期临床研究已经证明了产生胶原交联的补片与普通生物性补片相比在应用于猪的腹壁疝修补时在抗拉强度、早期细胞渗透、新血管形成、细胞外基质沉积等方面没有显著差异[17](图44-1)。补片植入12个月后,在定植细胞类型、细胞渗入、补片降解、细胞外基质沉积、纤维包裹、新血管形成等方面亦无明显差异[18,19](图44-2)。进一步研究两者的临床疗效差异显得十分必要。

● 补片开孔

宿主对于生物骨架材料的炎症反应会导致补片纤维化,从而减少宿主细胞渗入和新生血管形成。因此,在植入界面产生的死腔可能导致血清肿、切口并发症、感染发生率增加[20-23]。有孔的补片可以使液体通过,宿主组织通过小孔沉积是一个潜在的解决方案。Matthews等的

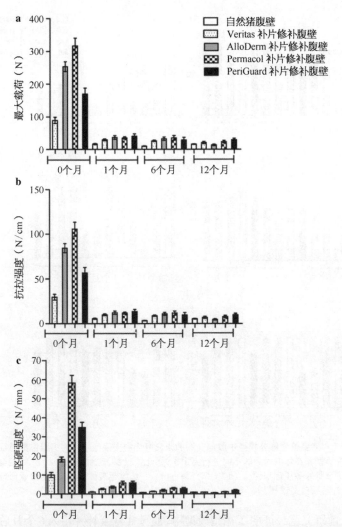

图44-1 猪腹壁疝修补模型中胶原交联和未交联生物支架植入物的生物力学特征。自然状态下猪腹壁同补片修补区域腹壁的生物力学特征比较：a.最大载荷 (N)；b.抗拉强度 (N/cm)；c.坚硬强度 (N/mm)。所有4种补片的强度和硬度在未用于修补前均明显大于应用后手术部位 (术后1个月、6个月和12个月) 的强度和硬度 (P < 0.01)。尽管4种补片的强度和硬度在使用前有明显的差别，但用这些补片修补后手术部位 (术后1个月、6个月和12个月) 的强度和硬度并没有明显的差别 (P > 0.5)。而且，随着时间的推移，修补部位的硬度和强度并没有明显的变化

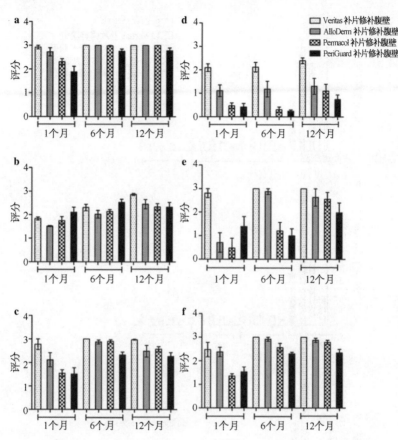

图44-2　猪腹壁疝修补模型中胶原交联和未交联生物支架植入物的组织重塑特征。根据补片类型和在体内时间的不同进行组织学评分比较：a. 细胞浸入评分；b. 细胞类型评分；c. 细胞外基质沉积评分；d. 支架降解评分；e. 纤维包裹评分；f. 新生血管形成评分（经允许后摘自文献 [19]）

临床前研究已经证明了在猪模型中，腹壁疝修复补片植入6个月后，开孔补片与未开孔补片相比有更多的组织定植 [24, 25] （图44-3）。目前，暂时缺乏比较两种可用的补片效果的长期随访研究。

● 新生的补片性能

目前FDA批准应用于腹壁疝修补的12种补片在其新出现的

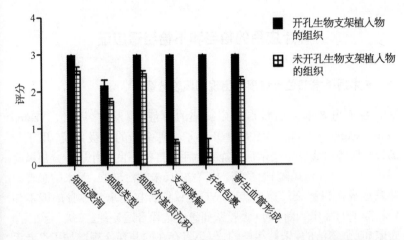

图44-3　猪腹壁疝修补模型中开孔和未开孔生物支架植入物的组织重塑特征。在猪腹壁疝模型修补术后的6个月,通过组织活检比较使用开孔胶原交联生物性补片和未开孔交联生物性补片修补之间的组织学评分差别:细胞浸润评分;细胞类型评分;细胞外基质沉积评分;支架降解评分;纤维包裹评分;新生血管形成评分[25]

生物力学、热力学、降解能力等方面进行了评估[26]。热力学分析使用改良差分扫描量热法提示产生交联的牛心包或猪真皮组织骨架补片更耐热,产生交联的牛心包骨架补片更耐受胶原酶分解。所有12种补片缝合后的抗张强度都超过了阈值至少20 N (范围23.75～127.20 N) [27, 28],符合应用要求。交联材料抗张强度低于非交联材料,在撕裂测试中只有6种补片符合要求超出阈值20 N (范围10.10～84.73 N) [27, 28]。交联材料撕裂强度明显低于非交联材料。牛心包交联补片与非交联补片相比单轴抗拉强度显著增高。所有补片的爆裂强度均超过了阈值50 N/cm,符合疝修补应用要求 (范围66.2～1 028.0 N/cm) [27, 28]。12种补片中有9种的爆裂张力为生理范围的10%～30%,意味着可应用于疝修补 (范围5.85%～26.22%) [27, 28]。交联补片的胀破强度通常低于非交联补片。没有证据表明交联补片和非交联补片在其他方面存在差异,说明来源因素和其他专有的生产流程的潜在作用。

补片应用的恰当和不恰当适应证

● 术后手术部位不良事件出现的风险分级

基于患者本身的特点和疝缺陷的特征,腹壁疝工作组 (Ventral Hernia Working Group, VHWG) 开发了一种全新的分级系统,用于帮助外科医师对腹壁重建术后可能发生手术部位不良事件进行分层风险评估[29]。1级(低风险)腹壁疝,是清洁的,未被污染的,手术的患者无并发症或伤口感染的病史。VHWG建议综合权衡患者本身的因素和外科医师的临床判断,为1级腹壁疝患者选择合适补片。2级(合并症)腹壁疝,是清洁的,未被污染的,但患者存在的并存疾病增加了患者手术部位感染的风险。VHWG指出,患者不同的并存疾病(如糖尿病、肥胖)是否能增加手术部位不良事件发生的风险还是值得考虑和讨论的问题。因此,在有对比性研究数据出台以前,VHWG建议外科医师必须继续依靠他们的临床判断选择合适的方式治疗2级腹壁疝。VHWG表明对于2级腹壁疝患者,其合并症可能增加手术部位感染风险时,选用生物性补片修补腹壁疝优于合成补片。然而,考虑到生物性补片的昂贵成本(表44–1),以及尚没有充足的临床证据证明在用于清洁无污染的腹壁疝修补时,生物性补片给患者带来的好处优于合成材料之前[30],目前还不能明确是否可以将生物性补片常规应用于1级或2级腹壁疝的修补。3级(污染)腹壁疝指手术区域污染或存在潜在被污染的可能性,包括手术区域靠近造口、胃肠道污染、既往手术区域感染史。4级(感染)腹壁疝指手术区域有活动性感染、感染的异物,或脓肿破裂。基于A和B级证据,VHWG禁忌使用合成强化材料,提倡使用生物支架加固修补3级和4级腹壁疝。一个12个月的试验结果证明80%使用Strattice™ Reconstructive Tissue Matrix补片对污染和感染的腹壁切口疝进行一期修补的效果明确和安全,该研究结果进一步确认了VHWG的建议[31]。然而,值得注意的是,最近FDA针对该研究的赞助商发布的警告表明,Strattice™ Reconstructive Tissue Matrix补片目前尚未获得批准用于修补污染或感染的腹壁疝[32]。B级证据支持在放置补片彻底修复感染的缺损之前，应该尽可能减少手术部位的微生物荷载水平[29,33]。如果出现严重并且难以控制的手术部位的污染情况，应该考虑进行延期修补。

● 造口旁疝的预防

造口旁疝、切口疝邻近造口处，是造口术后常见的高度病态的并发症。造口旁疝的发生率高达48%[34]，多达30%的造口旁疝需要医师对疼痛、肠梗阻或瘘管形成进行外科干预[35]。造口旁疝修补术后的复发率高达30%～76%[36]。因此应该注重造口旁疝的预防。强有力的证据支持预防放置合成补片可以减少造口旁疝的发生率[37-40]。造口时预防性使用生物或合成补片加固可以使造口旁疝发生的风险降低77%[36]。考虑到合成材料在接近肠道应用时易产生粘连、补片侵蚀、瘘管形成、补片感染等情况，生物性补片在造口旁疝预防和修复手术中更受青睐。然而，考虑到使用合成和生物性补片修补造口旁疝的复发率和并发症发生率并无差别，一些外科医师认为没有足够的证据证明应该首选较贵的生物性补片[41]。

● 腹壁缺损的桥接修复

应用软组织补片强化缺损修补但不缝合筋膜层，称为软组织缺损桥接修复，一般不提倡在腹壁疝修补时采用。80%的疝复发与采用生物性补片桥接修复腹壁切口疝时未减少筋膜缺损的大小和张力有关。与单纯的桥接修补相比，对腹壁组织进行分离以减少腹壁筋膜缺损大小的联合补片加固修复具有更低的复发率(0～20%)，是一种可接受的选择[42,44,45]。

应该指出，生物性补片的特性研究及生物性补片在腹壁疝修补中疗效评估的对比临床试验是有限的，尚需进一步的对照研究来指导外科医师在不同情况下选择适当的生物性补片。

(姜治国　江道振 译)

·参·考·文·献·

[1] Millennium Research Group. US markets for soft tissue repair devices 2006. Toronto, ON: Millennium Research Group, Inc.; 2006.

[2] Burger JW, Luijendijk RW, Hop WC, et al. Long-term follow-up of a randomized controlled trial

of suture versus mesh repair of incisional hernia. Ann Surg. 2004; 240(4): 578–583.

[3] Luijendijk RW, Hop WC, van den Tol MP, et al. A comparison of suture repair with mesh repair for incisional hernia. N Engl J Med. 2000; 343(6): 393–398.

[4] Millennium Research Group. US markets for soft tissue repair devices 2010. Toronto, ON: Millennium Research Group, Inc.; 2010.

[5] Harth KC, Broome AM, Jacobs MR, et al. Bacterial clearance of biologic grafts used in hernia repair: an experimental study. Surg Endosc. 2011; 25(7): 2224–2229.

[6] Kim H, Bruen K, Vargo D. Acellular dermal matrix in the management of high-risk abdominal wall defects. Am J Surg. 2006; 192(6): 705–709.

[7] Patton Jr JH, Berry S, Kralovich KA. Use of human acellular dermal matrix in complex and contaminated abdominal wall reconstructions. Am J Surg. 2007; 193(3): 360–363.

[8] Maurice SM, Skeete DA. Use of human acellular dermal matrix for abdominal wall reconstructions. Am J Surg. 2009; 197(1): 35–42.

[9] International Consensus. Acellular matrices for the treatment of wounds. An expert working group review. London: Wounds International; 2010.

[10] Cornwell KG, Landsman A, James KS. Extracellular matrix biomaterials for soft tissue repair. Clin Podiatr Med Surg. 2009; 26(4): 507–523.

[11] Badylak SF, Freytes DO, Gilbert TW. Extracellular matrix as a biological scaffold material: structure and function. Acta Biomater. 2009; 5(1): 1–13.

[12] Gouk SS, Lim TM, Teoh SH, et al. Alterations of human acellular tissue matrix by gamma irradiation: histology, biomechanical property, stability, *in vitro* cell repopulation, and remodeling. J Biomed Mater Res B Appl Biomater. 2008; 84(1): 205–217.

[13] Freytes DO, Tullius RS, Valentin JE, et al. Hydrated versus lyophilized forms of porcine extracellular matrix derived from the urinary bladder. J Biomed Mater Res A. 2008; 87(4): 862–872.

[14] Badylak SF, Valentin JE, Ravindra AK, et al. Macrophage phenotype as a determinant of biologic scaffold remodeling. Tissue Eng Part A. 2008; 14(11): 1835–1842.

[15] Klinge U, Si ZY, Zheng H, et al. Abnormal collagen I to III distribution in the skin of patients with incisional hernia. Eur Surg Res. 2000; 32(1): 43–48.

[16] Liang HC, Chang Y, Hsu CK, et al. Effects of crosslinking degree of an acellular biologic tissue on its tissue regeneration pattern. Biomaterials. 2004; 25(17): 3541–3552.

[17] Cavallo JA, Deeken CR, Melman L, et al. Biomechanical properties of the porcine abdominal wall repaired with crosslinked versus non-crosslinked porcine dermis in a porcine model of ventral hernia repair. Hernia Repair 2011. San Francisco, CA: American Hernia Society; 2011.

[18] Melman L, Jenkins ED, Hamilton NA, et al. Early biocompatibility of crosslinked and non-crosslinked biologic meshes in a porcine model of ventral hernia repair. Hernia. 2011; 15(2): 157–164.

[19] Deeken CR, Melman L, Jenkins ED, et al. Histologic and biomechanical evaluation of crosslinked and non-crosslinked biologic meshes in a porcine model of ventral incisional hernia repair. J Am Coll Surg. 2011; 212(5): 880–888.

[20] Wake MC, Patrick Jr CW, Mikos AG. Pore morphology effects on the fibrovascular tissue growth in porous polymer substrates. Cell Transplant. 1994; 3(4): 339–343.

[21] Bezuidenhout D, Davies N, Zilla P. Effect of well defined dodecahedral porosity on inflammation and angiogenesis. ASAIO J. 2002; 48(5): 465–471.

[22] Matthews BD, Pratt BL, Pollinger HS, et al. Assessment of adhesion formation to intra-abdominal

polypropylene mesh and polytetrafluoroethylene mesh. J Surg Res. 2003; 114(2): 126–132.

[23] Otterburn D, Losken A. The use of porcine acellular dermal material for TRAM flap donor-site closure. Plast Reconstr Surg. 2009; 123(2): e74–e76.

[24] Jenkins ED, Melman L, Deeken CR, et al. Evaluation of fenestrated and non-fenestrated biologic grafts in a porcine model of mature ventral incisional hernia repair. Hernia. 2010; 14(6): 599–610.

[25] Jenkins ED, Melman L, Deeken CR, et al. Biomechanical and histologic evaluation of fenestrated and nonfenestrated biologic mesh in a porcine model of ventral hernia repair. J Am Coll Surg. 2011; 212(3): 327–339.

[26] Deeken CR, Eliason BJ, Pichert MD, et al. Characterization of the physicomechanical, thermal, and degradation properties of biologic scaffold materials utilized for hernia repair applications. Hernia Repair 2011. San Francisco, CA: American Hernia Society; 2011.

[27] Deeken CR, Abdo MS, Frisella MM, et al. Physicomechanical evaluation of absorbable and nonabsorbable barrier composite meshes for laparoscopic ventral hernia repair. Surg Endosc. 2010; 25(5): 1451–1552.

[28] Deeken CR, Abdo M, Frisella M, et al. Physicomechanical evaluation of polypropylene, polyester, and polytetrafluoroethylene meshes for inguinal hernia repair. J Am Coll Surg. 2011; 212(1): 68–79.

[29] Ventral Hernia Working Group, Breuing K, Butler CE, Ferzoco S, Franz M, Hultman CS, Kilbridge JF, Rosen M, Silverman RP, Vargo D. Incisional ventral hernias: review of the literature and recommendations regarding the grading and technique of repair. Surgery. 2010; 148(3): 544–558.

[30] Bachman S, Ramshaw B. Prosthetic material in ventral hernia repair: how do I choose? Surg Clin North Am. 2008; 88(1): 101–112.

[31] Awad S, Baumann D, Bellows C, et al. Prospective multicenter clinical study of single-stage repair of infected or contaminated abdominal incisional hernias using Strattice™. reconstructive tissue matrix. In: 2010 Clinical Congress of the American College of Surgeons, Washington, DC, 5 October 2010.

[32] U.S. Food and Drug Administration, U.S. Department of Health and Human Services (2011) Inspections, compliance, enforcement and criminal investigations: LifeCell Corporation enforcement action warning letter, 2011 May 5. www.fda.gov/ICECI/ EnforcementActions/ WarningLetters/ucm254916.htm.

[33] Mangram AJ, Horan TC, Pearson ML, et al. Guideline for prevention of surgical site infection, 1999. Hospital Infection Control Practices Advisory Committee. Infect Control Hosp Epidemiol. 1999; 20(4): 250–278.

[34] Carne PW, Robertson GM, Frizelle FA. Parastomal Herni. Br J Surg. 2003; 90(7): 784–793.

[35] Janes A, Cengiz Y, Israelsson LA. Randomized clinical trial of the use of a prosthetic mesh to prevent parastomal hernia. Br J Surg. 2004; 91(3): 280–282.

[36] Wijeyekoon SP, Gurusamy K, El-Gendy K, et al. Prevention of parastomal herniation with biologic/composite prosthetic mesh: a systematic review and meta-analysis of randomized controlled trials. J Am Coll Surg. 2010; 211(5): 637–645.

[37] Serra-Aracil X, Bombardo-Junca J, Moreno-Matias J, et al. Randomized, controlled, prospective trial of the use of a mesh to prevent parastomal hernia. Ann Surg. 2009; 249(4): 583–587.

[38] Janes A, Cengiz Y, Israelsson LA. Preventing parastomal hernia with a prosthetic mesh: a 5-year follow-up of a randomized study. World J Surg. 2009; 33(1): 118–121.

[39] Hammond TM, Huang A, Prosser K, et al. Parastomal hernia prevention using a novel collagen

implant: a randomised controlled phase 1 study. Hernia. 2008; 12(5): 475–481.

[40] Tam KW, Wei PL, Kuo LJ, et al. Systematic review of the use of a mesh to prevent parastomal hernia. World J Surg. 2010; 34(11): 2723–2729.

[41] Slater NJ, Hansson BME, Buyne OR, et al. Repair of parastomal hernias with biologic grafts: a systematic review. J Gastrointest Surg. 2011; 15(7): 1252–1258.

[42] Jin J, Rosen MJ, Blatnik J, et al. Use of acellular dermal matrix for complicated ventral hernia repair: does technique affect outcomes? J Am Coll Surg. 2007; 205(5): 654–660.

[43] Candage R, Jones K, Luchette FA, et al. Use of human acellular dermal matrix for hernia repair: friend or foe? Surgery. 2008; 144(4): 703–711.

[44] Kolker AR, Brown DJ, Redstone JS, et al. Multilayer reconstruction of abdominal wall defects with acellular dermal allograft (AlloDerm) and component separation. Ann Plast Surg. 2005; 55(1): 36–42.

[45] Byrnes MC, Irwin E, Carlson D, et al. Repair of high-risk incisional hernias and traumatic abdominal wall defects with porcine mesh. Am Surg. 2011; 77(2): 144–150.

第 **9** 篇

其 他 疝

OTHER HERNIAS

第45章
造口旁疝修补术：最新进展

Parastomal Hernia Repair: Latest Updates

CC.H. Stucky, K.L. Harold

　　造口术是临床外科常用的手术方式之一。一些患者会因为炎症性肠病、肠道恶性肿瘤、外伤，而需要接受临时或永久的小肠造口术或结肠造口术。另有一些泌尿系肿瘤或尿失禁患者，需要行回肠袋代膀胱手术。这些造口术需要在腹壁建立通道，因此直接破坏了腹壁解剖结构的连续性，造成薄弱缺损。事实上，造口旁疝也被认为是造口手术后最常见的远期并发症，一般于术后2年左右发生[1-3]，而且随着时间的推移，发生率会逐渐增加[4,5]。

　　造口旁疝的发生率为30%～50%，然而，随着CT检查越来越多地得到临床使用，被检测到的无症状的造口旁疝逐渐增加[2,6,7]。造口旁疝发生的主要原因包括腹壁解剖结构的完整性缺失和腹内压增高两大类，具体包括年龄、肥胖、肺气肿（慢性咳嗽）、使用类固醇、恶性肿瘤、营养不良和伤口感染等因素[5,8-10]。我们认为正是因为结肠造口与回肠造口相比腹壁缺损更大，所以前者的发生率比后者多。当然也有文献关于这点表达了很多不同的观点[11]。

　　绝大部分造口旁疝（约70%）不需要外科手术处理，一些效果还不错的非手术治疗措施包括减轻体重、使用造口旁疝专用腹带或佩戴低弧度略带凸面的造口袋。但是，如果造口旁疝患者合并肠梗阻、疼痛、出血，或影响了造口袋的密封性导致造口周围皮肤破溃时，则需要手术干预治疗。造口脱垂经常会和造口旁疝相混淆，但是值得注意的是，前者不像后者那样会影响造口的功能[3]。造口旁疝修补手术包括造口旁疝缝合修补术、造口移位术和现在广泛被临床使用的开放式或腹腔镜造口旁疝补片修补术。本章主要介绍造口旁疝常用的各种修补手术和这些手术技术最新的进展。

开放修补术式

造口旁疝修补方式最得到肯定的是造口回纳，但是不幸的是，很多造口患者都是永久性造口，不适用于这种方式。因此有很多别的手术方式被报道，当然各手术之间的效果差异很大，其中缺损缝合修补术是最容易最快速的手术方式，但是其复发率也非常高，为46%～100%[13,14]。

造口移位术与缺损缝合修补术相比较，虽然文献报道复发率稍低，在30%～50%，但是在新建造口区域可能再次出现造口旁疝，而且原造口区域和手术切口区域有出现切口疝的风险[14]，因此造口移位术也不是一种治疗造口旁疝的理想术式。

现在临床疗效比较确定的造口旁疝修补方式是运用补片进行无张力疝修补术，补片放置的方式有缺损浅层 (onlay)、缺损深层但腹膜外 (sublay) 和腹腔内 (IPOM) 三大类。最新的文献显示，如果造口旁疝无张力修补术运用的补片尺寸合适，术后复发率仅约11%，但是该术式的腹部切口可能出现切口疝，而且补片有被造口区域污染的风险。与开放术式相比较，腹腔镜造口旁疝补片修补术具有切口小、远离造口区域放置补片、可固定尺寸更大的补片等优势。

腹腔镜修补术式

腹腔镜造口旁疝补片修补术目前在临床应用逐渐增多，主要参照两种传统的开放补片修补术式。第一种是Sugarbaker医师于1985年报道的修补术式[15,16]，这一修补方式是将一段造口肠管夹行于腹壁与补片之间，即相当于形成了一个开关阀门以预防造口旁疝再次发生。Sugarbaker医师最初报道是将补片和腹壁缺损之间采用Inlay方式进行缝合固定，当然，现在的Sugarbaker腹腔镜造口旁疝修补术已经参照腹壁疝无张力修补术的理念，采用大于腹壁缺损数厘米大小的补片进行修补了。

另一种腹腔镜造口旁疝修补术是Keyhole术式[17-19]，该术式采用的补片的中央有一个钥匙孔状的孔，可以围绕造口肠管，补片的周围又可以和腹壁固定。虽然Keyhole腹腔镜造口旁疝修补术既兼顾了造口的肠管，又加强了腹壁缺损的修补，但是术后造口旁疝的复发率却高得惊人。所以，我们现在一般都采用改良的Sugarbaker腹腔镜造口旁疝修补术，接下来介绍手术的具体步骤。

● 腹腔镜造口旁疝修补手术技巧

患者取平卧位，采用全身麻醉。所有的患者术前1小时预防性使用第一代头孢类抗生素（若有头孢过敏史则采用替代药），所有手术操作区域及造口区域需要消毒铺巾，同时造口肠管内置入无菌Foley导尿管，将水囊注满以便于在分解粘连时辨别造口肠管及其系膜（图45-1）。我们运用3M抗菌手术薄膜(3M Company，St. Paul，MN，USA)同时覆盖手术操作区域及造口区域，以避免测量补片尺寸时被造口区域污染。

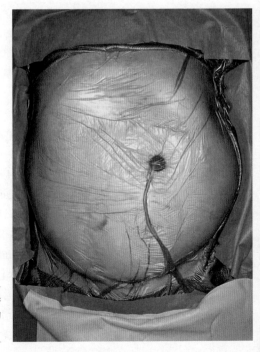

图45-1　在造口内置入Foley导尿管，术中分离粘连时可以帮助辨认造口肠襻的解剖结构

我们在左侧肋缘下和左侧锁骨中线连接点置入气腹针，建立气腹，将CO_2气腹压力设置为15 mmHg。在造口区域的对侧1/4象限，我们置入第一个直径5 mm可视穿刺套管，另两个直径5 mm穿刺套管分别置于与造口水平的和低于造口水平的对侧腹壁（图45-2）。建议锐性分离腹腔粘连，这一步骤可以让助手牵拉Foley导尿管，以帮助主刀医师辨认造口肠襻的走行，直到造口肠襻完全游离，而且整个腹壁都处于直视的情况下，分离粘连的工作才算完成（图45-3）。然后运用腰穿针定位，测量造口疝及其他潜在腹壁疝的缺损大小，这样可以测量出所需补片的尺寸（图45-4）。

我们使用GORE公司的DUALMESH补片（W.L. Gore, Inc. Flagstaff, AZ），这种补片由膨体聚四氟乙烯（ePTFE）制成，术中可以修剪，要保证覆盖超过缺损边缘5 cm。在放置补片前，采用Gore-Tex 0号缝线对补片周围的3～4条边进行缝合标记，其中设计好在补片的一边缝合两针，这

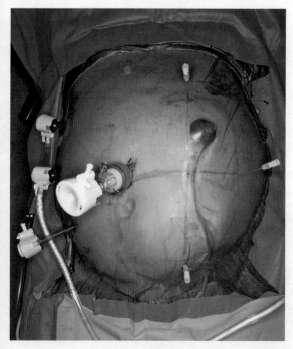

图45-2 腹腔镜造口旁疝补片修补术的穿刺套管放置位置示意图

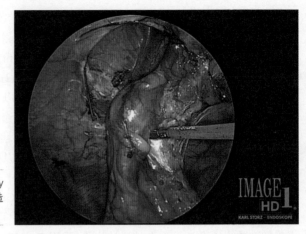

图45-3 通过Foley
导尿管水囊,辨别造
口肠襻及系膜结构

两针之间可以通过造口肠管(图45-4)。最后先卷起补片,通过穿刺孔置入腹腔,再铺开展平。

直径12 mm穿刺孔是用来放置补片的,其位置最后也要被补片覆盖到,以避免出现穿刺孔疝(图45-2)。在腰椎穿刺针的引导下,我们运用腹腔镜无损伤肠钳调整补片及其预置的5处缝线到合适位置,确保补片覆盖缺损超过5 cm,并用缝针将预置的5处缝线经腹壁全层牵引出腹腔,打结于皮下。除了造口肠管走行区域,其他部位的补片均采用螺旋钉进行固定(图45-5),此外每间隔4~5 cm再采用全层悬吊的方式进行加固。确定修补效果后,最后关闭各穿刺孔[20,21]。

随访结果

● 腹腔镜术式对照开放术式

虽然腹腔镜造口旁疝修补术远期的随访数据还没被报道,但是从腹腔镜技术应用于修补腹壁其他类型疝受欢迎程度的情况来看,应该是有一定优势的[22],具体表现在手术区域感染率降低、住院时间缩短,而且能更早康复并恢复正常生活。此外,还有很多数据显示腹腔镜切口疝补片修补术的术后复发率也要比开放术式更低[22,23]。

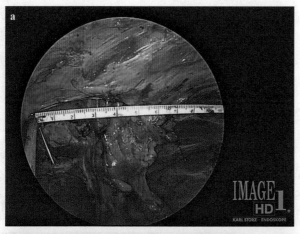

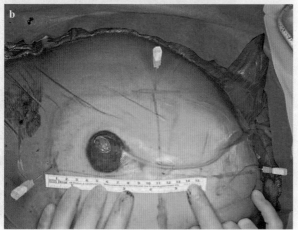

图45-4 a.腰椎穿刺针定位缺损,腹腔镜下测量缺损的直视图; b.通过腰椎穿刺针在体外定位后,计算腹壁缺损的大小,进一步估算修补所需补片的尺寸

　　2007年,我们对49例实施了造口旁疝修补手术的患者进行了随访总结[24],其中传统的开放修补手术30例,腹腔镜修补手术19例。因为两者的术后随访时间有显著差异(腹腔镜术式20个月,开放术式65个月,$P \leq 0.0001$),因此术后复发率不能很准确地对照比较,但发现两者之间并发症发生率没有显著差异。当然随着腹腔镜术式远期随访结果

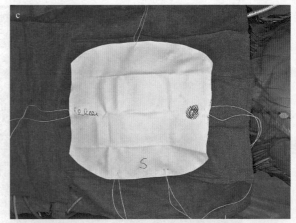

图45-4（续图）　c.运用Gore-Tex缝线在造口旁疝补片周围缝合5处，以便术中采用Sugarbaker方式覆盖固定时使用

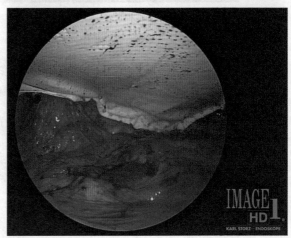

图45-5　腹腔镜造口旁疝Sugarbaker术式固定补片的示意图

的进一步被公布，可能会显示出其优势。

● Sugarbaker术式对照Keyhole术式

无论是Sugarbaker术式还是Keyhole术式在过去几年都有了技术上的改进，但是Keyhole术式最新的研究随访显示其复发率仍然高达37%～73%[25-27]。我们实施的21例腹腔镜造口旁疝修补手术，都是采用ePTFE补片进行Sugarbaker修补，术后平均随访32个月（1～63个

月)，仅有 1 例复发，复发率为 5% (1/21) [28]。这一结果和 Mancini 医师、Berger 医师等报道的结果相似，他们分别进行了 25 例改良的腹腔镜造口旁疝 Sugarbaker 补片修补术，复发率各自为 4% 和 0 [16,29]。

● 补片

最初，大家对运用补片来修补造口旁疝最主要的争论在于补片会与肠管直接接触，有引起肠瘘、肠粘连、肠梗阻的潜在风险。特别要注意的是，聚丙烯补片被报道会引起以上这些并发症，所以，在腹腔镜下用 IPOM 方式进行补片修补时是禁止使用聚丙烯补片的 [30,31]。

另一种比较常用的修补材料是 ePTFE。这种材料虽然本身记忆力较差，而且刚性不强，但是其生物利用度好，所以引起的粘连较轻、不易感染是它的优势。Hansson 医师的报道显示运用 ePTFE 补片进行腹腔镜造口旁疝 Keyhole 式式修补后的复发率非常高 [27]，考虑和补片中央孔洞处皱缩有关，因此如果把中央孔洞弄得越大，术后就越容易复发。

鉴于有那么多补片相关并发症，所以外科医师现在的研究目标也转向更理想的疝病专用修补材料。Wara 医师最近的报道，回顾了他们运用双层补片实施的 72 例腹腔镜造口旁疝 Keyhole 修补手术 [32]，双层补片的聚丙烯一层朝向腹壁层，ePTFE 一层朝向腹腔脏器，最后统计的补片相关并发症，包括复发率、因补片引起的肠瘘和 (或) 脓肿需要去除补片，只有 3% 左右，应该说是非常低的 [32]。我们采用的是纯 ePTFE 材质的双面复合补片，一面为粗糙面利于组织长入，另一面为光滑面可以减少粘连。关于手术并发症和术后复发率的随访结果和 Wara 医师相似，而且因为我们术中损伤肠管的概率更少，所以发生感染继发脓肿的情况很少 [28]。随着腹腔镜造口旁疝修补手术应用的增多，手术技术逐步提高，如果修补材料和固定方式也比较确定的话，应该能很好地降低术中并发症的发生率。

造口旁疝的预防

虽然据报道造口旁疝的发生率约 50%，但是很多外科医师都认为几乎 100% 的造口患者会出现造口旁疝，因此治疗造口旁疝最理想的方法是预防。最近，很多医疗团队都报道在最初做造口手术时，同时运用补片进行预防性造口旁疝修补，这种方法通过随访论证了其有效性。Jänes医师对此做了一个前瞻性随机对照试验[33]，一共包括54例病例，分为传统结肠造口手术组和结肠造口手术加用腹膜前UltraPro补片预防性修补两组。通过5年的长期随访，发现运用补片预防性修补组术后造口旁疝的发生率仅为13%，远低于单纯行造口手术的81%。而且随访显示两组都没有出现补片感染、造口狭窄、肠瘘等严重并发症，证明了预防性造口旁疝补片修补术是可行而且安全的。另外两个类似的短期随机对照临床试验也证明了以上结论[34,35]。

鉴于有非常多的临床证据支持预防性造口旁疝补片修补术，所以一些外科医师提议将这一技术运用于所有新建造口的手术中。虽然，目前该技术受限于补片相关远期并发症的随访结果，而且暂时还没有一种非常理想的预防性造口旁疝修补专用补片，但是不论如何，运用补片对造口旁疝进行预防性修补确实能有效地降低造口旁疝的发生率。

总　结

造口旁疝的发生率很高，为30%～50%。大部分的造口旁疝都采用保守疗法，但是如果造口旁疝合并出现局部疼痛、肠梗阻、出血，或者造口袋泄漏影响生活质量时，就具有手术指征，需要手术治疗。手术方式包括传统开放修补术式和腹腔镜修补术式。根据补片固定方式又分为Keyhole术式和Sugarbaker术式。开放术式会增加切口疝的风险，而且伤口感染率较高。腹腔镜术式虽然分解粘连时手术技术难度较高，而且不容易发现隐匿性肠损伤，但是在保证造口旁疝复发率相似的情况下，能减少切口疝的发生。预防性造口旁疝补片修补术就目前情况来看，是比较理想而且可行的治疗造口旁疝的方式。

（姚琪远　何　凯　译）

·参·考·文·献·

[1]　Carne PW, Robertson GM, Frizelle FA. Parastomal hernia. Br J Surg. 2003; 90: 784–793.

[2]　Israelsson LA. Parastomal hernias. Surg Clin North Am. 2008; 88: 113–125.

[3] Shellito PC. Complications of abdominal stoma surgery. Dis Colon Rectum. 1998; 41: 1562–1572.

[4] Scarpa M, Barollo M, Keighley MRB. Ileostomy for constipation: long-term postoperative outcome. Colorectal Dis. 2005; 7: 224–227.

[5] Mylonakis M, Scarpa M, Barollo M, et al. Life table analysis of stoma-related complications. Colorectal Dis. 2001; 3: 334–337.

[6] Williams JG, Etherington R, Hayward MW, et al. Paraileostomy hernia: a clinical and radiological study. Br J Surg. 1990; 77: 1355–1357.

[7] Cingi A, Cakir T, Sever A, et al. Enterostomy site hernias: a clinical and computerized tomographic evaluation. Dis Colon Rectum. 2006; 49: 1559–1563.

[8] Duschesne JC, Wang YZ, Weintraub SL, et al. Stoma complications: a multivariate analysis. Am Surg. 2002; 68: 961–966.

[9] Robertson I, Leung E, Hughes D, et al. Prospective analysis of stoma-related complications. Colorectal Dis. 2005; 7: 279–285.

[10] Arumugam PJ, Bevan L, Macdonald AJ, et al. A prospective audit of stomas-analysis of risk factors and complications and their management. Colorectal Dis. 2003; 5: 49–52.

[11] Shabbir J, Britton DC. Stoma complications: a literature review. Colorectal Dis. 2010; 12: 958–964.

[12] Efron JE. Ostomies and stomal therapy. ASCRS. www.fascrs.org. Accessed 1 April 2011.

[13] Riansuwan W, Hull TL, Millan MM, et al. Surgery of recurrent parastomal hernia: direct repair or relocation? Colorectal Dis. 2010; 12: 681–686.

[14] Rubin MS, Schoetz 2nd DJ, Mathews 2nd JB. Parastomal hernia. Is stoma relocation superior to fascial repair? Arch Surg. 1994; 129: 413–418.

[15] Sugarbaker PH. Peritoneal approach to prosthetic mesh repair of paraostomy hernias. Ann Surg. 1985; 201: 344–346.

[16] Mancini GJ, McClusky 3rd DA, Khaitan L, et al. Laparoscopic parastomal hernia repair using a nonslit mesh technique. Surg Endosc. 2007; 21: 1487–1491.

[17] Hofstetter WL, Vukasin P, Ortega AE, et al. New technique for mesh repair of paracolostomy hernias. Dis Colon Rectum. 1998; 41: 1054–1055.

[18] Bickel A, Shinkarevsky E, Eitan A. Laparoscopic repair of paracolostomy hernia. J Laparoendosc Adv Surg Tech A. 1999; 9: 353–355.

[19] Gould JC, Ellison EC. Laparoscopic parastomal hernia repair. Surg Laparosc Endosc Percutan Tech. 2003; 13: 51–54.

[20] Huguet KL, Harold KL. Laparoscopic parastomal hernia repair. Operat Tech Gen Surg. 2007; 9: 113–122.

[21] Deol ZK, Shayani V. Laparoscopic parastomal hernia repair. Arch Surg. 2003; 138: 203–205.

[22] Heniford BT, Park A, Ramshaw BJ. Laparoscopic repair of ventral hernias: nine years' experience with 850 consecutive hernias. Ann Surg. 2003; 238: 391–399.

[23] Novitsky YW, Paton LB, Heniford TB. Laparoscopic ventral hernia repair. Operat Tech Gen Surg. 2006; 8: 4–9.

[24] McLemore EC, Harold KL, Efron JE, et al. Parastomal hernia: short-term outcome after laparoscopic and conventional repairs. Surg Innov. 2007; 14: 199–204.

[25] Muysoms EE, Hauters PJ, VanNieuwenhove Y, et al. Laparoscopic repair of parastomal hernias: a multi-centre retrospective review and shift in technique. Acta Chir Belg. 2008; 108: 400–404.

[26] Safadi B. Laparoscopic repair of parastomal hernias: early results. Surg Endosc. 2004; 18: 676–680.

[27] Hansson BM, Bleichrodt RP, deHingh IH. Laparoscopic parastomal hernia repair using a keyhole technique results in a high recurrence rate. Surg Endosc. 2009; 23: 1456–1459.

[28] Craft RO, Huguet KL, McLemore EC, et al. Laparoscopic parastomal hernia repair. Hernia. 2008; 12: 137–140.

[29] Berger D, Bientzle M. Laparoscopic repair of parastomal hernias: a single surgeon's experience in 66 patients. Dis Colon Rectum. 2007; 50: 1668–1673.

[30] Steele SR, Lee P, Martin JM, et al. Is parastomal hernia repair with polypropylene mesh safe? Am J Surg. 2003; 185: 436–440.

[31] Morris-Stiff G, Hughes LE. The continuing challenge of parastomal hernia: failure of a novel polypropylene mesh repair. Ann R Coll Surg Engl. 1998; 80: 184–187.

[32] Wara P, Andersen LM. Long-term follow-up of laparoscopic repair of parastomal hernia using a bilayer mesh with a slit. Surg Endosc. 2011; 25: 526–530.

[33] Jänes A, Cengiz Y, Israelsson LA. Preventing parastomal hernia with a prosthetic mesh: a 5-year follow-up of a randomized study. World J Surg. 2009; 33: 118–121.

[34] Serra-Aracil X, Bombardo-Junca J, Moreno-Matias J, et al. Randomized, controlled, prospective trial of the use of a mesh to prevent parastomal hernia. Ann Surg. 2009; 249: 583–587.

[35] Wijeyekoon SP, Gurusamy K, El-Gendy K, et al. Prevention of parastomal herniation with biologic/composite prosthetic mesh: a systematic review and meta-analysis of randomized controlled trials. J Am Coll Surg. 2010; 211: 637–645.

第46章
食管旁疝修补术
Repair of Paraesophageal Hernia

食管裂孔疝 (paraesophageal hiatal hernia, PEH)的表现是在膈上方有固定疝囊，食管裂孔疝特有的症状如胃肠的扭转及嵌顿与疝囊有关。尽管根据胃底及胃食管连接处的解剖位置将食管裂孔疝予以分级，但这种分级对于食管裂孔疝的手术与否很少有指导意义。从1型到4型的食管裂孔疝都有疝囊，修补时必须回纳疝囊。本章主要聚焦直接影响食管裂孔疝手术决策的因素。

临 床 表 现

食管旁疝在女性中多见，且在年长及肥胖人群中比例更高。因为His角的结构，许多食管裂孔疝患者的症状与典型的胃食管返流症状并不一致，由于食管下段压力和成角的关系，吞咽困难是常见症状。食管旁疝的常见症状、胸痛、呕吐及随着呼吸进出裂孔的胃表面的糜烂均与近裂孔处胃的压力有关。隐匿性贫血甚至急性出血都与Cameron溃疡有关。

食管裂孔疝的病程是个逐步发展的过程，最终大多数患者的胃组织进入胸腔，此外还可能是大网膜、结肠，甚至一些腹膜后结构。胃经过各种旋转方式进入纵隔的腹膜囊。器官轴向扭转是指沿着由食管至胃幽门轴向的旋转，这种扭转的患者多没有明显的症状。系膜的扭转是指沿着从胃左血管至胃短血管的方向，胃窦部向前或向后的旋转。正是这种扭转有导致内容物嵌顿的危险，会出现胃中部梗阻，可伴有疝入的胃组织缺血。

由于胃扭转引起的梗阻非常少见，临床上可有干呕、胸痛症状，并难以置入胃肠减压管。因为出血或嵌顿而进行紧急修补手术的病例在食管裂孔疝修补术中不及5%。这个重要的数据也支持了对于症状轻微及不典型的食管旁疝可以采用非手术治疗的观点。

患 者 评 估

食管旁疝经常在胸片上被当作心脏后的气泡，或者在CT检查时偶然被发现。上消化道钡餐检查通常被用于评估食管裂孔疝的类型和大小，并能够发现食管狭窄和胃扭转，可作为术前制订手术方案的依据。对于胃扭转患者胃镜检查是个挑战，但是应该在修补术前完成，以便发现是否有Barrett食管病变。因为许多食管旁疝的症状和胃食管返流无关，因此测酸检查不是术前评估的必须检查。在食管旁疝患者中食管测压导管未必能顺利到达正确位置，及时正确测压，故该检查对手术的影响是有限的。胃排空研究对于疝入胸腔的胃很难解释，因此很少作为术前评估。

外 科 技 术

因为并发症较少，因此笔者喜爱采用经腹的腹腔镜食管旁疝修补术。虽然相对于开放手术，内镜手术对于食管的暴露更好，但是在美国经调查发现开放的经胸的修补术仍然很流行。胃固定术是种不切除疝囊及修补裂孔的手术，其目的是针对身体情况很差的但有食管裂孔疝症状的患者，用以减少因胃扭转引起的并发症的发生。

● 患者体位

笔者喜欢患者取平卧双腿分开的手术体位，这样手术者可以站在患者的两腿之间。一般做5个穿刺孔，穿刺孔的位置与腹腔镜下胃底折叠术相同。

● 回纳疝囊

首先用超声刀离断胃短血管，以暴露右侧膈肌脚及充分游离胃底（图46-1）。用电凝剪刀从左侧膈内侧缘角底部开始围绕裂隙剪开

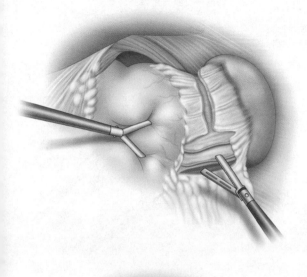

图46-1 完全分离胃短血管以暴露左侧膈肌脚根部

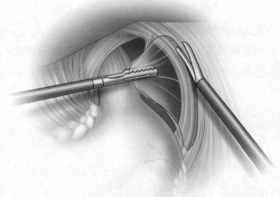

图46-2 沿左侧膈肌脚内侧缘将腹膜从膈肌脚最低点到最高点切开

覆于其上的腹膜(图46-2)。分离肝胃韧带后,以同样方式从右侧膈肌脚内侧缘底部至顶部剪开腹膜(图46-3)。保护覆盖膈肌脚上的腹膜,以便安全地缝合膈肌脚。直视下在食管后方无血管区切开,分离出食管后方区域。裂孔内的内容物用橡胶引流管围绕圈套牵引,以利于回牵食管。

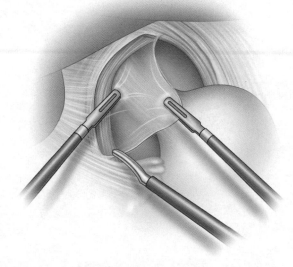

图46-3 切开右侧
膈肌角上的腹膜并
回纳疝囊

　　疝囊从膈肌脚及胸膜被分离回纳腹腔。一旦疝囊回纳入腹腔，Penrose引流管的牵引将能使食管回缩，并能保证迷走神经紧贴食管而避免受损。疝囊完全游离——右侧的疝囊因为包含少部分胃的系膜，不能被完全游离。类似于疝囊的脂肪瘤并不是非常罕见的，将其完全游离，以便完全游离食管和胃底。

● 游离食管

　　纵隔内的食管段应被完全游离，以便胃食管连接部毫无张力地位于腹腔内。笔者更喜欢从食管后方间隙开始分离胸膜。超声刀辅助钝性分离能够分离疝囊中段至上端靠近心包膜处。食管前方和左侧有较难分离的粘连，该区域最后分离。充分地游离食管以确保在关闭食管裂孔后，在不牵拉食管的情况下，有3 cm以上的食管位于膈下方。如果分离的食管较深入纵隔，则建议内镜检查，这样有助于检查食管是否受损及辨别胃食管连接处的解剖位置。

　　游离的食管段包括胃食管连接处毫无张力地位于膈下方是很重要的，为此甚至需要做Collis胃成形术已达到此目的，而且胃底折叠术也需要暴露胃食管连接部。如果游离后的食管因为迷走神经的缘故仍然有张力(长度不够),则可以做一侧迷走神经切断术或进胸腔游离食管,以期有足够长度的腹腔段食管。如果已经做了纵隔段食管游离,内镜检查仍然发现腹腔段食管长度不够,则手术者应该考虑做胃成形术以延长腹腔段食管。

● 膈肌脚的关闭

膈肌脚缝合关闭缺损要以不卡压食管为度,笔者选择间断缝合,并且在缝线下垫心血管用纱布(以防缝线切割组织)(图46-4)。吞咽困难和膈肌脚缝合因素有关,故如果缝合超过3针,建议可以在食管前方缝合1针。笔者在缝合关闭膈肌脚时降低腹腔内气体压力。

● 胃底折叠术

尽管一些食管裂孔疝患者术前没有胃食管返流的症状,仅仅做了食管裂孔疝修补术而没有做抗返流手术,但是三分之一的患者抱怨出现了胃食管返流症状或内镜证实有胃食管返流。所以对所有拟行食管旁疝修补术的患者都应同时做胃底折叠术。胃底折叠术后在胃食管连接处形成了支撑以阻挡胃食管返流。胃底折叠术中的胃固定可以进一步保护腹腔内的胃。

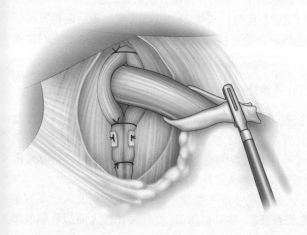

图46-4 间断褥式缝合两侧膈肌脚以关闭食管旁裂隙

术中评估胃底游离的宽松度是否足以围绕食管（内置探条）行 Nissen 胃底折叠术，并以此决定行何种类型的胃底折叠术。如果胃底组织比较厚，则完全的 Nissen 胃底折叠术可能会使患者术后出现严重的吞咽困难。在这种情况下，要考虑行食管后方的半胃底折叠术或食管前方的部分胃底折叠术。

● 胃造口术

经皮内镜胃造口术适用于疝囊回纳困难、需要胃周大量组织分离操作、需急诊手术及食管较短的患者。胃造口术可以作为有效的胃固定方法。在已经做了 Collis 胃成形术的患者，用 Foley 导尿管做 Witzel 胃造口术，可以避免穿过胃成形术钉子的缝合处。

● 食管延长术

笔者报道了在食管裂孔疝修补术中仅有 4%～5% 的患者行 Collis 胃成形术，尽管有报道只有很少的医师会在食管旁疝修补术中使用 Collis 胃成形术。没有证据证明胃成形术能减少因症状复发而再次手术的概率。长期的研究显示，经历了胃成形术的患者胃食管返流相关症状的改善并不满意，这是因为围绕新成形的食管做的 Nissen 折叠术是松散、滑动的。因此胃成形术是需要严格掌握手术指征的。

如果需要，笔者喜欢用切割吻合器做胃成形术，通过切除 His 角部的三角楔形胃组织能增加腹腔段食管 2～3 cm 长度。随后施行胃底折叠术时必须折叠包绕胃食管连接处，防止新形成的无蠕动功能的食管段在折叠包绕之上，从而造成术后胃生理功能障碍及吞咽困难。

● 裂孔缺损的补片修补

有充分的证据表明，使用永久性或生物性补片对于短期内减少食管旁疝修补术后复发是有益的，但是这种益处也只限于短期内。对于前次手术已经放置补片的复发的食管旁疝患者，再次手术修补非常困难，这也是修补食管旁疝是否放置补片的考虑因素。

生物性补片、永久性或非永久性补片被推荐用于复发风险高的患者，如行食管延长术的患者，膈肌脚薄弱、食管裂孔较大而缝合膈肌脚有张力的患者。对最佳的修补材料及最理想的补片放置技术并没有统一的认识，但是，当需要用补片修补裂孔时，笔者喜欢使用Ohlschlager等在他们的随机对照试验中的技术。避免补片侵蚀食管的潜在可能的方法是使用永久性大网孔补片。

● 肥胖和食管旁疝

对于体重指数 (BMI) 大于35的2级肥胖并伴有食管旁疝的患者，在进行抗返流及食管裂孔疝修补术前需要减轻体重。脂肪肝和内脏肥胖显著增加了食管旁疝修补术的难度，与肥胖相关的腹腔内压力增加了疝修补术后的复发率。因此，对于肥胖患者，在食管旁疝修补术前施行减重手术应予以考虑。直到在食管旁疝修补术同时行袖状胃切除术的长期研究结果被报道，笔者的个人观点仍然认为：对于病态肥胖且伴有食管裂孔疝及食管旁疝的患者，胃绕道手术 (RYGB) 被认为是规范的减重手术。

（陈 浩 译）

·推·荐·阅·读·

[1] Allen MS, Trastek VF, Deschamps C, et al. Intrathoracic stomach. Presentation and results of operation. J Thorac Cardiovasc Surg. 1993; 105(2): 253–258.

[2] Stylopoulos N, Gazelle GS, Rattner DW. Paraesophageal hernias: operation or observation? Ann Surg. 2002; 236(4): 492–500.

[3] Edye M, Salky B, Posner A, et al. Sac excision is essential to adequate laparoscopic repair of paraesophageal hernia. Surg Endosc. 1998; 12(10): 1259–1263.

[4] Frantzides CT, Madan AK, Carlson MA, et al. A prospective, randomized trial of laparoscopic polytetrafluoroethylene (PTFE) patch repair vs. simple cruroplasty for large hiatal hernia. Arch Surg. 2002; 137: 649–652.

[5] Oelschlager BK, Pellegrini CA, Hunter JG, et al. Biologic prosthesis to prevent recurrence after laparoscopic paraesophageal hernia repair: long-term follow-up from a multicenter, prospective, randomized trial. J Am Coll Surg. 2011; 213(4): 461–468.

[6] Luketich JD, Nason KS, Christie NA, et al. Outcomes after a decade of laparoscopic giant paraesophageal hernia repair. J Thorac Cardiovasc Surg. 2010; 139(2): 395–404.

[7] Parker M, Bowers SP, Bray JM, et al. Hiatal mesh is associated with major resection at revisional operation. Surg Endosc. 2010; 24(12): 3095–3101.

第47章
具有挑战性的疝发生部位：腰疝
Challenging Hernia Locations: Flank Hernias

Gregory F. Dakin and Michael L. Kendrick

腰疝，因侧后腹壁薄弱缺损所致，是一种罕见疝，文献报道仅约300例。腰疝可以是后天获得的，也可以是先天性的，前者多因为创伤或切口愈合不良所致，后者常发生于腰下三角或腰上三角。腰疝的修补是一个难题，根本原因在于其缺损的边缘都是骨性结构（髂骨和第12肋），导致补片难以固定。由于发病率低，到目前为止对于修补技术并没有达成共识，也缺乏相关的前瞻性研究。1996年起微创技术也开始逐渐被应用于腰疝的治疗[1]。本章将介绍腰疝的基本状况，并探讨腹腔镜修补腰疝的几种技术。

历　史

虽然Barbette在1672年就提到了腰疝[2,3]，但是直到1731年Garangeot才第一次公开报道腰疝这一疾病。1750年Ravaton完成了第一例腰疝修补术[2]，患者是一位腰疝嵌顿的孕妇。1783年Petit描述了腰下三角的解剖界限，而直到将近一个世纪后的1866年，Grynfeltt描述了腰上三角[3]。1870年Lesshaft也描述了腰上三角，因此，腰上三角又被称为"Grynfeltt-Lesshaft三角"。早期报道认为腰疝绝大多数从腰下三角疝出，但是1920年后的文献发现腰疝更多的是从腰上三角而非腰下三角疝出。1906年Selby报道了第一例创伤后腰疝，而Kelton在1939年报道了第一例因切口愈合不良而引起的腰疝[2,3]。

解　剖

　　腰区的解剖范围包括上起肋骨下至髂嵴，从锁骨中线至后背之间的腹壁区域。确切地说，腰部的外科解剖范围上起第12肋下缘，下至髂嵴，侧面至腹外斜肌，内至竖脊肌[4]。腰部横断面视图有助于描述腹壁解剖层次结构（从外至内）（图47-1）：① 皮肤；② 浅筋膜（膜和脂肪）；③ 浅层肌肉，由前外侧的腹外斜肌和后外侧的背阔肌组成；④ 胸腰筋膜（腰背筋膜），是所有胸腰部肌肉筋膜的统称，覆盖胸腰部肌肉及其腱膜；⑤ 中间层肌肉，由骶棘肌、腹内斜肌、前锯肌下后肌组成；⑥ 深层肌肉层，包括腰大肌和腰方肌；⑦ 腹横筋膜；⑧ 腹膜前脂肪；⑨ 腹膜[2,3]。熟悉腹壁解剖层次对手术修补腰疝非常重要，尤其是进行腹膜外修补手术时更加重要。

　　大多数腰疝发生于侧腹部两个独立的区域：腰上三角或腰下三角。当然，偶尔也有超出这两个三角，形成弥漫性疝，这类疝较大，通常都是由于外科手术切口愈合不良或严重外伤如交通事故所导致的。弥漫性疝经常超出侧腹的界限，前方可达腹直肌[2]。

　　腰下三角（Petit三角）比腰上三角小，其下界为髂嵴（构成三角的底），外侧为腹外斜肌，内侧为背阔肌（图47-2），三角的表面有浅筋膜，

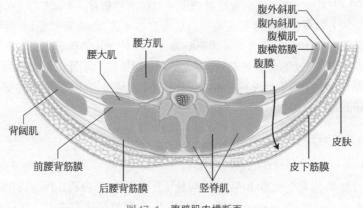

图47-1　腹壁肌肉横断面

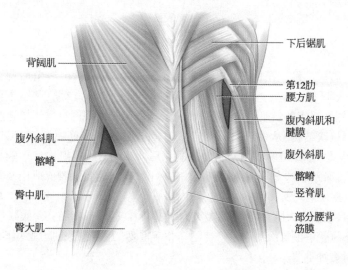

背阔肌

下后锯肌

第12肋
腰方肌

腹内斜肌和
腱膜

腹外斜肌

髂嵴

竖脊肌

部分腰背
筋膜

腹外斜肌

髂嵴

臀中肌

臀大肌

图47-2 腰上三角和腰下三角的界限

底面为腹内斜肌。笔者认为可能导致腰下三角疝易发的因素包括：腹外斜肌起点异常、背阔肌偏内等导致腰下三角的基底变宽[2,3]。与腰上三角不同，腰下三角没有血管、神经穿过，因此更加薄弱容易发生疝[2]。

腰上三角前至腹内斜肌后缘，后至骶棘肌前缘，上界为第12肋和下后锯肌，后者构成这个倒三角的底边[3]（图47-2）。顶部由腹外斜肌和背阔肌构成，底部则由腹横筋膜组成。腰上三角有几个薄弱区，包括肋骨下方只有腹横筋膜而无腹外斜肌覆盖的区域，以及第12肋间神经、血管背支传出的区域[2]。可能影响腰上三角疝发生的因素包括：三角的大小、第12肋的长度及角度、腰方肌和后锯肌的大小等。笔者推测身材瘦长、第12肋角度锐利者腰上三角较小，比身材矮胖、肋平坦者发生腰疝的可能性小[2]。

病 因

腰疝分为先天性和后天性两种（表47-1），分别占20%和80%。先天性腰疝可能与神经失用、神经受压或腹部包块有关[3]，文献报道极少。67%的先天性腰疝与其他发育异常有关，包括膈疝、输尿管肾盂交界处梗阻、脑积水、肾缺如、脊髓脊膜膨出、肛门直肠畸形及隐睾等[3,5-7]。

后天性腰疝约占全部腰疝的80%[8]，进一步分为原发性疝（自发性）和有某种诱发因素的继发性疝两类。原发性腰疝占后天性腰疝的55%，与体重过度下降、高龄或肺部疾病等因素有关[8]。继发性腰疝往往由创伤、手术或感染（腰部脓肿）等原因所致。文献报道许多手术术后都有可能发生腰疝，包括肾切除术、腹主动脉瘤修复术、髂骨移植物的获取、肌皮瓣的获取等[9-12]。

表47-1　腰疝的分类

1. **先天性**
2. **后天性**
   原发性
   继发性
   　手术后
   　创伤后
   　感染后

诊　　断

腰疝的临床表现各异，主要取决于疝内容物的组成。疝内容物可能是结肠、脾脏、肝脏等[3]，如果疝出的是腹膜外脂肪，也可能没有疝囊。临床表现包括背部疼痛、腹部不适和侧腹部包块。还有很多腰疝是没有特殊症状的。疼痛可能与神经受压有关。鉴别诊断十分重要，主要与侧腹部脂肪瘤、创伤后血肿、脓肿、肾肿瘤等疾病鉴别[2]。CT检查有助于进一步确诊[13]（图47-3）。虽然笔者相信，腰疝与其他疝一样，会随着时间逐渐增大[2,14]，但是因为腰疝较罕见，到目前为止对其的自然病程缺乏确切的描述。文献报道腰疝发生嵌顿的概率为25%，发生绞窄的概率为8%，因此手术修补腰疝是一个合理的选择[15]。

手 术 技 巧

在开始微创手术修补腰疝之前，评估缺损的大小和形状十分重要。对于弥漫性巨大缺损或肌肉萎缩造成的缺损（假疝）最好选择开放手术修补，可以更好地对合肌层以达到功能和外观方面的最佳效果。

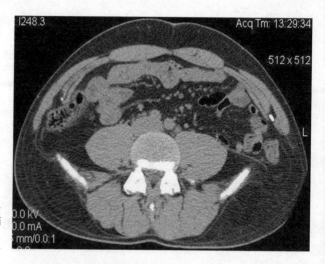

图47-3 CT扫描发现腰疝

而较小的缺损 (<15 cm) 可采用腹腔镜经后腹膜或经腹腔修补。不论采用何种手术途径,腰疝修补的难点仍然存在,那就是补片的充分覆盖与固定,因为腰疝的缺损边缘都是骨性结构,给补片的放置与固定增加了难度。

● 经腹腹腔镜修补术

患者取半侧卧位,患侧抬高45°,术中根据需要调整体位至平卧位或完全侧卧位。经脐部直径10 mm穿刺孔进入腹腔,中线脐上、脐下各置入直径5 mm穿刺套管,具体位置根据疝缺损的大小、位置而定,必要时可以在侧面增加一个直径5 mm的穿刺孔以助分离。回纳疝内容物,完全分离内容物与疝囊之间的粘连,通常将结肠和腹腔内脏器往内侧推开才能充分显露疝缺损范围。推开结肠等组织后可以完整显露腰大肌,作为一个解剖标志;向下分离至Cooper韧带;向上分离至肋缘上方的横膈处。手术过程中要注意辨认并保护腹膜后结构,如输尿管、血管、股外侧皮神经、髂前上棘等,以免受损。

完整显露缺损后,测量缺损大小并选择合适的补片。可以选择任何一种 (聚丙烯、聚酯、聚四氟乙烯) 具有防粘连设计的腹腔内补片。选用防粘连补片避免了在补片表面修补腹膜的需要。补片覆盖范围必须超过疝缺损范围至少4～5 cm,有些学者要求超过10 cm[14]。

修补手术的关键之一是补片的充分固定,腰疝缺损周围的骨性边缘增加了补片固定的难度。大多数学者采用与筋膜缝合固定的方法[14,16,17],也有学者使用腹腔镜钉枪固定[1,18]。后内侧固定通过腹腔镜打推结将补片缝合固定在腰大肌后方的脊椎旁肌肉上,或者在脊柱旁取小切口全层缝合固定,补片上缘可以缝合在肋缘,前提是保证补片充分覆盖横膈,下方和前方可以先用钉枪初步固定补片,然后像腹壁疝修补一样与周围筋膜缝合加固。

对于累及髂嵴的低位缺损,先将补片固定在Cooper韧带上,然后与髂耻束上方的筋膜进一步缝合加固[14]。为了充分覆盖腰肌及髂嵴,有时要对补片进行修剪。直接将补片钉在髂嵴上可能是一种更可靠的固定方法。一种做法是通过一个腹腔镜下切口在髂嵴上钻孔,然后像与筋膜缝合固定一样将补片固定在髂嵴上[16]。另一种做法是通过其中的一个直径5 mm穿刺孔用钛合金缝合锚钉系统(如Mitek GII锚钉系统,Depuy Metik Inc, Raynham, MA, USA)将锚钉直接钉在髂嵴上,然后将缝线穿过补片并固定在髂嵴上[19]。这些锚钉系统在骨科手术中常规使用,不良反应和感染的发生率都极低。

● 腹膜外腹腔镜修补术

文献中也有描述完全腹膜外腹腔镜修补术的报道[20,21]。患者取侧卧位,于腋中线在第12肋至髂嵴的中点做一切口,钝性分离肌肉直至腹膜层,然后在这一平面用手指钝性分离或用球囊扩张分离出足够放置穿刺套管的空间。回纳腹内容物,在腰肌和竖脊肌外向后方分离,然后置入人工补片并按照前述方法固定。因为补片并不接触腹腔,腹膜外修补术可以选用无防粘连设计的补片。

结　果

自从1996年Burick首次报道实施微创手术修补腰疝以来,国内外文献先后描述了众多手术技术[1]。然而,事实上,所有这些文献报道的都是小样本、非对照性研究,这就导致了对任何一种修补技术的疗效都难以进行确切的评价。样本量最大的一篇文献是对4年中施行的27例腰疝腹腔镜修补术进行的回顾性研究[14]，平均手术时间144分钟，无中转开放手术，平均住院日3.1天，无术后并发症，术后平均随访3.6个月，无复发。2例再次手术，其中1例为中线疝，另1例为取出原先术中放置的腰部补片。术后3例患者出现手术部位慢性疼痛，其中2例经疼痛管理专家治疗后好转，另1例在去除原先术中放置的补片后缓解。

值得一提的关于腰疝修补的唯一对照性研究，是2005年由Moreno-Egea主持的一项前瞻性非随机对照研究[22]，研究对象为16例继发性腰疝患者，其中9例行腹腔镜防粘连聚酯补片修补术，7例行开放式腹膜前聚丙烯补片修补术。结果显示腹腔镜组的手术时间、住院时间显著短于开放手术组，并且更少使用镇痛药，术后更快地恢复日常活动。术后随访1～4年，腹腔镜组无复发，而开放手术组有3例复发。两组的住院费用无统计学差异。虽然这项研究有很明显的局限性（非随机、样本小、可能存在选择偏差、随访时间过短等），但是它在一定程度上表明腹腔镜手术可能是腰疝患者不错的选择。

结 论

腰疝比较罕见，因为其缺损的骨性边界给外科医师造成了修补技术上的难度。许多小样本的病例报道及系列研究提示腹腔镜修补术可能是一个不错的选择。无论采用经腹还是经腹膜外腹腔镜修补术，选择足够大的补片充分覆盖缺损都是必不可少的。为了减少术后复发，将补片固定在后方的肌肉或下方的韧带、骨性边缘都是有必要的。熟悉掌握相关解剖知识对于减少周围组织器官意外受损和减轻术后慢性疼痛具有重要意义。

（廖芝伟 李 玥 董 建译）

· 参 · 考 · 文 · 献 ·

[1] Burick AJ, Parascandola SA. Laparoscopic repair of a traumatic lumbar hernia: a case report. J Laparoendosc Surg. 1996; 6(4): 259–262.

[2] Moreno-Egea A, Baena EG, Calle MC, et al. Controversies in the current management of lumbar

hernias. Arch Surg. 2007; 142(1): 82-88.

[3] Stamatiou D, Skandalakis JE, Skandalakis LJ, et al. Lumbar hernia: surgical anatomy, embryology, and technique of repair. Am Surg. 2009; 75(3): 202-207.

[4] Skandalakis JE, Skandalakis PN, Skandalakis LJ. Surgical anatomy and technique. 2nd ed. New York, NY: Springer-Verlag; 2000.

[5] Wakhlu A, Wakhlu AK. Congenital lumbar hernia. Pediatr Surg Int. 2000; 16(1-2): 146-148.

[6] Pul M, Pul N, Gürses N. Congenital lumbar (Grynfelt-Lesshaft) hernia. Eur J Pediatr Surg. 1991; 1(2): 115-117.

[7] Akçora B, Temiz A, Babayi it C. A different type of congenital lumbar hernia associated with the lumbocostovertebral syndrome. J Pediatr Surg. 2008; 43(1): e21-e23.

[8] Burt BM, Afifi HY, Wantz GE, et al. Traumatic lumbar hernia: report of cases and comprehensive review of the literature. J Trauma. 2004; 57(6): 1361-1370.

[9] Bayazit Y, Arido an IA, Tansu Z, et al. Morbidity of flank incision in 100 renal donors. Int Urol Nephrol. 2001; 32(4): 709-711.

[10] Salameh JR, Salloum EJ. Lumbar incisional hernias: diagnostic and management dilemma. JSLS. 2004; 8(4): 391-394.

[11] Stevens KJ, Banuls M. Iliolumbar hernia following bone grafting. Eur Spine J. 1994; 3(2): 118-119.

[12] Mickel TJ, Barton FE, Rohrich RJ, et al. Management and prevention of lumbar herniation following a latissimus dorsi flap. Plast Reconstr Surg. 1999; 103(5): 1473-1475.

[13] Baker ME, Weinerth JL, Andriani RT, et al. Lumbar hernia: diagnosis by CT. AJR Am J Roentgenol. 1987; 148(3): 565-567.

[14] Edwards C, Geiger T, Bartow K, et al. Laparoscopic transperitoneal repair of flank hernias: a retrospective review of 27 patients. Surg Endosc. 2009; 23(12): 2692-2696.

[15] Sakarya A, Aydede H, Erhan MY, et al. Laparoscopic repair of acquired lumbar hernia. Surg Endosc. 2003; 17(9): 1494.

[16] Arca MJ, Heniford BT, Pokorny R, et al. Laparoscopic repair of lumbar hernias. J Am Coll Surg. 1998; 187(2): 147-152.

[17] Yavuz N, Ersoy YE, Demirkesen O, et al. Laparoscopic incisional lumbar hernia repair. Hernia. 2009; 13(3): 281-286.

[18] Gagner M, Milone L, Gumbs A, et al. Laparoscopic repair of left lumbar hernia after laparoscopic left nephrectomy. JSLS. 2010; 14(3): 405-409.

[19] Ho VP, Dakin GF. Video. Laparoscopic lumbar hernia repair with bone anchor fixation. Surg Endosc. 2011; 25(5): 1665.

[20] Habib E. Retroperitoneoscopic tension-free repair of lumbar hernia. Hernia. 2003; 7(3): 150-152.

[21] Meinke AK. Totally extraperitoneal laparoendoscopic repair of lumbar hernia. Surg Endosc. 2003; 17(5): 734-737.

[22] Moreno-Egea A, Torralba-Martinez JA, Morales G, et al. Open vs laparoscopic repair of secondary lumbar hernias: a prospective nonrandomized study. Surg Endosc. 2005; 19(2): 184-187.

第48章
具有挑战性的疝发生部位：
耻骨上和剑突下

Challenging Hernia Locations:
Suprapubic and Subxiphoid

John R. Romanelli and Jose E. Espinel

经历过腹部手术的患者有11%～20%会发生腹壁切口疝。采用腹腔镜技术治疗此类患者，不仅能降低复发率、缩短住院时间、取得更好的美容效果，更重要的是能降低伤口感染的风险。耻骨上疝和耻骨旁疝这两个名词经常被混淆使用，它们是指位于耻骨联合上方的腹壁缺损，这类疝常发生于产科、结直肠外科及泌尿外科手术所采用的下腹部纵行或横行切口术后。

剑突下切口疝可继发于上腹部正中线剖腹手术、胸骨劈开术、纵隔切开引流术或腹腔镜手术。胸骨劈开术后的切口疝发生率为1.0%～4.2%。由于其下的肝脏阻挡了肠管疝入，所以大多数剑突下疝并无临床症状。由于相关的普通补片会产生皱缩，所以建议补片在各个方向的覆盖都要超过缺损边缘5 cm。如果腹壁缺损靠近诸如胸腔或剑突等骨性或软骨结构，修补这类缺损就显得非常困难。

我们把所有距耻骨5 cm之内的缺损定义为耻骨上疝，此章中将介绍其修补技术。同样地，我们把距剑突5 cm之内的缺损定义为剑突下疝，并也采用已介绍的修补技术。必须确保补片足够覆盖缺损以降低复发的机会。

历　史

1804年Sir Astley Cooper首次描述了膀胱上疝[1]。这篇文章首次详细描述了位于膀胱上窝，或者位于脐正中襞与外侧襞或腹直肌鞘边缘之间的疝。更常见的是，这些疝是由于下腹部正中切口或横切口造成腹壁缺损而引起的切口疝。1945年Gerbode最早报道了手术后耻骨上疝[2]。1990年Toronto Shouldice诊所的Bendavid首先发表了耻骨旁疝的报道[3]，在这篇报道中，他特别提醒大家注意继发于下腹部横切口或延长到耻骨的纵切口的腹壁疝。

1285年Arnauld de Villeneuve首先提到了上腹部腹壁疝，1812年Leveille提出了上腹部腹壁疝的概念。这些疝同样被认为是由于位于剑突和脐之间的上腹壁正中的缺损所引起的。剑突下疝指的是紧邻剑突的疝，是典型的切口疝，通常继发于胸骨正中劈开术或胸骨正中劈开术后放置纵隔引流管的切口部位。1895年Cohen和Starling首次提出了剑突下疝的概念，并详细描述了应用补片修补上述提到的缺损[4]。

解　剖

耻骨上疝通常位于耻骨联合上方的中线部位（图48-1）。缺损部位的侧缘为两侧腹直肌鞘边缘，上界是正常愈合切口的下缘。位于中线两侧的耻骨周围疝多为膀胱上疝或腹股沟直疝。在修补手术中尚需考虑到包括膀胱、Cooper韧带和耻骨弓状韧带等在内的其他重要的解剖结构。

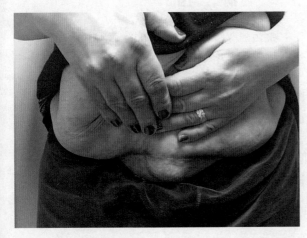

图48-1　耻骨上疝外面观（鸣谢David B. Earle, M.D.,F.A.C.S.)

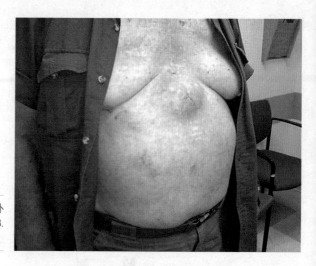

图48-2 剑突下疝外面观 (鸣谢David B. Earle, M.D.,F.A.C.S.)

剑突下疝也常位于靠近剑突下缘的腹壁中线部位 (图48-2)，虽然如此，但有时也可位于中线两侧，尤其是继发于放置纵隔引流管的切口部位。此类缺损周围常有完整的腹直肌。在修补手术中尚需考虑到包括第11肋及其下肋间神经动脉、胸膜腔下缘和膈等在内的其他主要解剖结构。

病　因

绝大多数耻骨上疝和剑突下疝属继发性疝，典型地继发于先前的手术切口。耻骨上疝最常发生于下腹部横切口，也可继发于妇产科、结直肠外科、泌尿外科和其他需要探查盆腔的普通外科手术所做的下腹正中切口。原发性剑突下疝很少见，但典型的也继发于之前的手术切口。正中胸骨劈开术的切口是主要因素，其切口要一直延伸至剑突下方。纵隔引流术置管切口也能导致剑突下疝。最近腹腔镜手术 (如胆囊切除术) 后发生的剑突下疝越来越多，由于气腹的原因造成剑突下疝的部位偏低。所有这些缺损在修补手术时都面临一个共同的问题：邻近的骨性结构会妨碍补片覆盖足够的范围。

诊 断

耻骨上疝与剑突下疝在临床上都具有典型的切口疝表现：疼痛、局部隆起及局限性腹壁缺损。疼痛是最常见的症状，这是由于疝囊不断刺激疝囊邻近的骨膜所致。和所有腹壁疝一样，这类疝也容纳腹腔内脏器而出现症状，而与邻近的骨性结构无关。在耻骨上疝中，膀胱本身会参与构成疝的一部分。肝镰状韧带有时会嵌于剑突下疝中形成局部痛性凸起。对于经常诉腹部不适、具有腹部手术史、体检发现腹壁缺损、增加腹压后发现局域性凸起的患者，腹部CT检查有助于明确诊断。也就是说只要先前有腹部手术史、体检发现腹壁缺损（腹内压增加时局部凸起）就可以做出诊断。对于耻骨上疝患者，体检时发现腹股沟区可复性包块，常容易与腹股沟疝相混淆。进一步仔细检查可发现缺损部位靠近耻骨，而非来自腹股沟管外环。

外 科 技 术

● 体位与术前准备：耻骨上疝

患者气管插管全身麻醉后取仰卧位。双臂尽可能内收于身体两侧。插一根双腔导尿管以便术中注水充盈膀胱，用于辨认膀胱边界。

● 入路、穿刺部位及外科技巧：耻骨上疝

通常用气腹针建立气腹，也可根据手术者经验采用开放式（Hasson法）或闭合式入路建立气腹。如果采用闭合式穿刺入路，则推荐用可视穿刺器。如果为了防止腹腔粘连所导致的穿刺损伤，可以避开中线穿刺，选择左侧腋前线第11肋下方部位作为第一个穿刺点，此处腹膜前脂肪和粘连都很少见。另外两或三处穿刺于直视下完成。至少一处应使用直径12 mm穿刺器，以便把补片送入腹腔。

首先回纳疝内容物，用超声刀或电刀锐性分离粘连。膀胱内注入含蓝色染料的无菌水250～400 ml，以便确定术中有无膀胱损伤（图48-3

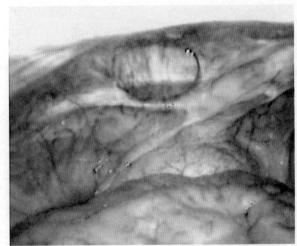

图48-3 膀胱充盈
时的耻骨上疝内面观
(鸣谢David B. Earle,
M.D.,F.A.C.S.)

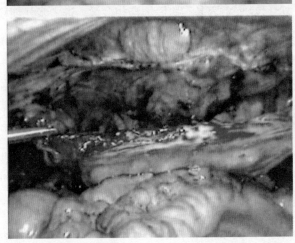

图48-4 膀胱游离
后的耻骨上疝内面观
(鸣谢David B. Earle,
M.D.,F.A.C.S.)

和图48-4)。然后游离腹膜瓣,观察耻骨、Cooper韧带、腹壁下血管和髂血管。这个步骤类似于腹腔镜修补腹股沟疝的TAPP的操作。用电剪刀从脐正中襞水平向外切开腹膜。游离腹膜瓣的大小应与将要使用的补片相同。精确测量疝环缺损大小有多种方法,包括用薄的塑料尺、用两根腰椎穿刺针配合卷尺等。覆盖疝缺损的下界需超过耻骨下方2 cm。一旦测量了缺损大小,就要选择适宜的补片,补片覆盖缺损边

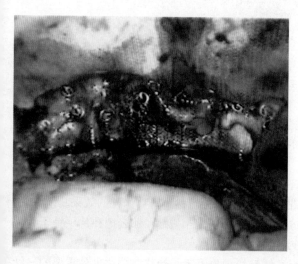

图48-5 耻骨上疝内面观，补片覆盖于Cooper韧带上 (鸣谢David B. Earle, M.D.,F.A.C.S.)

缘的头侧和两侧至少4～5 cm。修补材料的选择由手术医师确定，没有证据支持何种材料最佳。聚丙烯、聚酯、聚四氟乙烯和生物性补片都可以使用。

预先将CV-0聚四氟乙烯缝线缝在补片四边的中点以供最初固定腹横筋膜用。通过直径12 mm穿刺器把补片送入腹腔，在腹壁预先设定的部位用回形钩针把缝线拉出。将缝线拉向腹壁，以便补片下缘能被钉合在耻骨和 (或) 内侧的耻骨梳韧带及外侧的Cooper韧带上 (图48-5)。所有的缝线被拉出体外后通过腹壁预先做的点状小切口收紧打结。有些学者提倡额外增加缝合固定，即在补片周边每隔5 cm缝合固定一针。需要注意的是，缝合时不能低于髂耻束，以避免伤及皮神经。最后用螺旋钉枪每隔1 cm固定补片于腹壁，从而确保腹腔内脏不会疝入补片上方。

● **体位与术前准备：剑突下疝**

患者气管插管全身麻醉后取仰卧位，双臂可内收固定。如果外科操作低于脐水平时，则外科医师需要站在脐上方操作，此时必须将双臂内收。同样道理，如果仅做剑突下疝修补手术，外科医师需要站立于脐下方，双臂可以不内收。针对该手术没有其他特殊规定。

● 入路、穿刺部位及外科技巧：剑突下疝

进入腹腔后，先分离前腹壁的粘连。在直视下放置另外两个穿刺器。用超声刀或电刀离断镰状韧带。应用与耻骨上疝手术同样的方法在腹腔内测量剑突下疝腹壁缺损的大小，需要同时测量纵向和横向长度。选择适合大小的补片。疝缺损边缘与剑突间的任何空间都必须考虑到，这点在决定补片尺寸时非常重要。补片在任意方向上都要超过缺损边缘4～5 cm。分离缺损上缘时必须十分小心，剑突后不要做过大范围的分离，以免损伤紧贴其后面的心包膜。另外，将补片自由地平铺于肝脏表面并不会带来什么问题，还可达到对称修补的效果。换言之，假如疝缺损头侧的骨性结构限制了补片放置，那么把补片平铺于肝脏之上就使得问题迎刃而解。

将CV-0聚四氟乙烯缝线预先固定于补片。补片上最重要的一针是靠近补片中心的那针，首先拉出这根缝线会使补片固定变得容易。用螺旋钉将补片固定于肋缘，但要小心，避免损伤肋间血管和神经。当把补片固定在膈时，绝对不能使用钉枪，以避免损伤膈、心包膜、胸膜腔和心脏。如果需要，可以用缝合的方法将补片固定于横膈腹膜或剑突骨膜，以便让补片覆盖于头侧。不同种类的组织黏合剂（胶水）也可用于该处的固定。正如前面所述，是否要额外地缝合或钉合以加强补片的固定，由外科医师决定。

结　果

与大多数其他类型的腹壁疝一样，主要考虑的是为患者提供可靠持久的修补，以降低术后复发率。尽管有关这些类型的腹壁疝公认的资料非常少，所引用的文献显示术后复发率为5.5%～10%[5-7]，但是其结果与文献报道用腹腔镜修补其他腹壁疝的复发率相似。

最近的一篇与本章有关的研究详细描述了33例疝修补术[5]：18例耻骨上疝，15例剑突下疝。平均手术时间为161.8分钟，有1例肠损伤，这例是腹腔镜下疝修补术。该组病例中7例出现较轻的并发症，术后平均随访37个月复发率为7.7%。

另外一篇应用聚四氟乙烯补片修补36例耻骨上疝的报道得出了类似的结果[6]：平均手术时间为178.7分钟。尽管总的并发症发生率较高（16.6%），但该组研究中平均随访21个月仅有2例复发。该研究还显示，接受了技术改进手术（即把补片钉合于耻骨和Cooper韧带）的27例中无一复发。

还有一篇包含10例继发于胸骨劈开术后的剑突下疝的报道也显示了相似的结果[7]。尽管平均手术时间相对较短（55分钟），但轻微并发症的发生率较高（30%），术后复发率也达10%。由于都是小样本研究，很难确定其结论与所选择的技术操作的关联性。

此类疝修补手术的研究显示，除了复发之外的其他并发症的发生率，如出血、肠管损伤或其他脏器损伤、感染、慢性疼痛、血清肿及中转开腹等，都和腹腔镜修补其他类型腹壁疝的结果类似。本章不就此做深入讨论了。但是有两个特殊的并发症值得进一步探讨，一个发生于耻骨上疝，另一个发生于剑突下疝。

在耻骨上疝修补术中膀胱损伤可能是潜在的并发症之一。正如前文中所描述的，术前预先充盈膀胱，有助于术中辨认膀胱从而避免损伤。应用染色的无菌溶液充盈膀胱有助于辨认膀胱损伤，在损伤非常微小不易被察觉的时候特别有帮助。如果可能，膀胱损伤可在腹腔镜下用可吸收缝线做双层修补，并需要留置导尿，直至术后7～10天做膀胱造影检查确定损伤已经完全愈合。如果确定尿液漏出少、可控，并且患者术前无尿路感染病史，可以在腹腔镜下同时使用补片完成修补，并不会增加补片感染的机会。

在剑突下疝修补术中，用螺旋钉钉合导致心脏损伤是非常严重的并发症，每一名外科医师必须认识到在缺损头侧使用钉枪的风险。正因如此，我们认为钉合的最高位置仅限于肋缘水平，如第11肋缘，同时还需避免损伤肋缘下神经和血管。最近一篇文献报道了5例严重并发症[8]，其中4例是因腹壁疝修补钉合时损伤心脏引起的致命并发症。同样，如果缝合或钉合超过肋缘水平，还会导致胸膜腔内脏器受损形成气胸。气腹导致腹膜膨胀同样会干扰外科医师对于腹腔界限的辨别，我们认为肋弓前缘是一个解剖学标志，因此在剑突下疝修补术中可将其视为安全边界。

结 论

　　采用完全腹腔镜修补耻骨上和剑突下切口疝，对于不具备丰富经验的外科医师而言是一个巨大的挑战。复杂的解剖位置、必须将补片固定于骨或韧带上给外科医师提出了独特的解剖学挑战，从而使操作变得更加困难。正如其他腹壁疝手术一样，全面的解剖知识能帮助外科医师避免并发症的发生。

（李新平　刘文方　译）

·参·考·文·献·

[1] Cooper A. The anatomy and surgical treatment of inguinal and congenital hernia. London: Longman; 1804.

[2] Gerbode F. Postoperative suprapubic hernia. Stanford Med Bull. 1945; 3: 190−193.

[3] Bendavid R. Incisional parapubic hernias. Surgery. 1990; 108(5): 898−901.

[4] Cohen MJ, Starling JR. Repair of subxiphoid incisional hernias with Marlex mesh after median sternotomy. Arch Surg. 1985; 120(11): 1270−1271.

[5] Ferrari G, Miranda A, Sansonna F, et al. Laparoscopic repair of incisional hernia located on the abdominal borders. A retrospective review. Surg Laparosc Endosc Percutan Tech. 2009; 19(4): 348−352.

[6] Carbonell A, Kercher K. The laparoscopic repair of suprapubic ventral hernias. Surg Endosc. 2005; 19: 174−177.

[7] Landau O, Raziel A, Matz A, et al. Laparoscopic repair of poststernotomy subxiphoid epigastric hernia. Surg Endosc. 2001; 15: 1313−1314.

[8] Frantzides C, Welle SN. Cardiac tamponade as a life-threatening injury during hernia repair. Surgery. 2012; 152(1): 133−135.

·推·荐·阅·读·

[1] Conze J, Preschner A, Kisielinski K, et al. Technical consideration for subxiphoidal incisional hernia repair. Hernia. 2005; 9: 84−87.

[2] Hirasa T, Pickleman J, Shayani V. Laparoscopic repair of parapubic hernia. Arch Surg. 2001; 136: 1314−1317.

[3] Robin AP. "Epigastric Hernia". In: Hernia, 4th ed. Philadelphia: Nyhus and Condon; 1995.

第49章
儿 童 疝
Hernias in the Pediatric Population

David M. Krpata and Todd A. Ponsky

不论是腹股沟疝还是腹壁疝，儿童疝的修补相对于成人来说是一个挑战。在所有儿外科医师施行的疝修补术中，腹股沟疝是最常见的，除此以外，脐疝和先天性腹壁缺损也占了很大的比例。本章节将讨论这些疝的病理生理、手术方法及当前的争论焦点。

腹 股 沟 疝

儿童腹股沟疝中最常见的是斜疝。文献报道儿童腹股沟疝的发病率为0.8%～4.4%[1]，但是真实的发病率很难确定，可能远远高于这一数据。儿童斜疝好发于右侧，文献报道将近2/3的单侧腹股沟斜疝位于右侧[2,3]。目前可以确定早产是儿童腹股沟疝的危险因素之一，早产儿腹股沟疝的发病率可高达30%[3]。

腹股沟斜疝的发病机制主要基于睾丸下降及其后续的一系列演变，这也是年轻男性好发腹股沟斜疝的原因。胚胎发育过程中，在激素的作用和睾丸引带结构的牵引下，睾丸下降进入阴囊[4]。睾丸进入阴囊后，鞘状突闭合，腹腔不再与内环交通（图49-1）。如果鞘状突不闭合或闭合不全，患者就存在发生腹股沟斜疝的风险（图49-2）。这一过程通常在孕36～40周期间完成，这也说明了早产儿腹股沟斜疝发病率较高的原因。同理，因为右侧睾丸下降较左侧晚，故右侧腹股沟疝的发病率高于左侧。

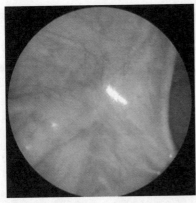

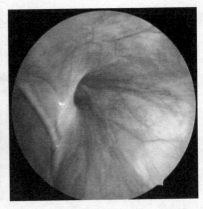

图49-1 儿童腹股沟区腹腔镜下正常解剖 图49-2 儿童腹股沟斜疝腹腔镜下解剖视图
视图

诊 断

诊断儿童腹股沟疝的金标准包括体格检查发现腹股沟区包块、父母提供的典型病史［腹腔内压增高（如哭闹）时包块更明显等］。这些发现需要做出术前外科评估，如果确诊为腹股沟疝则需行疝修补术。有时父母主诉患儿存在腹股沟区包块，但是医师通过体检不能确诊为腹股沟疝，此时手术与否就成为一个难题。为了进一步明确诊断，医师可以建议患儿父母或监护人对他们发现的包块拍照留档，下次就诊时给医师作为参考。

超声检查有助于腹股沟疝的诊断。最初的研究中超声检查主要用于对侧腹股沟区的探查，随后的多个研究结果认为，超声检查对于诊断鞘状突未闭和腹股沟斜疝是一种准确率高、经济又方便易行的技术[5-9]。

处 理

虽然儿童腹股沟疝并不属于外科急症（嵌顿性疝除外），但是，毫无疑问的是，一旦确诊为腹股沟疝，都必须尽快手术处理。对早产儿手术时机的把握是个难题，医师必须充分考虑麻醉风险与疝嵌顿及绞窄的风险，权衡利弊后再做出决定。文献报道一岁以内患腹股沟疝的婴儿在等待手术期间发生疝嵌顿的概率高达35%[10]，Misra等报道将手术等待时间缩短到7天以内则嵌顿的发生率降至6%[11]。对于早产新生儿，有学者主张一旦患儿准备从新生儿科出院时就可施行疝修补术，而患儿在新生儿科住院期间必须仔细体检，并回纳疝内容物，及时发现疝嵌顿[12]。但是也有学者报道新生儿出院后等待择期手术期间的疝嵌顿率为0。目前，对于早产儿腹股沟疝手术时机的选择并无定论[13]。不论如何选择，最基本的原则是必须充分权衡手术修补与麻醉风险及潜在呼吸道并发症之间的利弊关系。

手 术 方 式

● 开放腹股沟疝修补术

儿童腹股沟疝开放手术的解剖分离原则与成人相同。腹股沟外环处取2～3 cm切口，切开Scarpa筋膜至腹外斜肌腱膜，显露腹外斜肌腱膜，确定外环口。沿腹外斜肌腱膜纤维方向锐性切开腱膜至外环处，显露腹股沟管。

在男性患儿，确认、提起并游离精索及其附属结构，包括睾丸动脉、精索蔓状静脉丛、生殖股神经生殖支、输精管、提睾肌、提睾肌血管及淋巴组织等。确认斜疝疝囊并仔细地从精索上剥离疝囊至内环水平，游离疝囊后，以两把血管钳提起疝囊，并在两把血管钳之间切开疝囊，将疝囊旋转360°并以可吸收线缝扎关闭。仔细检查腹股沟管后壁，即腹横筋膜，以确定有无直疝或腹横筋膜薄弱，一旦发现其中的任何一项，都必须用自身组织修补，加强腹股沟管后壁。逐层缝合腹外斜肌腱膜及Scarpa筋膜，采用皮内缝合关闭皮肤切口。

● 腹腔镜腹股沟疝修补术

随着微创外科的发展，儿童腹股沟疝手术中出现了一些新技术。腹腔镜腹股沟疝修补术有几种手术方式可供选择，但是如同开放手术一样，疝囊高位结扎的基本原则一直没变。

腹腔镜治疗儿童腹股沟疝的早期方法是采用荷包缝合或"Z"字缝合从腹腔内缝合未闭合鞘状突周围的腹膜，从而达到结扎疝囊的目的[14-16]。内镜辅助皮下缝扎术(SEAL)在脐部穿刺孔的腹腔镜观察下在腹膜前间隙环绕内环送入缝线[17]。我们的方法是在内环周围的腹膜前间隙注射布比卡因或生理盐水进行水分离术，以使腹膜与精索分离，然后以18号硬膜外穿刺针在内环12点钟位置刺入，随后在精索与腹膜之间的间隙绕内环潜行180°，刺破腹膜进入腹腔，此时将一根3-0预结扎聚丙烯缝线通过针芯送入腹腔(图49-3)。同样的方法在内环的另一侧送入另一根缝线，此时腹腔内有两根预结扎的聚丙烯缝线。其中一个圈套线套住另一根缝线，并从切口往回牵拉(图49-4)，再用一根不可吸收的编织聚酯缝线与聚丙烯缝线连锁，并通过往回牵拉聚丙烯缝线使聚酯线与聚丙烯缝线移行换位，最后剪除聚酯线圈套并结扎。最终这种方法以不可吸收聚酯缝线完成了对疝囊的两道结扎(图49-5)。

腹腔镜修补婴儿和儿童腹股沟疝的优点除了疼痛轻、伤口小以外，更重要的是减少损伤精索的风险，理论上能够减少不育和睾丸萎缩的发生。虽然没有确切的证据证实这一点，但是文献曾报道儿童时期接受开放式双侧腹股沟疝修补术的男性发生不育症的概率高达40%[18]。

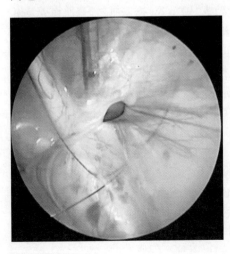

腹腔镜疝修补术也是治疗复发疝和嵌顿疝的一种好方法。采用腹腔镜技术修补复发疝可以在不进入原手术区域的前提下完成对疝囊的结扎。在嵌顿性疝手术中，腹腔镜有助于回纳嵌顿的肠管、观察肠管活力，即使在腹股沟管炎症水肿的情况下也能轻

图49-3 退出穿刺针后，圈套聚丙烯缝线环绕内环外侧半圈

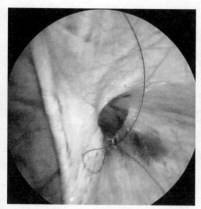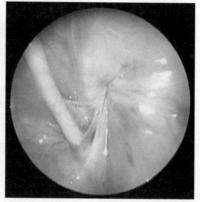

图49-4 腹腔镜下视图：外侧聚丙烯缝线套扎内侧聚丙烯线圈　　图49-5 腹腔镜下疝修补术中关闭腹股沟斜疝内环后视图

松地完成疝囊结扎。腹腔镜疝修补术的另一个优点是可以直接观察对侧腹股沟区有无病变。

对侧腹股沟区探查

探查对侧腹股沟区是近年争论较多的话题之一。关于儿童单侧腹股沟疝术中探查对侧腹股沟区的争论主要集中在两个方面：第一，是否需要探查对侧腹股沟区有无缺损；第二，如果有缺损，是否需要修补。多年来，单侧疝修补术中常规预防性探查对侧腹股沟区有无缺损。但是，由于常规探查会增加睾丸动脉和输精管损伤并导致睾丸萎缩和不育症，以及切口感染风险增加等不良事件，故自从20世纪90年代以来，随着对这些不良事件的日益关注，术中探查对侧腹股沟区的做法已经被逐渐摒弃。近年关于对侧腹股沟区探查的一大进步是腹腔镜探查技术的应用，腹腔镜下无需增加切口就可以直接观察对侧内环有无缺损，并且有助于减少开放探查术中可能发生的输精管损伤及其引起的不育症[19]。如果探查发现对侧鞘状突未闭或存在斜疝，则对侧需另做切口修补缺损。腹腔镜腹股沟疝修补的优势之一是可以直接观察两侧腹股沟区，如果发现对侧疝，也可以在内镜下同时完成对侧疝的修补。

一旦探查发现对侧鞘状突未闭,随之而来的问题是,要修补吗?Rowe等发现40%的鞘状突未闭在出生后半年内自行闭合,而60%的患儿在2年内闭合[20]。Miltenburg等进行了一项meta分析,回顾性分析了15 310例患儿发生异时性腹股沟疝的风险[21],结果发现7%的单侧腹股沟疝最后发展为双侧腹股沟疝,而其中90%是在术后5年内发生的。因此Miltenburg等认为如果术中探查发现对侧鞘状突未闭,应该手术修补;而对于术中未行对侧腹股沟区探查的患儿要随访5年。

结　果

腹股沟疝修补的远期观察指标是术后复发率。Ein等报道了其35年来施行的6 361例开放性疝修补术的复发率为1.2%[3]。最近Montupet等报道其15年来腹腔镜荷包缝扎疝囊修补腹股沟疝的复发率为1.5%[22]。

青少年腹股沟疝

青少年腹股沟疝不论对于儿外科还是成人外科医师都是一种挑战。是否需要放置补片,哪个年龄的患者可以放置补片都存在争议。从儿外科医师的角度来看,青少年腹股沟疝大都是斜疝,其发病原因为鞘状突未闭,与成人腹股沟疝因为肌肉或腹横筋膜缺损或薄弱不同,因此青少年腹股沟疝只需行疝囊高位结扎术而无需补片修补。

脐　疝

婴儿和儿童先天性脐疝是常见病。虽然也有先天性脐疝14岁自行闭合的文献报道[23],但是绝大多数都是在5年内自行闭合的。非洲裔美籍婴儿先天性脐疝的发病率较高[23, 24]。虽然有几篇脐疝嵌顿的个案报道[25-29]，但总的来说脐疝嵌顿的风险很低。文献中也曾报道先天性脐疝自发性破裂导致内脏外露的情况[30,31]。

　　大多数外科医师都等到患儿3～5岁以后才手术修补脐疝。早期修补先天性脐疝的指征包括疼痛、疝嵌顿和绞窄。脐疝修补术通常采用脐下缘弧形切口，皮下绕脐部游离一圈后切断脐部，疝缺损处间断缝合，一期关闭缺损。除了巨大脐疝需要采用脐成形术外[32]，多年来脐疝修补术的手术方法没有多大的争议与改变。此外，也有文献报道采用注射聚糖苷或透明质酸以闭合小儿脐疝的微创治疗方法，但是其远期疗效需要进一步的随访来加以确认[33]。

先天性腹壁缺损

　　先天性腹裂和脐膨出的发病率低于先天性腹股沟疝和脐疝，但是对儿外科医师来说这两种先天性腹壁缺损同样十分重要。它们对于产科医师、儿内科医师和儿外科医师都是巨大的挑战。先天性腹裂的发病率约为3/10 000，也有人认为其发病率在逐渐增加[34]。先天性脐膨出的发病率大约为2/10 000[35,36]。其发病原因和危险因素并不清楚，但目前认为先天性腹裂更多地与环境因素而非遗传因素有关；相反，脐膨出更多地与遗传因素而非环境因素有关[37]。经典的理论认为先天性腹裂是因为胚胎发育过程中受到缺血性损害，导致腹壁发育障碍而造成的[38]。

　　解剖学上有几个不同的特点可以区分先天性腹裂和脐膨出。首先，先天性腹裂总是偏离中线处开裂，绝大多数发生在中线右侧。其次，先天性腹裂没有疝囊保护导致腹腔内脏外露。相反，脐膨出是一种中线腹壁缺损，其内容物被一层由腹膜、华通胶和羊膜组成的疝囊包裹[39]。

　　从外科角度来看，先天性腹裂和脐膨出这两种疾病的处理都非常困难。新生儿出生后应立即评估并稳定病情。两种腹壁缺损都必须进行胃肠减压。对于先天性腹裂的患儿，要保护腹腔内容物以减少由于

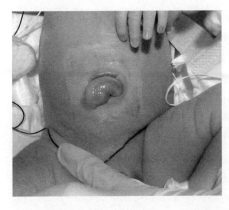

图49-6 无损伤关闭先天性腹裂

肠外露引起的体液丢失,并给予广谱抗生素。手术中应先全面探查是否存在肠道闭锁,如果可能的话一期关闭先天性腹裂。松弛肌肉、胃肠减压、闭合之前先扩大缺损等多种技术手段有助于腹腔内容物回纳。如果不能回纳并一期缝合,可以分期回纳,延迟关闭缺损。具体做法是在腹壁缺损周围的筋膜处放置一个Silo袋,然后每日回纳部分内容物进入腹腔,直至内容物全部回纳,再进行腹壁缺损关闭术。另一种无缝合修补先天性腹裂的方法是用脐带作为天然补片覆盖缺损[40,41]。使用镇静剂或全身麻醉后回纳肠管,然后将脐带盘绕覆盖在腹壁缺损处,最后在其上方以2 cm×2 cm的Tegaderm敷料(3M医疗产品,MN)覆盖加固(图49-6)。这种方法具有简单、安全、美观等优点。

对于先天性脐膨出的新生儿,只要腹膜完整、腹腔内容物没有外露,可以进一步评估是否合并其他先天性缺陷,而不必立即处理脐膨出。Beckwith-Wiedemann综合征、Cantrell五联征、膀胱或泄殖腔外翻、(染色体)三倍体综合征等缺陷常常合并先天性脐膨出。待病情稳定和完成术前评估后,小的脐膨出可以在出生后几天内进行修补关闭,手术操作包括切除疝囊、结扎脐血管、一期缝合关闭脐缺损。对于巨大脐膨出,如果腹腔内容物无法回纳,有几种技术方法可供选择。一种方法是和先天性腹裂一样,在数天内分期回纳内容物。如果腹腔内容物与膨出的疝囊没有粘连固定,可以将疝囊作为一个保护袋,待内容物完全回纳后再结扎疝囊。在具体操作过程中,每当疝内容物回纳了一部分,就将疝囊拧紧,并重新结扎直至可以进行筋膜缝合修补为止。另一种治疗方法是非手术疗法,在脐膨出疝囊局部以磺胺嘧啶银处理,以期疝囊发生上皮化生,等待数周或数月后缺损自行闭合[39,42]。

先天性腹裂或脐膨出修补术后,必须在新生儿监护室密切观察患儿的病情变化。密切监测腹腔内压力十分重要,腹腔内压力必须保持在 20 mmHg 以下,因为强行回纳内容物可能导致腹腔间隔室综合征等严重并发症。先天性腹裂新生儿住院期间的死亡率在 5% 以下 [43],而先天性脐膨出新生儿的预后更多地取决于其染色体结构异常。

小 结

儿童腹股沟疝修补术是儿外科最常见的手术之一。儿童腹股沟疝好发于右侧,一旦确诊应立即手术修补。关于儿童腹股沟疝修补术的争论主要集中在对侧腹股沟区的探查方面,以及近年来出现关于开放式和腹腔镜修补术的争论。先天性脐疝很普遍,但是绝大多数在患儿 5 岁以内会自行闭合。对于先天性腹壁缺损,第一目标是稳定病情、保护腹腔内容物,在此基础上,如果内容物可以回纳、筋膜能够并拢,则行一期缝合修补缺损。如果内容物不能回纳,则逐步回纳并分期关闭缺损。

(廖芝伟 董 建译)

·参·考·文·献·

[1] Bronsther B, Abrams MW, Elboim C. Inguinal hernias in children — A study of 1,000 cases and a review of the literature. J Am Med Womens Assoc. 1972; 27: 522–525.

[2] Manoharan S, Samarakkody U, Kulkarni M, et al. Evidence-based change of practice in the management of unilateral inguinal hernia. J Pediatr Surg. 2005; 40: 1163–1166.

[3] Ein SH, Njere I, Ein A. Six thousand three hundred sixty-one pediatric inguinal hernias: a 35-year review. J Pediatr Surg. 2006; 41: 980–986.

[4] Kubota Y, Temelcos C, Bathgate RA, et al. The role of insulin 3, testosterone, Mullerian inhibiting substance and relaxin in rat gubernacular growth. Mol Hum Reprod. 2002; 8: 900–905.

[5] Chou TY, Chu CC, Diau GY, et al. Inguinal hernia in children: US versus exploratory surgery and intraoperative contralateral laparoscopy. Radiology. 1996; 201: 385–388.

[6] Toki A, Watanabe Y, Sasaki K, et al. Ultrasonographic diagnosis for potential contralateral inguinal hernia in children. J Pediatr Surg. 2003; 38: 224–226.

[7] Erez I, Rathause V, Vacian I, et al. Preoperative ultrasound and intraoperative findings of inguinal hernias in children: a prospective study of 642 children. J Pediatr Surg. 2002; 37: 865–868.

[8] Chen KC, Chu CC, Chou TY, et al. Ultrasonography for inguinal hernias in boys. J Pediatr Surg. 1998; 33: 1784–1787.

[9] Hata S, Takahashi Y, Nakamura T, et al. Preoperative sonographic evaluation is a useful method of detecting contralateral patent processus vaginalis in pediatric patients with unilateral inguinal hernia. J Pediatr Surg. 2004; 39: 1396–1399.

[10] Stylianos S, Jacir NN, Harris BH. Incarceration of inguinal hernia in infants prior to elective repair. J Pediatr Surg. 1993; 28: 582–583.

[11] Misra D, Hewitt G, Potts SR, et al. Inguinal herniotomy in young infants, with emphasis on premature neonates. J Pediatr Surg. 1994; 29: 1496–1498.

[12] Misra D. Inguinal hernias in premature babies: wait or operate? Acta Paediatr. 2001; 90: 370–371.

[13] Lee SL, Gleason JM, Sydorak RM. A critical review of premature infants with inguinal hernias: optimal timing of repair, incarceration risk, and postoperative apnea. J Pediatr Surg. 2011; 46: 217–220.

[14] Montupet P, Esposito C. Laparoscopic treatment of congenital inguinal hernia in children. J Pediatr Surg. 1999; 34: 420–423.

[15] Shcheben'kov MV. The advantages of laparoscopic inguinal herniorrhaphy in children. Vestn Khir Im I I Grek. 1997; 156: 94–96.

[16] Schier F. Laparoscopic herniorrhaphy in girls. J Pediatr Surg. 1998; 33: 1495–1497.

[17] Harrison MR, Lee H, Albanese CT, et al. Subcutaneous endoscopically assisted ligation (SEAL) of the internal ring for repair of inguinal hernias in children: a novel technique. J Pediatr Surg. 2005; 40: 1177–1180.

[18] Matsuda T, Muguruma K, Hiura Y, et al. Seminal tract obstruction caused by childhood inguinal herniorrhaphy: results of microsurgical reanastomosis. J Urol. 1998; 159: 837–840.

[19] Miltenburg DM, Nuchtern JG, Jaksic T, et al. Laparoscopic evaluation of the pediatric inguinal hernia-a meta-analysis. J Pediatr Surg. 1998; 33: 874–879.

[20] Rowe MI, Copelson LW, Clatworthy HW. The patent processus vaginalis and the inguinal hernia. J Pediatr Surg. 1969; 4: 102–107.

[21] Miltenburg DM, Nuchtern JG, Jaksic T, et al. Meta-analysis of the risk of metachronous hernia in infants and children. Am J Surg. 1997; 174: 741–744.

[22] Montupet P, Esposito C. Fifteen years experience in laparoscopic inguinal hernia repair in pediatric patients. Results and considerations on a debated procedure. Surg Endosc. 2011; 25: 450–453.

[23] Meier DE, OlaOlorun DA, Omodele RA, et al. Incidence of umbilical hernia in African children: redefinition of "normal" and reevaluation of indications for repair. World J Surg. 2001; 25: 645–648.

[24] Hall DE, Roberts KB, Charney E. Umbilical hernia: what happens after age 5 years? J Pediatr. 1981; 98: 415–417.

[25] Ameh EA, Chirdan LB, Nmadu PT, et al. Complicated umbilical hernias in children. Pediatr Surg Int. 2003; 19: 280–282.

[26] Brown RA, Numanoglu A, Rode H. Complicated umbilical hernia in childhood. S Afr J Surg. 2006; 44: 136–137.

[27] Chatterjee H, Bhat SM. Incarcerated umbilical hernia in children. J Indian Med Assoc. 1986; 84: 238–239.

[28] Hurlbut HJ, Moseley T. Incarcerated and strangulated umbilical hernia in infants and children. J Fla Med Assoc. 1966; 53: 504–506.

[29] Chirdan LB, Uba AF, Kidmas AT. Incarcerated umbilical hernia in children. Eur J Pediatr Surg. 2006; 16: 45–48.

[30] Weik J, Moores D. An unusual case of umbilical hernia rupture with evisceration. J Pediatr Surg. 2005; 40: E33–E35.

[31] Durakbasa CU. Spontaneous rupture of an infantile umbilical hernia with intestinal evisceration. Pediatr Surg Int. 2006; 22: 567–569.

[32] Ikeda H, Yamamoto H, Fujino J, et al. Umbilicoplasty for large protruding umbilicus accompanying umbilical hernia: a simple and effective technique. Pediatr Surg Int. 2004; 20: 105–107.

[33] Feins NR, Dzakovic A, Papadakis K. Minimally invasive closure of pediatric umbilical hernias. J Pediatr Surg. 2008; 43: 127–130.

[34] Alvarez SM, Burd RS. Increasing prevalence of gastroschisis repairs in the United States: 1996–2003. J Pediatr Surg. 2007; 42: 943–946.

[35] Calzolari E, Bianchi F, Dolk H, et al. Omphalocele and gastroschisis in Europe: a survey of 3 million births 1980–1990. EUROCAT Working Group. Am J Med Genet. 1995; 58: 187–194.

[36] Tan KH, Kilby MD, Whittle MJ, et al. Congenital anterior abdominal wall defects in England and Wales 1987–1993: retrospective analysis of OPCS data. BMJ. 1996; 313: 903–906.

[37] Frolov P, Alali J, Klein MD. Clinical risk factors for gastroschisis and omphalocele in humans: a review of the literature. Pediatr Surg Int. 2010; 26: 1135–1148.

[38] Hoyme HE, Higginbottom MC, Jones KL. The vascular pathogenesis of gastroschisis: intrauterine interruption of the omphalomesenteric artery. J Pediatr. 1981; 98: 228–231.

[39] Ledbetter DJ. Gastroschisis and omphalocele. Surg Clin North Am. 2006; 86: 249–260.

[40] Bianchi A, Dickson AP. Elective delayed reduction and no anesthesia: "minimal intervention management" for gastroschisis. J Pediatr Surg. 1998; 33: 1338–1340.

[41] Sandler A, Lawrence J, Meehan J, et al. A "plastic" sutureless abdominal wall closure in gastroschisis. J Pediatr Surg. 2004; 39: 738–741.

[42] Nuchtern JG, Baxter R, Hatch Jr EI. Nonoperative initial management versus silon chimney for treatment of giant omphalocele. J Pediatr Surg. 1995; 30: 771–776.

[43] Lao OB, Larison C, Garrison MM, et al. Outcomes in neonates with gastroschisis in US children's hospitals. Am J Perinatol. 2010; 27: 97–101.

第50章
半月线疝：诊断与治疗

Spigelian Hernias: Diagnosis and Treatment

Marc Miserez and Marc H.F. Schreinemacher

半月线疝是腹膜前脂肪或腹膜囊通过Spigelian腱膜的缺损形成的凸起，可以含有或不含腹腔内脏器[1]。

解剖和病理生理学

Spigelian腱膜是指位于腹直肌外侧缘和半月线之间的腹横肌腱膜[2]（图50-1）。半月线是腹横肌从肌成分向腱膜成分的过渡，自第9肋延续至耻骨。帕多瓦大学的弗兰德裔解剖学家Adriaan van den Spieghel于17世纪首先描述了半月线这一解剖结构[3]，所以又将之称为Spigeli线。另一个弗兰德裔解剖学家Joseph Klinkosch于1964年首次描述了经Spigelian腱膜形成的疝[4]。

90%的半月线疝发生于棘突间平面与脐水平之间的横行区域，即"Spigelian带"[1]。在这一区域，腱膜最宽，腹横肌和腹内斜肌纤维走向平行，其间易于分离[5,6]。此外，半月线和弓状线交界部位尤其薄弱，这可能与在该水平腹内斜肌更多的是肌成分而非腱膜成分有关[6]。脐水平以上，腹内斜肌和腹横肌的肌纤维呈直角交叉，越靠近头侧，肌腱膜的移行会位于腹直肌后方，从而导致Spigelian腱膜的缺失[2]。

半月线疝常能穿透腹横肌和腹内斜肌腱膜，而腹外斜肌腱膜通常更厚、更坚韧，因此更能阻止疝凸出（图50-2）。最终，疝囊就会在腹内、外斜肌之间的间隙中膨出，由此疝块被遮盖，妨碍做出正确诊断。半月线疝的腱膜缺损往往较小（直径＜2 cm），界限清楚[2,7]。半月线疝的

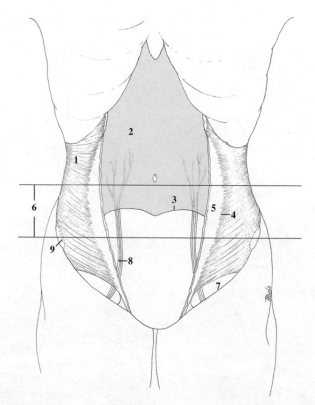

图50-1 腹壁的解剖。移除腹直肌、腹外斜肌和腹内斜肌之后腹壁的示意图。1. 腹横肌；2. 腹直肌后鞘；3. 弓状线（半环线）；4. 半月线（Spigeli线）；5. Spigelian腱膜；6. Spigelian带；7. 腹壁下血管间隙；8. 腹壁下血管；9. 髂前上棘

自然发展过程与其他腹壁疝一样，会随着时间而增大。最后，所谓的低位半月线疝会出现在腹壁下血管内侧的海氏三角，故易被误诊为直疝而接受相应的治疗[8]。

病 因 学

绝大多数的半月线疝被认为是后天性的，但在儿童患者中也有先天性的类型。在这些儿童中，可以观察到隐睾症的发病风险增高，需考

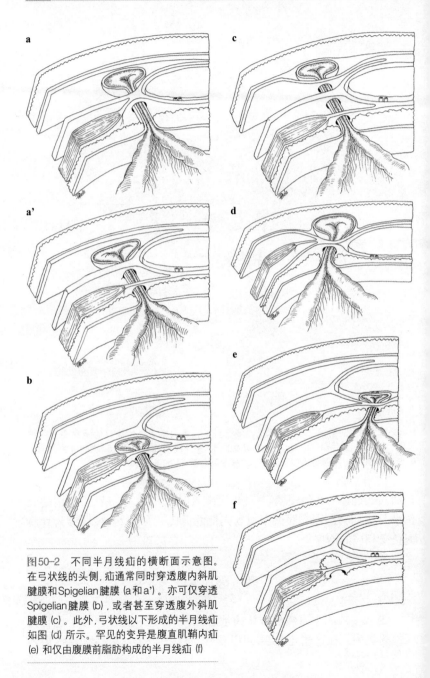

图50-2　不同半月线疝的横断面示意图。
在弓状线的头侧，疝通常同时穿透腹内斜肌
腱膜和Spigelian腱膜（a和a'）。亦可仅穿透
Spigelian腱膜（b），或者甚至穿透腹外斜肌
腱膜（c）。此外，弓状线以下形成的半月线疝
如图（d）所示。罕见的变异是腹直肌鞘内疝
（e）和仅由腹膜前脂肪构成的半月线疝（f）

虑是一种先天性的综合征[9]。基于后天性疝肌腱膜缺损的发病学，腹壁疝的所有风险因素同样也被认为与半月线疝的发生相关。

流 行 病 学

半月线疝相对少见，据报道发病率占所有疝的0.12%～2%[10-12]。在所有嵌顿性疝中，半月线疝大约占1.5%[13]，嵌顿的发生率高达24%，大约有10%的半月线疝患者接受急诊手术治疗[1,14,15]。嵌顿的发生率相对较高的原因可能与半月线疝的缺损较小且边界清楚有关。文献中描述，大多数患者为60～80岁（除先天性外），女性占多数（1.4：1），右侧多发（1.2：1）。

诊 　 断

● 体征和症状

当在腹直肌外侧缘发现疼痛的、可复性肿块时，可直接诊断为半月线疝，并需要接受手术治疗。然而，由于半月线疝的发病率低，症状模糊，临床体征不易被察觉甚至缺乏相应体征，故作出诊断常具有挑战性。首先，半月线疝最常见的症状是腹痛，腹痛的类型和严重程度不一，通常与疝内容物有关。增加腹压会加剧疼痛，放松后疼痛可减轻[11]。

体格检查可显示腹壁上有明显的肿块，但仅有60%的患者有此阳性发现[14,15]，这是因为疝囊通常位于腹内、外斜肌之间，完整的腹外斜肌掩盖了疝。据Larson和Farley报道，20%的非嵌顿性半月线疝有腹痛症状，35%有间歇出现的肿块，疼痛与肿块均有者占27%，4%的患者无症状[14]。在嵌顿病例，症状和体征都更加明显。

通过询问病史，结合体格检查，29%～73%的患者可获确诊[15]。为了避免延误诊断，当患者在Spigelian带出现（模糊或不常见的）症状时，结合症状、体征与相对高的嵌顿发生率，应高度怀疑半月线疝。由于疼痛可以是肌腱或腹腔内原因导致（如憩室炎或阑尾炎），故采用

Valsalva动作检测腹壁可提供更多信息[16,17]。此外,腹壁发现的肿块需与其他类型的腹壁疝、脂肪瘤、血管瘤、囊肿、脓肿、肿瘤或异位睾丸进行鉴别[18]。

● 影像学检查:超声和CT

从上文可见,在诊断半月线疝并与其他疾病鉴别时,我们还需要一些其他的诊断方法。在文献中,超声和CT检查在诊断半月线疝方面作用相当[15]。

超声检查易于实施,是一种价格低廉、无放射性、无创的影像学检查,其动态成像适用于腹壁肌肉收缩和放松的实时检查,敏感性为83%～100%[14,15]。然而,超声检查对操作者的依赖程度高,在肥胖患者或操作者未被知会检测半月线疝时,其敏感性可能很低[7,18]。

CT检查是另一种无创的影像学检查,敏感性为68%～100%[14]。附加Valsalva动作和薄层扫描可显著提高腹壁疝的CT检查敏感性[19]。CT检查最重要的优势是能够提供整个腹壁的详细信息、了解疝囊内容物和可能存在的腹腔内病变(图50-3)。然而,腹部CT检查有较高的放射暴露相关风险,价格较昂贵,还可能使用经口、经直肠或经静脉途径的造影剂。

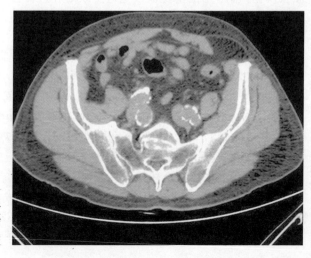

图50-3 CT图像显示左侧半月线疝,其内容物为网膜

● 腹腔镜检查

对于影像学检查也不能明确诊断的病例，但根据病史和体格检查仍怀疑半月线疝者，最后可考虑使用诊断性腹腔镜技术以明确诊断或排除疾病[16, 20]。腹腔镜技术可直视下检查整个腹壁和可能存在的疝或其他病变，而且可以直接进行修补。但是，腹腔镜检查是有创操作，可能损伤腹腔内脏器，在极少数病例中，仅仅由腹膜外脂肪形成的疝很难甚至不可能被看到（图50-2f）。在后一种情况下，腹膜外腹腔镜探查（或前入路开放手术）可用于诊断。

● 推荐的诊断程序

在病史和（或）体格检查提示有半月线疝时，其诊疗流程如图50-4所示。我们建议修补疝应由简单的腹腔镜技术来明确诊断和定位，并明确疝内容物，同时还可能发现其他腹壁疾病[14]。随后可行腹腔镜缺损修补术。若医师的腹腔镜技术不熟练，亦可行开放手术（图50-5）。

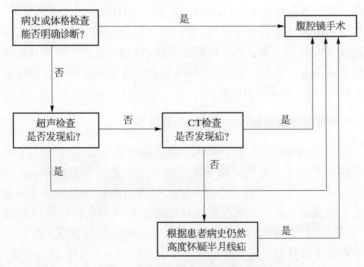

图50-4 推荐的半月线疝的诊断流程图

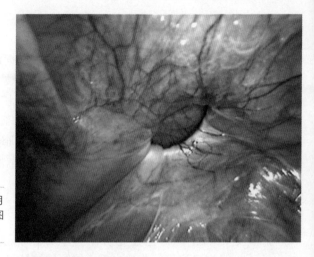

图50-5 左侧半月线疝的内镜观（与图50-3为同一患者）

治 疗 选 择

关于半月线疝的治疗，存在两个主要问题。第一个问题涉及开放或腹腔镜补片修补，第二个问题是单纯的缝合技术是否仍可作为一种选择。由于半月线疝罕见，仅有少数的研究和有限的经验可供参考，基于现有的最佳证据和专家经验，我们对半月线疝的治疗提出了系统化的建议（图50-6）。由于存在嵌顿的风险，即使是无症状的半月线疝也建议手术治疗。但是，这一决定和其他治疗方案的选择应该获得患者及家属的知情，共同做出决策。

开放手术或腹腔镜手术补片的放置

半月线疝的腹腔镜修补手术已很成熟[21, 22]。2002年发表了关于半月线疝开放手术和腹腔镜手术的第一个也是迄今为止唯一的一个随机对照研究[23]。在这一小样本试验中，2组各11例非嵌顿性疝患者接受了腹膜前开放手术或腹腔镜补片修补术（8例全腹膜外，3例腹腔内）。平均随访3.4年，期间无复发，但是腹腔镜组的住院天数和并发症显著低于开放组。完全腹膜外修补术的住院天数最短（5～9 h），其他学者报道也很成功[24]，因此，我们推荐该术式。为了成功施行该术

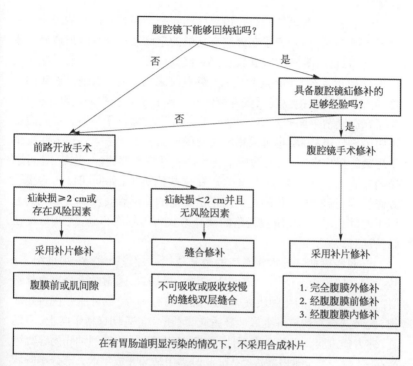

图50-6 推荐的半月线疝治疗流程图

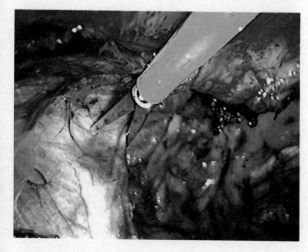

图50-7 左侧半月线疝的腹腔镜完全腹膜外修补术，在弓状线处剪开腹直肌后鞘外侧

式,医师必须具备足够的腹腔镜腹股沟疝是全腹膜外修补的经验。其手术径路相同,但是为了在外侧有足够的空间放置补片以形成充分重叠 (3～5 cm) (图50-7),建议在半环线处向侧方剪开腹直肌后鞘。我们推荐使用直径5 mm成角内镜,在中线采用三孔法操作 (图50-8),这样方便转换内镜位置以获得最佳的分离和放置补片的视野。同时,为了在腹膜前平面有足够的空间,穿刺孔通常需位于脐下。如同腹腔镜腹股沟疝修补术,也可采用经腹腹膜前修补方式[25,26],该方法提供了更大的操作空间,打开腹膜后仍可将补片置于腹膜前,此外,还可选择内镜在腹膜内放置补片[23,27]。在这些病例中,如同切口疝的腹腔镜修补术,腹腔内补片的充分固定是必需的。尽管腹腔镜技术尤其适用于肥胖患者,但经腹腔径路的修补方式可能损伤小肠,尤其是存在肠粘连时。

　　与腹腔镜疝修补术相对应的是开放式补片修补术,在20世纪,开放手术占据统治地位[15]。在疝上方做一横切口,通常需要分离腹外斜肌。若术前未能扪及肿块或未经腹腔镜检查确诊,或可能存在多处缺损,此时选择直切口可更好地暴露腹膜前[1,2]。直切口便于向上、下延长,亦方便进腹。尤其在嵌顿性疝或绞窄性疝时,内镜回纳疝内容物可能存在困难,甚至难以完成[28,29],此时需中转为开放手术。部分小肠切

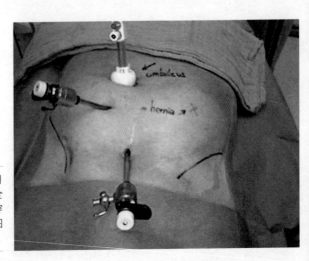

图50-8　左侧半月线疝的腹腔镜完全腹膜外修补术中穿刺套管的放置 (与图50-3为同一患者)

除可通过疝缺损或扩大的脐孔处切口 (穿刺孔) 完成。开放手术中，网片可放置于腹膜前或肌层间。当超过缺损足够多 (3～5 cm) 时，在腹膜前放置的网片可无须固定。在肌间隙放置时，需打开腹直肌鞘外侧缘，以便网片在腹直肌后方充分展开和叠加覆盖[30]。除此之外，也有通过开放手术使用腹腔内网片或网片装置的报道[31,32]。

● 缝合修补技术

随着2000年一个里程碑式试验的良好结果，即采用人工合成补片修补能将切口疝的复发率降低至约50%，无张力的补片修补术越来越得到普及[33]。而且，使用补片的优点不仅仅限于大的疝缺损，对小于10 cm的疝缺损也有好处[2]。另一项研究也发现，对缺损直径≥4 cm的疝行缝合修补术后复发率高[34]。Schumacher等发现，缺损达到1 cm的脐疝经缝合修补术后的复发率为6%，缺损达到2 cm者的复发率为4%，缺损达到3 cm者的复发率为14%，缺损达到4 cm者的复发率为25%，缺损大于4 cm者的复发率为54.4%[35]。

半月线疝的缺损通常小于4 cm，据报道约90%的半月线疝缺损的直径＜2 cm。缝合修补包括使用可吸收线缝闭疝囊，以及采用不可吸收或缓慢吸收的单丝缝线双层连续缝合关闭缺损。首先缝合深层（腹内斜肌和腹横肌–Spigelian腱膜），接着缝合腹外斜肌腱膜[36-38]。缝线需与纤维的走行垂直。同样地，腹腔镜缝合技术也有相关的描述[15,39]。

最近的生物学进展发现多种类型的疝均与全身胶原代谢紊乱有关[40-43]。许多患者也表现出与疝发生有关的一种或多种危险因素。尤其肥胖是腹壁疝修补术后高复发率的主要因素[44]。与腹股沟疝和切口疝相比，半月线疝缝合修补后的复发率较低[1,14]，故对于没有危险因素的（如肥胖、吸烟、负重或已知的胶原代谢紊乱）、小的半月线疝（直径＜2 cm）该方法也是一种有价值的选择。但是，我们认为最好采用完全腹膜外腹腔镜修补术，并用最简单的固定方式将补片置于腹膜外，能够进一步降低复发率，并且不增加并发症的发生，如术后（伤口）并发症、慢性疼痛和粘连形成。

（华 蕾 李 炜 译）

·参·考·文·献·

[1]　Spangen L. Spigelian hernia. World J Surg. 1989; 13: 573-580.

[2]　Skandalakis PN, Zoras O, Skandalakis JE, et al. Spigelian hernia: surgical anatomy, embryology, and technique of repair. Am Surg. 2006; 72: 42-48.

[3]　van den Spieghel A. Opera Quae Extant Omnia. Amsterdam: Johannes Blaeu; 1645.

[4]　Klinkosch JT. Programma Quo Divisionem Hernarium, Novumque Herniae Ventralis Specium Proponit. Rotterdam: Berman; 1764.

[5]　Spangen L. Spigelian hernia. Surg Clin N Am. 1984; 64: 351-366.

[6]　Read RC. Observations on the etiology of spigelian hernia. Ann Surg. 1960; 152: 1004-1009.

[7]　Salameh JR. Primary and unusual abdominal wall hernias. Surg Clin N Am. 2008; 88: 45-60.

[8]　Klimopoulos S, Kounoudes C, Validakis A, et al. Low spigelian hernias: experience of 26 consecutive cases in 24 patients. Eur J Surg. 2001; 167: 631-633.

[9]　Raveenthiran V. Congenital Spigelian hernia with cryptorchidism: probably a new syndrome. Hernia. 2005; 9: 378-380.

[10]　Dabbas N, Adams K, Pearson K, et al. Frequency of abdominal wall hernias: is classical teaching out of date? J R Soc Med Sh Rep. 2011; 2: 5.

[11]　Patle NM, Tantia O, Sasmal PK, et al. Laparoscopic repair of spigelian hernia: our experience. J Laparoendosc Adv Surg Tech A. 2010; 20: 129-133.

[12]　Paajanen H, Ojala S, Virkkunen A. Incidence of occult inguinal and Spigelian hernias during laparoscopy of other reasons. Surgery. 2006; 140: 9-12.

[13]　Nieuwenhuizen J, van Ramshorst GH, Ten Brinke JG, et al. The use of mesh in acute hernia: frequency and outcome in 99 cases. Hernia. 2011; 15: 297-300.

[14]　Larson DW, Farley DR. Spigelian hernias: repair and outcome for 81 patients. World J Surg. 2002; 26: 1277-1281.

[15]　Bittner JG, Edwards MA, Shah MB, et al. Mesh-free laparoscopic spigelian hernia repair. Am Surg. 2008; 74: 713-720.

[16]　Habib E, Elhadad A. Spigelian hernia long considered as diverticulitis: CT scan diagnosis and laparoscopic treatment. Computed tomography. Surg Endosc. 2003; 17: 159.

[17]　Reid DR. Spigelian hernia simulating acute appendicitis. Br J Surg. 1949; 36: 433.

[18]　D'Hooge P, Van Der Bijl H, Miserez M. Update on Spigelian hernia: diagnosis and treatment by means of two cases. Acta Chir Belg. 2004; 104: 719-723.

[19]　Jaffe TA, O'Connell MJ, Harris JP, Paulson EK, Delong DM. MDCT of abdominal wall hernias: is there a role for Valsalva maneuver? Am J Roentgenol. 2005; 184: 847-851.

[20]　Shenouda NF, Hyams BB, Rosenbloom MB. Evaluation of Spigelian hernia by CT. J Comput Assist Tomogr. 1990; 14: 777-778.

[21]　Carter JE, Mizes C. Laparoscopic diagnosis and repair of spigelian hernia: report of a case and technique. Am J Obstet Gynecol. 1992; 167: 77-78.

[22]　Skouras C, Purkayastha S, Jiao L, et al. Laparoscopic management of spigelian hernias. Surg Laparosc Endosc Percutan Tech. 2011; 21: 76-81.

[23]　Moreno-Egea A, Carrasco L, Girela E, et al. Open vs laparoscopic repair of spigelian hernia: a prospective randomized trial. Arch Surg. 2002; 137: 1266-1268.

[24]　Tarnoff M, Rosen M, Brody F. Planned totally extraperitoneal laparoscopic Spigelian hernia repair. Surg Endosc. 2002; 16: 359.

[25] Martell EG, Singh NN, Zagorski SM, et al. Laparoscopic repair of a spigelian hernia: a case report and literature review. JSLS. 2004; 8: 269–274.

[26] Palanivelu C, Viijaykumar M, Jani KV, et al. Laparoscopic transabdominal preperitoneal repair of Spigelian hernia. JSLS. 2006; 10: 193–198.

[27] Saber AA, Elgamal MH, Rao AJ, et al. Laparoscopic spigelian hernia repair: the scroll technique. Am Surg. 2008; 74: 108–112.

[28] Subramanya MS, Chakraborty J, Memon B, et al. Emergency intraperitoneal onlay mesh repair of incarcerated spigelian hernia. JSLS. 2010; 14: 275–278.

[29] Yau KK, Siu WT, Chau CH, et al. A laparoscopic approach for incarcerated Spigelian hernia. J Laparoendosc Adv Surg Tech A. 2005; 15: 57–59.

[30] Celdran A, Senaris J, Manas J, et al. The open mesh repair of Spigelian hernia. Am J Surg. 2007; 193: 111–113.

[31] Malazgirt Z, Topgul K, Sokmen S, et al. Spigelian hernias: a prospective analysis of baseline parameters and surgical outcome of 34 consecutive patients. Hernia. 2006; 10: 326–330.

[32] Campanelli G, Pettinari D, Nicolosi FM, et al. Spigelian hernia. Hernia. 2005; 9: 3–5.

[33] Burger JW, Luijendijk RW, Hop WC, et al. Long-term follow-up of a randomized controlled trial of suture versus mesh repair of incisional hernia. Ann Surg. 2004; 240: 578–583.

[34] Hesselink VJ, Luijendijk RW, de Wilt JH, et al. An evaluation of risk factors in incisional hernia recurrence. Surg Gynecol Obstet. 1993; 176: 228–234.

[35] Schumacher OP, Peiper C, Lörken M, et al. Long-term results after Spitzy's umbilical hernia repair. Chirurg. 2003; 74: 50–54.

[36] Pélissier E, Ngo P. Traitement chirurgical des hernies de Spiegel. EMC (Elsevier Masson SAS, Paris), Techniques Chirurgicales—Appareil digestif, 40–151; 2010.

[37] Bloemen A, van Dooren P, Huizinga BF, et al. Randomized clinical trial comparing polypropylene or polydioxanone for midline abdominal wall closure. Br J Surg. 2011; 98: 633–639.

[38] Van't Riet M, Steyerberg EW, Nellensteyn J, et al. Meta-analysis of techniques for closure of midline abdominal incisions. Br J Surg. 2002; 89: 1350–1356.

[39] Ng WT, Kong CK, Kong KC. Facilitation of open Spigelian hernia repair by laparoscopic location of the hernial defect. Surg Endosc. 2004; 18: 561–562.

[40] Klinge U, Junge K, Mertens PR. Herniosis: a biological approach. Hernia. 2004; 8: 300–301.

[41] Casanova AB, Trindade EN, Trindade MR. Collagen in the transversalis fascia of patients with indirect inguinal hernia: a case-control study. Am J Surg. 2009; 198: 1–5.

[42] Asling B, Jirholt J, Hammond P, et al. Collagen type III alpha I is a gastro-oesophageal reflux disease susceptibility gene and a male risk factor for hiatus hernia. Gut. 2009; 58: 1063–1069.

[43] Franz MG. The biology of hernia formation. Surg Clin N Am. 2008; 88: 1–15.

[44] Sauerland S, Korenkov M, Kleinen T, et al. Obesity is a risk factor for recurrence after incisional hernia repair. Hernia. 2004; 8: 42–46.

第51章
疝、补片和妇科手术

Hernia, Mesh, and Gynecology Procedures

Lauren Rascoff, Brian P. Jacob, and Charles Ascher-Walsh

盆腔重建外科医师或泌尿、妇科医师治疗良性妇科疾病,包括盆腔器官脱垂和尿失禁。盆腔器官脱垂 (pelvic organ prolapse, POP) 指盆腔脏器包括子宫、膀胱、直肠、子宫切除术后的阴道穹隆、小肠或大肠,下垂进入了阴道腔。压力性尿失禁 (stress urinary incontinence, SUI) 指在憋尿、打喷嚏或嬉笑时出现无意识漏尿。根据大规模人群的研究数据,POP 和 SUI 这两种情况终身需要经历手术治疗的风险均达到11%～19%[1]。此外,有6%～29%经历过外科修复手术的女性患者因再发脱垂或尿失禁还需要再次手术治疗[2]。POP 和 SUI 的危险因素包括分娩、高龄、肥胖和慢性便秘[3]。传统的修复脱垂手术是使用可吸收缝线缝合。鉴于这种单纯缝合修复的高失败率和补片在普通外科手术中的成功应用,盆腔重建外科医师开始使用合成补片来加固修复治疗脏器脱垂和压力性尿失禁。大量的研究证实了补片在腹部手术中的有效性和安全性,然而,有关在妇科手术中使用补片的研究无论在数量上还是在质量上均不够令人满意,而且极少有关于妇科手术伴发疝时使用补片修复的安全性研究报道。问题就产生了,如果一个患者有疝症状在修补疝的同时需要修复盆腔脏器脱垂,那么经阴道放置补片对疝外科医师决定经腹放置补片有无限制呢?如果妇科医师经阴道放置补片,而开腹手术那又会有怎样的不同? 由于缺少相关研究很难回答这些问题,当前尤其需要进行更多的研究以全面解决这些问题。我们首先复习妇科手术中的补片应用技术,然后详细阐述这些问题。

妇科手术植入材料

传统手术治疗脏器脱垂的失败率高，普遍使用植入材料来修复盆底缺损和治疗压力性尿失禁。盆底缺损是一个三间隔缺损的整体概念，它包括前部（通常是膀胱膨出）、顶部（通常是子宫或阴道穹隆脱垂）、后部（通常是直肠膨出）。盆底缺损修复可以经腹也可以经阴道途径进行修补。最常见用开腹手术治疗顶部盆底缺损，阴道骶骨固定术是治疗这类缺损的金标准。阴道骶骨固定术可以有通过或无机器人辅助腹腔镜手术，也可以通过开放手术完成，手术是将阴道顶端或子宫颈固定至骶岬（又称为阴道宫颈固定术）。正常情况下阴道没有足够的长度到达骶骨，经典的做法是用植入材料做桥接固定。虽然最初这个手术是使用永久性缝合线或生物材料，但目前大多数骨盆外科医师选择使用合成的聚丙烯补片。据文献报道阴道骶骨固定术的成功率为78%～100%（无顶部脱垂复发）或58%～100%（无任何间隔脱垂复发）。另有报道治疗脱垂的新术式最明显的并发症是合成补片侵蚀阴道，发生率是3.4%，因补片的种类不同其发生率也不同，聚丙烯类的发生率为0.5%，而非膨胀型聚四氟乙烯为5.5%[4]。有两项前瞻性随机试验研究比较了经腹和经阴道入路的阴道骶骨固定术治疗骨盆顶部缺损。一项平均随访达2.5年的研究，对比了经腹手术组38例和经阴道组42例女性病例，结果表明经阴道组因脱垂复发和尿失禁有较高的再次手术率。这项研究中，仅用缝线做阴道穹隆和骶骨悬吊[5]。另一项研究比较了阴道骶骨补片固定术和经阴道无补片的骶棘韧带修复术，结果显示有相似的客观性和主观性治愈率，推论这两种方法在治疗顶部脏器脱垂时有效[6]。关于补片在经腹阴道骶骨固定术中尤其是当用补片固定子宫颈时取得的良好的前瞻性数据和低侵蚀率方面几乎无异议。

经阴道放置植入材料治疗前部、顶部和后部盆底缺损尚存争议。传统意义上这些盆底缺损只需要通过缝合技术就可以修复。在过去10年间，经阴道植入的补片已经实现商业化应用，可以用来修复任何间隔或三间隔的全盆底缺损。与传统单纯缝合修补手术的高失败率相比较，经阴道植入补片已是治疗脏器脱垂的一种有效和微创的方式。这类补片没有张力，可按规格预制，通过在骶棘韧带、骨盆弓形筋膜、闭孔膜或髂尾肌筋膜悬吊补片臂。经阴道补片进入市场后其安全性和有效性很少有报道。根据我们已有的资料来看成功率很高，如一项荟萃分析表明对顶部支撑的成功率在术后6.5～19.5个月内高达88%；然而并发症的发生率也随之升高[7]。两项研究比较了传统的经阴道顶部脏器脱垂修复术和聚丙烯补片修复术，显示出非常高的侵蚀率，分别为16%和36%[8,9]。大范围的回顾性研究显示出类似的结果：经阴道补片修补对于脏器脱垂复发有更低的再次手术率，但有更高的并发症发生率，如补片侵蚀和瘘[10]。一个前瞻性病例分析随访110名患者3个月，发现脏器脱垂的复发率为4.7%，补片侵蚀率为4.7%[11]。另一项120例患者13个月的回顾性研究亦有相似结果，成功率达93%，仅仅在前部脏器的修复中补片侵蚀率为3%[12]。此外，缺乏长期大量的前瞻性随机临床试验来观测经阴道补片修补的安全性和有效性，因此关于经阴道补片修补的未知问题还有很多。

植入材料还常被用来治疗压力性尿失禁，尿道中段悬吊术是当前的金标准术式。一项研究表明在中位数为56个月的随访研究中，使用聚丙烯补片尿道中段悬吊术的客观治愈率是84.7%[13]。对62个随机试验的荟萃分析结果显示，尿道中段悬吊术与其他外科手术（如耻骨后阴道悬吊术、膀胱颈悬吊术）相比在压力性尿失禁的治疗上具有同等效果，但它的手术时间更短、恢复更快[14]。在这篇荟萃分析中，尿道中段悬吊术和传统手术的围手术期并发症的发生率没有不同，唯一例外是膀胱穿孔，然而其临床差异不大。在一组241例经尿道中段悬吊术的分析报道其侵蚀率为0.4%[15]。基于几个高质量的前瞻性研究和低侵蚀率，补片用于治疗压力性尿失禁在总体上被广泛接受。

植入材料的类型

盆腔重建手术时最初采用的植入材料是生物源性的。例如，治疗尿失禁一直广泛使用自体阔筋膜悬吊术[16,17]，其他供区包括腹壁筋膜和阴道皮肤。自体组织材料也被用于阴道骶骨固定术，但见于两个小的系列病例。自体组织材料相比合成材料的潜在优势是高组织相容性和低侵蚀率。然而其主要缺点是需要获取自体组织及对供区产生的潜在并发症。同种异体组织材料或尸体组织材料已被用于妇科手术。同种异体材料的来源之一是人类真皮，它需要经过加工、脱细胞处理后被用于修复前部和后部的盆腔缺损，也可用于治疗压力性尿失禁[18]。此外，处理过的阔筋膜也被用于悬吊和修复前部和后部缺损。文献支持在治疗压力性尿失禁时使用自体组织材料优于同种异体组织材料的认识。在一项47例患者的研究中，使用同种异体组织材料的患者术后41.7%并发了压力性尿失禁，相比之下使用自体组织材料患者的比例为0[19]。异体组织材料也被用于重建手术，尤其是来自如猪和牛的组织材料。

合成植入材料是目前妇科手术的首选材料。理想的植入材料应具有如下属性：① 非致癌物；② 耐用且能够承受身体的压力；③ 化学惰性或组织反应可预期；④ 对机体无毒；⑤ 易大规模生产和获得；⑥ 抗感染；⑦ 价格合理[20]。补片可根据类型、孔径大小和丝线数目来分类。Ⅰ型补片由聚丙烯材料和大网孔（每个孔径 > 75 μm）的单丝纤维组成。优点是其大孔隙允许白细胞和巨噬细胞通过，可抗感染。Ⅱ型补片由微孔的（每个孔径 < 10 μm）多纤维组成。Ⅲ型补片由大小孔径的多纤维共同组成。Ⅱ型补片和Ⅲ型补片的缺点是多纤维补片的微孔能通过小细菌，但是巨噬细胞和白细胞不能通过以抗感染。Ⅳ型补片是一个聚丙烯薄片（单纤维和中微孔径），其性能不适合用于盆腔手术。

无论是经腹部或经阴道的手术，聚丙烯材料均深受妇科医师的欢迎，因为它具备理想的惰性，且可根据个体差异自行裁剪设计。然而要知道的是，聚丙烯实际上不是惰性的。在一项研究中，100例因继发并发症而取出经阴道植入的补片，然后运用组织学、显微镜和化学物质测试等分析确定其降解特征，作者发现75%的多纤维聚丙烯补片和33.3%的单纤维聚丙烯补片发生降解，但没有1例聚对苯二甲酸乙二醇酯（聚酯）补片发生降解，即使在体内放置长达3年[21]。此外，这项研究发现，低分子量补片优于高分子量补片，后者是目前妇科医师正在使用的类型。这份最新材料显示聚丙烯并不是妇科医师以前认为的理想惰性，这一点非常重要，有助于理解侵蚀率和感染率。

聚丙烯补片的安全性

美国食品药品管理局（FDA）已批准植入材料用于妇科手术，因为它们"等同于"现有已经在使用的材料。然而FDA的批准并没说植入材料的安全性或有效性。FDA收到了1 000份9个生产企业关于补片并发症的报告，于是在2008年就发出了关于补片用于经阴道手术治疗盆腔器官脱垂的警告。警告没有特指补片类型或制造商，然而，它建议外科医师遵循以下原则：① 每种类型补片的放置技巧需要经过专业培训，并注意防范其风险；② 对补片的潜在不良事件要保持警惕，尤其是侵蚀和感染；③ 注意用于经阴道放置补片的并发症，尤其是肠、膀胱、血管穿孔；④ 告知患者植入外科补片是永久性的，而且一些与植入性补片相关的并发症可能需要再次手术；⑤ 告知患者潜在的严重并发症，并可能影响生活质量，包括性交疼痛、阴道壁瘢痕和缩窄（盆腔脏器脱垂修复术后）；⑥ 如果可行，需为患者提供患者用的有外科补片制造商标签的书面副本[22]。

2011年7月13日，美国食品药品管理局提出了一个对经阴道补片修补的附加警告："FDA发布最新资讯告知经阴道修复手术治疗盆腔脏器脱垂后与手术补片相关的严重并发症并非罕见。这与先前2008年10月20日FDA的警告有所不同。此外对于所有的盆腔脏器脱垂患者，目前尚不明确治疗盆腔脏器脱垂经阴道补片修复术是否比传统无补片修复术更有效，但它可能使患者面临更大的风险。"由此最新的警示和大量的与经阴道放置补片相关的并发症产生了大量的法律诉讼。律师在媒体上夸大其词，将其归咎于与所有类型的合成补片治疗相关，使得在任何妇科手术中使用这些材料更具有挑战性。尽管不断有新的有关补片侵蚀的报道，FDA建议卫生保健工作者仍应遵循2008年的通知[23]。仍有许多妇科医师认为使用补片有更好的效果，而且至今一直在使用。

疝修补和妇科联合手术

什么时候适合联合进行良性妇科手术和疝修补手术？阴道手术联合腹部手术并不相互排斥。在同一病例中，同时做阴道和腹部手术是妇科医师常见的做法。手术医师在完成阴道部分手术后需要更换手套，确保腹部操作无菌。然而，鉴于经阴道放置补片长期随访结果的未知性，如果在疝修补术中放置补片的同时做妇科手术是否会增加感染或侵蚀的机会仍是一个疑问。迄今尚缺乏关于这个课题的研究，难以回答这个问题。

基于手术切口分类可以洞察阴道与机体对补片的应答。35年前由美国国家科学院、国家研究委员会所推出的手术切口分类系统已被广泛接受。手术切口分四类：清洁、清洁–污染、污染和污秽[24]。清洁伤口是未进入空腔脏器的未受污染的伤口；清洁–污染伤口为在受控条件下进入空腔脏器但没有明显细菌污染的手术部位；污染伤口被定义为术中伤口有空腔脏器液体流出；污秽伤口定义为感染性伤口或存在空腔脏器穿孔。阴道手术切口被认为是一个清洁–污染手术切口。在2001～2002年进行的一项描述性试验研究中，使用抗生素阴道灌洗前及灌洗后30分钟和90分钟分别做细菌培养，并进行细菌菌落计数分析[25]。作者发现在灌洗后30分钟时总菌落数和厌氧菌落数最高(52%)，90分钟时下降到41%。这是一项描述性试验研究，因此不能确定其是否具有统计学意义。然而这些数据提示，外科刷洗不能杀死细菌，而术前应用抗生素还没有足够的时间影响到阴道菌落计数。我们也从这项研究中得知清洁–污染的阴道是不可能做到完全无菌的。

众所周知，阴道是有细菌定植的，那么为什么不是所有的补片都被污染或侵蚀呢？影响侵蚀的因素很多，如补片面积、网孔大小、感染、血肿、补片弹性、补片安放位置等。有许多方法可以帮助经阴道的补片免遭污染或侵蚀，比如使用周围带保护套的补片、使用前用抗生素浸泡补片、常规注射抗生素等。1987年Gristina对外来植入材料进入体内发生的变化给出了一个概念性解释。他阐述宿主细胞和细菌在补片上有"表面的竞争"，如果宿主组织胜了，补片不易被细菌定植、感染、侵蚀[26]。外来材料的植入涉及的影响因素众多，需要进一步研究。

在2012年美国疝学会Jacob BP等报道，通过无阴道准备和聚维酮碘™阴道准备的10例经腹腔镜辅助或机器人辅助子宫切除术的病例，评估其经自然孔道如阴道植入聚丙烯材料补片的潜在污染情况，其结果与同一患者皮肤切口准备后的细菌培养结果做比较[27]，见表51-1所示。令人印象深刻的是用聚维酮碘™做阴道准备的植入补片的病例没有发生任何污染，而通过皮肤切口直接植入的有3例污染。这个结果提示，对于聚丙烯补片的植入，阴道准备是一个可以接受的无菌环境。

进行妇科手术的同时伴疝症状而需要修补，在这特定的临床情况下该如何做呢？如上所述，阴道是清洁-污染环境，因此不能排除在其中或其外同时进行手术的可能。此外，如果当经阴道补片发生侵蚀或形成感染时其病变区域是局限的，不太可能影响到放置于腹腔内的补片。关于这一点今后还需要做更多的研究以明确地回答这个问题。

表51-1　10例子宫切除术病例聚丙烯补片植入-移出后补片污染微生物结果

无阴道准备	聚维酮碘™阴道准备	聚维酮碘™皮肤切口准备
乳酸杆菌	无生长	凝固酶-阴性金黄色葡萄球菌
凝固酶-阴性金黄色葡萄球菌		棒状杆菌
棒状杆菌		葡萄球菌
草绿色链球菌		
B组链球菌		
肠球菌		
阴道加德纳菌		

（张吉发　高钢龙 译）

· 参 · 考 · 文 · 献 ·

[1] Smith FJ, Holman CD, Moorin RE, et al. Epidemiology of surgically managed pelvic organ prolapse and urinary incontinence. Obstet Gynecol. 1997; 89(4): 501.

[2] Olsen AL, Smith VJ, Bergstrom JO, et al. Epidemiology of surgically managed pelvic organ prolapse and urinary incontinence. Obstet Gynecol. 1997; 89(4): 501.

[3] Jelovsek JE, Maher C, Barber MD. Pelvic organ prolapse. Lancet. 2007; 369(9566): 1027.

[4] Nygaard IE, McCreery R, Brubaker L, et al. Abdominal sacrocolpopexy: a comprehensive review. Obstet Gynecol. 2004; 104: 805.

[5] Benson JT, Lucente V, McClellan E. Vaginal versus abdominal reconstructive surgery for the treatment of pelvic support defects. A prospective randomized study of long-term outcome evaluation. Am J Obstet Gynecol. 1996; 175: 1418–1422.

[6] Maher CF, Qatawneh AM, Dwyer PL, et al. Abdominal sacral colpopexy or vaginal sacrospinous colpopexy for vaginal vault prolapse: a prospective randomized study. Am J Obstet Gynecol. 2004; 190: 20–26.

[7] Feiner B, Jelovsek JE, Maher C. Efficacy and safety of transvaginal mesh kits in the treatment of prolapse of the vaginal apex: a systematic review. BJOG. 2009; 116: 15.

[8] Iglesia CB, Sokol AI, Sokol ER, et al. Vaginal mesh for prolapse: a randomized controlled trial. Obstet Gynecol. 2010; 116(2 Pt 1): 293.

[9] Lopes ED, Lemos NL, Carramão Sda S, et al. Transvaginal polypropylene mesh versus sacrospinous ligament fixation for the treatment of uterine prolapse: 1-year follow-up of a randomized controlled trial. Int Urogynecol J Pelvic Floor Dysfunct. 2010; 21(4): 389.

[10] Diwadker G, Barber M, Feiner B, et al. Complication and reoperation rates after apical vaginal prolapse surgical repair. Obstet Gynecol. 2009; 113(2): 367–373.

[11] Fatton B, Amblard J, Debodinance P, et al. Transvaginal repair of genital prolapse: preliminary results of a new tension-free vaginal mesh (Prolift[TM] techniques) — a case series multicentric study. Int Urogynecol J Pelvic Floor Dysfunct. 2007; 18: 743–752.

[12] Gauuder-Burmester A, Koutouzidou P, Rohne J, et al. Follow-up after polypropylene mesh repair of anterior and posterior compartments in patients with recurrent prolapse. Int Urogynecol J Pelvic Floor Dysfunct. 2007; 18: 1059–1064.

[13] Nilsson CG, Kuuva N, Falconer CA, et al. Long-term results of the tension-free vaginal tape (TVT) procedure for surgical treatment of female stress urinary incontinence. Int Urogynecol J. 2001; 12 Suppl 2: S5–S8.

[14] Ogah J, Cody JD, Rogerson L. Minimally invasive synthetic suburethral sling operations for stress urinary incontinence. Cochrane Database Syst Rev 2009; (4): CD006375.

[15] Abouassaly R, Steinberg JR, Lemieux M, et al. Complications of tension-free vaginal tape surgery: a multi-institutional review. BJU Int. 2004; 94(1): 110.

[16] Culligan PJ, Murphy M, Blackwell L, et al. Long-term success of abdominal sacral colpopexy using synthetic mesh. Am J Obstet Gynecol. 2002; 187(6): 1473.

[17] Brizzolara S, Pillai-Allen A. Risk of mesh erosion with sacral colpopexy and concurrent hysterectomy. Obstet Gynecol. 2003; 102(2): 306.

[18] Crivellaro S, Smith JJ, Kocjancic E, et al. Transvaginal sling using acellular human dermal allograft: safety and efficacy in 253 patients. J Urol. 2004; 172: 1374–1378.

[19] McBride AW, Ellerkmann RM, Bent AE, et al. Comparison of long-term outcomes of autologous fascia lata slings with Suspend Tutoplast fascia lata allograft slings for stress incontinence. Am J Obstet Gynecol. 2005; 192: 1677.

[20] Bent A, Cundiff G, Swift S. Sutues and grafts in pelvic reconstructure surgery Ostergard's Urogynecology and Pelvic Floor Dysfunction. 6th ed. Pennsylvania: Lippincott Williams and Wilkns, 2008: 527.

[21] Clave A, Yahi H, Hammou J, et al. Polypropylene as a reinforcement in pelvic surgery is not inert: a comparative analysis of 100 explants. Int Urogynecol J. 2010; 21: 261–270.

[22] http://www.fda.gov/MedicalDevices/Safety/AlertsandNotices/PublicHealthNotifications/ucm061976.htm.

[23] http://www.fda.gov/MedicalDevices/Safety/AlertsandNotices/ucm262435.htm.

[24] Altemeier WA, Burke JF, Pruitt BA, Sandusky WR. Manual on control of infection in surgical patients. Philadelphia, PA: JB Lippincott; 1984.

[25] Culligan P, Heit M, Blackwell L, et al. Bacterial colony counts during vaginal surgery. Infect Dis Obstet Gynecol. 2003; 11: 161–165.

[26] Gristina AG. Biomaterial-centered infection: microbial adhesion versus tissue integration. Science. 1987; 237: 1588–1595.

[27] Capes T, Krishan R, LaBombardi V, et al. The prepped vaginal canal may be a more sterile conduit for ventral hernia mesh insertion than a prepped laparoscopic skin incision: a prospective comparative study of mesh contamination for NOTES hernia repair. Accepted abstract and podium presentation at the AHS, New York, 2012.